PROSTHETIC JOINT
INFECTION
Clinical Practices and Considerations

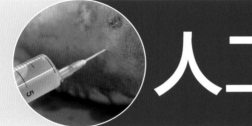

人工关节感染

实践与思考

主编

张先龙　　王坤正

Javad Parvizi [美]　　Thorsten Gehrke [德]

 上海科学技术出版社

图书在版编目（CIP）数据

人工关节感染：实践与思考 / 张先龙等主编 . —上海：上海
科学技术出版社，2020.1
ISBN 978 - 7 - 5478 - 4642 - 1

Ⅰ.①人…　Ⅱ.①张…　Ⅲ.①人工关节-移植术（医学）-
并发症-感染-防治　Ⅳ.①R687.406

中国版本图书馆 CIP 数据核字（2019）第 216440 号

人工关节感染
——实践与思考

主编　张先龙　王坤正　Javad Parvizi【美】　Thorsten Gehrke【德】

上海世纪出版（集团）有限公司
上海科学技术出版社　出版、发行
（上海钦州南路 71 号　邮政编码 200235　www.sstp.cn）
上海雅昌艺术印刷有限公司印刷

开本 889×1194　1/16　印张 22.25　插页 4
字数：600 千字
2020 年 1 月第 1 版　2020 年 1 月第 1 次印刷
ISBN 978 - 7 - 5478 - 4642 - 1/R·1955
定价：188.00 元

内容提要

本书着眼于关节置换术后最严重的并发症——人工关节感染，介绍其相关预防、诊断和治疗知识，内容涵盖了人工关节感染的病因、分类、细菌学特点和抗生素应用等，借鉴国内外专家在诊断和治疗感染方面的原则和经验并加以拓展，叙述了关节置换感染后组织缺损的修复方法和治疗失败后的挽救措施，以及细菌生物膜、假体周围感染免疫和假体抗菌涂层相关的研究进展。同时，邀请国内外具有丰富手术经验的专家，对治疗人工关节感染的各个技术细节进行分步骤教学，针对学习过程或者临床实践中可能遇到的各种困难，编者们结合自己的临床经验进行分析并提出解决方案。

本书是为正在学习或者准备学习如何处理人工关节感染的临床医生度身定制的一本实用参考书。

主编简介

主任医师，教授，医学博士，博士研究生导师。现任上海交通大学附属第六人民医院骨科行政副主任，上海创伤骨科临床医学中心关节外科主任。曾获 2003 年上海市卫生系统第九届"银蛇奖"、2003 年上海市卫生系统先进工作者、2019 年上海交通大学校长奖。先后承担国家自然科学基金面上项目 4 项；卫生部公益性行业科研基金 1 项；在国内、外重要期刊发表论文 190 余篇，其中 SCI 论文 130 余篇；主编学术专著 6 部，主译 3 部。

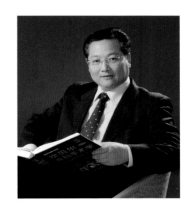

张先龙

兼任中华医学会骨科学分会关节外科学组副组长；中国医师协会骨科医师分会委员、关节工作委员会副主任委员、中国人工关节感染专业委员会（PJI）主任委员；中国研究型医院学会关节外科学专业委员会人工关节表界面材料研究学组（CASIS）组长；上海市医学会骨科专科分会关节外科学组组长；亚洲人工关节学会（ASIA）人工关节感染共识编委会主任委员；中国医师协会机器人外科医师分会医用机器人分会常委。

擅长人工髋、膝关节置换，小切口微创髋、膝关节置换，髋关节表面置换及机器人辅助微创人工关节置换。擅长翻修手术，尤其是复杂的髋关节置换，如僵直髋、髋臼骨折术后、高脱位发育性髋关节发育不良（DDH）的全髋关节置换术，以及假体周围骨折的翻修手术等，具有丰富的临床经验。

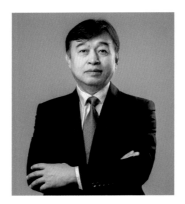

王坤正

医学博士，二级教授，一级主任医师，博士研究生导师。现任西安交通大学医学部关节外科中心主任，中华医学会骨科学分会候任主任委员兼关节外科学组组长，中国医师协会骨科医师分会副会长兼关节外科专家工作委员会主任委员，中国医师协会骨科医师分会会员发展专家工作委员会主任委员，陕西省医学会关节外科学会主任委员，陕西省医学会骨科学分会历任主任委员，陕西省骨与关节学会会长。

主要研究方向为关节外科和股骨头坏死的发病机制和系列化治疗。在国内率先应用吻合血管腓骨移植术治疗股骨头坏死及陈旧性股骨颈骨折，取得了优良的成绩。在西北地区较早开展髋、膝、肩、肘、踝等人工关节的置换及翻修，推动了我国人工关节技术的发展。

目前受聘为《骨与关节外科杂志（亚太版）》（JBJS）《关节成形外科杂志》（JOA）《中华骨科杂志》《中华关节外科杂志》《中华解剖与临床杂志》《中华外科杂志》《中国矫形外科杂志》《中国修复重建外科杂志》等国内外顶尖学术期刊副主编、常务编委、编委。入选国家人事部"百千万人才工程"第一、二层，教育部"骨干教师"，1992 年享受国务院特殊津贴。先后获得国家"十五""十一五"国家重点基础研究发展计划（973 计划）、国家高技术研究发展计划（863 计划）及国家自然科学基金项目共计 30 余项，获教育部国家科学技术进步奖一等奖 1 项，卫生部科学技术进步奖三等奖 2 项，陕西省科学技术进步奖二等奖 4 项、三等奖 6 项，卫生部"强生"医学奖二等奖 1 项，实用新型专利 3 项，发明专利 1 项。

科学硕士，医学博士，美国费城托马斯杰斐逊大学杰斐逊医学院骨科学教授。现任托马斯杰斐逊大学罗斯曼研究所研究副主席、临床研究主任。曾担任美国肌肉骨骼感染协会（2013 年）、美国东部骨科协会（2018 年）的主席，并在众多组织和协会担任相关职位。受聘担任 *Lancet*，*Journal of Bone and Joint Surgery*（*Am*），*Journal of Arthroplasty*，*Clinical Orthopaedics and Related Research*，*Bone and Joint Journal*，*Clinical Infectious Disease*，*Osteoarthritis and Cartilage* 等众多国际顶尖专业学术期刊的顾问和编委。

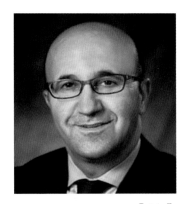

Javad Parvizi【美】

Parvizi 教授自 2003 年开始在享誉世界的骨科中心之一——美国费城托马斯杰斐逊大学罗斯曼研究所工作，主要从事年轻患者髋关节疾病的保髋治疗和人工髋、膝关节置换及翻修手术。他拥有丰富的手术经验，完成 1 000 多例股骨髋臼成形术、300 多例骨盆和股骨截骨术，以及超过 5 000 台髋、膝关节置换手术，并带领罗斯曼研究所的研究团队做了大量的临床研究。

Parvizi 教授的研究方向主要包括人工关节感染的预防和诊断、成人的保髋手术，以及骨科手术后血栓栓塞的预防。他发表了 700 多篇科学论文，并撰写了 18 本相关学科的教科书，包括 *The Hip* 和 *The Knee*。他获得了多个学会的奖项，并获得了（美国）国立卫生研究院、国防部、骨科研究和教育基金会、肌肉骨骼移植基金会、关节炎基金会和许多其他资助机构的研究经费资助。在人工关节感染领域，Parvizi 教授召集并组织领导了第一届和第二届国际共识会议，两届会议形成的共识性文件为全世界骨科医生规范化治疗骨科内植物相关感染提供了宝贵的参考和指导，产生了极为深远的影响。

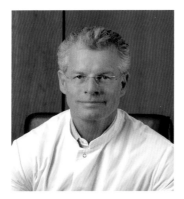

Thorsten Gehrke【德】

医学博士，德国汉堡医学院教授，上海交通大学客座教授。现任德国汉堡 ENDO-Klinik 医院医疗主任兼关节外科首席主任医师。曾任德国北部骨科协会会议专职主席。目前是欧洲髋关节协会、国际髋关节协会、美国膝关节协会、德国膝关节协会、欧洲骨与关节感染学会等重要学术组织的会员。第一届假体周围感染国际共识会议共同主席，第二届骨骼肌肉系统感染国际共识会议共同主席。

Gehrke 教授的主要研究方向为人工髋关节和膝关节置换、翻修及置换术后感染的治疗，发表 SCI 收录专业论文 100 余篇，参编专著 20 余部。其带领的 ENDO-Klinik 医疗团队每年完成髋、膝关节感染性翻修手术近 500 例，居世界前列，使 ENDO-Klinik 成为具有全球影响力的人工关节感染诊治中心。

作者名单

主　编

张先龙　王坤正

Javad Parvizi【美】

Thorsten Gehrke【德】

副主编

沈　灏　张文明　周一新　党晓谦

编　者

（中文姓名以姓氏笔画为序）

王俏杰	上海交通大学附属第六人民医院
孙　立	贵州省人民医院
严世贵	浙江大学医学院附属第二医院
李国钦	宾夕法尼亚大学附属医院
李慧武	上海交通大学医学院附属第九人民医院
忻振凯	香港玛丽医院
沈　彬	四川大学华西医院
沈　灏	上海交通大学附属第六人民医院
张文宏	复旦大学附属中山医院
张文明	福建医科大学附属第一医院
张先龙	上海交通大学附属第六人民医院
张晓岗	新疆医科大学第一附属医院

陈继营	中国人民解放军总医院
邵宏翊	北京积水潭医院
林剑浩	北京大学人民医院
周一新	北京积水潭医院
周宗科	四川大学华西医院
周勇刚	中国人民解放军总医院
赵建宁	中国人民解放军东部战区总医院
郝立波	中国人民解放军总医院
胡如印	贵州省人民医院
胡懿郃	中南大学湘雅医院
俞云松	浙江大学医学院附属邵逸夫医院
党晓谦	西安交通大学医学院第二附属医院
郭常安	复旦大学附属中山医院
黄子达	福建医科大学附属第一医院
黄　伟	重庆医科大学附属第一医院
曹　力	新疆医科大学第一附属医院
韩　培	上海交通大学附属第六人民医院
Andrej Trampuz	德国柏林 Charité 大学医学院
Javad Parvizi	美国费城托马斯杰斐逊大学罗斯曼研究所
Thorsten Gehrke	德国汉堡 ENDO-Klinik 医院

参编人员

（中文姓名以姓氏笔画为序）

王　卫　王加兴　王杨鑫　王昊宇　王　津　李文波　何人可　宋　洋
张　晨　张子琦　张泽宇　张超凡　周辰鹤　赵　翔　胡德庆　南　凯
倪建龙　郭阁永　谈佳琪　黄　勇　蒋昊辰　谢　杰　樊立宏
Cheng Li　Christian Lausmann　Katherine A. Belden　Lars Frommelt
Lynette L. Chen　Mustafa Citak　Randi S. Silibovsky

序

假体周围感染（periprosthetic joint infection，PJI）是全膝关节置换术失败的最常见原因，也是髋关节翻修的第三大原因。随着技术和认知的进步，临床医生预防 PJI 的能力得到了显著提高，然而 PJI 仍然是人工关节置换术后灾难性的并发症。PJI 一旦发生，意味着较高的复发率和较长的治疗周期，最终给患者带来的不仅是疼痛和功能障碍，还有精神上的摧残。

PJI 需要骨科、感染科及检验科等多学科的临床医生共同合作面对。从临床到科研再到临床，对感染的机制和防治原则综合掌握，才能为患者提供最佳的防治措施。国内目前暂没有统一的治疗指南或共识，部分医疗机构对 PJI 的诊断存在不规范、不合理的现象。骨科关节外科、临床微生物学、感染性疾病相关学科等各方面的资源也较为分散，综合实力与欧美各国仍存在较大的差距。为了改善这一现状，在中国医师协会骨科医师分会协调组织下成立中国医师协会骨科医师分会人工关节感染专业委员会，积极开展技术规范、标准制定、人才培养和技术推广等相关工作，促进国内假体周围感染诊断和治疗的规范化，促进相关领域的基础和临床研究的发展，造福广大患者群体。

本书由张先龙和王坤正两位教授领导的国内外专家共同编写完成，在系统介绍人工关节感染的基础知识和临床经验的同时，特别着重介绍了一些新理念的形成及其指导意义，使读者们能由浅入深、从理论到实践，全面了解人工关节感染的处理原理、经验、要领和技巧，这将为提高我国人工关节感染的防治水平做出贡献。

相信实践出真知。希望各位同道能够将书本带来的知识与经验，与患者的临床实际相结合，不断总结归纳，活学活用。

谨此祝贺本书的出版，并感谢编者们的付出。

王 岩

2019 年 5 月

前　言

　　人工髋、膝关节置换术在缓解疼痛、改善关节功能等方面效果确切，已成为治疗终末期髋、膝关节疾病的标准手术之一。自 1990 年代后，我国的髋、膝人工关节置换水平取得了长足的进步和发展，手术医师、手术量、开展医院范围均迅速扩展，手术技术和数量与发达国家之间的差距逐渐缩小。但是，作为一项还在发展和完善的技术，人工关节置换还存在一些亟待改进和解决的问题，特别是感染，则是困扰患者和医生的梦魇。

　　作为感染治疗的基石，相关的各项诊疗技术无疑也越来越受到广大关节外科临床医生的关注。尽管大多数临床医生都在自觉或不自觉地使用着不同的感染诊疗技术，但是因为缺乏相关的培训和经验，仍然难以避免走弯路，甚至付出高昂的学习代价。由于 PJI 处理的复杂性，目前国内还缺乏符合中国国情的相关共识或指南来指导广大医师的日常工作。国内骨科界对于人工关节感染的诊治方面的研究目前大多处于起步阶段。同时，由于缺乏统一的人工关节登记制度，各个医疗机构零散的假体周围感染病例数据无法有效共享和统计，难以产出高水平、高质量的研究成果，更难以形成适合中国国情的关于人工关节感染诊治方面的共识或临床指南。

　　因此，当张先龙教授提出要将 PJI 预防、诊断和治疗重新整理成为新的实践和思考系列丛书之一，为各位医生提供更详尽的指导，我欣然接受邀请与他共同编写此书。

　　与以往许多学术专著不同，本书内容不仅涵盖 PJI 预防和诊治系统阐述，作为主要特色，书中还整理总结了目前感染治疗在临床实践中所面临的各种难点和热点。该书的每个章节我们都邀请了国内或国外有着丰富 PJI 处理经验的医生撰写，并附有大量的病例介绍和相关思考，有很强的临床实用性，是从事 PJI 临床诊疗和研究的学者的案头必备参考书。

王坤正

2019 年 5 月

目　录

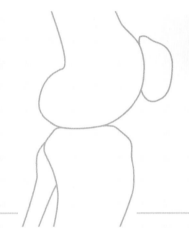

第一章

人工关节感染的病因学和分类

第一节 人工关节感染的流行病学

美国和其他国家全膝关节置换术（TKA）或全髋关节置换术（THA）术后假体周围感染的发生率为 0.7%～1.1%，至 2030 年这个数字估计将达到 6.5%～6.8%。TKA 术后感染率高于 THA，前者大约是后者的 2 倍。60% 的初次置换术后感染发生在术后第 1 年，且大部分感染病例都发生在术后 2 年以内。在所有翻修的原因中，感染逐渐变为最常见的病因（大约占 TKA 翻修术的 25%，THA 翻修术的 15%）。若之前因感染曾行翻修术治疗，那么翻修术后再次感染的概率也会增高，发生率大概为 10%～33%。目前我们关注的最大危险因素包括性别、体重指数（BMI）＞50 kg/m²、手术时间延长、缺少抗生素骨水泥和有伴随疾病等。其他部位的关节置换术，如椎间盘置换术和全肩关节置换术，与 TKA 有着相近的感染率（1.3%～3.8%）。但与之不同的是，肘关节置换术后感染率可高达 12%，这可能是由于肘关节软组织条件差，仅由很薄的软组织覆盖所造成。

一、引言

关节置换术（如 TKA、THA 等）是对重度关节炎患者在减轻疼痛、改善功能方面效价比最高且最有效的手术之一。假体设计及手术技术正在不断提高以延长假体使用寿命、减少副作用。尽管有了长足的进步，但对 TKA 和 THA 感染进行翻修手术的负担（定义为所进行的初次和翻修关节置换术的总和中，需要进行翻修术的百分比）并没有随着时间降低，在许多手术中甚至是增加了。许多因素与翻修手术量的增高有关，包括初次手术量的增加、更长的假体寿命、年轻和活动量大的人群手术增多等。另外，Kurtz 等最近的研究预测截至 2030 年，初次及翻修 THA 手术量将翻一倍，TKA 大约会增长 1/5。

假体置换术后感染的翻修手术是一种少见却又灾难性的并发症——延长住院周期、增加住院费用以及更高的复发率。由于假体周围感染的性质所致，使它难以治愈，并且对全身性应用抗生素无反应。尽管 THA、TKA 术后短期感染率据报道分别低达 0.2% 和 0.4%，事实上数以千计的患者术后仍有疼痛感，并且因为不恰当的医疗报销，给医院带来经济负担。为进一步了解感染后翻修手术对社会经济的影响，明确其发病率及危险因素是一个重要的方面。关节置换术后感染发病率的数据来自从单中心到大规模多中心研究及国家注册登记机构等多种来源。

二、感染发生率

（一）初次人工关节置换术后感染发生率

过去观点认为，全膝置换术的数量要大于全髋置换术，因此 Kurtz 等分析了从 1990 年到 2004 年的 NIS（美国住院患者样本库）数据后认为，两者的感染数有着相似的趋势。截至 2004 年，也就是这项研究报告的最后一年，5 838 例膝关节置换术因感染施行翻修手术治疗，而同时仅有 3 352 例髋关节因感染行翻修手术。

Kurtz 等同时计算了因感染所行的翻修手术在所有初次及翻修手术中的比例，2004 年 THA 和 TKA 中这一比例分别是 1.23% 和 1.21%。另外，NIS 数据表明从 1990 年至 2004 年，全髋及全膝关节置换术后感染的比例几乎均翻了一倍。随着时间增长，感染发生的趋势不断上涨是有统计学意义的（$P < 0.000\,1$），每年大约能增长 5 个百分点。在抽样研究选取的年份中，平均的感染比例 THA 是

0.88％，TKA 是 0.92％。然而，这一比例明显低于实际 THA 术后感染的比例。在对 NIS 数据的进一步研究中，作者制作了一个短期预测其未来发展趋势的模型，由此估计截至 2030 年，感染的发生率在 THA 和 TKA 术后分别可达到 6.5％及6.8％。NIS 数据同时表明患者住院长度急剧缩短，而这可能影响初次住院过程中早期感染发现的概率，并延迟从感染发生到施行翻修术的时间。

多个美国单中心研究表明，不同的人群有着相近的感染发生率。Pulido 等随访了 9 245 位患者，感染整体上发病率为 0.7％（TKA 为 1.1％，THA 为 0.3％）。Malinzak 等随访了 1991—2004 年间8 494 例关节置换患者，报道 TKA、THA 术后感染率分别为 0.52％、0.47％。如果只关注老年医保数据库 MLDS（Medicare Limited Data Set）数据并限定研究人群年龄大于 65 岁，那么感染的发生率在 TKA、THA 术后分别能达到 2.01％和2.22％。这一结果表明随着年龄增长，感染的风险会更高，对此在后面的章节中我们将详细讨论。

国际上，大部分医院报道的术后感染率约为1％。在膝关节方面，无论是单中心研究还是芬兰关节置换登记系统 1997—2006 年的数据分析都表明，芬兰国内 TKA 术后 0.8％～0.9％的病例发生了感染。与之相近，日本的一项从 1995 年至 2006年的单中心研究表明 TKA 术后感染率约为 0.8％。挪威关节置换登记系统 2005—2006 年数据显示，THA 术后感染的概率为 7％左右。美国和其他国家的研究表明，普通人群关节置换术后感染的可能性是相近的，估计均为 0.7％～1.1％。总之，感染仍是一种少见的并发症，但会极大地影响患者的生存状态以及医疗资源的利用。随着翻修手术的不断增加，感染对关节置换术后患者的影响将越来越大。

（二）感染发生的时间

感染可能在初次关节置换术后的任何时间内发生，包括术后 2 周到 3 年以上。尽管如此，了解感染最有可能发生的时间段可以帮助我们更好地采取措施预防感染。在美国的一项 9 245 例患者的研究中，Pulido 等报道 27％的关节置换术后感染发生在

最初的 30 天内，然而其中 65％的感染诊断在第 1年内即被修正。平均的确诊时间是术后约 1.2 年。Malinzak 所做的回顾性研究中，83.7％的感染在术后 2 年内诊断，平均发生感染的时间是 9.6 个月。大于 65 岁的老年人，5％的医保数据显示 73％—77％的初次 THA、TKA 术后感染在 2 年内得到诊断。特别是对于 TKA 手术，2 年内的感染率为1.55％，但在术后 2～10 年内这一数字降到了0.46％。芬兰关节置换登记系统统计在 1997—2004年，68％的假体周围感染出现在术后第 1 年，这与美国的 TKA 数据一致。尽管并未以年为单位对诊断进行分析，Suzuki 等发现日本的研究机构中，65％的初次 TKA 感染的病例在术后 3 个月内即会发生。挪威关节置换登记系统显示，初次 THA 术后因感染行翻修手术的时间平均在 47 天（从 4 天至 1 782 天）澳大利亚关节置换登记系统的随访研究也表明，感染后翻修手术的发生率在术后第 1 年迅速增长，在 1 年后则逐渐下降。尽管数据来源自不同的种群和地区，但普遍的结论是，以上的感染在术后 1 年内即被发现，而绝大多数会在 2 年内得到诊断。

（三）翻修手术中的感染比例

虽然翻修手术中的感染比例看起来很低，但是当与其他引起内植物失败的原因相比，无论是全膝置换或者全髋置换，感染预计都是最主要的翻修原因之一。以 NIS 1990—2003 年的数据为参考，Kurtz 等通过建模发现导致翻修手术的感染还将增加。THA 术后感染数目预计将从 2015 年的 3 400例增长到 2030 年的 46 000 例。由于膝关节置换数目更大，TKA 术后感染量预计将从 2005 年的6 400 例增长到 2030 年的 175 500 例。除翻修手术数量外，模型还预测因 THA 术后感染而行翻修术在翻修手术中所占比例将从 2005 年的 8.4％上升到2030 年的 47.5％，同时 TKA 翻修手术中因感染而进行的比例则会从 2005 年的 16.8％升高至 2030 年的 65.5％。按照这一模型，如果继续保持现在的趋势，截至 2016 年（TKA）或 2025（THA），50％的翻修手术住院花销将用于感染病例。

NIS 的一项数据分析（2005—2006 年）显示，感染是 THA 翻修手术第三常见病因（约 14.8%）和 TKA 翻修手术最常见的病因（约 25.2%）。感染是 THA（约 74.3%）和 TKA（约 79.1%）术后再手术和取出假体最主要的指征。对所有类型的关节置换手术而言，翻修手术中感染的比例均高于 Kurtz 等的研究预测值，这可能预示着其增长速度也高于预期。澳大利亚关节置换登记系统 2010 年年度总结中指出，感染是 THA 翻修术第三常见原因（约 15.4%）和 TKA 翻修术第二常见原因（约 17.1%）。与之相似，挪威 2007—2010 年期间 15%～20% 的 THA 翻修手术起因是感染，而瑞典 2008 年统计的数字显示，在瑞典人群中 2001 年估计有 20% 的 TKA 翻修手术是感染引起的。尽管与瑞典的其他翻修手术原因相比，感染的发生率会从术后 2 年的 25.9% 降至术后 10 年的 2.9%。

相同的趋势也可见于采用超高交联聚乙烯（UHMWPE）髋臼衬垫的翻修病例中。一项 212 例臼衬翻修病例的研究中，最常见的原因依次是松动（35%）、不稳定（28%）和感染（21%）。几乎所有的病例和统计数据均显示，感染是继无菌性松动后最常见的翻修病因。唯一的例外来自 Bozie 等的研究，他认为感染是 TKA 翻修术最主要的原因（约 25.2%），之后是松动（约 16.11%）。最近有一些学者提出，在许多无菌性松动和固定不良的病例中，亚临床感染是其真正的诱因。当我们以更有效的检测方式，如聚合酶链式反应试验和移植物超声裂解等，来检测内植物表面细菌时，如果有足够数量细菌被发现，则所谓"无菌性松动"便是可疑感染性的。随着越来越精确的感染假体诊断技术，感染也许会成为翻修手术的首要病因。然而，即使不依赖这些技术，近 20 年内，假体周围感染依然很有可能成为全球范围内关节置换手术失败的最主要原因。

（四）翻修术后感染

由于术后疼痛、住院周期长、分期手术等原因，初次置换术后假体感染已经是一项严峻而沉重的考验。除此之外，感染后翻修手术往往伴随着更高的再感染风险。不考虑翻修原因的情况下，TKA 翻修术相比初次手术有着更低的无感染生存率，再感染率可高达 8.25%（芬兰关节置换登记系统）。然而，即便是特别为感染翻修手术准备的膝关节置换器材，其感染率仍为 10%～33%。多数关于再感染率的研究结论来自小规模样本调查，这就解释了感染率变异较大的原因。迄今最大规模的研究来自梅奥诊所 1998—2006 年间因感染而行 TKA 翻修术的 368 例患者。有 15.8% 的患者出现了再感染，86% 的病例定义为晚期慢性感染。再感染的时间中位数为 3.6 年（0.01～7.82 年），其中唯一有意义的感染危险因素就是慢性淋巴结水肿。这项研究集中于先前报道的再感染时间范围，并强调了关节感染进展的长期影响。

（党晓谦　王昊宇）

第二节　人工关节感染的病因学和危险因素

一、人工关节感染的危险因素

假体周围感染与各种各样的危险因素有关，包括性别、异体输血等。TKA 与 THA 相比术后感染率略高一点，一个普遍的危险因素就是性别。8 项感染危险因素研究和多个国家的登记系统数据显示，男性相比女性会有更高的感染风险。澳大利亚髋与膝关节登记系统 2010 年度报告中指出，男性术后 9 年内的累计感染率是 1.3%，这一数字在女性中只有 0.6%。在一项对 2 022 例初次 TKA 手术病例的回顾性研究中，Suzuki 等认为二者感染率差异可能是因为两性间皮肤层的 pH、皮脂敏感性和皮肤厚度的不同。Dale 等则提出这是由于两性间敏感阈值或病原菌种群的差异导致的。

BMI 值过高也是一种常见的假体周围感染危险因素。Malinzak 等对 6 108 例 THA 和 TKA 患者进行了回顾性分析后认为，BMI$>$50 kg/m^2 人群感染率约为 7.0%，40～50 kg/m^2 的人群感染率为 1.1%，低于 40 kg/m^2 人群感染率只有 0.47%。对于 TKA 病例而言，BMI$>$40 kg/m^2 的人群感染率要比 BMI$<$40 kg/m^2 者高 3.3 倍。这一比率升高的确切原因目前尚不清楚，但它与 BMI 及肥胖必定有重要的关联。

手术时间延长也会升高关节置换术患者假体周围感染的风险，这可能是与增加了伤口暴露于细菌（主要是葡萄球菌、大肠埃希菌等）和其他能引起假体周围感染的侵袭性微生物的时间有关。接受公共医疗救助的患者感染发生率也更高。Ong 等认为，患者的社会经济能力预示着他不同的营养水平、肥胖、内科合并症等一系列可能使患者更易出现假体周围感染的因素。相似的情况也出现在市区大型的非教学医院和郊区教学医院的初次 TKA 置换术后的感染翻修率的对比上，大型的市区非教学医院的感染翻修率要明显高于远离城市的教学医院机构。但是，感染翻修率的差异更有可能是翻修手术治疗方式的不同导致的，而不是医院的位置和是否是教学医院而造成的。市区非教学医院通常是那些初次手术在外院完成而需要进行翻修手术（包括感染翻修）的患者的转诊中心。

文献中总结出来的假体周围感染的常见高危因素参见表 1-1。

骨水泥的应用同样会影响髋、膝关节置换术后感染发生的概率。对 TKA 初次或翻修手术而言，未使用抗生素骨水泥都是明确的翻修原因之一。芬兰关节置换登记系统的数据分析发现，对于首次膝关节置换术，当使用抗生素骨水泥联合静脉抗生素时可以明显降低感染的发生率，然而，如果选用其中一种方式，则单纯使用抗生素骨水泥较单纯静脉

表 1-1　假体周围感染常见的高危因素

男性
BMI/肥胖
手术时间延长
需要公共救助
糖尿病
大型城市非教学医院
未使用抗生素骨水泥
ASA 风险评分$>$2 分
术前合并症
术后并发症
类风湿关节炎
TKA 翻修手术
血液损失较多
年龄
急诊手术（相对择期手术）
术前曾行切开手术或内固定
术前营养状态
尿路感染
异体输血

使用抗生素感染的发生率更低。大量 THA 临床结果表明，当不使用抗生素骨水泥时，感染的概率可能会升高 50%。抗生素骨水泥的使用也能在某些案例中使肘关节置换术后的感染率从 11% 降至 5%。骨水泥作为载体可以保证抗生素直接到达移植物表面和局部组织环境，而静脉用抗生素却可能并不足以减少感染的发生。

大量研究都将糖尿病列为感染的高危因素，然而，Bolognesi 等做的一项包含 751 340 例初次及翻修髋膝关节置换术病例的研究，发现糖尿病患者术后感染的出现率并非增高。糖尿病与高 BMI 值紧密相关，血糖水平也会在手术或创伤后升高，这些都可能对糖尿病作为一项危险因素造成影响。糖尿病患者的管理也能解释糖尿病作为危险因素的矛盾之处。Marchant 等回顾性比较了 NIS 1998—2005 年间糖尿病控制组和非控制组患者，并发现若糖尿病得不到有效控制，伤口感染的可能性将大大增加（2.28%）。其他文献的研究中并未将糖尿病管理列

入风险分析。

美国麻醉医师协会（ASA）健康状态分类系统会在手术前对患者的身体状况进行评估。文献报道，ASA 评分大于 2 分与感染的高风险有关。ASA 评分作为一项危险因素意味着即使在合并症很少的情况下，感染的概率也会增加。术前存在的合并症与术后较差的功能改善和更多的并发症密切相关。Ong 等和 Kurtz 等也将合并症作为假体周围感染的一级危险因素。有趣的是，Bozic、Ries、Jamsen 等进行研究后认为，与术前合并症有关的术后并发症同样是假体周围感染的危险因素。

与骨关节炎（OA）相比较，挪威及芬兰的关节置换登记系统都将类风湿关节炎（RA）列为一项重要的感染危险因素。一项 2002—2006 年包含 2 647 例患者的研究显示，RA 关节置换术后的感染率为 2.45%，而 OA 为 0.82%。其他文献中提到的危险因素包括贫血、高龄、急诊（相对于择期手术）、TKA 翻修术、种族、之前的切开复位内固定术、机体营养状态、尿路感染、异体输血等。

许多关于危险因素的文献都以 Charlson 合并症指数来确定患者当前存在的合并症，但 Bozic 等提出，Charlson 指数并不能帮助我们明确某些特殊的疾病对患者转归的影响，特别是在老龄人群中。这一指标的局限性在于之前存在不同合并症的患者可能会得到相近的 Charlson 评分。为了改善它对老龄人群应用的受限状况，Bozic 等利用 5% 国家医疗保险样本库来检测 TKA 患者中感染与术前存在的合并症的关系，并建立回归分析模型来评估感染与 29 种独立的合并症的关联。经过校正 29 种合并症的结果发现，其中 13 种对 TKA 术后感染有显著影响，按照重要性排序，依次为充血性心力衰竭、慢性肺病、术前贫血、糖尿病、抑郁症、肾病、肺循环疾病、肥胖、风湿性疾病、精神病、转移性肿瘤、周围血管病和心脏瓣膜疾病。与其他数据库相比，5% 的医疗保险样本库中可以将一些特殊的疾病作为感染的危险因素。这项研究的目的在于帮助手术医师对 65 岁以上高龄人群提供更好的临床决策。

由于髋关节置换假体的摩擦面有多种材料类型，Bozic 等比较了不同摩擦面材料组合的术后感染发生率。髋关节假体摩擦界面经典的搭配是金属对聚乙烯（M - PE），金属对金属（M - M），或陶瓷对陶瓷（C - C），利用 2005—2007 年住院患者 100% 医保报销申领表的数据对这 3 种接触面进行比较。通过合理校正患者及医院等因素后，相比 C - C，M - M 界面有更高的感染风险（分别为 0.32%，0.59%）。感染的风险在 M - M 与 M - PE 组间均无明显差异。虽然这一不同接触面的结果有显著意义，但是其临床影响依然是未知数。

到目前为止，髋、膝关节置换术依然是应用最广泛的关节置换手术，因此这方面得到的感染数据量也是最大的。尽管如此，现在已有许多研究开始着眼于其他关节置换术后感染的进展状况，包括椎间盘置换术（TDR）、肩关节置换术（TSA）和肘关节置换术（TEA）。即使与 TKA 和 THA 手术相比，TDR 术后远期的感染率也是相当低的。在回顾了 NIS 2005—2006 年的 7 170 例 TDR 手术后结果发现，仅有 1.3% 的翻修病例（2/165）与内植物感染有关。感染的发生率明显低于 THA（9.6% 的翻修手术）和 TKA（17.4% 的翻修手术）的同期数据。不能否认的是，二者间的人群特点和健康状况有很大的差异。尽管如此，NIS 的数据依然提示椎间盘置换术的感染风险要低于其他关节置换术。

尽管缺少大型、多中心研究和国家数据库的研究，在对英国、法国、德国和西班牙的 84 篇文献进行系统性综述后我们得到了肩关节置换术（TSA）术后并发症的临床结论。分析显示 14 项研究中有 30 例感染的病例，整体的感染发生率约为 3.8%。感染是其第二常见的并发症，仅次于假体松动（约 4.7%）。尽管这篇综述是来自多个不同文献数据的总结，我们依然确信，肩关节置换术后感染率能与其他关节置换术相提并论。

不同文献报道的初次肘关节置换术（TEA）术后感染率差异很大，从 1% 到 12.5%，但通常认为其感染率要高于其他主要的关节置换手术。感染率的增加在很大程度上与肘关节皮下组织环境较差，仅由很薄的软组织覆盖有关。另外，有很大一部分行 TEA 手术的患者由于治疗类风湿关节炎的药物副作用、创伤性关节炎或之前手术等的多方面影响，术前处于免疫功能低下、局部软组织条件不良的状态。已知的假体周围感染的危险因素包括过去曾行肘关节手术、感染的病史、类风湿关节炎（IV期）、精神疾病和术后伤口引流等。而银屑病关节炎、免疫功能低下状态、糖尿病虽会升高感染风险，但影响较小。具有多个共存的危险因素（如类风湿关节炎，且之前曾行手术治疗过）的患者据报道术后感染率高达 31%。

二、感染的经济学影响

除了治疗困难、发病率升高等因素外，因感染而行翻修手术的患者会比其他原因行翻修手术的患者承担更大的经济压力。Bozic 和 Ries 对 2001 年 3 月至 2002 年 12 月之间的关节置换患者进行了一项回顾性研究后发现，与初次置换术或无菌性松动后翻修术相比，髋关节置换术后感染的病例治疗往往需要更长的住院周期、住院花费和门诊费用。特别是，THA 感染翻修术的直接医疗花费比无菌性松动后翻修术高 2.8 倍，比初次 THA 高 4.8 倍。在法国也得出了相似的结论——Klouche 等报道 THA 感染翻修手术的花费比非感染翻修术高 2.6 倍，比初次 THA 高 3.6 倍。Kurtz 等分析了 NIS 的 1990—2004 年间所有 TKA、THA 手术后结果发现，感染后翻修术的花费分别比非感染的关节置换术高 1.52 倍和 1.76 倍，而住院时间分别长 1.87 倍和 2.21 倍。

医院同样能深切体会到感染翻修手术的巨大经济负担。Hebert 等的一项研究揭示，感染后 TKA 的治疗需要花费其他翻修手术 2 倍的医疗资源，而不恰当的报销政策导致每治疗一个医保患者或常规患者，医院分别会净损失 30 000 美金或 15 000 美金。此外，刚刚讨论的花费只是直接的医疗花费，这仅仅是 THA 感染后巨大经济负担的一部分。在大多数病例中，感染会导致更长的住院时间、更多的门诊就诊数量等，而这些都需要占用患者大量的工作时间，影响日常活动和生活质量。高额花费更进一步揭示了感染相比其他并发症的严重性和深远影响。

概括来讲，对文献进行完整回顾分析后显示，感染目前困扰着全世界大约 1% 的关节置换手术患者，并且随着患者人群的扩大和向年轻人群的延伸，这一数字仍将不断增加。感染已成为翻修手术的最大病因，并会导致住院费用的激增和住院时间的延长。随着关节置换的患者在未来几年里成倍增加和报销制度的不完善，一些卫生健康机构已经开始认识到感染翻修手术带来的经济影响。新的器械和技术期望能够帮助医生控制感染的增长趋势。因此，明确感染的影响因素将有利于我们改进技术，更有效地解决这些问题。文献报道的最常见危险因素包括性别、BMI＞50 kg/m² 、手术时间延长、未使用抗生素骨水泥和术前合并症等。以此为基础，临床医生开始实行有效的针对性措施来减少术前存在不良状态人群及高风险人群的感染率。

（党晓谦　王昊宇）

参 考 文 献

［1］Berger R A，Rosenberg A G，Barden R M，et al. Long-term follow up of the Miller-Galante total knee replacement［J］. Clin Orthop Relat Res，2001，388：58 - 67.

［2］Indelli P F，Aglietti P，Buzzi R，et al. The Insall-Burstein II prosthesis：A 5- to 9-year follow-up study in osteoarthritic knees ［J］. The Journal of Arthroplasty，2002，17(5)：544 - 549.

［3］Quintana J M，Arostegui I，Escobar A，et al. Prevalence of knee and hip osteoarthritis and the appropriateness of joint replacement in an older population［J］. Arch Intern Med，2008，168：1576 - 1584.

［4］Rorabeck C H，Murray P. Cost effectiveness of revision total knee replacement［J］. Instr Course Lect，1997，46：237 - 240.

［5］Berry D J，Harmsen W S，Cabanela M E，et al. Twenty-five-year survivorship of two thousand consecutive primary Charnley total hip replacements：factors affecting survivorship of acetabular and femoral components［J］. J Bone Joint Surg Am，2002，84：171 - 177.

［6］Bourne R B，Maloney W J，Wright J G. An AOA critical issue. The outcome of the outcomes movement［J］. J Bone Joint Surg Am，2004，86-A：633 - 640.

［7］Kurtz S M，Ong K，Lau E，et al. Projections of primary and revision hip and knee arthroplasty in the United States from 2005 to

2030[J]. J Bone Joint Surg Am, 2007, 89(4): 780 - 785.

[8] Soderman P, Malchau H, Herberts P. Outcome after total hip arthroplasty: part I. General health evaluation in relation to de finition of failure in the Swedish National Total Hip Arthroplasty register [J]. Acta Orthop Scand, 2000, 71: 354 - 359.

[9] Maloney W J. National joint replacement registries: has the time come? [J]. J Bone Joint Surg Am, 2001, 83-A: 1582 - 1585.

[10] Saleh K J, Santos E R, Ghomrawi H M, et al. Socioeconomic issues and demographics of total knee arthroplasty revision [J]. Clin Orthop Relat Res, 2006, 446: 15 - 21.

[11] Kurtz S M, Ong K L, Lau E, et al. Current and Projected Utilization of Total Joint Replacements [J]. Comprehensive Biomaterials, 2011.

[12] Ducheyne P. Comprehensive biomaterials [M]. Oxford: Elsevier Science, 2011.

[13] Katz J N, Barrett J, Mahomed N N, et al. Association between hospital and surgeon procedure volume and the outcomes of total knee replacement [J]. J Bone Joint Surg Am, 2004, 86-A: 1909 - 1916.

[14] Mahomed N N, Barrett J, Katz J N, et al. Epidemiology of total knee replacement in the United States Medicare population [J]. J Bone Joint Surg Am, 2005; 87: 1222 - 1228.

[15] Bozic K J, Ries M D. The impact of infection after total hip arthroplasty on hospital and surgeon resource utilization [J]. J Bone Joint Surg Am, 2005, 87: 1746 - 1751.

[16] Sculco T P. The economic impact of infected joint arthroplasty [J]. Orthopedics, 1995, 18: 871 - 873.

[17] Kurtz S M, Lau E, Schmier J, et al. Infection burden for hip and knee arthroplasty in the United States [J]. J Arthroplasty, 2008, 23: 984 - 991.

[18] Kurtz S M, Ong K L, Schmier J, et al. Future clinical and economic impact of revision total hip and knee arthroplasty [J]. J Bone Joint Surg Am, 2007, 89 Suppl 3: 144 - 151.

[19] Pulido L, Ghanem E, Joshi A, et al. Periprosthetic Joint Infection: The Incidence, Timing, and Predisposing Factors [J]. Clinical Orthopaedics & Related Research, 2008, 466(7): 1710 - 1715.

[20] Malinzak R A, Ritter M A, Berend M E, et al. Morbidly Obese, Diabetic, Younger, and Unilateral Joint Arthroplasty Patients Have Elevated Total Joint Arthroplasty Infection Rates [J]. Journal of Arthroplasty, 2009, 24(6-supp-S): 84 - 88.

[21] Kurtz S M, Ong K L, Lau E, et al. Prosthetic joint infection risk after TKA in the Medicare population [J]. Clin Orthop Relat Res, 2010, 468: 52 - 56.

[22] Ong K L, Kurtz S M, Lau E, et al. Prosthetic joint infection risk after total hip arthroplasty in the Medicare population [J]. J Arthroplasty, 2009, 24: 105 - 109.

[23] Dale H, Skramm I, Lower H L, et al. Infection after primary hip arthroplasty [J]. Acta Orthop, 2011, 82: 646 - 654.

[24] Jamsen E, Huhtala H, Puolakka T, et al. Risk factors for infection after knee arthroplasty. A register-based analysis of 43 149 cases [J]. J Bone Joint Surg Am, 2009, 91: 38 - 47.

[25] Jamsen E, Varonen M, Huhtala H, et al. Incidence of prosthetic joint infections after primary knee arthroplasty [J]. J Arthroplasty, 2010, 25: 87 - 92.

[26] Suzuki G, Saito S, Ishii T, et al. Previous fracture surgery is a major risk factor of infection after total knee arthroplasty [J]. Knee Surg Sports Traumatol Arthrosc, 2011, 19: 2040 - 2044.

[27] Kurtz S M, Medel F J, MacDonald D W, et al. Reasons for revision of first-generation highly cross-linked polyethylenes [J]. J Arthroplasty, 2010, 25: 67 - 74.

[28] Bozic K J, Kurtz S M, Lau E, et al. The epidemiology of revision total knee arthroplasty in the United States [J]. Clin Orthop Relat Res, 2010; 468: 45 - 51.

[29] Bozic K J, Kurtz S M, Lau E, et al. The epidemiology of revision total hip arthroplasty in the United States [J]. J Bone Joint Surg Am, 2009, 91: 128 - 133.

[30] Dempsey K E, Riggio M P, Lennon A, et al. Identification of bacteria on the surface of clinically infected and non-infected prosthetic hip joints removed during revision arthroplasties by 16S rRNA gene sequencing and by microbiological culture [J]. Arthritis Res Ther, 2007, 9: R46.

[31] Ince A, Rupp J, Frommelt L, et al. Is "Aseptic" Loosening of the Prosthetic Cup after Total Hip Replacement Due to Nonculturable Bacterial Pathogens in Patients with Low-Grade Infection? [J]. Clinical Infectious Diseases, 2004, 39(11): 1599 - 1603.

[32] Kobayashi N, Procop G W, Krebs V, et al. Molecular Identification of Bacteria from Aseptically Loose Implants [J]. Clinical Orthopaedics & Related Research, 2008, 466(7): 1716 - 1725.

[33] Azzam K, Mchale K, Austin M, et al. Outcome of a Second Two-stage Reimplantation for Periprosthetic Knee Infection [J]. Clinical Orthopaedics & Related Research, 2009, 467(7): 1706 - 1714.

[34] Hanssen A D, Osmon D R. Evaluation of a staging system for infected hip arthroplasty [J]. Clin Orthop Relat Res, 2002, 403: 16 - 22.

[35] Kubista B, Hartzler R U, Wood C M, et al. Reinfection after two-stage revision for periprosthetic infection of total knee arthroplasty [J]. International Orthopaedics, 2012, 36(1): 65 - 71.

[36] Bozic K J, Ong K, Lau E, et al. Risk of complication and revision total hip arthroplasty among Medicare patients with different bearing surfaces [J]. Clin Orthop Relat Res, 2010, 468: 2357 - 2362.

[37] Swierstra B A, Vervest A M, Walenkamp G H, et al. Dutch guideline on total hip prosthesis [J]. Acta Orthop, 2011, 82: 567 - 576.

[38] Parvizi J, Johnson B G, Rowland C, et al. Thirty-day mortality after elective total hip arthroplasty [J]. J Bone Joint Surg Am, 2001, 83-A: 1524 - 1528.

[39] Arvid Småbrekke, Espehaug B, Havelin L I, et al. Operating time and survival of primary total hip replacements — An analysis of 31 745 primary cemented and uncemented total hip replacements from local hospitals reported to the Norwegian Arthroplasty Register 1987 - 2001 [J]. Acta Orthopaedica Scandinavica, 2004, 75(5): 524 - 532.

[40] Webb B G, Lichtman D M, Wagner R A. Risk factors in total joint arthroplasty: comparison of infection rates in patients with different socioeconomic backgrounds [J]. Orthopedics, 2008, 31: 445.

[41] Parvizi J, Saleh K J, Ragland P S, et al. Efficacy of antibiotic-impregnated cement in total hip replacement [J]. Acta Orthop, 2008, 79: 335 - 341.

[42] Kim J M, Mudgal C S, Konopka J F, et al. Complications of total elbow arthroplasty [J]. J Am Acad Orthop Surg, 2011, 19:

328－339.

[43] Bolognesi M P, Marchant Jr M H, Viens N A, et al. The impact of diabetes on perioperative patient outcomes after total hip and total knee arthroplasty in the United States [J]. J Arthroplasty, 2008; 23：92－98.

[44] Marchant Jr M H, Viens N A, Cook C, et al. The impact of glycemic control and diabetes mellitus on perioperative outcomes after total joint arthroplasty [J]. J Bone Joint Surg Am, 2009; 91：1621－1629.

[45] Font-Vizcarra L, Lozano L, Rios J, et al. Preoperative nutritional status and post-operative infection in total knee replacements：a prospective study of 213 patients [J]. Int J Artif Organs, 2011, 34：876－881.

[46] Bozic K J, Lau E, Kurtz S, et al. Patient-related Risk Factors for Postoperative Mortality and Periprosthetic Joint Infection in Medicare Patients Undergoing TKA [J]. Clinical Orthopaedics and Related Research, 2012, 470(1)：130－137.

[47] Gerometta A, Rodriguez Olaverri J C, Bittan F. Infection and revision strategies in total disc arthroplasty [J]. Int Orthop, 2011, 36 (2)：471－474.

第三节　人工关节感染的细菌学

有报道髋关节置换术后假体周围皮肤软组织深部感染发生率为 0.3%～1.3%。最常见的两种导致感染的细菌是凝固酶阴性葡萄球菌和金黄色葡萄球菌（表 1-2，表 1-3），占所有感染致病菌的 50%～60%。一些细菌的潜伏期长，而且即使是在围手术期沾染，其也可能多年在体内保持休眠状态并可持续无临床感染表现。对于围手术期获得性感染而言，金黄色葡萄球菌和肠杆菌所致感染通常在关节置换术后前 4 周内发生。凝固酶阴性葡萄球菌、丙酸杆菌类和棒状杆菌类所致感染通常出现较晚。目前已有报道认为，髋关节置换术后耐甲氧西林金黄色葡萄球菌（MRSA）和耐甲氧西林表皮葡萄球菌（MRSE）所致关节假体周围感染的总体预后较差，手术失败率高达 21%。

一、金黄色葡萄球菌

金黄色葡萄球菌可经血行播散或围手术期种植途径进入关节。文献中指出的其他导致金黄色葡萄球菌感染的危险因素包括透析依赖、创伤、菌血症和恶性肿瘤。类风湿关节炎是导致假体关节金黄色葡萄球菌感染的一项强有力的危险因素。血源性感染相比外源性感染的局部症状通常更为明显，前者更易出现包括脓毒血症在内的全身症状，菌血症的来源可能并不一定能够明确。很多学者还指出，从假体植入到外源性感染症状出现的时间间隔为 1 个

表 1-2　感染最常见的病原体或病原体组

时间	病原体或病原体组
早期感染（植入后 2 个月）	金黄色葡萄球菌 革兰阴性需氧杆菌 凝固酶阴性葡萄球菌
延迟期感染（植入后 2～12 个月）	凝固酶阴性葡萄球菌 金黄色葡萄球菌 共生皮肤菌群的微生物 革兰阴性需氧杆菌
晚期感染（植入后＞12 个月）	凝固酶阴性葡萄球菌 共生皮肤菌群的微生物 金黄色葡萄球菌 革兰阴性需氧杆菌 厌氧菌（特别是消化球菌、消化链球菌）

表 1-3　关节假体感染中各种感染因子的比例

病原体	频率（%）
葡萄球菌，其中	50～60
凝固酶阴性葡萄球菌	25～30
金黄色葡萄球菌	25
革兰阴性需氧杆菌（肠杆菌科，诸如大肠埃希菌，变形杆菌属，摩氏摩根菌，黏质沙雷菌，弗氏柠檬酸杆菌，肠沙门菌，以及非发酵病原体如假单胞菌属，嗜麦芽窄食单胞菌、产碱杆菌属）	20
链球菌（无乳链球菌）	10～15
多种微生物	10～15
厌氧菌（丙酸杆菌属、拟杆菌属、普氏菌属、小韦荣球菌）	7～10
其他病原体	2
没有检测到病原体	10

月（0.5～2 个月），血源性感染为 86 个月（39～128 个月）。在甲氧西林被推出后，MRSA 在 20 世纪 60 年代被首次发现，并自此后被学者认为与院内感染相关。美国 24 179 例医院获得性金黄色葡萄球菌血流感染监测报告指出，自 1995 年至 2001 年，甲氧西林耐药率已从 22％增至 57％。一些研究报道 MRSA 所致关节假体感染相比甲氧西林敏感金黄色葡萄球菌（MSSA）的治疗失败率更高。

二、凝固酶阴性葡萄球菌

凝固酶阴性葡萄球菌（CoNS）是关节置换术 3 个月后关节假体感染的主要致病菌，需要特别指出的是路登葡萄球菌，其为凝固酶阴性葡萄球菌，但与金黄色葡萄球菌的特征相似，曾有个案报道认为其可引起急性发病的术后远期感染。路登葡萄球菌所致感染的发病率可能被低估，这是因为很多实验室并不常规行 CoNS 专项检测，CoNS 在其他感染致病环境下的增殖促使医生要求实验室增加对其的检测内容，与其他 CoNS 不同，路登葡萄球菌对包括 β-内酰胺类的多种抗生素敏感。

三、B 型链球菌

研究表明，年老及糖尿病患者出现 B 型链球菌（无乳链球菌）侵袭性感染的风险较高。目前研究证实，发生关节假体 B 型链球菌（GBS）感染的患者存在多种潜在合并症。Sendi 等在一项研究中指出，75％的关节假体 GBS 感染发生于初次假体植入术后 3～24 个月，这说明其更有可能为血源性感染。而且，从假体植入到症状开始出现的时间间隔在 2 周到 23 年之间，大多数患者曾有急性发病的症状表现，并存在假体周围组织破坏。参与本项研究的多个中心报道 GBS 所致关节假体感染的总体中位发病率为 3％。伴 GBS 感染的患者如症状持续时间短、假体稳定且软组织破坏程度小，则可行病灶清理并保留假体，如其他微生物感染出现类似情况也可给予相同处理。GBS 感染通常对青霉素敏感，但如患者对青霉素严重过敏，可给予克林霉

素、氟喹诺酮类和万古霉素。被检出 GBS 菌群对克林霉素耐药性的增高已引起学者的关注，一项研究报道指出，来自宫颈-直肠拭子检测的 222 个 GBS 菌株中，有 38％对红霉素耐药，21％对克林霉素耐药。以往一项包括儿童、孕妇以及非孕成年人伴侵袭性疾病患者的研究发现，从此类患者中分离出的 192 个 GBS 菌株中 9％对克林霉素有耐药性。也曾有报道牛链球菌、兼性双球菌、营养缺陷型菌属以及肺炎链球菌为假体感染的致病菌。

四、革兰阴性菌

革兰阴性菌是 6％～23％关节假体感染的致病菌。Hsieh 等研究发现，合并革兰阴性菌感染的患者趋向于老龄（平均年龄 63 岁），且在患侧关节置换手术后感染的出现时间更早（中位关节生存期 74 天），此项研究中铜绿假单胞菌是最常见的致病菌，其次为大肠埃希菌和肺炎克雷伯菌。与革兰阳性菌所致感染相比，二期更换及手术取出假体后患者预后结果良好。但革兰阴性菌感染患者如行保留假体及关节清理则预后较差，研究发现症状出现与手术之间间隔时间较短的患者行假体保留治疗更易成功。目前耐药革兰阴性菌的出现已引起学者的重视，其中包括产生超广谱 β-内酰胺酶（extended spectrum beta lactamase，ESBL）和肺炎克雷伯菌碳青霉烯酶（Klebsiella pneumoniae carbapenemase，KPC）的细菌。Martinez-Pastor 等报道 132 例膝关节置换术后假体关节感染的患者中，有 7 例（5.3％）为产生超广谱 β-内酰胺酶的肠杆菌科细菌如大肠埃希菌和肺炎克雷伯杆菌感染。产生 ESBL 的细菌治疗需要给予碳青霉烯类抗生素，产生 KPC 的细菌治疗需给予替加环素和黏菌素。

五、结核分枝杆菌

关节假体结核分枝杆菌（Mycobacterium tuberculosis，MTB）感染可由于局部感染复发、相邻部位感染扩散或全身感染经血行播散种植所致。在结核病流行地域病变累及关节的患者占结核病患

者的 1%～5%。此类感染绝大多数为单关节发病且累及髋关节和膝关节，其危险因素包括长期使用激素类药物和类风湿关节炎。关节置换术后结核病复发率为 0～30%，这已引起学者的关注，全膝关节置换与全髋关节置换相比术后结核病复发的风险更高。很多个案报道指出，确诊关节置换术后关节假体结核需要数月至数年的时间，由于此类感染诊断困难，骨科医生应在临床上对其保持高度警惕。来自结核病流行地区、既往有结核病史、潜在的 HIV 感染或处于免疫抑制状态的患者可能存在感染风险，而且如果在专项细菌培养时未行抗酸菌检测，则可能轻易漏诊而得到多次常规细菌培养阴性结果。患者通常无感染的全身表现。有研究曾指出，患者表现为冷性脓肿、皮肤窦道形成和瘘管形成，患者行 PPD 试验可能并不一定为阳性结果，影像学表现通常不具有特异性。滑膜活检组织病理学检查可能会发现细菌或仅发现肉芽肿性炎症表现。关节置换术后数月或数年发现的感染如仅给予药物保守治疗通常无效，建议此类患者应移除假体关节。

六、少见细菌

　　非结核性不典型性分枝杆菌和牛型结核杆菌（Mycobacterium bovis）所致关节假体感染通常少见，据报道导致关节假体感染的不典型分枝杆菌包括堪萨斯分枝杆菌（Mycobacterium kansasii）、耻垢分枝杆菌（Mycobacterium smegmatis）和沃氏分枝杆菌（Mycobacterium wolinskyi），也包括快速增殖不典型分枝杆菌，如脓肿分枝杆菌（Mycobacterium abscessus）、龟分枝杆菌（Mycobactarium chelonae）和偶发分枝杆菌（Mycobacterium fortuitum）。与龟分枝杆菌相比偶发分枝杆菌更易引发术后早期感染。为给予适当治疗，大多数患者需移除假体，曾有伴鸟分枝杆菌（Mycobacterium avium complex，MAC）全身感染的艾滋病患者最终出现假体感染的个案报道。肾移植患者出现假体关节 MAC 感染也曾有报道，免疫抑制的个体也存在由于围手术期沾染可能，同时免疫反应机制改变而在术后数年并发

感染的风险。获得性或遗传性干扰素产生缺陷或受体表达消失也是被公认的分枝杆菌感染的风险因素，免疫抑制可能导致干扰素水平降低，因此增大了此类细菌感染的风险；其他感染途径可能包括生殖器或胃肠道细菌移位直接进入关节假体。MAC 可产生生物膜，这也可能增强其在感染发病机制方面所起的作用。由于假体周围分离培养出的 MAC 在自然环境中十分普遍，因此应考虑是否为标本污染的结果，明确临床相关性对于诊断具有重要的作用。导致假体关节感染的厌氧菌包括脆弱类杆菌属（Bacteroides fragilis）、梭杆菌属（Fusobacterium）、消化链球菌属（Peptostreptococcus）、梭状芽胞杆菌属（Clostridium）、韦荣球菌属（Veillonella）以及痤疮丙酸杆菌（Propionibacterium acnes）。此类感染致病菌通常来源于腹腔内、压疮及骨髓炎病灶，创伤后患者也可出现此类感染。大多数厌氧菌所致关节炎是由于血行播散所致。梭状芽胞杆菌是目前已知的穿透伤或异物合并感染致病菌。关于艰难梭菌（Clostridium difficile）引起关节假体感染的罕见个案也有报道。有关节假体放线菌类（Actinomyces）感染与口腔治疗、子宫内器械置入及静脉注射毒品相关的个案报道，此类感染需给予为期 6～12 个月的长期治疗，如培养检查出此类细菌，医生需确定感染来源。痤疮丙酸杆菌与既往手术史和外伤史有关，痤疮丙酸杆菌是常见培养物污染细菌，尤其是仅单个标本检测为阳性时。痤疮丙酸杆菌生长需要厌氧环境且培养时间长，研究表明其可导致假体肩关节感染并可导致肩袖修复后感染。Lutz 等报道阳性结果培养平均时间为 11.4 天，Dodson 等报道平均时间为 9 天。痤疮丙酸杆菌对青霉素、克林霉素和万古霉素敏感，但对甲硝唑耐药。Levy 等认为与下肢感染相比痤疮丙酸杆菌感染更多见于肩部感染的患者（16 例肩部感染患者中有 9 例痤疮丙酸杆菌感染：233 例下肢感染患者中 1 例为痤疮丙酸杆菌感染；$P < 0.001$）。此研究 9 例痤疮丙酸杆菌感染中 5 例为肩部假体感染。曾有诊断为杰氏棒杆菌（Corynebacterium jeikeium）引起髋、膝关节置换术后远期感染的报道，此种细菌被认为对青霉素耐药且对其他抗生素的敏感性各不相

同。曾有单核细胞增生李斯特菌（Listeria monocytogenes）主要引起年老及免疫受损患者术后远期感染的报道，此类细菌似乎多数来源于未经高温消毒的牛奶/奶酪、蔬菜和肉类。诺卡菌类（Nocardia）通常为机会致病菌，其在文献中也曾有报道。芽胞杆菌（Bacillus 非炭疽菌）见于很多个案报道。研究指出小肠结肠炎耶尔森菌（Yersinia enterocolitica）是一种导致关节假体感染的少见致病菌，其与胃肠道菌群获得模式和腹泻相关。研究发现弯曲菌（Campylobacter）是免疫受损及免疫活跃患者食源性疾病致关节假体感染的常见致病菌。沙门菌属（Salmonella），尤其是鼠伤寒沙门菌（S. typhimurium）感染可表现为急性发病或术后远期由于潜在菌血症或胃肠炎发病。由于沙门菌属耐药性的出现，重点在于确定对致病菌敏感的抗生素并进行有目的的治疗。脑膜炎双球菌（Neisseria meningitide）、流感嗜血杆菌（Hemophilus influenza）和卡他莫拉菌（Moraxella catarrhalis）也被证实与关节假体感染有关。研究认为布鲁菌属（Brucella）也与髋关节和膝关节关节假体感染有关。细菌迁移模式包括服用未经高温消毒的牛奶或奶酪，以及从事暴露于细菌来源动物（如牛、山羊、绵羊及其他家畜）的职业。从假体植入到感染确诊的中值时间为 48 个月（范围：2 个月～14 年）。土拉杆菌（Francisella tularensis）通常引起皮肤和软组织感染，其引起的关节假体感染被认为与动物咬伤及动物接触有关。已有研究报道，免疫抑制患者包虫（Echinococcus）感染致骨骼受累者占 0.5%～2%，通常累及部位为骨盆、脊柱、肱骨和胫骨，此类感染难以治愈。惠普尔养障体（Tropheryma whipplei）所致关节假体感染的诊断对于医师也是一项挑战，Berbari 等报道 897 例关节假体感染初次培养结果为阴性患者中 60 例（7%）为此类细菌感染，此 60 例中有 32 例与术前 3 个月应用抗生素有关，其中 23% 至手术前仍在接受抗生素治疗。其他细菌培养阴性感染的可能致病菌包括：苛求菌（Fastidious microorganism），集聚于生物膜内的致病菌或在常规有氧及无氧培养介质中不能生长的微生物。在培养之前细菌死亡也是感染患者细菌培养阴性的原因之一。

（党晓谦　张　晨）

参考文献

［1］ Van Kasteren M E, Mannien J, Ott A, et al. Antibiotic prophylaxis and the risk of surgical site infections following total Hip arthroplasty: timely administration is the most important factor [J]. Clin Infect Dis, 2007,44(7): 921 - 927.

［2］ Trampuz A, Zimmerli W. Prosthetic joint infections: update in diagnosis and treatment [J]. Swiss Med Wkly, 2005,135(17 - 18): 243 - 251.

［3］ Hsieh P H, Lee M S, Hsu K Y, et al. Gram-negative prosthetic joint infections: risk factors and outcome of treatment [J]. Clin Infect Dis, 2009,49(7): 1036 - 1043.

［4］ Gomez E, Patel R. Laboratory diagnosis of prosthetic joint infection [J]. Clin Microbiol Newsl, 2011; 33(8): 55 - 60.

［5］ Cunha B A. Methicillin-resistant Staphylococcus aureus: clinical manifestations and antimicrobial therapy [J]. Clin Microbiol Infect, 2005,11 Suppl 4: 33 - 42.

［6］ Wisplinghoff H, Bischoff T, Tallent S M, et al. Nosocomial bloodstream infections in US hospitals: analysis of 24 179 cases from a prospective nationwide surveillance study [J]. Clin Infect Dis, 2004,39(3): 309 - 317.

［7］ Millar B C, Loughrey A, Elbom J S, et al. Proposed definitions of community-associated methicillin-resistant Staphylococcus aureus (CA-MRSA) [J]. J Hosp Infect, 2007,67(2): 109 - 113.

［8］ Kourbatova E V, Halvosa J S, King M D, et al. Emergence of community-associated methicillin-resistant Staphylococcus aureus USA 300 clone as a cause of health care-associated infections among patients with prosthetic joint infections [J]. Am J Infect Control, 2005,33(7): 385 - 391.

［9］ Maree C L, Daum R S, Boyle-Vavra S, et al. Community-associated methicillin-resistant Staphylococcus aureus isolates and healthcare-associated infections [J]. Emerg Infect Dis, 2007,13(2): 236 - 242.

［10］ Salgado C D, Dash S, Cantey J R, et al. Higher risk of failure of methicillin-resistant Staphylococcus aureus prosthetic joint infections [J]. Clin Orthop Relat Res, 2007,461: 48 - 53.

［11］ Parvizi J, Azzam K, Ghanem E, et al. Periprosthetic Infection Due to Resistant Staphylococci: Serious Problems on the Horizon [J]. Clinical Orthopaedics & Related Research, 2009, 467(7): 1732 - 1739.

［12］ Sampathkumar P, Osmon D R, Cockerill F R. Prosthetic Joint Infection Due to Staphylococcus lugdunensis [J]. Mayo Clinic Proceedings, 2000,75(5): 511 - 512.

［13］ Sendi P, Christensson B, Uçkay I, et al. Group B streptococcus in prosthetic hip and knee joint-associated infections [J]. Journal of Hospital Infection, 2011,79(1): 64 - 69.

［14］ Gygax S E, Schuyler J A, Kimmel L E, et al. Erythromycin and Clindamycin Resistance in Group B Streptococcal Clinical Isolates [J]. Antimicrobial Agents and Chemotherapy, 2006,50(5): 1875 - 1877.

［15］ Murdoch D R, Reller L B. Antimicrobial Susceptibilities of Group B Streptococci Isolated from Patients with Invasive Disease: 10-Year Perspective ［J］. Antimicrobial Agents and Chemotherapy, 2001, 45(12): 3623 - 3624.

［16］ Paterson D L, Bonomo R A. Extended-spectrum p-lactamases: a clinical update ［J］. Clin Microbiol Rev, 2005, 18(4): 657 - 686.

［17］ McDonald L C. Trends in antimicrobial resistance in health care: associated pathogens and effect on treatment ［J］. Clin Infect Dis, 2006, 42 Suppl 2: S65 - S71.

［18］ J. C. Martínez-Pastor, Vilchez F, Pitart C, et al. Antibiotic resistance in orthopaedic surgery: acute knee prosthetic joint infections due to extended-spectrum beta-lactamase (ESBL)-producing Enterobacteriaceae ［J］. European Journal of Clinical Microbiology & Infectious Diseases, 2010, 29(8): 1039 - 1041.

［19］ Hugate R, Pellegrini V D. Reactivation of Ancient Tuberculous Arthritis of the Hip Following Total Hip Arthroplasty ［J］. Journal of Bone & Joint Surgery-american Volume, 2002, 84-A(1): 101 - 105.

［20］ Marculescu C E, Berbari E F, Cockerill F R, et al. Fungi, Mycobacteria, Zoonotic and Other Organisms in Prosthetic Joint Infection ［J］. Clinical Orthopaedics and Related Research, 2006, 451(451): 64 - 72.

［21］ Kaya, M. Peri-prosthetic tuberculous infection of the hip in a patient with no previous history of tuberculosis ［J］. Journal of Bone and Joint Surgery — British Volume, 2006, 88-B(3): 394 - 395.

［22］ Marmor M, Parnes N, Dekel S. Tuberculosis infection complicating total knee arthroplasty: report of 3 cases and review of the literature. ［J］. Journal of Arthroplasty, 2004, 19(3): 397 - 400.

［23］ Khater F J, Samnani I Q, Mehta J B, et al. Prosthetic Joint Infection by Mycobacterium tuberculosis: An Unusual Case Report with Literature Review ［J］. Southern Medical Journal, 2007, 100(1): 66 - 69.

［24］ Shanbhag V, Kotwal R, Gaitonde A, et al. Total hip replacement infected with Mycobacterium tuberculosis. A case report with review of literature. ［J］. Acta Orthopaedica Belgica, 2007, 73

(2): 268 - 274.

［25］ Gupta A, Clauss H. Prosthetic joint infection with Mycobacterium avium complex in a solid organ transplant recipient ［J］. Transplant Infectious Disease, 2009, 11(6): 537 - 540.

［26］ Griffith D E, Aksamit T, Brown-Elliott B A, et al. An Official ATS/IDSA Statement: Diagnosis, Treatment, and Prevention of Nontuberculous Mycobacterial Diseases ［J］. American Journal of Respiratory and Critical Care Medicine, 2007, 175(4): 367 - 416.

［27］ Brook I. Microbiology and management of joint and bone infections due to anaerobic bacteria ［J］. Journal of Orthopaedic Science, 2008, 13(2): 160 - 169.

［28］ Lutz M F, Berthelot P, Fresard A, et al. Arthroplastic and osteosynthetic infections due to Propionibacterium acnes: a retrospective study of 52 cases, 1995 - 2002 ［J］. European Journal of Clinical Microbiology & Infectious Diseases, 2005, 24 (11): 739 - 744.

［29］ Dodson C C, Craig E V, Cordasco F A, et al. Propionibacterium acnes infection after shoulder arthroplasty: A diagnostic challenge ［J］. Journal of Shoulder & Elbow Surgery, 2010, 19(2): 303 - 307.

［30］ Levy P, Fenollar F, Stein A, et al. *Propionibacterium* acnes Postoperative Shoulder Arthritis: An Emerging Clinical Entity ［J］. Clinical Infectious Diseases, 2008, 46(12): 1884 - 1886.

［31］ Iglesias L, Garcíaarenzana J M, Valiente A, et al. Yersinia enterocolitica O: 3 infection of a prosthetic knee joint related to recurrent hemarthrosis. ［J］. Scandinavian Journal of Infectious Diseases, 2002, 34(2): 132 - 133.

［32］ Oni J A, Kangesu T. Yersinia enterocolitica infection of a prosthetic knee joint ［J］. The British journal of clinical practice, 1991, 45(3): 225.

［33］ Cooper C L, Van Caeseele P, Canvin J, et al. Chronic Prosthetic Device Infection with Francisella tularensis ［J］. Clinical Infectious Diseases, 1999, 29(6): 1589 - 1591.

［34］ Del Pozo J L, Patel R. Infection Associated with Prosthetic Joints ［J］. New England Journal of Medicine, 2009, 361(8): 787 - 794.

第四节　人工关节感染的定义

　　到目前为止，对于感染的诊断标准尚无明确的定义。总的来说，感染的微生物诊断建立在从临床标本发现病原体这个基础之上。如果患者出现与假体相通的窦道，术前穿刺或术中发现脓液，或多处假体周围组织、液体培养出相同的病原体，感染的诊断不难确立。但是很多情况下，感染患者仅表现出关节部位疼痛、假体松动等，而这些临床表现还可以由其他的病因引起，因此对这些患者感染的诊断是一个难题。

　　即使在组织培养中发现细菌生长，我们也不能肯定感染存在。由于常见的感染病原菌也存在于人体皮肤上，如凝固酶阴性葡萄球菌，因此一些情况下，我们不能完全排除术中或实验室污染的可能。另一方面，随着对生物膜研究的深入，很多学者发现常规的培养技术很难发现存在于生物膜之中的细菌，因此对临床表现不典型的患者，仅凭培养结果很难完全排除感染的可能。感染的定义本质上就是感染诊断的标准。由于前述的困难，目前临床医师常根据病史、体检、放射学检查、病理检查、微生物检查等方面的结果来综合判断感染的诊断。这些检查中没有一项可以单独被用来作为感染诊断的金标准。

人工关节感染定义的建立需要考虑以下3个方面的内容：①关节假体失功能。②在假体表面或假体周围组织找到病原菌。③假体失功能是由假体表面发现的病原菌引起的。首先，患者必须有假体失功能的临床表现。更困难的是，必须在假体表面找到病原菌或与之有关的生物膜。由于传统方法的局限，临床上可能需要一些更敏感、更准确的方法来发现常规方法难以发现的病原菌。已经有一些新方法被用来检查假体表面的生物膜及其中的病原菌或人体对病原体的反应。随着这些非常敏感方法的应用，有相当一部分原来被认为是无菌性松动的患者将被诊断为人工关节感染。Tunney 等报道使用免疫荧光显微法，他们在63％的全髋关节翻修术病例中发现病原菌，而这些患者在术前都没有明确支持感染的其他临床表现。另一方面，即使发现了生物膜或病原菌的存在，我们还必须有证据表明假体的失功能是由这些病原菌引起的。由于对生物膜的生物学行为研究还不够深入，目前我们还不能在各种情况下都辨别出从生物膜中分离出的病原菌是导致假体失功能的病原呢，或仅仅是"旁观者"。假设这些病原菌通过释放某些因子引起人体的连锁反应导致假体失功能，我们需要发现一些可靠的方法去发现这些因子或证实这种连锁反应的存在。临床工作中，只有在这些检测方法都能满足要求时，我们才能高度准确地发现现在条件下可能不能发现的病原菌；我们才能通过这些方法去区分真正导致感染的细菌、细菌旁观者或污染细菌等不同状况；也只有在此时，我们才能按完全符合上述要求的感染定义来完美地作出人工关节感染的诊断。

（党晓谦　倪建龙）

参 考 文 献

［1］ Trebše R. Infected total joint arthroplasty ［M］. New York: Springer, 2012.

［2］ Mandell B F. Perioperative management of patients with rheumatic disease ［M］. New York: Springer, 2013.

［3］ Hosseinzadeh H R S, Shahi A, Qoreishy M, et al. Arthroplasty: a comprehensive review ［M］. Philadelphia: Thomas Jefferson University, 2016.

［4］ Ayoade F, Todd J R. Prosthetic Joint Infection ［M］. Treasure Island(FL): Stat Pearls, 2017.

［5］ 李睿, 陈继营. 人工关节置换术后假体周围感染诊断方法的研究进展［J］. 中华骨科杂志, 2016, 10; 36(19): 1254－1262.

［6］ 刘晓梦, 申川, 王亚东, 等. 人工关节假体感染的诊治进展［J］. 中华传染病杂志, 2018, 1; 36(1): 58－61.

［7］ Tunney M M, Patrick S, Curran M D, et al. Detection of prosthetic hip infection at revision arthroplasty by immunofluorescence microscopy and PCR amplification of the bacterial 16S rRNA gene ［J］. J Clin Microbiol, 1999, 37(10): 3281－3290.

［8］ Street T L, Sanderson N D, Atkins B L, et al. Molecular diagnosis of orthopedic-device-related infection directly from sonication fluid by metagenomic sequencing ［J］. J Clin Microbiol, 2017, 55(8): 2334－2347.

［9］ Swearingen M C, DiBartola A C, Dusane D, et al. 16S rRNA analysis provides evidence of biofilms on all components of three infected periprosthetic knees including permanent braided suture ［J］. Pathog Dis, 2016, 74(7).

［10］ Getzlaf M A, Lewallen E A, Kremers H M, et al. Multi-disciplinary antimicrobial strategies for improving orthopaedic implants to prevent prosthetic joint infections in hip and knee ［J］. J Orthop Res, 2016, 34(2): 177－186.

［11］ Parvizi J, Tan T, Goswami K, et al. The 2018 Definition of Periprosthetic Hip and Knee Infection: An Evidence Based and Validated Criteria ［J］. The Journal of Arthroplasty, 2018, 33(5): 1309－1314.

［12］ Shohat N, Bauer T, Buttaro M, et al. Hip and knee section, what is the definition of a periprosthetic joint infection (pji) of the knee and the hip? can the same criteria be used for both joints: proceedings of international consensus on orthopedic infections ［J］. J Arthroplasty, 2019, 34(2S): S325－S327.

［13］ Amanatullah D, Dennis D, Oltra E G, et al. Hip and knee section, diagnosis, definitions: proceedings of international consensus on orthopedic infections ［J］. J Arthroplasty, 2019, 34(2S): S329－S337.

［14］ Abdel Karim M, Andrawis J, Bengoa F, et al. Hip and Knee Section, Diagnosis, Algorithm: Proceedings of International Consensus on Orthopedic Infections ［J］. J Arthroplasty, 2019, 34(2S): S339－S350.

［15］ Bauer T W, Bedair H, Creech J D, et al. Hip and knee section, diagnosis, laboratory tests: proceedings of international consensus on orthopedic infections ［J］. J Arthroplasty, 2019, 34(2S): S351－S359.

［16］ Abdel M P, Akgün D, Akin G, et al. Hip and knee section, diagnosis, pathogen isolation, culture: proceedings of international consensus on orthopedic infections ［J］. J Arthroplasty, 2019, 34(2S): S361－S367.

[17] Aalirezaie A，Bauer T W，Fayaz H，et al. Hip and knee section，diagnosis，reimplantation：proceedings of international consensus on orthopedic infections［J］. J Arthroplasty，2019，34（2S）：S369－S379.

[18] Belden K，Cao L，Chen J，et al. Hip and knee section，fungal periprosthetic joint infection，diagnosis and treatment：proceedings of international consensus on orthopedic infections［J］. J Arthroplasty，2019，34（2S）：S387－S391.

第五节　人工关节感染的分类

人工关节感染（PJI）的临床表现差异很大，可以在假体植入后立即以暴发性感染的形式出现，或者在往后的任何时间出现，或者完全无临床症状。对于治疗方式的选择，需要通过对 PJI 患者的病情进行准确的评估和分类，以达到对复杂多变的临床个例进行指导性分类的目的，从而对病情的性质和后续治疗方案有更大的把握。本节阐述了 PJI 分类系统的常见分类依据，讨论了它们的特点，并对目前使用较多的 4 种分类方法进行了详细阐述。

一、常见分类依据

目前国际上主要的分类依据是感染发生的时间，按照从植入假体到感染发作的时间长度将其分为早期感染、延迟感染或晚期感染。早期感染目前认为通常发生在手术后 3 个月内，一般是发生在术中或术后的外源性感染。由于外界的致病菌入侵，引起手术感染、术后血肿或伤口感染等。手术 3 个月以后、但在 24 个月之前的感染通常称之为延迟感染，通常由外源性感染引起，与手术有关。目前对区分延迟型和晚期感染的时间节点尚有差异，有学者提出把术后 3 个月至 12 个月的感染定义为延迟感染。但是，延迟感染无论时间节点是 12 个月还是 24 个月，其具有的共同特征是由于大面积假体植入，使局部组织的抵抗力降低，细菌毒力低，经过一定潜伏期引起感染。晚期感染指术后 2 年后发生的感染，有的可能经过 10 年以上才出现，大部分为从远处的感染灶经过血源性或者淋巴源性传播而获得。在最新的回顾性研究中，Giulieri 等报道了研究了 16 年的 63 例人工关节感染的患者资料，其中，29% 为早期感染，41% 为延迟感染，30% 为晚期感染。

第二种分类依据是感染的临床表现，按照起病时病情进展的速度快慢以及主要症状分为急性感染和慢性感染。急性感染通常急性起病，可以见到受累关节的严重疼痛、红肿和温度升高。在感染过程中，假体周围可以出现临床上有重要意义的蜂窝织炎或者组织坏死，关节的活动度和功能受到重大的损害。慢性感染主要表现为逐渐加重的疼痛和活动度受限，可以有逐渐出现的排出分泌物的窦道和（或）假体松动。急性感染中关节假体上的微生物生物膜尚未成熟，并且假体的稳定性及骨组织和软组织条件尚可，此时的微生物仍然能够通过早期干预加以控制。而在慢性感染中，关节假体周围生物膜已经完全形成，病原微生物已经转变为用多数抗生素和自身免疫能力无法控制的生物膜状态。

第三种是通过感染的来源对 PJI 进行分类，其对临床的处理具有指导性的意义。外源性感染病原体是从外部直接侵入手术部位引起的感染。病原体在术中或术后通过切口进入假体周围，在术后几天内或几个月到 2 年内出现。早期局部污染发生的时间主要取决于致病微生物在体内的潜伏期和宿主抵抗能力。内源性感染病原体是从体内已存在的原发病灶通过血液传播到手术部位引起的感染。这类感染可以发生在任何时间，但多在术后 2 年后发生。

二、常见分类系统

目前人工关节感染的分类有多种，主要包括以下 4 种。

1. 第一种　是 Coventry 基于感染发病时间以及可能的感染类型制定了三级分类系统，后来 Fitzgerald 对该分类系统进行补充完善。这是当前使用最为频繁的分类系统。这个分类系统是以症状的持续时间为基础的，这意味着症状的准确发作时间是必需的，而这个时间有时候很难确定。因此，这个系统对隐匿性或者低级别的感染不适用，因为临床症状在开始时不明显，而且发作时间也很难确定。

（1）急性术后感染，术后 4 周以内，多由表浅感染血肿深入关节腔引起。

（2）慢性感染，术后 4 周以后，大部分发生在术后 4~6 个月，隐袭发病，临床诊断困难。

（3）晚期血源传播性急性感染，发生在术后 2 年以上。多因局部免疫力下降，身体其他部位感染细菌经血行播散所致，大部分能找到感染源。

2. 第二种　是 2005 年瑞士 Zimmerli 等提出的分类方案，将感染分为 3 类：早期感染、延迟感染和晚期感染。这一分类方法强调了感染发生时间和细菌毒力的相关性，对人工关节感染的治疗中抗生素的经验性应用具有重要的意义。

（1）早期感染，术后 3 个月内出现感染。通常是发生在术中或术后的外源性感染。由于外界的致病菌入侵，引起手术感染、术后血肿或伤口感染等。

（2）延迟感染，指术后 3 个月至 2 年内发生的感染，大多数病例都源于围手术期获得的低毒力细菌（比如，凝固酶阴性葡萄球菌或者丙酸菌属痤疮）。表现为逐渐加重的疼痛和活动度受限，可以有逐渐出现的排出分泌物的窦道和（或）假体松动。

（3）晚期感染，手术 2 年以后出现感染的症状和体征，多由于血源性播散所致。感染的表现可以是突发的全身炎症反应症状，也可能是没有初发的化脓性感染症状由于临床未被辨别的菌血症导致的延迟过程。

3. 第三种　是 1996 年 Tsukayama 提出的四类分型法，并于 2003 年进行了分型改良，对 PJI 的发生时间、临床特征以及病原体的来源都有涉及，但并非是严格意义上的划分，而是经验性地总结 PJI 的特点并加以提炼。

（1）术后早期感染，该型指术后 4 周以内出现的感染。分为两个亚型。A 型：表浅感染，未累及关节囊。B 型：深部感染，延伸达关节囊。

（2）晚期慢性感染，手术 4 周以后出现的感染，并且呈隐匿性发病。

（3）急性血源性感染，手术 4 周以后出现的血行播散导致的感染，常发生于功能良好的关节假体周围。

（4）术中培养阳性，如果发生在事先认为是无菌性松动的髋关节置换翻修中，那么至少要采取五份标准，以及其中至少要有两份是阳性，且是同一种病原菌。该类型确定时，要注意所取的标本材料是否受到污染而出现假阳性结果。

4. 第四种　是 Barrett 等提出新的分类体系，将急性感染/慢性感染与 Zimmerli 分型进行组合，以 3 个月为界限区分早期感染和延迟/晚期，同时再进一步区分急性感染与慢性感染，并对不同类型感染的临床特点进行了总结，增加了对 PJI 临床处理的参考意义。

（1）早期急性感染，术后 3 个月内出现感染，表现为急性发热、肿胀、疼痛、持续伤口引流、关节红斑以及全身性败血症。

（2）早期慢性感染，术后 3 个月内出现感染，持续性伤口引流。

（3）延迟/晚期急性感染，术后 3 个月后出现感染，表现为急性发热、肿胀、疼痛、持续伤口引流、关节红斑以及全身性败血症。

（4）延迟/晚期慢性感染，术后 3 个月后出现感染，主要表现为慢性疼痛，可伴随有窦道形成，X 线片可发现假体松动。

（党晓谦　樊立宏　南　凯）

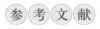

［1］ 张先龙,曾炳芳,格尔克.人工关节感染［M］.上海：上海科学技术出版社,2008.

［2］ 朱锦宇.人工关节假体周围感染临床实践指南［M］.北京：人民军医出版社,2015.

［3］ 何人可,王津,王俏杰,等.人工关节置换术后假体周围感染的临床分类［J］.中华关节外科杂志(电子版), 2018, 12 (06)：821－825.

［4］ Tande A J，Gomez-Urena E O，Berbari E F，et al. Management of prosthetic joint infection ［J］. Infect Dis Clin North Am, 2017, 31(2)：237－252.

［5］ Borens O，Corona P S，Frommelt L，et al. Algorithm to diagnose delayed and late PJI: role of joint aspiration ［J］. Advances in Experimental Medicine & Biology, 2016, 971.

［6］ Kapadia B H，Berg R A，Daley J A，et al. Periprosthetic joint infection ［J］. Lancet, 2016, 387(10016)：386－394.

［7］ Giulieri S G，Graber P，Ochsner P E，et al. Management of infection associated with total hip arthroplasty according to a treatment algorithm ［J］. Infection, 2004, 32(4)：222－228.

［8］ Otto-Lambertz C，Yagdiran A，Wallscheid F，et al. Periprosthetic infection in joint replacement ［J］. Dtsch Arztebl Int, 2017, 114 (20)：347－353.

［9］ Coventry M B. Treatment of infections occurring in total hip surgery ［J］. Orthopedic Clinics of North America, 1975, 6(4)：991－1003.

［10］ Fitzgerald R H，JR. Infected total hip arthroplasty: diagnosis and treatment ［J］. J Am Acad Orthop Surg, 1995, 3(5)：249－262.

［11］ Eitan M，Ilan C，Dror R. Prosthetic-joint infections ［J］. New England Journal of Medicine, 2005, 352(1)：95－97.

［12］ Tsukayama D T，Estrada R，Gustilo R B. Infection after total hip arthroplasty. A study of the treatment of one hundred and six infections ［J］. Journal of Bone & Joint Surgery American Volume, 1996, 78(4)：512－523.

［13］ Barrett L，Atkins B. The clinical presentation of prosthetic joint infection ［J］. Journal of Antimicrobial Chemotherapy, 2014, 69 Suppl 1(suppl 1)：i25－i27.

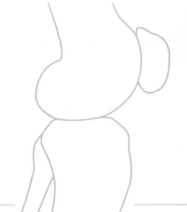

第二章

人工关节感染的细菌学特点和抗生素管理

第一节　人工关节感染细菌学概论

人工关节感染（prosthetic joint infection，PJI）是关节置换术后严重的并发症，25%的人工关节翻修系感染所致。随着耐药菌感染的增多，抗菌药物的经验性用药并不都能理想控制感染。此外，少见细菌和其他病原体的感染在明确感染病原体之前很难通过传统的广谱抗生素治疗获得理想的疗效，而且疗程也很难把握。如何从感染病学角度在临床明确PJI的存在，进一步明确病原体并制订有效的抗菌治疗方案是对临床的巨大挑战。

PJI以社区获得性感染为多见，引起感染的常见病原体仍然是金黄色葡萄球菌、凝固酶阴性葡萄球菌、肠球菌以及链球菌。这些细菌可以来自患者体内定植的细菌，也可以来自手术过程中或者手术后发生的院内感染。我国的院内感染发生率较高，特别是MRSA、铜绿假单胞菌等感染的发生率逐年升高。对于环境中存在但PJI感染中并不多见的病原体如非结核分枝杆菌、支原体、军团菌感染，临床诊断有时较为困难，需要用特殊培养基或者分子诊断技术才能解决。对于免疫功能低下的患者，则革兰阴性菌感染、真菌感染发生率上升。以下就引起PJI的常见和少见病原体作一介绍。

一、葡萄球菌感染

葡萄球菌，包括甲氧西林敏感的金黄色葡萄球菌（MSSA）、甲氧西林耐药的金黄色葡萄球菌（MRSA）和凝固酶阴性的葡萄球菌，是最为常见的PJI病原体。由金黄色葡萄球菌和凝固酶阴性葡萄球菌引起的PJI占50%～60%，而链球菌和肠球菌仅占10%。金黄色葡萄球菌和凝固酶阴性葡萄球菌引起PJI的比例总体相近，然而在某些情况下仍存在差别。

（一）金黄色葡萄球菌

金黄色葡萄球菌因致病性强，感染概率高，是PJI重要的致病菌。留置假体装置、使用注射药物、接受血液透析、金黄色葡萄球菌鼻腔定植或伴有类风湿关节炎、糖尿病均会增加侵入性感染风险。因此，金黄色葡萄球菌PJI患者往往合并其他疾病，其中合并糖尿病占30%～40%，类风湿关节炎占10%～20%。金黄色葡萄球菌引起的PJI可发生在假体植入后的任何时间，但据报道在早发或晚发型感染的发生率高于在迟发型感染中的发生率。金黄色葡萄球菌所致PJI最初临床表现通常是急性感染，但也有少数患者病程持续数年，可能与持续的抗菌药物治疗干预影响临床表现有关。

（二）凝固酶阴性葡萄球菌

凝固酶阴性葡萄球菌包括多种葡萄球菌，其中很多是皮肤常见的正常菌群。表皮葡萄球菌是凝固酶阴性葡萄球菌中最为常见的一种，其引起PJI的主要原因是黏附假体和产生生物膜，近期也有报道发现了与PJI相关的毒力因素。与表皮葡萄球菌类似，模拟葡萄球菌、山羊葡萄球菌和路登葡萄球菌也可致PJI。大部分引起PJI的凝固酶阴性葡萄球菌都对苯唑西林耐药，路登葡萄球菌则不同。凝固酶阴性葡萄球菌也可在假体植入术后的任何时间引起PJI，并且是早发型PJI的第二大原因，主要临床表现包括伤口溢液、局部皮肤改变和疼痛。同时，凝固酶阴性葡萄球菌也是延迟型和晚发型PJI的最常见原因之一，疼痛症状常可成为唯一的临床表现。

（三）葡萄球菌感染的临床特点及其防治要点

引起早发型PJI的主要病原菌为金黄色葡萄球

菌。迟发型 PJI（植入后 3 个月至 1~2 年）的常见病原体则以低毒力的凝固酶阴性葡萄球菌为多见。晚发型 PJI（植入后超过 1~2 年）通常是由于其他部位感染造成的血源性播散，多见于金黄色葡萄球菌，也有少数由手术时植入的相对低毒的病原体引起。

对于清创和保留假体的葡萄球菌 PJI 患者，可以根据病原体类别给予特异性静脉用抗菌药物，如苯唑西林或者萘夫西林，也可以用第一代头孢菌素。对于 MRSA 感染者，在静脉用药期可以选用万古霉素治疗 2~6 周，再用氟喹诺酮类药物和利福平口服作为序贯治疗的方案。

复方磺胺甲噁唑，米诺环素，多西环素，以及口服第一代头孢菌素和对葡萄球菌敏感的口服青霉素等药物对葡萄球菌具有一定的抑菌作用。一般不推荐单独使用利福平进行 PJI 的慢性抑制，其他药物联合利福平治疗则可以对生物膜有更强的抑制作用，在临床应用中有增加疗效的报道。推荐对于静脉用抗菌药物后予以一段时间的序贯口服药物治疗，直至 CRP 与 ESR 等炎症指标正常。

在药物选择上，推荐氟喹诺酮类左氧氟沙星和利福平联合使用。若因体外的易感性、过敏反应、药物不耐受等原因而不能应用氟喹诺酮类药物，则二线联合用药可供选择的主要有复方磺胺甲噁唑、米诺环素或多西环素，还可以用口服第一代头孢菌素（如头孢氨苄）。对于因过敏反应，药物毒性或不耐受而不能使用利福平的 PJI 患者，则推荐 4~6 周的病原体特异性静脉注射治疗。静脉抗菌药物治疗监测应当遵循国际指南常用的推荐方案。

对 PJI 患者应用长期抑菌疗法需结合患者个体情况，包括在治疗初期使用利福平的可行性、假体进行性松动、骨量减少和长期应用抗菌药物的不良反应等。特别是利福平的应用，一定要注意肝功能损害的可能性以及个别患者会出现骨髓抑制的情况，出现血小板迅速降低至高危险的低值水平。因此，PJI 慢性抑制疗法通常仅适用于不适合或拒绝假体翻修，或者截肢的患者。

对于慢性抑菌治疗经验性用药方面，并非一定要选择万古霉素或者利奈唑胺作为经验治疗首选，

比如应用头孢氨苄可以抑制 MSSA，而阿莫西林克拉维酸也可以作为替代方案来治疗甲氧西林敏感的金黄色葡萄球菌，如果是 MRSA 引起（一般是院内感染多见，社区获得性感染中并不多见）则可以根据药敏来选择万古霉素或者利奈唑胺静脉用药，长期抑制细菌治疗则可以选用磺胺类和多西环素来治疗。

（四）葡萄球菌感染的预防重点与策略

虽然术前常规给予患者预防性抗菌药物，但是术后发生人工关节的感染情况仍不少见。关于预防性抗生素使用的标准流程一般需要因地制宜。常规而言，术前 1 小时开始使用抗生素，术后 24 小时内停用。考虑到敏感的金黄色葡萄球菌和 MSSA 感染多见，头孢唑林和克林霉素可以用于预防术后感染发生，但如果在院内感染高发的医院，或者患者有 MRSA 定植的依据，术后 MRSA 感染概率显著增高，则万古霉素可以作为预防性用药的选择。除了抗菌药物的应用外，系统性的院感预防策略也至关重要，包括一系列的皮肤清洁、剃头、更换患者服以及环境清洁等措施。

二、链球菌属感染

链球菌属具有丰富的多样性，且与人类疾病密切相关，引起 PJI 的病原体有 10% 为链球菌属。A、B、C 和 G 族的 β 溶血性链球菌均可以引起 PJI，其中 B 族和 G 族链球菌最为常见。草绿色链球菌感染较为罕见，但即使是内镜检查，也可能会导致草绿色链球菌感染。此外，肺炎链球菌也可引起 PJI。

链球菌属所致 PJI 表现为典型的急性感染，至少一半的患者出现发热和全身症状。大部分感染为血源性感染，多达 50% 的患者在 PJI 症状出现时可能存在菌血症，最常见的感染源可为泌尿生殖道、胃肠道和皮肤感染所引起。B 族链球菌最常引起迟发或晚发型 PJI，多伴肥胖、恶性肿瘤或糖尿病等合并症。G 族链球菌引起的 PJI 患者感染部位往往较远，如蜂窝织炎。大多数 G 族链球菌引起的菌血症患者为皮肤感染的老年男性，但也有少数菌血

始发于 PJI。

链球菌感染可以用头孢曲松或者青霉素 G 治疗。链球菌感染应用阿莫西林或者头孢氨苄也是很好的选择。阿莫西林对肠球菌的敏感性也非常好。

三、肠球菌属感染

尽管肠球菌属引起的 PJI 总体上少见，但在早发型患者中可占 12%～15%，并且通常是多重病原体感染，病因可能来自胃肠道或泌尿道感染通过血源播散所致。肠球菌属引起的 PJI 患者出现感染时间较晚，症状持续时间较长，与肠球菌属的低毒特性相符。在感染患者中，发热症状出现较少，主要表现为关节疼痛或窦道，菌血症罕见。

肠球菌属引起的 PJI 在治疗上可以根据药敏选择合适的抗菌药物，虽然万古霉素、利奈唑胺或者达托霉素对肠球菌属敏感，但氨苄西林、喹诺酮类、第一代头孢菌素往往也对社区获得的粪肠球菌敏感，可以根据药敏进行降阶梯治疗。

四、其他病原菌感染

（一）痤疮丙酸杆菌感染

痤疮丙酸杆菌是一种厌氧、毒性较低的革兰阳性杆菌，常见于人体皮肤和皮脂腺，通常在手术时感染。与其他关节相比，痤疮丙酸杆菌更容易引起肩关节成形术的感染，可能与手术部位靠近腋窝有关。痤疮丙酸杆菌感染在男性患者中更为常见，患者临床进程非常缓慢，疼痛往往是感染的唯一表现，窦道等其他临床表现则罕见。

在诊断上，痤疮丙酸杆菌较其他细菌更难分离，且与感染相关的临床表现相对较少，许多痤疮丙酸杆菌 PJI 患者术前红细胞沉降率（血沉，ESR）和 C 反应蛋白（CRP）为正常值，其引起的感染初期不易被察觉。对于痤疮丙酸杆菌，关节液培养阳性可代表真正的感染，但也可能是污染，需要强调规范的标本采集（包括多次组织培养和/或半定量的内植物培养）。因此，对痤疮丙酸杆菌 PJI 文献

的解读仍具有一定的挑战性，最近提出的 PJI 整体的标准化定义在多大程度上适用于痤疮丙酸杆菌 PJI 尚有争议。

痤疮丙酸杆菌是皮肤的常驻菌群，也是 PJI 的常见病原菌，可以选用青霉素 G 与头孢曲松治疗。

（二）革兰阴性肠杆菌科细菌感染

10% 的膝关节和髋关节 PJI 与需氧革兰阴性杆菌感染有关，这对患者的围手术期抗菌药物管理具有重要意义。和肠球菌属类似，需氧革兰阴性杆菌在早发型 PJI 中更为常见，甚至高达 45%。需氧革兰阴性杆菌在多重病原体感染中也发挥着重要作用，可能是其引起血源性感染的原因，其毒性使得急性感染症状在 PJI 患者中常见。

引起 PJI 最常见的需氧革兰阴性杆菌为大肠埃希菌，在院内感染发生率高的地区铜绿假单胞菌则较为常见。除大肠埃希菌外的其他肠杆菌科细菌为引起 PJI 的主要革兰阴性病原体。一项研究报道称，由于髋关节靠近胃肠道，需氧革兰阴性杆菌在髋关节感染中更为多见，而膝关节假体中的感染则较低。

一般社区获得肠杆菌科细菌长期抑菌治疗可选用磺胺类和氟喹诺酮类。环丙沙星则对铜绿假单胞菌的抑制活性很强。因此。对于社区获得性的 PJI，并不是说非要选用特别高级别的抗菌药物才可以，关键是最好能够在抗菌药物使用前先留取标本，以明确病原菌种类，为针对性治疗做好准备。

铜绿假单胞菌感染可以根据药敏选用头孢吡肟、头孢他啶或者碳青霉烯类治疗，联合氨基糖苷类可获得更佳疗效。全肘、全肩和全踝人工关节感染治疗策略和 THA 类似。

（三）其他厌氧细菌

除肠球菌属（兼性厌氧）和痤疮丙酸杆菌外，引起 PJI 的其他厌氧菌包括梭状芽胞杆菌、脆弱拟杆菌、消化性链球菌和放线菌。一项研究显示，有 12% 的多重病原体感染 PJI 中存在厌氧菌。梭状芽胞杆菌 PJI 通常发生于潜在的胃肠道疾病患者。相比之下，有报道直接显示结肠憩室穿孔与髋关节之

间的相通部位可培养出脆弱拟杆菌。消化性链球菌引起的 PJI 也和牙周病、牙科操作有关。然而，一项大型严格的病例对照研究未能证明牙科手术与 PJI 之间存在总体关联。

除此之外，放线菌属也可作为引起 PJI 的单一病原体感染（其他厌氧菌可以表现为多重病原体感染），临床表现为典型的慢性感染症状，与牙科操作和静脉注射药物有关。用青霉素治疗有效。

（四）多重病原体感染

多重病原体感染 PJI 的总体发生比例为 20%，在早发型 PJI 中最多占 35%。研究发现，56% 的多重病原体感染 PJI 发生在植入后的 90 天内，而单一病原体感染 PJI 只有 29%。肠球菌、金黄色葡萄球菌和需氧革兰阴性杆菌（包括铜绿假单胞菌）是最常见的分离细菌，每种病原体均出现于超过 1/4 的多重病原体感染中。

（五）其他少见细菌感染

在引起 PJI 的非常见细菌中，棒状杆菌被多次报道，其部分种类如杰氏棒状杆菌，对多种抗生素具有耐药性。单核细胞增生李斯特菌引起的 PJI 主要为亚急性感染，该菌一般多见于老年性脑膜脑炎和免疫功能低下患者的感染中，但据大型研究报道，34 例单核增生李斯特菌 PJI 患者中只有 1 例与中枢神经系统感染有关。

人畜共患病原体很少引起 PJI，通常发生在有地理因素或病原体暴露风险的患者中。布鲁菌感染是最常见的人畜共患病之一，虽然在骨关节病中较为常见，特别是我国北方地区和西北地区多见，但作为 PJI 病因则发生率仍较低，主要发生在高度流行的地区，如我国西北、东北、内蒙古、山东等地区。

（六）分枝杆菌感染

结核分枝杆菌复合体感染仍然是全世界发病和死亡的主要原因，在发达国家 10% 的肺外结核分枝杆菌复合体感染患者中伴随骨和关节感染。结核分枝杆菌复合体感染 PJI 临床主要表现分为两类。一类为在初次关节置换术时，发现结核分枝杆菌复合体感染自然关节。这类患者可以用标准的抗结核方案化疗及翻修假体。第二类为关节置换术后几个月或更长时间内发生的慢性感染，通常有窦道形成。结核分枝杆菌复合体感染相关的典型症状，如发烧、厌食症或体重减轻并不常见于 PJI 患者。这类患者经常需要切除假体，并结合抗结核治疗，以达到治愈。

结核分枝杆菌复合体感染所致的 PJI 常不能得到及时诊断，特别是无活动性或潜伏性结核病史的患者尤其如此。非结核分枝杆菌很少引起 PJI。在一项跨越 38 年的单中心研究中，只有 8 例 PJI 患者由快速生长的分枝杆菌引起，膝关节是最常见的感染部位，这 8 例患者中有 7 例出现肿胀和关节疼痛，仅有 3 例出现发热，7 例具有免疫功能缺陷。

分枝杆菌感染诊断需要通过培养和分子诊断予以确诊，一旦明确则常需要移除假体，并予以长期抗病原治疗。

（七）真菌感染

真菌引起的 PJI 所占比例小于 1%，15%～20% 真菌性 PJI 伴有细菌感染。念珠菌属 PJI 占真菌性 PJI 的 80% 以上。单个念珠菌种类的感染可能与地理位置差异有关，在美国的一项多中心研究中，白念珠菌导致了大多数真菌感染 PJI 病例。曲霉属、双向真菌以及和其他丝状真菌在 PJI 中均有报道。真菌性 PJI 通常表现为亚急性或慢性疼痛和关节肿胀，发热较少见。

五、培养阴性的人工关节感染

培养阴性的 PJI 通常是迟发或晚发型，只有 15% 发生于关节置换术后的 3 个月内。在一项大型研究中，诊断为培养阴性的 PJI 平均术后时间为 3 年半。培养阴性 PJI 可能是由于先前的抗微生物治疗而导致可致 PJI 的病原体无法培养；或者，培养阴性 PJI 可能是由于先前未被认识到的 PJI 原因，这些原因通过目前使用的技术不易被识别。还有一种可能性是，目前被归为 PJI 的一些病例并非真正的感染，即基于现有诊断方法的错误分类。培养阴性 PJI 的临床表现和培养阳性 PJI 相似，疼痛是最常见的症状，其次是关节肿胀、红斑或发热，症状的平均持续时间约为诊断前 100 天。

（张文宏）

参 考 文 献

［1］ Osmon D R, Berbari E F, Berendt A R, et al. Diagnosis and management of prosthetic joint infection: clinical practice guidelines by the Infectious Diseases Society of America ［J］. Clin Infect Dis, 2013, 56(1): e1 - e25.

［2］ Tande A J, Patel R. Prosthetic joint infection ［J］. Clin Microbiol Rev, 2014, 27(2): 302 - 345.

第二节　人工关节感染的致病机制

一、引言

医学进步使得通过永久植入人体的人造装置支持人体生理功能，例如心脏起搏器，或者替换人体的某一部分，例如全关节置换或血管假体，都成为可能。许多暂时性留置装置可以帮助医生的治疗工作，如静脉导管。然而所有这些装置都有被微生物定植的风险，甚至可能导致危及生命的感染。这些医学上的进步也导致另一种感染性疾病的出现：异物相关性感染。这类感染的危险性最早表现在人造心脏所遭遇的问题：几乎所有假体均在植入后 90 天内发生严重感染，并不得不被移除。

假体相关感染具有如下特征（如 Gristina，Naylor 和 Myrvic 所述）：①黏附性细菌定植。②生物材料或受损组织基质的存在。③对宿主防御机制和抗生素治疗的抵抗性。④表皮葡萄球菌、金黄色葡萄球菌和铜绿假单胞菌等特征性细菌的存在。⑤通过生物材料基质的存在将非病原体或机会致病菌转化为致病性生物。⑥常发的多重微生物感染。⑦持续感染，直到基质被移除。⑧在生物材料/组织界面处没有足够的组织整合。

不同生物材料和装置的共同特征是它们会像细菌一样与宿主免疫相互作用，并且只有特殊的细菌能够定植在异物的表面。

在全关节置换术（TJR）中，宿主防御与异物材料的相互作用发生在假体和骨组织之间的界面中。如果细菌感染，则装置表面上的细菌定植是导致假体周围感染（PJI）过程的开始。理解假体周围感染的关键是理解异物材料与骨骼之间，细菌与生物材料表面之间，以及细菌与宿主防御之间的相互作用，这些都发生在界面中。

二、细菌病原体和宿主防御

人体和细菌一直处在休战状态而不是和平状态。一些平时定植在人体某些部位的机会致病菌，在转移到其他部位而成为致病菌，比如大肠埃希菌从肠道转移到膀胱中。如果细菌成功入侵内部环境，则感染过程在宿主对入侵者作出反应时即已发生。是否发生感染性疾病取决于宿主防御能力和病原体的毒力。感染性疾病的最终转归是宿主细胞的死亡或病原体的清除。最重要的消除机制是血液和组织中的巨噬细胞和多形核粒细胞-白细胞的吞噬作用。没有吞噬作用则没有抗菌剂能够通过消除细菌病原体来阻断感染。只要病原体存在，宿主防御就会产生导致吞噬作用的炎症反应，例如巨噬细胞的吞噬作用。

三、关节假体周围感染（PJI）

在 PJI 中，来自皮肤微生物组的细菌会在假体表面定植。该过程开始于浮游细菌黏附并定植于假体表面，最终导致生物膜形成。黏附的第一步基于物理化学非特异性机制，这是可逆的。第二步是由特定结构和受体介导的黏附所组成的不可逆过程，因此也是假体表面细菌定植的先决条件。通过生物膜形成，细菌完成了对假体表面区域的征服过程。生物膜是 PJI 发病机制中最为关键的问题之一。生物膜是由细菌和其他组分形成的复杂结构，是生物膜群落中微生物的保护性被膜。由生物膜保护的固着细菌能够沿着假体的表面扩散，直到它们中的一些离开生物膜群落作为浮游细菌并且在相邻骨组织中引发骨髓炎。因此，假体关节周围感染呈现出临床症状。从病原体的黏附到临床表现的出现，中间间隔期各不相同，可以是数月甚至数年。根据细菌的来源，革兰阳性菌如凝固酶阴性葡萄球菌、金黄色葡萄球菌、链球菌属和短棒杆菌属是 PJI 主要的致病菌，但革兰阴性病原体或厌氧菌和真菌也能够导致 PJI。PJI 的主要原因是术中假体受到细菌污染，但血源性播种也可随时导致 PJI，特别是在晚期发生的 PJI 中。

（一）细菌病原体、生存方式和依赖生存方式的特征

细菌拥有不同的生存方式，这决定了它们在与宿主防御相互作用中的角色。终止感染的核心是通过宿主细胞的防御来消除病原体。吞噬作用是清除细菌病原体最有力的方式。

有 3 种细菌的生存方式对于 PJI 的致病性非常重要：①浮游（自由漂浮）细菌。②生物膜中固着细菌。③小菌落变异体，如生活在宿主细胞中的细菌。

细菌不同的生存方式及其特征具体参见表 2-1。

浮游细菌的特征在于快速更新，高繁殖率，并且可以诱导急性感染，但它们很容易通过吞噬作用被消除，并且足量的抗菌剂可有效地作用于这些细菌。

表 2-1　细菌生存方式及其特征

生存方式	特　　征
浮游菌	－ 高增殖率 － 自由移动 － 无法逃脱宿主细胞吞噬 － 对抗生素完全敏感 － 培养基中易于恢复生长 － 引起急性感染
固着细菌——生物膜	
－ 早期生物膜	－ 低增殖率 － 包埋在生物膜基质中 － 有限的吞噬 － 只对非作用于细胞壁合成的抗生素敏感 － 培养基中难以恢复生长
－ 成熟生物膜	－ 极低增殖率 － 包埋在生物膜基质中 － 不能被吞噬 － 对抗生素不敏感 － 培养基中无法恢复生长 － 可引起晚期复发性感染
胞内菌（小菌落变异体）	－ 被吞噬后存活于粒细胞或骨细胞的细胞质或囊泡中，且无法被清除 － 在胞内而不能被吞噬 － 只对高剂量能进入细胞的抗生素，如喹诺酮类、克林霉素和利福平敏感 － 培养基中难以恢复生长 － 可引起晚期复发性感染

在固着细菌中，必须区分两个不同群体。开始形成早期生物膜的固着细菌，其可与生物膜中携带的细菌一起被吞噬细胞吞噬。因为增殖速度减慢，大多数作用于细胞壁生长的抗生素失去其抗菌活性。在成熟的生物膜中，通过最小的更新尤其是蛋白质合成和最大延长的倍增率来保护细菌免受抗菌药物作用。因此，作用于细胞壁生长和蛋白质合成的抗菌剂失去其靶标。小菌落变异体存在于宿主细胞内，因此免于吞噬作用。只有一些能够在细胞内起作用的抗生素才能以高剂量对这些细菌起作用。

（二）生物膜生存周期对 PJI 致病机制的影响

假体周围感染的特征与细菌的生存方式相关，特别是与假体和骨组织之间的界面中的生物膜的生活周期相关。生物膜生活周期分为 4 个阶段：①细

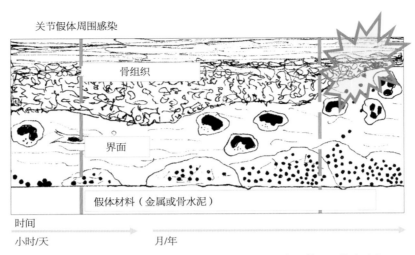

关节假体周围感染

骨组织

界面

假体材料（金属或骨水泥）

时间

小时/天　　　月/年

图 2-1　生物膜以及因生物膜时间性改变而延迟出现的 PJI 临床表征

菌黏附。②细菌聚集。③生物膜成熟。④细菌解离（图 2-1）。

1. 第一步（细菌黏附）　　浮游细菌通过外来假体表面的物理化学特性得以黏附。这个过程在几秒钟内完成，最长约 2 小时。这种黏附是完全可逆的。此后，黏附的第二步是基于由假体表面的宿主连接蛋白如纤连蛋白。这些宿主蛋白在假体表面构成一层膜，其起源于血液和假体的接触。通过细菌和宿主蛋白的相互作用增强细菌黏附和定植，该过程是不可逆的。

2. 第二步（细菌聚集）　　细菌通过细胞增殖继续定植在假体的表面，形成多层定植，细胞间黏附，以及一种或多种细菌组成的微集落。之后细菌同时开始产生细胞外黏附物质，多糖基质。这种黏附物质是早期的生物膜，它在生物膜群落的最初阶段将细菌与细菌结合在一起。

通过宿主防御吞噬和消除早期生物膜以及生物膜中的细菌是可能的，并且作用于蛋白质合成的抗生素是有效的，从而可以通过 DAIR（清创、抗生素、保留假体）保留假体。

3. 第三步（生物膜成熟）　　葡萄球菌生物膜的形成和成熟需要通过识别黏附基质分子（MSCRAMM）和多糖细胞间黏附素（PIA）的微生物表面成分等物质来促进完成。此外也有其他途径参与生物膜的形成。在成熟生物膜的过程中，生理功能和胞外多糖的调节发生变化。成熟生物膜一旦形成，宿主防御细胞的吞噬或抗生素均将无法有效清除生物膜。

4. 第四步（细菌解离）　　随着时间的推移，大量成熟的生物膜可能释放出浮游细菌，这些细菌是可移动的并且能够在相邻骨组织中诱导假体周围骨髓炎。这就是为什么 PJI 需要一段时间才会出现临床表现。

（三）小菌落变异体（SMV）致使 PJI 持续存在或复发

小菌落变异体（SMV）是天然存在的金黄色葡萄球菌亚群，其在培养物中呈现为生长缓慢、脱色的微小菌落，在培养物中不产生溶血现象。这种行为是由于合成胸苷、甲萘醌和/或氯化血红素的自激性，导致电转运不足。这些细菌在细胞内生存，因此免于吞噬作用。只有能够渗透到宿主细胞中的抗生素才能够起到清除小菌落变异的作用。某些抗生素如利福平、喹诺酮类或克林霉素在高剂量时是有效的。在采用对 SMV 没有疗效的抗生素治疗后，这些细菌可能导致持续性或复发性 PJI 或骨髓炎。

四、讨论

关节假体周围感染（PJI）是由于外科手术干

预引起的异物相关感染。因此，它是一种手术部位感染，它不是从伤口定植开始，而是异物植入。临床表现需要数周。数月甚至数年的时间才会出现。即使采取了充分的预防措施和有效手术和抗菌治疗，仍会发生约 10%～15% 的持续性或复发性感染。骨组织微环境中的小菌落变异体和固着细菌是导致感染治疗失败的重要原因。深刻理解细菌生存方式的性质是选择适当治疗方法的基础。在急性或早期感染中，假体的保留尚有可能。与外科清创术一起，针对细菌蛋白质合成的抗生素能够通过支持宿主吞噬作用消除病原体。在葡萄球菌中，Zimmerli 提出的喹诺酮类和利福平的组合证明是非常有效的。

在已形成的具有成熟生物膜的 PJI 中，不能保留假体，而应移除假体以及所有潜在的生物膜承载表面，并且进行骨和软组织激进的清创。全身抗生素治疗作用于从生物膜"逃逸"的细菌，可防止伤口感染。在一期翻修中，直接再植入人工关节联合抗生素治疗作用于剩余的细菌，这一方法类似于"早期或急性 PJI"的治疗。这个疗法是为了防止假体在刚植入后就重新形成感染。

对 PJI 发病机制和发展过程的准确理解有助于医生选择最佳治疗方式以达到理想治疗效果，从而有效保护患者的利益。

Lars Frommelt，Christian Lausmann，Mustafa Citak，Thorsten Gehrke

Helios ENDO-Klinik Hamburg，Institute for Infectious Disease，Clinical Microbiology，and Infection Control Hamburg，Germany；Helios ENDO-Klinik Hamburg，Department of Orthopaedic Surgery，Hamburg，Germany

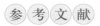

［1］Donlan R M. Biofilms and Device-Associated Infections ［J］. Emerging infectious diseases, 2001,7(2): 277-281.

［2］Khardori N, Yassien M. Biofilms in device-related infections ［J］. Journal of Industrial Microbiology, 1995,15(3): 141-147.

［3］Gristina A D. Biomaterial-centered infection: microbial adhesion versus tissue integration ［J］. Science, 1987, 237: 1588-1595.

［4］Gristina A D, Dobbins J J, Giammara B, et al. Biomaterial-centered sepsis and total artificial heart: microbial adhesion vs tissue integration ［J］. JAMA, 1988, 259: 870-874.

［5］Gristina A G, Naylor P T, Myrvik Q N. Biomaterial-centered infections: Microbial adhesion versus tissue integration ［M］// Wadstrom T, Eliasson I, Holder I, et al. Pathogenesis of Wound and Biomaterial-Associated infections. London: Springer, 1990: 193-216.

［6］Costerton J W, Montanaro L, Arciola C R. Biofilm in implant infections: its production and regulation ［J］. Int J Artif Organs, 2005, 28: 1062-1068.

［7］Gristina A G, Costerton J W. Bacterial adherence and the glycocalyx and their role in musculoskeletal infection ［J］. Orthop Clin North Am, 1984, 15: 517-535.

［8］Gallo J, Kolar M, Novotny R, et al. Pathogenesis of prosthesis related infection ［J］. Biomed Pap Med Fac Univ Palacky Olomouc Czech Re pub, 2003, 147: 27-35.

［9］Zimmerli W, Trampuz A, Ochsner P E. Prosthetic joint infections ［J］. N Engl J Med, 2004, 351: 1645-1654.

［10］Costerton J W, Montanaro L, Arciola C R. Biofilm in implant infections: Its production and regulation ［J］. Int J Artif Organs, 2005, 28: 1062-1068.

［11］Pulido L, Ghanem E, Joshi A, et al. Periprosthetic joint infection: the incidence, timing, and predisposing factors ［J］. Clinical Orthopaedics & Related Research, 2008,466(7): 1710-1715.

［12］Berbari E F, Hanssen A D, Duffy M C, et al. Risk factors for prosthetic joint infection: case-control study ［J］. Clin Infect Dis, 1998, 27: 1247-1254.

［13］Phillips J E, Crane T P, Noy M, et al. The incidence of deep prosthetic infections in a specialist orthopaedic hospital: a 15-year prospective survey ［J］. J Bone Joint Surg Br, 2006, 88: 943-948.

［14］Zmistowski B, Fedorka C J, Sheehan E, et al. Prosthetic joint infection caused by gramnegative organisms ［J］. J Arthroplasty, 2011, 26: 104-108.

［15］Hsieh P H, Lee M S, Hsu K Y, et al. Gramnegative prosthetic joint infections: Risk factors and outcome of treatment ［J］. Clin Infect Dis, 2009, 49: 1036-1043.

［16］Azzam K, Parvizi J, Jungkind D, et al. Microbiological, clinical, and surgical features of fungal prosthetic joint infections: a multiinstitutional experience ［J］. J Bone Joint Surg Am, 2009, 91: 142-149.

［17］Lidwell O M. Clean air at operation and subsequent sepsis in the joint ［J］. Clin Orthop Relat Res, 1986, 211: 91-102.

［18］Lidwell O M, Elson R A, Lowbury E J, et al. Ultraclean air and antibiotics for prevention of postoperative infection: a multicenter study of 8052 joint replacement operations ［J］. Acta Orthop Scand, 1987, 58: 4-13.

［19］Vilches F, Martínez-Pastor J C, García-Ramiro S, et al. Outcome and predictors of treatment failure in early post-surgical prosthetic joint infections due to Staphylococcus aureus treated with debridement ［J］. Int J Artif Organs, 2011, 34: 863-869.

［20］Aggarwall V K, Rasouli M R, Parvisi J. Periprosthetic joint infection: current concept ［J］. Indian J Orthop, 2013, 47: 10-17.

［21］Tande A J, Patel R. Prosthetic Joint Infection ［J］. Clin Microbiol Rev, 2014, 27: 302-345.

［22］Sendi P, Rohrbach M, Graber P, et al. Staphylococcus aureus small colony variants in prosthetic joint infection [J]. Clin Infect Dis, 2006, 43: 961 - 967.

[23] Guo G, Wang J, You Y, et al. Distribution characteristics of Staphylococcus spp. in different phases of periprosthetic joint infection: a review [J]. Exp Ther Med, 2017, 13: 2599 - 2608.

[24] Gbejuade H O, Lovering A M, Webb J C. The role of microbial biofilms in prosthetic joint infections [J]. Acta Orthopaedica, 2015, 86: 147 - 158.

[25] O'Neill E, Pozzi C, Houston P, et al. A novel Staphylococcus aureus biofilm phenotype mediated by the fibronectin-binding proteins, FnBPA and FnBPB [J]. J Bacteriol, 2008, 190(11): 3835 - 3850.

[26] Rochford E T, Richards R G, Moriarty T F. Influence of material on the development of device-associated infections [J]. Clin Microbiol Infect, 2012, 18(12): 1162 - 1167.

[27] Heilmann C, Schweitzer O, Gerke C, et al. Molecular basis of intercellular adhesion in the biofilm-forming Staphylococcus epidermidis [J]. Mol Microbiol, 1996, 20(5): 1083 - 1091.

[28] Hoiby N, Ciofu O, Johansen H K, et al. The clinical impact of bacterial biofilms [J]. Int J Oral Sci, 2011, 3(2): 55 - 65.

[29] Anemüller R, Belden K, Brause B, et al. Hip and knee section, treatment, antimicrobials: proceedings of international consensus on orthopedic infections [J]. J Arthroplasty, 2019, 34(2S): S463 - S475.

[30] Byren I, Bejon P, Atkins B L, et al. One hundred and twelve infected arthroplasties treated with 'DAIR' (debridement,

antibiotics and implant retention): antibiotic duration and outcome [J]. Antimicrob Chemother, 2008, 63: 1264 - 1271.

[31] Mack D, Haeder M, Siemssen N, et al. Association of biofilm production of coagulase-negative staphylococci with expression of a specific polysaccharide intercellular adhesin [J]. J Infect Dis, 1996, 174(4): 881 - 884.

[32] Induction of Staphylococcus epidermidis biofilm formation via proteolytic processing of the accumulation — associated protein by staphylococcal and host proteases [J]. Molecular Microbiology, 2005, 55(6): 1883 - 1895.

[33] Costerton J W, Lewandowski Z, Caldwell D E, et al. Microbial biofilms [J]. Annu Rev Microbiol, 1995, 49: 711 - 745.

[34] Von Eiff C, Mcnamara P, Becker K, et al. Phenotype microarray profiling of staphylococcus aureus menD and hemB mutants with the small-colony-variant phenotype [J]. Journal of Bacteriology, 2006, 188(2): 687 - 693.

[35] Sendi P, Rohrbach M, Graber P, et al. Staphylococcus aureus Small Colony Variants in Prosthetic Joint Infection [J]. Clinical Infectious Diseases, 2006, 43(8): 961 - 969.

[36] Proctor R A, Eiff C V, Kahl B C, et al. Small colony variants: a pathogenic form of bacteria that facilitates persistent and recurrent infections [J]. Nature Reviews Microbiology, 2006, 4 (4): 295 - 305.

[37] Tande A J, Osmon D R, Greenwood-Quaintance K E, et al. Clinical Characteristics and Outcomes of Prosthetic Joint Infection Caused by Small Colony Variant Staphylococci [J]. MBio, 2014, 5: 1 - 9.

第三节　假体周围感染的抗生素管理

一、抗菌药物类型和使用指征

1. 青霉素类　青霉素类可以分为：主要作用于革兰阳性菌的青霉素，如青霉素 G、普鲁卡因青霉素、苄星青霉素等；耐青霉素酶青霉素如苯唑西林、氯唑西林、氟氯西林等；广谱青霉素包括对部分肠杆菌科细菌有抗菌活性如氨苄西林、阿莫西林等，以及对多数革兰阴性菌有抗菌活性如哌拉西林、阿洛西林、美洛西林等。在人工关节链球菌属细菌感染中，可以使用青霉素治疗；在葡萄球菌感染中，可以使用氯唑西林联合其他药物进行经验性治疗和针对性治疗；在肠球菌感染中，可以使用氨苄西林联合或不联合其他药物治疗等。但需要注意，对此类药物过敏者禁用。

2. 头孢菌素类　根据抗菌谱、抗菌活性、对 β-内酰胺酶的稳定性以及肾毒性的不同，目前分为四代。第一代头孢菌素主要作用于需氧革兰阳性球菌，仅对少数革兰阴性杆菌有一定抗菌活性，常用的有头孢唑啉，可用于外科手术预防性用药。第二代头孢菌素对革兰阳性球菌的活性与第一代相仿或略差，对部分革兰阴性杆菌亦具有抗菌活性，如头孢呋辛，可用于围手术期预防用药。第三代头孢菌素对肠杆菌科细菌等革兰阴性杆菌具有强大抗菌作用，头孢他啶和头孢哌酮除肠杆菌科细菌外，对铜绿假单胞菌亦具较强抗菌活性；头孢曲松可用于治疗链球菌属细菌和其他革兰阴性菌的感染；头孢他啶可用于经验性治疗和铜绿假单胞菌感染的联合用药。第四代头孢菌素常用者为头孢吡肟，对肠杆菌科细菌作用与第三代头孢菌素大致相仿，对铜绿假单胞菌的作用与头孢他啶相仿，对革兰阳性球菌的作用较第三代头孢菌素略强，可用于经验性治疗和铜绿假单胞菌感染的联合用药。

3. 碳青霉烯类抗生素　碳青霉烯类抗生素分为具有抗非发酵菌作用如亚胺培南、美罗培南等，以及不具有抗非发酵菌作用如厄他培南等。厄他培南与其他碳青霉烯类抗生素有两个重要差异：血半衰期较长，可一天一次给药；对铜绿假单胞菌、不动杆菌属等非发酵菌抗菌作用差。美罗培南可用于人工关节感染的经验性治疗和多重耐药菌感染的治疗。厄他培南可用于产染色体介导 β-内酰胺酶或质粒介导广谱 β-内酰胺酶的肠杆菌科细菌感染的治疗。

4. 其他 β-内酰胺类　氨曲南属于单环 β-内酰胺类，对革兰阴性菌具有良好的抗菌活性，该类药物具有肾毒性低、免疫原性弱，以及与青霉素类、头孢菌素类交叉过敏少等特点，可以作为 β-内酰胺类药物过敏的替代选择。

5. 氨基糖苷类　对肠杆菌科细菌和铜绿假单胞菌等革兰阴性杆菌具强大抗菌活性，对葡萄球菌属亦有良好作用者，如庆大霉素、妥布霉素可用于人工关节感染的治疗。主要为含有庆大霉素或妥布霉素的骨水泥和胶原海绵可以作为局部用药的选择。

6. 环脂肽类　达托霉素为此类抗菌药物，通过与细菌细胞膜结合引起细胞膜电位的快速去极化，最终导致细菌死亡。达托霉素对葡萄球菌属、肠球菌属、链球菌属等革兰阳性菌具有良好抗菌活性。在人工关节感染中，可作为经验性治疗用药和针对葡萄球菌引起的感染的治疗选择。

7. 糖肽类　所有的糖肽类抗菌药物对革兰阳性菌有活性，包括甲氧西林耐药葡萄球菌属、肠球菌属、链球菌属等。目前国内肠球菌属对万古霉素等糖肽类的耐药率<5%，尚无对万古霉素耐药葡萄球菌的报道。万古霉素可作为特殊患者的预防性抗生素使用药物，经验性治疗药物，甲氧西林耐药金黄色葡萄球菌和屎肠球菌的治疗药物，链球菌属和粪肠球菌治疗的替代选择；也可作为人工关节感染的局部抗菌药物使用，主要指含有万古霉素的骨水泥。替考拉宁可以用于治疗屎肠球菌引起的人工关节感染，或者作为粪肠球菌感染治疗的替代

选择。

8. 噁唑烷酮类　利奈唑胺为此类抗菌药物，通过抑制细菌蛋白质合成发挥抗菌作用。其对葡萄球菌属、肠球菌属和链球菌属具有良好的抗菌活性。在清除感染及保留假体的抗菌药物后续治疗中，利奈唑胺可作为无氟喹诺酮和无利福平替代方案的选择之一。同时可用于屎肠球菌的治疗和粪肠球菌的替代选择治疗药物。

9. 喹诺酮类　临床上常用的为氟喹诺酮类，环丙沙星可以作为清除感染及保留假体并抗生素治疗初始阶段的替代选择和后续治疗，以及铜绿假单胞菌感染的联合治疗选择。左氧氟沙星可以用于葡萄球菌和链球菌属引起的感染的联合治疗。莫西沙星可以作为葡萄球菌引起的人工关节感染的无利福平替代方案选择。

10. 四环素类　包括四环素、金霉素、土霉素，以及半合成四环素类如多西环素、美他环素和米诺环素。四环素类具有广谱抗菌活性，对葡萄球菌属、链球菌属、肠杆菌科、不动杆菌属、嗜麦芽窄食单胞菌等具有抗菌活性，且对布鲁菌属具有良好抗菌活性。其中，米诺环素可以作为葡萄球菌属感染的无氟喹诺酮替代方案的选择，也可用于不清除感染、保留假体并长期抗生素抑制的治疗。

11. 林可酰胺类　林可酰胺类有林可霉素及克林霉素。克林霉素的体外抗菌活性优于林可霉素，临床使用克林霉素明显多于林可霉素。该类药物对革兰阳性菌及厌氧菌具良好抗菌活性。克林霉素可作为预防性抗生素使用，还可用于非手术治疗、保留假体并长期抗生素抑制治疗及葡萄球菌属感染的替代选择药物。

12. 磺胺类　属广谱抗菌药，对革兰阳性菌和革兰阴性菌均具抗菌作用。口服易吸收可全身应用者有磺胺甲噁唑、磺胺嘧啶、磺胺多辛、复方磺胺甲噁唑、复方磺胺嘧啶。复方磺胺甲噁唑作为非手术治疗、保留假体并长期抗生素抑制的治疗选择，也作为葡萄球菌属和革兰阴性菌引起的人工关节感染的替代选择治疗方案的药物。

13. 利福霉素类　该类药物抗菌谱广，对分枝杆菌属、革兰阳性菌、革兰阴性菌和不典型病原体

有效。在人工关节感染的后续治疗阶段，利福平可用于葡萄球菌属感染的治疗，也可作为链球菌属、粪肠球菌感染治疗的选择。

14. 多黏菌素类　属多肽类抗菌药物，临床使用制剂有多黏菌素 B 及多黏菌素 E。对需氧革兰阴性菌作用强，可用于广泛耐药革兰阴性菌引起的人工关节感染的治疗。

15. 其他　磷霉素抗菌谱广，对葡萄球菌属、链球菌属、肠球菌属、肠杆菌科细菌、铜绿假单胞菌等具有抗菌活性。磷霉素可以用于葡萄球菌属和革兰阴性菌引起的人工关节感染联合治疗的药物选择之一。夫西地酸通过抑制细菌蛋白质合成而具有抗菌作用，可以作为葡萄球菌引起的人工关节感染替代治疗方案的联合用药选择。

二、预防性抗菌药物管理

人工关节感染一旦发生，常需要长期抗菌治疗，甚至手术清创或再次置换关节，且治疗失败常见，因此预防感染尤为重要。全身静脉预防用药原则与外科围手术期预防用药一般原则相同，应选择针对革兰阳性菌有效的窄谱、毒性小、关节浓度高的抗菌药物。局部用药包括运用含抗菌药物的骨水泥或海绵，疗效尚不确定。

（一）静脉用药

人工关节置换过程中引起感染的病原菌通常为金黄色葡萄球菌或凝固酶阴性葡萄球菌，因此人工关节置换，首选头孢唑林预防，若患者术前有甲氧耐药西林金黄色葡萄球菌（methicillin resistant Staphylococcus aureus，MRSA）定植或者该机构 MRSA 发生率高，可选用万古霉素、去甲万古霉素预防感染。头孢菌素过敏者，可选择万古霉素、去甲万古霉素或克林霉素（表 2-2）。但需要注意的是，我国分离的金黄色葡萄球菌对克林霉素耐药率较高。《2015 版抗菌药物临床应用指导原则》中指出可使用第一、二代头孢（头孢唑林、头孢呋辛），MRSA 感染高发医疗机构的高危患者可用万古霉素（去甲万古霉素）。一般而言，应在止血带充气前输

完全部剂量的抗菌药物；部分情况下，也可在松开止血带前即刻给予预防性抗菌药物。（静脉输注预防用抗菌药物因在皮肤、黏膜切开前 0.5～1 小时内或麻醉开始时给药，在输注完毕后开始手术）。

表 2-2　预防性抗生素推荐

药物	剂量	再次给药间隔*
头孢唑林	＜120 kg，2 g，iv ≥120 kg，3 g，iv	4 h
万古霉素#	15 mg/kg，iv（max 2 g）	N/A
克林霉素	900 mg，iv	6 h

注：* 若手术时间长（＞3 h）或严重失血及大面积烧伤患者，手术期间给予额外剂量。# 需输注较长时间，术前 1～2 h 开始给药。

（二）局部用药

人工关节感染预防性局部抗菌药物使用，通常是指局部释放的抗菌药物，其形式包括添加抗菌药物的骨水泥和胶原海绵。首次骨水泥固定髋关节和膝关节成形术时，有些术者会使用添加小剂量抗菌药物的固定水泥，并结合静脉抗菌药物预防，但通常是用于感染风险增加的特定患者且该策略尚未得到较全面的评估。此外，有研究显示，含有庆大霉素的胶原海绵不能降低关节成形术后手术部位感染的发生率。

三、假体关节周围感染抗菌药物管理

人工关节感染的治疗一般采用外科治疗和抗菌药物治疗，其中抗菌药物治疗的选择和治疗持续时间应该与外科治疗相适应。人工关节感染的周围环境中存在着浮游菌和固着菌（形成生物膜），应充分认识这两类状态的病原体在抗生素治疗过程中的重要性，提供最优化的抗生素治疗方案。患者手术清创后，应提供对快速生长的浮游菌具有良好活性的抗菌药物（一般基于 β-内酰胺类、脂肽类或糖肽类），初始治疗 7 天后集中针对生物膜相关固着菌的治疗。

经验性的治疗应覆盖 MRSA 和需氧革兰阴性杆菌（通常为万古霉素和头孢吡肟），并在培养结

果和体外药敏结果出来后进行针对性治疗。在临床许可情况下，适当延迟抗菌药物治疗，通过关节穿刺、关节清创和/或假体移除来获得培养样本，从而将经验性治疗尽早转换为目标治疗是可行的。对于培养阴性的人工关节感染，需要注意：①尽量避免在获得有效标本前使用抗菌药物。②治疗需对主要的致病微生物有效，同时考虑到多重耐药菌问题。③若获得标本前已使用抗生素，且认为是导致培养阴性的可能原因，那么在选择抗菌方案时需考虑到抗菌谱问题。

（一）全身抗菌药物使用

2017 年西班牙感染性疾病和临床微生物学协会

发表了针对人工关节感染的临床指南。指南中指出，针对此类患者的抗菌药物和手术治疗策略包括：DAIR、清创移除假体并抗菌药物治疗（包括一期置换手术和二期置换手术）、保留假体并长期抗菌药物抑制。应根据不同手术类型和不同病原体，选择不同抗菌治疗方案。DAIR 初始治疗的经验性和针对性抗菌药物方案见表 2-3，后续治疗则是主要针对静息状态的固着菌（生物膜包裹），抗菌药物方案见表 2-4。清除感染、移除假体但不重新植入假体的患者，治疗方案同 DAIR，疗程缩短至 4～6 周。

表 2-3　DAIR 初始治疗阶段（浮游菌）经验性治疗和针对性治疗方案

治疗方案	推荐用药	β-内酰胺类过敏的替代选择	推荐疗程
经验性治疗	（万古霉素 or 达托霉素 or 氯唑西林）iv＋（头孢他啶 or 头孢吡肟 or 美罗培南）iv	（万古霉素 or 达托霉素）iv＋氨曲南 iv	直到得到培养结果
针对性治疗			
甲氧西林敏感金黄色/表皮葡萄球菌*	（氯唑西林 or 头孢唑林）±达托霉素 iv	达托霉素＋磷霉素 iv	7～14 天
甲氧西林耐药金黄色/表皮葡萄球菌*	万古霉素（单用）or 达托霉素＋（氯唑西林 or 磷霉素）iv	达托霉素＋磷霉素 iv	7～14 天
链球菌属	头孢曲松 or 青霉素 iv	万古霉素 iv	7 天
粪肠球菌	氨苄西林±头孢曲松 iv	万古霉素 or 替考拉宁 iv	7 天
革兰阴性菌	β-内酰胺类** iv	环丙沙星 iv	7 天

注：* 治疗 5 天后考虑加用利福平；** 根据菌种和耐药机制选择具体的抗生素，肠杆菌科细菌一般推荐头孢曲松，但是产染色体介导 β-内酰胺酶或质粒介导广谱 β-内酰胺酶的，优选厄他培南。由铜绿假单胞菌引起的感染建议选抗假单胞菌药物＋环丙沙星联合。

表 2-4　DAIR 后续治疗阶段抗菌药物方案

菌种	推荐用药	β-内酰胺类过敏的替代选择	推荐疗程
葡萄球菌属	利福平＋左氧氟沙星 po	—	直至疗程达 8 周
无氟喹诺酮替代方案	利福平 po＋（达托霉素 or 磷霉素）iv	—	2～6 周然后口服
	利福平＋（利奈唑胺 or 夫西地酸 or 复方磺胺甲噁唑 or 克林霉素 or 米诺环素）po	—	直至疗程达 8 周
无利福平替代方案	达托霉素 iv＋（磷霉素 or 氯唑西林）iv	—	2～6 周然后口服
	达托霉素 iv＋（利奈唑胺 or 复方磺胺甲噁唑 or 左氧氟沙星）po	—	2～6 周然后口服
	左氧氟沙星＋（利奈唑胺 or 复方磺胺甲噁唑 or 克林霉素 or 夫西地酸）po	—	直至疗程达 8 周
	利奈唑胺＋（复方磺胺甲噁唑 or 夫西地酸）po	—	直至疗程达 8 周

（续表）

菌种	推荐用药	β－内酰胺类过敏的替代选择	推荐疗程
	克林霉素＋夫西地酸 po	—	直至疗程达 8 周
	左氧氟沙星 or 莫西沙星 or 复方磺胺甲噁唑 or 利奈唑胺 po	—	直至疗程达 8 周
链球菌属	（头孢曲松 or 青霉素）iv±利福平 po	万古霉素 iv±利福平 po	2～6 周然后口服
	阿莫西林±利福平 po	左氧氟沙星±利福平 po	直至疗程达 8 周
	左氧氟沙星±利福平 po	—	直至疗程达 8 周
粪肠球菌	氨苄西林±头孢曲松 iv	万古霉素 or 替考拉宁 iv	2～6 周然后口服
	氨苄西林±利福平 iv	利奈唑胺±利福平 po	直至疗程达 8 周
屎肠球菌	万古霉素 or 替考拉宁 iv	—	2～6 周然后口服
	利奈唑胺	—	直至疗程达 8 周
革兰阴性菌	环丙沙星 po	—	直至疗程达 8 周
无氟喹诺酮替代方案	β－内酰胺类 iv±（多黏菌素 or 磷霉素）iv 复方磺胺甲噁唑	氨曲南 iv±多黏菌素 iv	2～6 周然后口服 直至疗程达 8 周
多重耐药菌替代方案	β－内酰胺类（连续输注）iv±（多黏菌素 or 磷霉素）iv	氨曲南（连续输注）iv±多黏菌素 iv	6 周

清创移除假体和二期置换手术的抗菌药物治疗方案中，应包含针对性的静脉抗菌药物治疗 4～6 周，或者静脉 1～2 周后口服生物利用度佳的药物使疗程达 6 周。对于凝固酶阴性葡萄球菌引起的感染，在一期手术（移除假体）后可以考虑使用通用的抗葡萄球菌药物（糖肽类、达托霉素或利奈唑胺）。对于疗程的调整，若病原菌为低毒性的（凝固酶阴性葡萄球菌或痤疮丙酸杆菌）且一期手术清创彻底并植入了含有针对病原菌抗菌药物的骨水泥占位器，则可以缩短全身抗菌药物治疗疗程。而对于二期手术术中标本培养仍阳性的患者，推荐再次进行 4～6 周的抗菌治疗。接受二期置换手术的葡萄球菌感染患者是否需要利福平治疗仍无定论。

清创移除假体和一期置换手术抗生素治疗方案中，若已明确感染病原学，特别是金黄色葡萄球菌或革兰阴性菌引起的感染，建议一期手术前 3～5 天开始抗菌药物治疗。若术前尚未开始抗菌药物治疗，则应等术中标本获取并培养后开始治疗。治疗疗程包括静脉使用有针对性的药物至少 7 天，然后口服治疗至总疗程 4～8 周。

清创保留假体和一期关节置换术推荐联合利福平治疗葡萄球菌感染。非手术治疗、保留假体并长期抗菌药物抑制的患者，建议尽量在抗菌药物治疗前进行手术清创及获取有效的标本进行培养。此类患者，除非部分特殊病例，原则上不推荐联合治疗方案。进行清创手术的患者，起始静脉治疗至少 7 天，延长静脉抗菌药物治疗时间不是必需的。除非出现药物不良反应，否则长时间停药是不推荐的。药物选择上，不首先推荐利奈唑胺，因为其具有较高毒性而无法长期使用。推荐使用 β－内酰胺类抗生素、低剂量的复方磺胺甲噁唑，也可使用米诺环素和克林霉素等药物。

（二）局部抗菌药物使用

局部的抗生素使用主要指含有抗菌药物的骨水泥占位器。在二期置换手术中，局部抗菌药物剂量为每 40 g 丙烯酸骨水泥 0.5～4 g 万古霉素、0.25～4.8 g 庆大霉素或妥布霉素。万古霉素加庆大霉素的联合局部使用需要进一步的证据。针对多重耐药菌感染，包含具有抗菌活性药物的占位器仍可使用。在一期置换手术中，若决定使用骨水泥假体，

推荐使用对引起感染的病原菌具有活性的药物，若在手术时尚未得到病原学结果，建议使用含有万古

霉素加庆大霉素的骨水泥假体。

（俞云松）

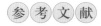

[1] Bratzler D W, Dellinger E P, Olsen K M, et al. Clinical practice guidelines for antimicrobial prophylaxis in surgery [J]. American journal of health-system pharmacy: AJHP: official journal of the American Society of Health-System Pharmacists, 2013, 70(3): 195-283.

[2] Albuhairan B, Hind D, Hutchinson A. Antibiotic prophylaxis for wound infections in total joint arthroplasty: a systematic review [J]. The Journal of bone and joint surgery British volume, 2008, 90(7): 915-919.

[3] Parvizi J, Saleh K J, Ragland P S, et al. Efficacy of antibiotic-impregnated cement in total hip replacement [J]. Acta orthopaedica, 2008, 79(3): 335-341.

[4] Bourne R B. Prophylactic use of antibiotic bone cement: an emerging standard — in the affirmative [J]. The Journal of arthroplasty, 2004, 19(4 Suppl 1): 69-72.

[5] Fish D N, Hoffman H M, Danziger L H. Antibiotic-impregnated cement use in U. S. hospitals [J]. American Journal of Hospital Pharmacy, 1992, 49(10): 2469-2474.

[6] Jiranek W. Antibiotic-loaded cement in total hip replacement: current indications, efficacy, and complications [J]. Orthopedics, 2005, 28(8 Suppl): s873-s877.

[7] Westberg M, Frihagen F, Brun O C, et al. Effectiveness of gentamicin-containing collagen sponges for prevention of surgical site infection after hip arthroplasty: a multicenter randomized trial [J]. Clinical infectious diseases: an official publication of the Infectious Diseases Society of America, 2015, 60(12): 1752-1759.

[8] Ariza J, Cobo J, Baraia-Etxaburu J, et al. Executive summary of management of prosthetic joint infections. Clinical practice guidelines by the Spanish Society of Infectious Diseases and Clinical Microbiology (SEIMC) [J]. Enfermedades Infecciosas y Microbiología Clínica, 2017, 35(3): 189-195.

第四节　假体周围感染抗生素管理的美国经验

一、引言

髋膝关节置换术后假体周围感染（PJI）由于其带来的疼痛及功能丧失，是导致患者发生残疾的重要因素。膝关节假体周围感染的平均发生率为0.8%～1.9%，髋关节假体周围感染的发生率为0.3%～1.7%。在美国，每年人工关节置换的手术例数超过100万例，最常见的人工关节置换为全膝关节置换（TKA），其次为全髋关节置换（THA）。预计到2030年，每年的人工关节置换例数将增加到348万例。

PJI的治疗目标是清除感染，使受感染的关节获得无痛的功能重建，并且使患者与PJI相关的致残与死亡风险降到最低。PJI的成功治疗在大多数情况下需要手术治疗与内科药物治疗相结合。极少数情况下可能会单独使用抗生素治疗以期使感染获

得治愈。然而，这常常会延误正确的手术治疗时机，使找到病原菌变得困难以及造成感染复发。因此，不推荐单独使用非手术治疗。单独的抗生素治疗应当仅限于用在那些被认为不适合接受手术治疗的患者（例如存在多种内科并存疾病、基础功能状态较差的患者），以及那些拒绝手术治疗的患者或者那些假体固定良好且致病菌明确对抗生素敏感的患者。

原则上，抗生素治疗应当取决于细菌培养及药敏试验结果。应当重点关注如何选择患者耐受良好、抗菌谱较窄同时潜在毒性和药物相互作用最小的抗生素。通常情况下，静脉抗生素优先于口服抗生素。但在某些病例当中，具有较高口服生物利用度的抗生素也可以作为静脉抗生素的可接受的替代选项，具有成本效用好以及方便给药等优势。在肾功能或肝功能不全的患者中，应当相应地调整药物种类和剂量。患者接受出院后的抗生素治疗时，应

当每周进行实验室检查以监测药物的副作用。表2-5列出了常见致病菌的推荐抗生素治疗方案。

二、清创、抗生素与保留假体（DAIR）

符合标准的急性 PJI 患者可以接受清创手术和抗生素治疗，而无需取出假体。这些患者的症状持续时间通常少于 3 周且在假体植入术后 3 个月之内，或者是急性血源性感染。这些患者存在难治性生物膜的可能性相对较低。假体必须要稳定固定而且不存在脓肿或者窦道。而且，这些病例中的病原菌必须对抗生素治疗敏感。由多重耐药菌或者真菌导致的病例不适用于这种方法。

微生物学诊断对于指导抗菌药物的选择是必要的。对绝大多数患者来说，手术前应当停用抗生素以提高微生物学诊断的检出效率。通常开始治疗的时候应静脉使用抗生素，在致病菌及其药敏试验结果未知的情况下，术后早期可以选择广谱抗生素进行治疗。当致病菌以及药敏试验结果明确后，应当相应地调整抗生素治疗方案。不同医院采用的静脉抗生素治疗疗程从 2 周到 6 周各不相同，6 周疗程方案在美国更为常用。具有良好生物利用度的口服抗生素（例如喹诺酮类）在某些病例中可以作为起始治疗用药。尽管目前仍缺乏清晰的数据，根据仅有的一项随机对照研究中所使用的疗程，推荐髋关节 PJI 病例在起始治疗之后继续使用口服抗生素治疗 3 个月，膝关节病例继续口服抗生素治疗 6 个月。有些医生会选择终身抗生素抑制治疗，尤其是对骨质非常差的患者或者全身情况不稳定无法耐受再次手术的患者。通常来说，膝关节感染接受的治疗总疗程更长，因为膝关节周围的软组织条件更不利于感染的控制。

如果感染是由于敏感的葡萄球菌造成的，在保留假体的时候，抗生素治疗方案中应当包括利福平。研究表明利福平可以有效杀灭与生物膜相关的固着状态静止期的葡萄球菌，但由于其治疗过程中发生耐药的风险较高，因此不能单独使用。随机对照研究显示，葡萄球菌导致的 PJI 接受环丙沙星＋利福平联合治疗的结果优于单用环丙沙星。然而，

由于美国的细菌耐药谱特点，通常不使用氟喹诺酮类和利福平。而且，由于其药物毒性以及药物之间的相互作用，利福平的使用应当根据患者的具体情况来进行个体化分析。对于存在肝脏疾病的患者和重度饮酒者，应当避免使用利福平。如果存在菌血症，应当在外周血中的感染得到清除后再开始加用利福平。

在整个治疗过程当中以及治疗结束之后，应当监测患者是否出现感染复发的征象。接受 DAIR 的患者比去除假体的患者具有更高的治疗失败风险。尽管不是标准治疗，有些医生会考虑在感染复发高风险患者中完成一定疗程的治疗之后使用口服抑制性抗生素治疗。但是，超过 6 个月的持续抗生素使用已被证明只是延迟了感染的复发，而并没有提高感染的治愈率。一般情况下，抗生素治疗结束之后的 4 个月内是感染复发风险最高的时期。

三、一期翻修

如果患者没有严重的合并症，如果不是难治性致病菌感染，如果周围软组织条件较为满意，可以选择一期翻修治疗方案。在这种治疗方案中，植入的内植物全部被取出，受感染的周围组织接受彻底的清创，然后植入新的内植物。如果患者全身情况良好，可以在术中获得培养标本之前暂时不用抗生素。尽管不同的医生所使用的抗生素治疗疗程长短差异较大，推荐的治疗方案应当是以静脉抗生素治疗 2～6 周作为起始，继之以口服抗生素治疗，髋关节 PJI 的总疗程为 3 个月，膝关节 PJI 的总疗程为 6 个月。

四、二期翻修

在美国，最常用的 PJI 治疗策略是先取出假体，然后在假体再植入之前对患者给予抗生素治疗，即二期翻修策略。尽管确切的数字尚不清楚，许多医院会在第一次手术的时候植入载抗生素的骨水泥占位器，在提供局部抗生素治疗的同时，维持肢体的长度。二期翻修策略为明确病原菌、优化有

针对性的抗菌药物治疗以及在植入新的假体之前在关节腔内创造无菌环境提供了时间。这一方法的不足之处是会使患者暂时性失去足够的行动能力，且需要两次大手术。

取出假体之后，建议静脉使用抗生素治疗。如果存在对抗生素过敏的情况，应当考虑进行脱敏治疗，以使患者能够接受针对致病菌的一线药物治疗。再植入手术前抗生素治疗的疗程长短因人而异，范围为 2 周到 2 周以上。最常用的疗程为 4～6 周。在美国，大多数感染科医生倾向于使用 6 周抗生素。对于难治性感染，可能需要更长时间的抗生素治疗疗程，例如耐甲氧西林的金黄色葡萄球菌（MRSA）、多重耐药菌、肠球菌和真菌。与此不同的是，近期有两项研究在使用抗生素骨水泥占位器的患者中采用 2 周抗生素治疗或不用抗生素，同时延长间隔期的方法，获得了感染治疗的成功。

尽管目前关于再植入手术之前停用抗生素的最佳时间长度没有形成共识，通常再植入手术之前 2 周左右会停用抗生素。在停用抗生素之后常常会进行关节穿刺抽液检查以判断是否仍然存在感染。如果穿刺抽液检查提示仍有感染，患者可能需要接受再次清创＋更换占位器手术，然后再接受一个疗程的针对性抗生素治疗。如果穿刺抽液检查是阴性的，则持续存在感染的可能性较低，但鉴于可能存在取样误差，仍不能完全排除感染。之后患者接受新假体再植入手术，并在术中再次采集标本进行细菌培养。如果术中所获标本仍然是阴性的，患者通常情况下不需要进一步的抗生素治疗。一些临床医生建议在翻修术后继续使用针对原先致病菌的抗生素治疗，这一策略得到了目前一些临床研究数据的支持。对于某些感染复发风险较高的患者，一些医生会选择给予患者口服抑制性抗生素 3～6 个月甚至终身治疗。然而，如果再植入手术中获取的标本出现阳性培养结果，则应当继续使用针对性静脉抗生素治疗 6 周，之后，髋关节患者口服抑制性抗生素治疗至少 3 个月，膝关节患者至少服药 6 个月。

五、抗菌药物的选择

能够指导 PJI 治疗中抗菌药物选择的随机对照研究非常少。但最根本的概念是使抗生素能够获得足够高的浓度，来杀灭定植在无血管的假体材料表面或者难以穿透的生物膜内的病原菌。术中应当采集标本进行培养，利用其结果知道抗菌药物的选择。尽管药敏试验对我们是有帮助的，但由于生物膜的存在，将这些药敏试验的信息应用到 PJI 的治疗当中时必须要谨慎。体外的药敏试验并不是总能够与临床结果相关。

表 2-5　根据致病菌不同而推荐的抗菌药物选项

致病菌	抗菌药物	替代药物	起始联合治疗	抑制性治疗
甲氧西林敏感的金黄色葡萄球菌	头孢唑林或萘夫西林＋利福平	万古霉素或达托霉素	DAIR 和一期翻修联用利福平	头孢羟氨苄，头孢氨苄，双氯青霉素
耐甲氧西林的金黄色葡萄球菌	万古霉素＋利福平	达托霉素，利奈唑胺，头孢洛林	DAIR 和一期翻修联用利福平	甲氧苄氨嘧啶/新诺明，多西环素，米诺环素
凝固酶阴性葡萄球菌	万古霉素	达托霉素	无	多西环素，米诺环素
肠球菌，青霉素敏感	青霉素 G 或氨苄西林＋氨基糖苷类	万古霉素，达托霉素	可考虑氨基糖苷类或头孢曲松	青霉素，阿莫西林
肠球菌，青霉素耐药	万古霉素	达托霉素	可考虑氨基糖苷类	利奈唑胺，有些可能会对米诺环素敏感
无乳链球菌	青霉素 G 或氨苄西林＋氨基糖苷类	万古霉素，达托霉素	无	青霉素，阿莫西林，头孢羟氨苄

（续表）

致病菌	抗菌药物	替代药物	起始联合治疗	抑制性治疗
其他链球菌	青霉素 G 或头孢曲松	万古霉素	无	无
肠杆菌属	环丙沙星	碳青霉烯，替加环素，多黏菌素，头孢他啶-阿维巴坦（如果多重耐药）	无	甲氧苄氨嘧啶/新诺明，β-内酰胺类
假单胞菌	头孢他啶或头孢吡	环丙沙星，左氧氟沙星	＊＊＊	环丙沙星，左氧氟沙星
多形杆菌属	甲硝唑（灭滴灵）		无	＊＊＊
痤疮杆菌	青霉素 G 或头孢曲松	万古霉素，克林霉素	无	青霉素，阿莫西林，头孢羟氨苄

注：抗菌药物的选择应当根据药敏试验的结果来进行。

六、门诊静脉抗生素治疗

由于治疗大多数 PJI 病例所需的疗程周期都比较长，很多患者是在门诊完成他们的静脉抗生素治疗的。随着用于在家中进行输液的特殊设备的研发，很多患者可以被教会在上门护士或家庭成员的帮助下在家中接受治疗。有些患者可能会选择在门诊输液中心或护理中心接受抗菌药物治疗。门诊静脉抗生素治疗的实施需要主诊医师和医疗团队内其他成员的多学科协同合作，包括社会服务、药房及家庭护理人员。给药频率、药物稳定性以及医疗保险是否覆盖等因素会限制或影响抗菌药物的选择。此外，医生必须同时决定患者所需要的长期静脉通路的合适类型，并能够处理与其使用相关的问题。

七、长期抑制

长期抑制性抗生素可用于被感染的内植物没有取出的情况下，例如患者不能或者不愿意接受手术治疗。有时长期抑制性抗生素治疗也可以用于清创保留假体的患者或者二期翻修再植入手术中仍存在炎性病变的病例。许多患者最终接受的是延长的或者无限期的口服抗生素抑制治疗。长期口服抗生素抑制性治疗的使用及其疗程长短一直是一个有争议的话题，因为这种做法会加重抗生素过度使用的窘境，可能会使多重耐药菌的全球流行形势恶化。接受无限期抗生素治疗的患者必须接受医生的指导和监测，尤其需要关注药物终身使用的副作用。

八、总结

随着人口的老龄化，每年接受关节置换手术的患者将不断增多。PJI 的治疗充满挑战，需要骨科医生、传染病学医生以及其他专业医疗人员的协同合作。认真选择抗菌药物治疗、在随访中密切监测患者，这两点对于获得感染的完全清除、预防治疗失败和并发症以及为每一位患者争取最优的成功结果都是至关重要的。

　　Lynette L. Chen MD[1]，Randi S. Silibovsky，MD[2] and Katherine A. Belden，MD[1]

　　1 Thomas Jefferson University Hospital，Division of Infectious Diseases，Philadelphia，PA

　　2 Hospital of the University of Pennsylvania，Division of Infectious Diseases，Philadelphia，PA

参 考 文 献

[1] Esa Jämsen, Huhtala H, Puolakka T, et al. Risk Factors for Infection After Knee Arthroplasty A Register-Based Analysis of 43 149 Cases [J]. The Journal of Bone and Joint Surgery, 2009, 91(1): 38 - 47.

[2] Peersman G. Infection in total knee replacement: a retrospective review of 6 489 total knee replacements [J]. Clin Orthop Relat Res, 2001, 392: 15 - 23.

[3] Pulido L, Ghanem E, Joshi A, et al. Periprosthetic joint

infection: the incidence, timing, and predisposing factors [J]. Clinical Orthopaedics & Related Research, 2008, 466(7): 1710 - 1715.

[4] Choong P F M, Dowsey M M, Carr D, et al. Risk factors associated with acute hip prosthetic joint infections and outcome of treatment with a rifampinbased regimen [J]. Acta Orthopaedica, 2007, 78(6): 755 - 765.

[5] Phillips J E, Crane T P, Noy M, et al. The incidence of deep prosthetic infections in a specialist orthopaedic hospital: A 15-year prospective survey [J]. Journal of Bone & Joint Surgery British Volume, 2007, 89(2): 281 - 282.

[6] Kremers H M, Larson D R, Crowson C S, et al. Prevalence of Total Hip and Knee Replacement in the United States [J]. J Bone Joint Surg Am. 2015, 97(17): 1386 - 1397.

[7] Kurtz S, Ong K, Lau E, et al. Projections of Primary and Revision Hip and Knee Arthroplasty in the United States from 2005 to 2030 [J]. Journal of Bone & Joint Surgery, American Volume, 2007, 89(4): 780 - 785.

[8] Li H-K, Rombach I, Zambellas R, et al. Oral versus Intravenous Antibiotics for Bone and Joint Infection [J]. N Engl J Med, 2019, 380(5): 425 - 436.

[9] Osmon D R, Berbari E F, Berendt A R, et al. Diagnosis and management of prosthetic joint infection: clinical practice guidelines by the Infectious Diseases Society of America. [J]. Clinical Infectious Diseases, An Official Publication of the Infectious Diseases Society of America, 2013, 56(1): 1 - 10.

[10] Del Pozo J L, Patel R. Infection Associated with Prosthetic Joints [J]. New England Journal of Medicine, 2009, 361(8): 787 - 794.

[11] Betsch B, Eggli S, Siebenrock K, et al. Treatment of Joint Prosthesis Infection in Accordance with Current Recommendations Improves Outcome [J]. Clinical Infectious Diseases, 2008, 46(8): 1221 - 1226.

[12] Zimmerli W, Trampuz A, Ochner P E. Prosthetic-joint infections [J]. N Engl J Med, 2004, 351(16): 1645 - 1654.

[13] Zimmerli W, Widmer A F, Blatter M, et al. Role of Rifampin for Treatment of Orthopedic Implant-Related Staphylococcal Infections A Randomized Controlled Trial [J]. JAMA, The Journal of the American Medical Association, 1998, 279(19): 1537 - 1541.

[14] Byren I, Bejon P, Atkins B L, et al. One hundred and twelve infected arthroplasties treated with "DAIR" (debridement, antibiotics and implant retention): antibiotic duration and outcome [J]. Journal of Antimicrobial Chemotherapy, 2009, 63(6): 1264 - 1271.

[15] Johannsson B, Taylor J, Clark C R, et al. Treatment approaches to prosthetic joint infections: results of an Emerging Infections Network survey [J]. Diagnostic Microbiology & Infectious Disease, 2010, 66(1): 6 - 23.

[16] Helou O C E, Berbari E F, Lahr B D, et al. Efficacy and safety of rifampin containing regimen for staphylococcal prosthetic joint infections treated with debridement and retention [J]. European Journal of Clinical Microbiology & Infectious Diseases, 2010, 29(8): 961 - 967.

[17] Kadurugamuwa J L, Sin L V, Yu J, et al. Noninvasive Optical Imaging Method To Evaluate Postantibiotic Effects on Biofilm Infection In Vivo [J]. Antimicrobial Agents and Chemotherapy, 2004, 48(6): 2283 - 2287.

[18] Zimmerli W, Frei R, Widmer A F, et al. Microbiological tests to predict treatment outcome in experimental device-related infections due to Staphylococcus aureus [J]. J Antimicrob Chemother, 1994, 33(5): 959 - 967.

[19] Moran E, Byren I, Atkins B L. The diagnosis and management of prosthetic joint infections [J]. Journal of Antimicrobial Chemotherapy, 2010, 65(Supplement 3): iii45 - iii54.

[20] Von Foerster G, Klüber, D, Käbler, U. Mid to long-term results after treatment of 118 cases of periprosthetic infections after knee joint replacement using one-stage exchange surgery [J]. Der Orthopde, 1991, 20(3): 244 - 252.

[21] Jamsen E, Stogiannidis I, Malmivaara A, et al. Outcome of prosthetsis exchange for infected knee arhtroplasty: the effect of treatment approach [J]. Acta Orthop, 2009, 80(1): 67 - 77.

[22] Whittaker J P, Warren R E, Jones R S, et al. Is prolonged systemic antibiotic treatment essential in two-stage revision hip replacement for chronic Gram-positive infection? [J]. Journal of Bone and Joint Surgery — British Volume, 2009, 91-B(1): 44 - 51.

[23] Stockley I, Mockford B J, Hoad-Reddick A, et al. The use of two-stage exchange arthroplasty with depot antibiotics in the absence of long-term antibiotic therapy in infected total hip replacement [J]. Journal of Bone and Joint Surgery — British Volume, 2008, 90-B(2): 145 - 148.

[24] Brandt C M, Duffy M C T, Berbari E F, et al. Staphylococcus aureus Prosthetic Joint Infection Treated With Prosthesis Removal and Delayed Reimplantation Arthroplasty [J]. Mayo Clinic Proceedings, 1999, 74(6): 553 - 558.

[25] Widmer A F, Frei R, Rajacic Z, et al. Correlation between In Vivo and In Vitro Efficacy of Antimicrobial Agents against Foreign Body Infections [J]. Journal of Infectious Diseases, 1990, 162(1): 96 - 102.

[26] Widmer A F, Wiestner A, Frei R, et al. Killing of nongrowing and adherent Escherichia coli determines drug efficacy in device [J]. Antimicrob Agents Chemother, 1991, 35(4): 741 - 746.

[27] Norris A H, Shrestha N K, Allison G M, et al. 2018 IDSA Clinical Practice Guideline for the Management of OPAT [J]. Clinical Infectious Diseases, 2019, 68(1): e1 - e35.

[28] Frank J M, Kayupov E, Moric M, et al. The Mark Coventry, MD, Award: Oral Antibiotics Reduce Reinfection After Two-Stage Exchange: A Multicenter, Randomized Controlled Trial [J]. Clinical Orthopaedics and Related Research, 2017, 475(1): 56 - 61.

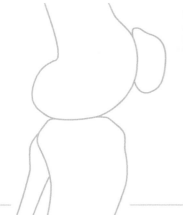

第三章

人工关节感染的
预防措施和新进展

第一节　人工关节感染的预防

人工髋、膝关节置换术是治疗终末期髋、膝关节疾病的有效手段，可以明显地改善患者的关节功能，提高患者的生活质量。当前在中国，人工髋、膝关节置换数量呈现暴发式增长，虽然尚缺乏详细的数据，但据估计，接受关节置换的患者数量从1995年的2万例～3万例/年，至2014年近40万例/年，并且以每年25%～30%的速度增长。基于中国的人口基数及实际国情，随着国家医疗保险制度的不断健全与完善，将会有越来越多过去由于经济原因无法接受治疗的终末期髋、膝关节疾病患者有机会接受关节置换，以改善生活质量。人工关节置换术后假体周围感染（PJI）的数量也将随之增长。

PJI可以发生在关节置换术后的任何时间。在初次人工髋、膝关节置换术后头2年内，PJI的发生率为0.25%～2.0%。PJI是人工关节置换术后灾难性的并发症，其诊断与治疗都非常棘手，给患者及关节外科医生带来巨大的心理与技术挑战，造成沉重的社会经济负担。在美国，感染导致关节置换术翻修的费用从2001年的3.2亿美元增至2009年的5.6亿美元，预计到2020年时将达到16.2亿美元。因此，如何有效预防PJI至关重要。

本章将探讨如何预防人工髋、膝关节置换术后PJI的发生及其相应的新进展。

众多因素可以影响PJI的发生与发展，比如，糖尿病控制不佳、类风湿性关节炎、肾功能不全、充血性心力衰竭、心脏瓣膜疾病、高脂血症、营养不良、肺部疾病、术前贫血、静脉血栓、周围血管疾病、转移性肿瘤、精神疾病、酗酒等都可以增加发生感染的危险性，但仍取决于宿主和环境因素。接受择期关节置换术的患者通常处于亚健康状态，而上述众多因素的影响是可以相互叠加的。由此，预防PJI发生的最佳措施就是在术前、术中以及术后评估各种危险因素，并将其改善。

一、术前预防措施

（一）术前优化患者一般健康状态

患者的一般健康状态与患者术后并发症的发生有直接关联，比如，血糖控制不佳、ASA评分>2分、类风湿性关节炎等都可以明显地增加PJI发生的危险性。特别需要指出的是，糖尿病的危险性可以与其他合并疾病的危险性相互叠加，使得患者处于更高的发生PJI的风险。术前糖化血红蛋白较高者接受关节置换术发生PJI的概率是正常者的2.31倍，而术后血糖水平超过200 mg/dL者发生PJI的概率是正常者的2倍。PJI费城国际会议共识工作组认为先前有手术史、糖尿病控制不佳（血糖>200 mg/L或HbA$_{1c}$>7%）、营养不良、病态肥胖（BMI>40）、慢性肾脏疾病、活动性肝脏疾病、吸烟（>1包/天）、酗酒（40 U/周）、静脉注射毒品、近期住院、创伤性关节炎、炎性关节病、男性以及严重的免疫抑制性疾病等都可以增加发生PJI的危险性。因此，非常有必要在关节置换术前进行多学科会诊评估，并且按照会诊意见处理相关合并症，这样可以显著降低关节置换术后死亡的发生率和次均住院费用。在进行术前多学科会诊时，必须着重于那些在围手术期阶段可以调整的危险因素，比如，营养状况、血糖水平、心肺功能状况、潜在的感染源、耐甲氧西林金黄色葡萄球菌（MRSA）去定植等。尽管目前对是否需要在术前进行MRSA去定植存在争议，但如果怀疑存在MRSA定植，可以短期应用莫匹罗星鼻腔给药，这是目前最被接受的MRSA去定植方法。

1. 活动性全身或局部感染　活动性感染灶的存

在，无论是局部或者全身的，都使得患者在关节置换术后易发生 PJI。菌血症、化脓性关节炎、活动性局部皮肤感染等均可造成细菌血源性感染或者直接播散至假体处。因此，必须推迟关节置换术，直至所有潜在的感染灶都得到根除。建议在感染控制 6 个月后进行关节置换术。先前有化脓性关节炎病史的患者在术前需要进行血清学和关节腔穿刺评估，除此之外，也可以术中取组织进行培养，关节外科医生必须确保无活动性感染灶存在。所有患者在接受关节置换术前都应去口腔科筛查是否存在口腔感染灶。除有尿路感染病史或症状的患者外，术前不必常规进行尿液筛查。

2. 既往关节手术史　既往关节有过开放性手术史者容易在关节置换术后发生 PJI。PJI 费城国际会议共识工作组建议查阅患者既往手术史，分析切口皮肤情况，制订最佳的手术入路与方案。

3. 免疫抑制剂　众多研究已经表明，类风湿性关节炎或其他免疫性关节疾病患者发生术后感染的概率更高。除了本身疾病的特点之外，此类患者往往接受糖皮质激素、改变病情抗风湿药物（DMARD）等药物的治疗，使得在关节置换术后发生 PJI 的风险更高。Berbari 等建立了 PJI 和 SSI 风险分层模型，认为免疫抑制剂是发生 PJI 的重要危险因素（R 1.96，95％ CI 1.37～2.82）。因此，在择期关节置换术前，有必要停用改变病情抗风湿药物（DMARD），停药的时机取决于相应药物的药代动力学，最好是在停药前咨询风湿免疫科医生。

4. 慢性疾病　肝脏疾病、慢性肾衰竭、贫血等疾病可增加关节置换术后发生 PJI 的危险。具体原因目前尚不清楚，可能是多因素造成的。营养不良、血小板数量减少或功能不佳者都可使患者在关节置换术后更容易出血和出现伤口并发症。术前慢性贫血可增加术后异体输血的风险。因此，术前应尽最大努力去调整此类慢性疾病，以减少 SSI 的发生。

5. 精神状态　抑郁可直接影响人体免疫系统，进而导致患者更容易发生感染。抑郁诱导 IL-6 等促炎性细胞因子产生过度，从而提高血清 ACTH 和皮质醇的水平。血清 ACTH 和皮质醇增加会抑制免疫系统反应。因此，在关节置换术前，应调整好患者的精神状态。

6. 吸烟　吸烟是增加术后病死率和并发症的重要危险因素。荟萃分析表明术前停止吸烟可以减少术后并发症（RR 0.76，95％ CI 0.69～0.84），特别是伤口延迟愈合（RR 0.73，95％ CI 0.61～0.87）。尽管最佳的吸烟停止时间段还没有确定，一般建议至少在术前 6～8 周停止吸烟。

7. 营养不良　营养不良与关节置换术后众多并发症相关，包括延长住院时间、延迟伤口愈合、伤口持续渗液以及伤口感染等。常用的营养评价指标包括血清白蛋白、血清转铁蛋白、血清前白蛋白、淋巴细胞计数等。上述指标不正常，如血清白蛋白<34 g/L 或淋巴细胞计数<1 200/mL，可能会在关节置换术后发生并发症。在关节置换术前，应检查怀疑营养不良患者的营养状态，特别是肥胖患者。

8. 病态肥胖　肥胖患者在关节置换术后更容易发生包括 SSI 和 PJI 在内的并发症，这可能与肥胖患者手术操作时间延长、异体输血风险增加以及术前并发糖尿病等因素相关。尽管当前针对择期关节置换术的最佳 BMI 阈值尚未确定，但美国髋、膝关节置换医师协会认为术前 BMI＞40 患者风险较高。

9. 皮肤问题　手术切口部位附近存在活动性皮肤溃疡，是择期关节置换术的禁忌证。对于某些皮肤病损，如存在湿疹或银屑病性皮损，应推迟关节置换术，直至此类病损得到最佳处理。

(二) 术前备皮

众多研究已表明，应用抗菌剂进行全身沐浴有助于减少皮肤细菌的载荷量，降低术后发生 SSI 的风险。由美国 CDC 发布的关于 SSI 预防的指南指出，在术前一晚用抗菌剂洗澡至少一次可以明显降低细菌载荷量。术前患者在家使用葡萄糖酸氯己定（每天 2 次）可以显著降低 SSI 的发生率。因此，PJI 费城国际会议共识工作组建议在术前应用氯己定进行皮肤清洗。若对氯己定过敏，或无法获取时，也可考虑使用抗菌肥皂。

手术区域备皮是患者术前准备工作中的常规内

容，有意思的是，目前没有证据表明备皮可以减少SSI 的发生率。若需备皮，最佳的备皮方法是剪除毛发，而非刮除毛发。Tanner 等指出与剪除毛发备皮相比，刮除毛发备皮具有更高的感染率。PJI费城国际会议共识工作组认为目前还没有足够的证据表明使用脱毛膏是否有益。若需要备皮，应选择尽可能接近手术的时间进行。

（三）术前外科医生刷手消毒

上台的医务人员在每天第一台手术前至少刷手消毒 2 分钟，剩余的手术刷手时间可以适当缩短。各种刷手消毒剂在预防 PJI 上没有明显区别。

（四）术前患者皮肤消毒

据美国 CDC 估计，SSI 是导致医院内感染的第二大主要原因，也占据了超过 1/4 的医院相关性感染。尽管当前在预防性应用抗生素方面有很多新进展，但皮肤消毒仍具有重要地位。可用于术前皮肤准备的消毒剂种类繁多，但常用的还是氯己定、酒精和碘伏，它们各有优缺点。氯己定由于其效果作用时间长以及对革兰染色阳性和阴性细菌有累积效应而受欢迎。碘伏对皮肤菌落非常有效，但与氯己定相比，它接触到血液后效果会减弱。酒精也是非常好的抗菌剂，但它的易燃性和干燥后效果减弱是其缺点。有荟萃分析指出，各种皮肤消毒剂在减少SSI 的发生率方面无差别。PJI 费城国际会议共识工作组亦同意此观点。

（五）术前抗生素应用

已经有大量的文献证据支持术前应用抗生素可以预防 PJI。在预防性使用抗生素时，要考虑到患者的药物过敏史和耐药性问题。所选择的抗生素要能覆盖绝大部分引起 PJI 的微生物。因此，在术前可以常规应用第一代或者第二代头孢菌素类抗生素（如头孢唑啉、头孢呋辛等）。若已知患者对青霉素过敏，可以考虑选择万古霉素或者克林霉素。青霉素皮试不能准确地预测是否对头孢菌素过敏。在先前存在心脏瓣膜等内植物的患者中，抗生素的选择和常规手术一样。过度使用万古霉素有造成耐万古

霉素细菌感染的风险，因此，并不推荐术前常规使用万古霉素进行预防，万古霉素应使用于已确证存在 MRSA 者或对青霉素过敏者。

以下患者具有携带 MRSA 的高风险性，应进行筛查。①来自 MRSA 高流行率地区的患者。②ICU患者或依赖透析的患者等。③卫生保健工作者。

需要指出的是，万古霉素并不能全面覆盖MRSA，所以，通常需要联合使用一种头孢菌素类抗生素。但目前尚无证据支持常规使用两种抗生素来预防 PJI。

在常规使用预防性抗生素时，无症状细菌尿患者可以安全地进行关节置换术。对存在泌尿系统感染症状的患者，可以在关节置换术前进行常规筛查，并给予相应治疗。对先前有化脓性关节炎或者PJI 的患者，术前应用的抗生素应覆盖到先前的致病菌。

PJI 费城国际会议共识工作组建议在切皮前至少 1 小时内应用抗生素；对使用如万古霉素或者氟喹诺酮类等输注时间比较长的抗生素，至少在切皮前 2 小时前应用。针对术中使用止血带的患者，抗生素需要在止血带充气前完全输入。手术时间若超过抗生素 2 个半衰期，需要在术中追加一次抗生素。各种抗生素具有不同的药代动力学，术前抗生素使用剂量需按照患者体重进行调整。对 MRSA携带者来说，推荐使用万古霉素或者替考拉宁。术前重新筛查具有 MRSA 携带史的患者，若结果为阴性，则使用术前常规推荐的抗生素。

二、术中预防措施

（一）手术室层流

手术室层流于 1964 年首次在美国引入，凭借垂直层流使得定向气流变成高效的微粒空气，在术野产生空气正压，有助于减少 PJI 的发生率。然而，Brandt 等认为层流无益，甚至增加髋关节置换术后 SSI 的发生危险。新西兰关节置换登记系统报道，在具有层流系统的手术室里进行的髋关节置换，术后发生早期深部感染的概率增加。开关手术

室的门会导致手术室内层流的中断，由此给了微生物进入术野的机会，增加 PJI 发生的危险性。美国疾病控制与预防中心（CDC）对层流是否可减少 SSI 发生未曾表态。当前没有特别建议需要在层流下进行关节置换。尽管如此，CDC 发布了以下指导意见。

（1）在走廊和邻近区域保持正压通气。

（2）保持量≥15ACH，其中≥3ACH 应为新鲜空气。

（3）用合适的过滤器过滤所有重新循环和新鲜的空气，至少提供 90％ 的有效率（尘点测试）。

（4）在手术室不要产生水平层流，在天花板上引入气流，在地板附近吸走气流。

（5）不用使用紫外线灯光预防 SSI。

（6）尽量保持手术室的门处于关闭状态。

参考当前的文献资料，关节置换术也在无层流的手术室中进行。层流手术室和其他减少手术室微粒的措施应该是可以降低术野微粒的载荷量，但当前的证据并不支持层流减少 SSI 发生的有效性。

（二）穿戴手套

穿戴无菌手套具有双重保护功能，不仅可以阻止外科医生手上残留的细菌进入术野，也可以保护外科医生接触患者的体液。高度推荐穿戴双重手套，以降低术中遇到尖锐边缘造成手套破损的风险。也有学者认为穿戴三层手套更为安全，但这会降低外科医生手的触觉和灵活性。建议至少每隔 90 分钟或者更短的时间更换手套，此外，一旦发现手套有破裂，应及时进行更换。PJI 费城国际会议共识工作组建议佩戴双层手套，同时也意识到了佩戴三层手套在理论上的优势。

（三）人体排气系统

John Charnley 于 20 世纪 60 年代引入人体排气系统（human exhaust system）的概念，以减少在关节置换术中空气源性细菌的数量。当前尚缺乏统一的文献结论来支持在关节置换术中常规使用太空服，主要的问题在于人体排气系统过于笨重以及容易发生污染。在超过半数的病例中，人体排气系统

外表面不能保持无菌状态，因此，建议在术中不要触碰人体排气系统，一旦发生，需要立即更换。

（四）手术室人员流动

手术室人员的流动可以产生涡流、污染空气以及细菌播散，是手术室空气污染的主要来源。手术室内的人员数量与细菌数量呈现直接联系；如果在手术室的人员超过 5 个，与空手术室相比，细菌数量将增加 34 倍。其中一个解决方案就是，在手术开始之前就将必需的假体和器械在手术室存放好。由此可将手术室内的人员流动控制在最小限度之内，美国 CDC 亦是如此建议。

（五）手术室卫生清扫

PJI 费城国际会议共识工作组建议在每台手术结束后清扫手术室内的设备、地面等。尽管目前尚无足够的证据，但仍建议先进行非感染手术，再进行感染或者可能感染的手术。

（六）铺巾

文献资料支持在关节置换术中使用非渗透性纸质手术单进行铺巾。传统的布质手术单在术中容易湿透，增加细菌入侵的概率，而非渗透性纸质手术单可以解决这个问题。Fairclough 等证实了在髋关节手术中使用塑料黏性手术单可以将伤口发生污染的概率从 15％ 降至 1.6％。如果使用以酒精为介质的消毒剂来消毒皮肤时，塑料黏性手术单将发挥最大效用。从理论上来说，塑料黏性手术单可以将细菌阻挡在其下，为手术提供无菌区域，由此降低手术部位发生污染的危险性，但目前对其在预防细菌污染方面的效能仍存在争议。以碘为介质的切口贴膜可以减少皮肤细菌的数量，但是否可以减少 SSI 尚无文献资料支持。无影灯柄也可能是细菌污染的来源之一，因此要尽量减少接触无影灯柄。

（七）手术时间

SSI 的发生与手术操作持续时间直接相关。因此，减少手术持续时间是非常重要的目标。PJI 的

发生率往往与外科医生的手术量呈负相关，即外科医生手术量越低，发生感染的风险越高，尤其是在全膝关节置换术后呈现显著的统计学相关性。

（八）手术器械

已有研究表明在术中手术器械可能会被污染。Givissis 等发现吸引器头污染率为 54%，此污染率与手术时间呈直接相关。Davis 等报道各种手术相关器具的污染率：手套尖 28.7%，输液袋 20.0%，手术衣 17.0%，无影灯柄 14.5%，吸引器头 11.4%，皮肤刀片 9.4% 等。PJI 费城国际会议共识工作组建议，切皮后的手术刀片具有较高的污染概率，切皮后常规更换刀片。吸引器管容易发生污染，最好每隔 60 分钟更换一次。

（九）血液管理

尽管目前对自体输血是否会增加 SSI 和 PJI 发生的风险存在争议，但美国 CDC 指南以及其他众多研究已经表明异体输血是发生 PJI 的独立预测因素，输血量与发生 PJI 的可能性存在直接关系。血红蛋白＜13 g/dL、先前输血史、全身麻醉以及手术操作时间延长等均是初次关节置换术患者在围手术期失血的重要预测因素。纠正术前贫血是减少术中、术后输血量的重要途径之一。伤口闭合引流也是增加术后输血率的因素，PJI 费城国际会议共识工作小组建议应在术后 24 小时内移除引流管。其他方法包括术中仔细止血、神经阻滞麻醉以及使用氨甲环酸。PJI 费城国际会议共识工作组亦认同异体输血会增加 SSI 或 PJI 的发生率，术前使用铁剂、促红细胞生成素等可以减少术中的输血量，神经阻滞麻醉可以降低全膝关节置换术和全髋关节置换术中的失血量。

（十）假体因素

假体的类型（骨水泥与非骨水泥）或羟基磷灰石喷涂都不影响 PJI 的发生率。但抗生素骨水泥可以减少关节置换术后 PJI 的发生率，所以无论在初次还是翻修术中，对发生 PJI 的高危者，都应使用抗生素骨水泥。假体的体积与 PJI 的发生相关，铰链关节发生 PJI 的概率较高。在翻修术中，与钛合金相比，使用多孔钽金属发生 PJI 的概率似乎要低些。

（十一）伤口关闭与敷料

1. **伤口皮肤缝合**　在关节置换术中，目前有众多的皮肤闭合方法，比如钉皮器、可吸收缝线、倒刺线等。尽管缺乏证据表明这些方式孰优孰劣，但仍推荐单丝线缝合以减少 SSI，因为单丝线细菌附着要少于编织线。文献资料尚不支持皮肤缝合钉可降低 SSI 发生率。

2. **伤口敷料**　众多因素，包括对敷料的选择，都可以影响伤口的愈合过程。伤口敷料将伤口与外界细菌隔绝，同时亦有助于伤口止血。在关节置换术后，强烈推荐使用藻酸盐水合纤维封闭性敷料，可以减少伤口水疱形成，同时降低 SSI 或 PJI 的发生危险。尚无统一证据表明银离子敷料可以减少 SSI 或 PJI 的发生率。

3. **伤口引流**　目前尚无证据表明使用闭合引流会增加关节置换术后 PJI 的发生率，亦无证据显示术后引流管拔除的最佳时机。但 PJI 费城国际会议共识工作小组建议，当伤口引流管留置超过 72 小时，需要给予伤口负压吸引等措施，同时也不建议口服或者静脉使用抗生素，因为这会减弱伤口感染的症状。如果伤口引流持续超过 5 天，必须考虑予以彻底灌洗和清创，重新缝合伤口。

三、术后预防措施

关节置换术后应用抗生素的时间不应超过 24 小时。针对怀疑感染的患者，在等待微生物培养结果时，可以根据当地微生物的流行病学特点，进行经验性地应用抗生素，直至微生物培养结果出来，此后，可根据微生物培养药敏试验选择相应抗生素进行治疗。

在最终微生物培养结果出来前，推荐使用头孢唑林和庆大霉素治疗急性血源性感染。使用万古霉素治疗所有革兰染色阳性细菌引起的慢性与急性术后感染。使用第三代或者第四代头孢菌素治疗革兰染色阴性细菌引起的感染。联合使用万古霉素和第三/四代头孢菌素治疗革兰染色阳性和阴性细菌所导致的混合型感染。

PJI可以发生在术后的任何时间，一过性菌血症可能是PJI发生的潜在危险因素，某些有创操作可能会导致菌血症。美国骨科医师协会于2012年发布了关于患者在接受牙科操作之前预防骨科内植物感染的指导意见，主要建议如下。

（1）髋、膝关节置换术患者在进行牙科操作之前可考虑无须继续常规预防性使用抗生素。

（2）不支持亦不反对上述患者在进行牙科操作时局部口服抗菌药物。

（3）尽管没有可靠的证据表明口腔卫生差会造成PJI，但是仍建议患者在关节置换术后保持口腔卫生。

关节置换术患者在口腔操作前预防性使用抗生素必须考虑到患者个人的危险因素和牙科操作的复杂程度。

针对其他操作（如结肠镜等），可以预防性使用抗生素来减少一过性菌血症的发生，特别是在高危患者中。

（林剑浩）

参 考 文 献

[1] Parvizi J, Shohat N, Gehrke T. Prevention of periprosthetic joint infection: new guidelines [J]. Bone Joint J, 2017, 99-B (4 Supple B): 3-10.

[2] Rezapoor M, Parvizi J. Prevention of periprosthetic joint infection [J]. J Arthroplasty, 2015, 30(6): 902-907.

[3] Kapadia B H, Berg R A, Daley J A, et al. Periprosthetic joint infection [J]. Lancet, 2016, 387(10016): 386-394.

[4] Parvizi J, Gehrke T. International consensus on periprosthetic joint infection: let cumulative wisdom be a guide [J]. J Bone Joint Surg Am, 2014, 96(6): 441.

[5] Parvizi J, Gehrke T, Chen A F. Proceedings of the international consensus on periprosthetic joint infection [J]. Bone Joint J, 2013, 95-B: 1450-1452.

第二节　人工关节感染预防的流程：实践与思考

PJI是具有较高病死率和致残率的严重并发症。术前、术中以及术后的众多因素都可导致PJI的发生。因此，预防远重于治疗。术前要调整好患者的一般健康状态，这对于预防PJI的发生至关重要。要牢记在关节置换术前预防性应用抗生素。在术中要严格遵循美国CDC提出的针对预防PJI的措施。凡是接受关节置换术都存在感染风险，因此，在进行某些有创操作之前要给予预防性使用抗生素。

实践与思考（一）

虽然人工关节假体周围感染（PJI）是人工关节置换术后相对少见的并发症，但是一旦发生，对于医生、患者都是灾难性的后果。Gundtoft等的研究显示，因为人工关节假体周围感染进行翻修的患者病死率明显高于因其他原因进行翻修的患者。来自芬兰的登记系统显示，人工髋、膝关节置换术后累积的假体周围感染发生率为1.2%，其中膝关节为1.41%，髋关节为0.92%。并且大部分患者是在术后2年内发生。因此如何在围手术期减少感染的出现是一个永恒的话题。

目前的研究显示，引起人工关节假体周围感染的细菌主要为革兰阳性球菌，同时耐甲氧西林细菌的比例在逐渐增多，也有越来越多的诸如肠球菌、铜绿假单胞菌（绿脓杆菌）甚至是真菌引起的感染发生。如何在围手术期调整患者状态，术中如何选择抗生素，都是预防感染的重要因素。正如前述章节以及费城国际共识会议所讨论的，目前大家认为人工关节假体周围感染与多个危险因素相关，这些因素与假体周围感染发生的相关性强弱不等，有的因素可以被改变，有的则无法改变（表 3-1）。因此，如何预防人工关节置换术后假体周围感染的出现是一个系统流程的处理，在整个流程中掌握原则并贯彻原则。这需要我们实施人工关节置换术的团队，包括手术室、病房的护士，都需要有预防感染的概念。"木桶"效应在预防假体周围感染中得到充分体现，感染往往取决于团队中预防感染观念最差的成员，小小的疏忽可能会带来灾难性的后果。因此需要我们每个成员将预防感染的理念根植于对患者的治疗过程中，努力减少假体周围感染的出现。

前述的章节已经从术前、术中和术后等方面阐述了如何做好假体周围感染的预防。但是在门诊面对一个即将接受人工关节手术的患者，术者需要从各个方面进行系统的预防，包括患者危险因素的调整、医护之间的配合、手术期间细节的控制以及术后的随访与观察。感染的控制与预防贯穿于整个治疗过程，并且依赖于整个关节置换团队医生的严格执行。

作为关节置换团队的主治医生，不仅仅需要了解患者的骨科疾病，更需要了解患者的合并症，并且知道哪些合并症可能增加假体周围感染风险，同时这些合并症是否可以得到调整。糖尿病作为一种常见的慢性疾病，已经被证实与假体周围感染相关。Tarabichi 等的研究显示，术前 HbA_{1c} 超过 7.7％时，假体周围感染的发生率明显升高，建议术前应将该指标控制在 7％以下后再接受人工关节置换术。因此当患者决定接受人工关节置换手术时，我们需要对患者的血糖水平进行评估，这样的评估不能仅仅局限在患者的空腹血糖水平，更要重视患者餐后 2 小时血糖水平以及 HbA_{1c}。吸烟与饮酒也是接受关节置换术患者中常见的不良事件，长期的吸烟与饮酒也已经被证实与人工关节假体周围感染存在相关性。烟草中的有害成分，尤其是尼古丁会导致微循环受损，局部组织缺氧以及人体的免疫力下降，从而造成手术相关的感染发生。虽然目前尚无研究显示对于人工关节置换术术前需要戒烟或者戒酒多少时间才是合理的，但是对于酗酒或者吸烟的患者，我们应该建议患者戒除后再接受人工关节置换术，以降低假体周围感染的发生率。

当然每一个患者都有自身的特点，并且可能存

表 3-1　与假体周围感染相关的危险因素

可以进行调整的患者因素	相关性有限的危险因素
BMI—强	年龄—有限
吸烟—强	西班牙裔—有限
酗酒（酒精滥用）—强	美洲原住民—有限
低收入—强	亚裔—有限
营养不良（低蛋白）—强	药物滥用—有限
糖尿病—强	农村 vs. 非农村—有限
慢性血管疾病—中等	低体重—有限
慢性心力衰竭—强	高血压病史—有限
心律不齐—强	骨关节炎病史—有限
慢性肺部疾病—强	创伤性关节炎—有限
慢性阻塞性肺部疾病—强	牙科治疗—有限
肾功能不全—强	泌尿系感染—有限
肝脏疾病/肝功能不全—强	痴呆病史—有限
类风湿疾病—强	高胆固醇—有限
肿瘤病史—强	消化系统溃疡—有限
抑郁病史—强	心脏瓣膜病—有限
艾滋病—强	转移性肿瘤—有限
神经系统疾病—中等	凝血障碍—有限
类固醇使用史—强	静脉血栓—有限
关节腔注射史—中等	肺循环疾病—有限
既往关节手术史—强	甲状腺功能低下—有限
翻修术—强	乙型肝炎或者丙型肝炎—有限
既往关节感染史—中等	电解质紊乱—有限
ASA 评分＞2 分—强	自体输血—有限
Charlson 指数高—强	**不能调整的患者因素**
术前血糖高并 HbA_{1c} 高—中等	年龄≥75 岁—中等
异体输血—强	男性患者—强
用华法林或者低分子肝素—中等	非洲裔患者—强
	TKA vs. THA—强

在几种合并症，其中有一些是可以调整的，而有些无法调整，这需要我们每个关节外科团队的医生去关心，去尽力减少患者的风险。同时也需要医生保持对目前学科进展的熟悉，例如类风湿性关节炎患者进行关节置换术发生感染的风险增加，那么这类的患者术前怎么调整用药，怎么完善围手术期用药方案？在美国风湿病学会和美国髋、膝关节外科学会共同发表的指南中详细地阐述了类风湿性关节炎接受人工关节置换术的患者怎么进行围手术期药物调整。虽然指南依据的研究证据等级还不是很高，但是它为关节外科医生提供了相应用药的依据。

作为一个关节置换手术，术中减少术区的污染是预防假体周围感染最重要的一个方面。在这个过程中需要关节外科医生注重外科无菌术，注重手术中的医护配合，也需要医生对于手术流程非常熟悉，减少患者术区暴露的时间，从而达到减少污染的可能。外科手术并不是简单的手术操作，从患者进入手术室开始，医生就需要重视整个手术的流程，在这里需要和麻醉医生、巡回护士进行沟通，关注患者使用何种抗生素，是否可以在手术开始前30分钟把抗生素输注完毕。由于骨科手术感染大部分是由于葡萄球菌或者链球菌引起的，所以半衰期长，骨关节肌肉组织浓度高的抗生素是预防假体周围感染的首选。临床上多选择一代或者二代头孢作为预防使用的抗生素。对于携带耐甲氧西林金黄色葡萄球菌的患者，可以采用万古霉素作为预防使用的抗生素。而万古霉素由于输入后血药浓度往往需要比较长的时间才能达到峰值，所以建议在手术前1小时就需要输注完毕。目前国内大多数医院尚不能对接受人工关节置换术的患者进行耐甲氧西林金黄色葡萄球菌是否携带进行筛查，所以对于高危患者，如既往有感染病史，医务工作者等也可以考虑使用万古霉素进行感染预防。

患者皮肤定植细菌是手术污染来源之一。来自Morrison等的研究显示，使用消毒剂对皮肤进行双侧准备比单次准备后发生感染的概率显著降低。仔细地消毒虽然是一个简单的步骤，却是手术成败的关键因素之一。手术室的污染源——空气中的细菌主要来源于手术室内的人员，因此手术医生与巡回护士的密切配合，将手术室内人员减少到最低需求，可以减少患者感染的风险。

在人工关节置换手术中，手术用吸引器因为单位时间内通过的气流和空气体积最多，所以造成的污染可能性比较大。因此建议在手术时间较长的情况下要及时更换吸引器头以避免手术区域的污染。当然在整个手术过程中，容易被污染的不仅仅是吸引器头，手术医生还需要关注灯棒、电刀头、冲洗用容器等。因此一个好的外科医生不仅仅是关注手术本身，更需要关注整个手术的细节。

手术时间与假体周围感染的发生成相关性，虽然目前没有定论多长的手术时间会引起人工关节假体周围感染率增加，但过长的手术时间是发生假体周围感染的独立危险因素。当然过长的手术时间可能与组织损伤、出血等都有关系，这些也都可能增加假体周围感染的发生率。作为关节外科医生，熟练的手术技巧、流畅的手术流程可减少手术创伤和手术中出血，同时对于预防假体周围感染的出现也至关重要。

预防人工关节假体周围感染是一个需要考虑各种因素的任务，它贯穿于患者就医的整个细节，也需要关节外科医师团队中每一个成员通力合作，更需要大家关注于每个细节，对目前循证医学中所证实的每个问题加以重视，才能很好地预防感染的出现。当然在预防感染的领域也需要我们医生投入更多的精力做好研究，为临床提供更多有利的证据来帮助医生进行临床治疗。

（周一新）

［1］Gundtoft P H，Pedersen A B，Varnum C，et al. Increased mortality after prosthetic joint infection in primary THA［J］.Clin Orthop Relat Res，2017，475（11）：2623 - 2631.

［2］Huotari K，Peltola M，Jamsen E. The incidence of late

prosthetic joint infections：a registry-based study of 112, 708 primary hip and knee replacements［J］．Acta Orthop，2015，86（3）：321－325.

［3］ 邵宏翊，郭宇，周一新，等．人工关节假体周围感染的微生物学分析［J］．骨科临床与研究杂志，2017，2（4）：215－218.

［4］ Akonjom M，Battenberg A，Beverland D，et al. General assembly，prevention，blood conservation：proceedings of international consensus on orthopedic infections［J］．J Arthroplasty，2019，34（2S）：S147－S155.

［5］ O'Toole P，Maltenfort M G，Chen A F，et al. Projected increase in periprosthetic joint infections secondary to rise in diabetes and obesity［J］．J Arthroplasty，2016，31（1）：7－10.

［6］ Chrastil J，Anderson M B，Stevens V，et al. Is hemoglobin A$_{1c}$ or perioperative hyperglycemia predictive of periprosthetic joint infection or death following primary total joint arthroplasty？［J］．J Arthroplasty，2015，30（7）：1197－1202.

［7］ Tarabichi M，Shohat N，Kheir M M，et al. Determining the threshold for HbA$_{1c}$ as a predictor for adverse outcomes after total joint arthroplasty：a multicenter，retrospective study［J］．J Arthroplasty，2017，32（9S）：S263－S267.

［8］ Springer B D. Modifying risk factors for total joint arthroplasty：strategies that work nicotine［J］．J Arthroplasty，2016，31（8）：1628－1630.

［9］ Bozic K J，Lau E，Kurtz S，et al. Patient-related risk factors for postoperative mortality and periprosthetic joint infection in medicare patients undergoing TKA［J］．Clin Orthop Relat Res，2012，470（1）：130－137.

［10］ Best M J，Buller L T，Gosthe R G，et al. Alcohol misuse is an independent risk factor for poorer postoperative outcomes following primary total hip and total knee arthroplasty［J］．J Arthroplasty，2015，30（8）：1293－1298.

［11］ Bedard N A，Dowdle S B，Owens J M，et al. What is the impact of smoking on revision total hip arthroplasty？［J］．J Arthroplasty，2018，33（7S）：S182－S185.

［12］ Maricic M，Deal C，Dore R，et al. 2017 American college of rheumatology guideline for the prevention and treatment of glucocorticoid-induced osteoporosis：comment on the article by buckley［J］．Arthritis Care Res（Hoboken），2018，70（6）：949－950.

［13］ Meehan J，Jamali A A，Nguyen H. Prophylactic antibiotics in hip and knee arthroplasty［J］．J Bone Joint Surg Am，2009，91（10）：2480－2490.

［14］ Matar W Y，Jafari S M，Restrepo C，et al. Preventing infection in total joint arthroplasty［J］．J Bone Joint Surg Am，2010，92（Suppl 2）：36－46.

［15］ Morrison T N，Chen A F，Taneja M，et al. Single vs repeat surgical skin preparations for reducing surgical site infection after total joint arthroplasty：a prospective，randomized，double-blinded study［J］．J Arthroplasty，2016，31（6）：1289－1294.

［16］ Fletcher N，Sofianos D，Berkes M B，et al. Prevention of perioperative infection［J］．J Bone Joint Surg Am，2007，89（7）：1605－1618.

［17］ Davis N，Curry A，Gambhir A K，et al. Intraoperative bacterial contamination in operations for joint replacement［J］．J Bone Joint Surg Br，1999，81（5）：886－889.

［18］ Kurtz S M，Ong K L，Lau E，et al. Prosthetic joint infection risk after TKA in the medicare population［J］．Clin Orthop Relat Res，2010，468（1）：52－56.

［19］ Peersman G，Laskin R，Davis J，et al. Infection in total knee replacement：a retrospective review of 6489 total knee replacements［J］．Clin Orthop Relat Res，2001，（392）：15－23.

实践与思考（二）

人工关节感染（PJI）是人工关节置换术后最严重的并发症之一，在初次人工关节置换患者中发生率为 1%～3%。PJI 发生后，患者不仅需要接受多次手术治疗，还需要接受长疗程抗生素治疗，严重者甚至需要截肢。

现今，我们对于 PJI 的治疗与预防均有了一定的理解，并对其治疗以及预防总结出了一定的经验。PJI 按照机制分类包括血源性传播、医源性感染、直接传播、邻近部位传播以及感染复发等。虽然，随着人工关节置换技术的提高、手术时间的缩短和手术室环境和层流设备的改进，PJI 的发生率已经由初期的 15% 下降至 1%～3%，但是对于 PJI 的预防仍应放在首位。

PJI 的发生与细菌的负载量和毒性、宿主抵御细菌的能力和生物膜等因素密切相关，而临床工作中，我们发现存在有多种因素可以对 PJI 造成影响，故我们认为 PJI 的预防应当从术前、术中、术后这 3 个方面开展，这样才能尽可能减少 PJI 发生的概率。

一、术前预防措施

手术前应当对患者进行仔细的评估，尽可能在术前消除或是纠正危险因素，例如：贫血、免疫功能抑制或是营养不良等。同时应当对患者进行细致的体格检查，以便发现皮肤的危险感染病灶或是皮肤瘢痕，以便在术前进行处理或是制订详细的手术计划。

（一）患者本身

对于初次人工关节置换患者，应当在术前对患者情况进行详细的评估，以便发现并处理相应的危险因素，其危险因素包括：先天性免疫缺陷病（如HIV）、接受免疫抑制剂治疗患者、系统性疾病（如糖尿病、慢性肾功能衰竭、肝功能不全、风湿性关节炎、银屑病）、营养不良、贫血、术前关节腔注射等均可能导致术后发生 PJI 的概率增加。例如，在术前应当对常规患者的营养状态进行评估，应当及时纠正营养不良状态，但是目前并无统一的标准来限定什么样的营养状态下可以行人工关节置换手术。我们一般以患者血清白蛋白<35 g/L 或是淋巴细胞数目<$1.5×10^9$/L 为界限。术前多长时间内行关节腔注射作为关节置换的相对禁忌证，目前仍无定论，我们一般以 6 周为界限，但关节注射时间超过 6 周的患者，若在关节注射后临床症状加重、炎症指标升高，需高度怀疑感染者也应当在术前行关节腔穿刺，检查关节液白细胞和多核细胞计数、微生物培养等。而对于糖尿病患者，术前除了应对患者血糖进行规律监测之外，还需检测HbA_{1c}，该指标可反映一段时间内（4～8 周）的血糖水平，与 PJI 的发生率有更高的相关性。糖尿病患者的术前空腹血糖应当控制在 10 mmol/L 以内，HbA_{1c} 控制在 7% 之内。

（二）其他部位感染

其他远离关节部位的感染也可能增加 PJI 的风险，例如口腔、呼吸道、泌尿生殖道以及皮肤的细菌或真菌感染。故术前应当对这些远隔部位可能存在的感染因素进行细致评估，而术前评估需要内科医师、骨科医师和其他相关科室的医师共同参与，并及时与患者及其家属密切沟通，取得其配合。所有远隔部位的感染均应在得到有效控制后，方可进行人工关节置换。例如，对于存在尿频、尿急、尿痛症状的泌尿道感染的患者，应当在人工关节置换术前使用抗生素对泌尿系统感染进行控制，并在术前再次复查尿常规以及中段尿细菌培养等。虽然相关 meta 分析认为无症状细菌尿是人工关节感染的独立危险因素，但是现无证据表明初次人工关节置换术前无症状细菌尿患者需要给予系统性抗生素治疗，同时要避免导尿并在术后防止急性尿潴留，因为上述情形可能使单纯菌尿演变成为急性泌尿系感染。

（三）术前皮肤准备

术前手术部位的皮肤准备是很有必要的。传统的备皮刀除毛处理方式可能会对皮肤造成微小损伤，反而增加手术部位感染发生的风险，故不建议术前使用备皮刀进行备皮。如有必要可使用剪刀剪除术区过长的毛发。我们亦要求患者术前在淋浴后使用抗菌洗剂（含酒精或氯己定）进行全身擦浴，该方法被证实可降低皮肤表面的菌落负荷，减少 SSI 发生的风险，且未增加费用及副作用。

（四）术前手术切口规划

术前应当对手术部位皮肤进行细致评估，如局部手术区域是否伴有血管疾病、既往手术或外伤留下的皮肤瘢痕等，以便在术前进行处理以及制订详细的手术计划。手术切口应该避开皮肤瘢痕，而对于关节有既往手术史的患者，应当尽可能使用原手术切口进入，且尽可能减少对皮下和筋膜组织的分离，以免影响血液供应。而在对伤口进行缝合时则必须注意皮肤张力和对合情况，皮肤张力过大可导致皮肤缺血坏死。若切口缝合过程中存在对合不良情况时，不仅影响切口的愈合，还可能导致术后切口长时间渗液，并形成细菌逆向感染的通道。

二、术中预防措施

（一）患者本身

低体温是 PJI 的危险因素之一，故术中应当使用保温装置，避免患者出现低体温。但也有文献报道，使用吹风式的加温装置可能会增加手术室内空气的粒子数量，增加 SSI 发生的风险。所以我们在术中采用电热毯，术后麻醉复苏阶段改用吹风式加温装置。

（二）手术室环境及器械管理

1. **手术室层流系统**　层流系统一般应用于狭窄

空间之中，其可使得该空间中的空气达到超洁净等级。1982 年一项回顾性研究纳入了 6 781 例全髋关节置换与 1 274 例全膝关节置换病例，该研究发现使用层流系统进行手术的患者其发生术后 PJI 的风险小于未使用层流系统手术的患者（$P<0.01$）。而近年的类似研究，亦支持上述观点。然而，即便是在使用层流系统的手术室之中，也应当严格控制手术室人员的数量，因为正常人体每分钟都有一定量的细菌从其身体上脱落。

2. 吸引器　吸引器管头极易出现污染，因为负压的缘故，故空气会不断流经吸引器头，而空气中的细菌就会停留在吸引器头部，并随着手术人员的操作而污染伤口。相关研究指出，在骨科手术过程中，约有 54% 的吸引器头被细菌污染，最常见的细菌为葡萄球菌，故有学者建议应当术中更换一次吸引器头，可减少因吸引器头所导致的细菌污染。常规的关节置换手术时间短，我们一般不更换吸引器管头；复杂初次置换或翻修手术的时间常较长（超过 1.5～2 小时），则由器械护士更换新的吸引器管头。

3. 手术器械　相关证据表明手术部位感染与术中使用被污染的器械密切相关，而手术器械污染与高压消毒设备管理维护不当、手术参与者操作不当等原因密切相关。故我们建议应当加强对于高温消毒设备的维护，增强对于手术参与者无菌观念和操作的培训，同时减少手术器械在空气中暴露的时间，以减少人工关节感染的发生。

4. 太空服　20 世纪 60 年代，John Charnley 发明了太空服以用于减少人工关节感染的发生率，然而现今对于太空服在控制人工关节感染中所发挥的作用仍存在争议，且太空服的使用使得手术费用显著增加。有研究表明，太空服的使用甚至可能增加人工关节感染发生的风险。我们认为术中使用太空服更多的是为了保护手术人员，且考虑到高昂的费用，故我们不推荐在人工关节置换手术中常规使用太空服。

（三）预防性抗生素的使用及要求

理想的预防性抗生素应当具有以下特点：具有较长的半衰期、较好的组织渗透性、低毒且价格低廉。而手术伤口的细菌污染绝大多数来源于皮肤定植菌的迁移或是手术室环境中空气。最常见的导致术后深部感染的细菌为金黄色葡萄球菌与表皮葡萄球菌。故在临床工作中，头孢唑林或头孢呋辛常用作预防性抗生素。但需要注意的是，对于体型较大的患者，需根据体重给药，例如头孢唑林钠，体重 ≥70 kg 者，给予 2 g 进行预防性治疗；而体重 <70 kg 者，给予 1 g 即可。青霉素过敏的患者，则可以使用克林霉素进行替代。对于具有高危因素的患者，如明确的 MRSA 定植、处于免疫抑制状态，则应当选择万古霉素作为预防性抗生素。但是快速静脉输注万古霉素时易出现低血压或是心肌梗死样胸痛，故应当严格控制输液速度。一般来说，预防性抗生素的使用应当在切皮前 30～60 分钟，如果手术时间超过预防性抗生素半衰期的 1 倍，或是术中出血量过多（>2 000 mL），则应当在术中追加一次抗生素以维持足够的血药浓度。

（四）手术室切口准备

常用于外科手术皮肤准备的消毒剂包括有聚维酮碘、葡萄糖酸氯己定、碘酊等。聚维酮碘可以杀灭一般的皮肤菌群，且具有一定的抑菌作用。而葡萄糖酸氯己定溶液被证实可以破坏细菌的细胞膜，并对皮肤上的革兰阳性菌和革兰阴性菌具有长时间的抑菌作用。1986 年，Breitner 等提出可以在骨科手术中使用塑料贴膜来预防切口周围感染。随着技术的发展，如今含碘手术贴膜采用的是聚酯材料，相比于传统的聚乙烯材质，它具有更好的通气性、延展性，且可以使得贴膜与皮肤更好地黏合在一起，故手术无菌贴膜在临床中得到了广泛的应用。然而，相关证据表明无菌塑料贴膜并不能减少术后感染的发生，故笔者并不推荐在常规手术中使用贴膜，以免增加不必要的费用。我们常规消毒流程如下：患者到达手术室前一天再次检查皮肤有无皮肤损害（皮疹、溃疡、疖肿等），并用肥皂水、清水多次清洁皮肤，待干燥后再次检查无鳞屑。后进行常规消毒铺巾，不使用无菌贴膜。在切皮前切口处酒精再次擦拭。

（五）切口处理

关节腔内血肿形成，可以阻止抗生素进入关节腔之中，故引流装置常被应用于引流术腔渗液以避免血肿的形成。在人工关节置换手术中，使用引流与不使用引流相比，虽然可以引起更高的输血风险，但能够减少血肿、伤口感染和血栓形成的风险。术中仔细牢固缝合关节囊、深筋膜，去除皮下游离脂肪组织，缝合皮下时尽可能消灭无效腔，若患者皮下脂肪层过厚可考虑放置皮下引流管。根据我们的经验：初次人工关节置换患者不常规放置关节腔引流管。但是，若患者存在肝硬化、凝血功能障碍、营养不良、长期应用激素、抗凝药物使用史等高危因素，则常规放置关节腔引流管，且术后 24 小时内（或引流量＜100 mL/d）拔除引流管。

三、术后预防措施

（一）术后切口处理

术后血肿形成应当及时处理，因为血肿被认为是引起术后 PJI 的重要因素之一。若拔除引流管后关节腔仍明显肿胀，在排除活动性出血后，必要时可在严格消毒后行关节穿刺抽液。切口渗液也是 SSI 发生的高危因素甚至是直接表现，应早期发现及时处理。术后切口渗液较少者，可嘱患者关节严格制动，使用棉垫加压包扎，观察 24～48 小时；

对于术后切口渗血过多的患者，无法通过上述方法解决，则应当及时至手术室进行清创处理，以减少 SSI 的风险。

（二）术后规律随访

术后 2～3 周返门诊复查血常规、C 反应蛋白（CRP）、红细胞沉降率（ESR）并检查切口，查看并指导患者关节功能锻炼，注意有无深静脉血栓形成。若发现切口愈合不良，存在明显渗血、渗液，同时合并 ESR、CRP 增高者应提高警惕，注意有无急性人工关节感染可能，必要时行关节腔穿刺，关节液送检微生物培养、关节液常规。术后 6 周再次返院复查，重点关注关节功能恢复情况，若发现存在膝关节术后僵硬患者，强调增强关节康复锻炼，若效果不理想可考虑麻醉下行手法松解。

（三）术后其他部位侵入性操作

人工关节置换术后，若患者需行牙科、泌尿外科侵入性操作，例如根管治疗、拔牙等，因侵入性操作可导致暂时性菌血症，故建议在行侵入性操作前给予阿莫西林、头孢氨苄、头孢拉定、克林霉素等抗生素预防性治疗，以减少术后发生血源性 PJI 的风险。

总之，医护人员、患者及家属应当共同、积极参与到人工关节感染的预防之中，人工关节感染的预防贯穿于人工关节置换手术前直至术后终身。

（李文波　张文明）

参 考 文 献

[1] Kapadia B H, Berg R A, Daley J A, et al. Periprosthetic joint infection [J]. The Lancet, 2016, 387(10016)：386-394.

[2] Schmitt S K. Diagnosis and management of prosthetic joint infection [J]. Perioperative Management of Patients with Rheumatic Disease, 2013, 338(June)：261-269.

[3] Ricciardi B F, Muthukrishnan G, Masters E, et al. Staphylococcus aureus evasion of host immunity in the setting of prosthetic joint infection：biofilm and beyond [J]. Current Reviews in Musculoskeletal Medicine, 2018.

[4] Gallo J, Kolář M, Novotny R, et al. Pathogenesis of prosthesis-related infection [J]. Biomed Pap Med Fac Univ Palacky Olomouc Czech Repub, 2003, 147(1)：27-35.

[5] Kapadia B H, Berg R A, Daley J A, et al. Periprosthetic joint infection [J]. Lancet, 2016, 387(10016)：386-394.

[6] Berbari E F, Hanssen A D, Duffy M C, et al. Risk factors for prosthetic joint infection：case-control study [J]. Clinical Infectious Diseases, 1998, 27(5)：1247-1254.

[7] Adriana M, Petrosillo N, Cipriani M, et al. Prosthetic joint infection：recent developments in diagnosis and management [J]. Journal of Infection, Elsevier Ltd, 2010, 61(6)：443-448.

[8] Evan S, Richard P. Surgical site infection prevention and control：an emerging paradigm [J]. Instr Course Lect, 2011, 60 (91 Suppl 6)：539-543.

[9] Fontaine, Hélène, Maynard M, Bouix, Cécile, et al. Efficacy and safety of boceprevir-based triple therapy in HCV cirrhotic patients awaiting liver transplantation （ANRS HC29

BOCEPRETRANSPLANT）［J］. Clinics and Research in Hepatology and Gastroenterology, 2016: S2210740116300985.

［10］ Iorio R, Williams K M, Marcantonio A J, et al. Diabetes mellitus, hemoglobin A$_{1C}$, and the incidence of total joint arthroplasty infection［J］. Journal of Arthroplasty, Elsevier Inc., 2011: 1 - 5.

［11］ Lavernia C J, Heiner A D, Villa J M, et al. Preoperative glycemic control on total joint arthroplasty patient-perceived outcomes and hospital costs［J］. The Journal of Arthroplasty, Elsevier Ltd, 2016: 1 - 5.

［12］ Sonohata M, Kitajima M, Kawano S, et al. Acute hematogenous infection of revision total hip arthroplasty by oralbacteria in a patient without a history of dental procedures: case report［J］. Open Orthopaedics Journal, 2014, 8(1): 56 - 59.

［13］ Bojang A L, Mendy F S, Tientcheu L D, et al. Comparison of TB-LAMP, GeneXpert MTB/RIF and culture for diagnosis of pulmonary tuberculosis in The Gambia［J］. Journal of Infection, 2016, 72(3): 332 - 337.

［14］ Jacquier H, Zadegan H B F, Hannouche D, et al. Actinobaculum schaalii, a new cause of knee prosthetic joint infection in elderly［J］. Infection, Springer Berlin Heidelberg, 2015: 2 - 4.

［15］ Wang C, Yin D, Shi W, et al. Current evidence does not support systematic antibiotherapy prior to joint arthroplasty in patients with asymptomatic bacteriuria-a meta analysis［J］. International Orthopaedics, 2018.

［16］ Shuman E K, Malani D P N. Prevention and management of prosthetic joint infection in older adults［J］. Drugs & Aging, 2011, 28(1): 13 - 26.

［17］ Edmiston C E, Okoli O, Graham M B, et al. Evidence for using chlorhexidine to reduce the risk of surgical［J］. AORN, Inc., 2010, 92(5).

［18］ Kohan C, Whitbread M N, Boyce J M. Avoiding unintentional hypothermia during prosthetic joint replacement surgery［J］. American Journal of Infection Control, 2012, 40(5): e116.

［19］ Sandoval M F, Mongan P D, Dayton M R, et al. Safety and efficacy of resistive polymer versus forced air warming in total joint surgery［J］. Patient Safety in Surgery, 2017: 1 - 6.

［20］ Robinson A H, Drew S, Anderson J, et al. Suction tip contamination in the ultraclean-air operating theatre［J］. Annals of the Royal College of Surgeons of England, 1993, 75(4): 254 - 256.

［21］ Givissis P, Karataglis D, Antonarakos P, et al. Suction during orthopaedic surgery. How safe is the suction tip?［J］. Acta Orthopaedica Belgica, 2008, 74(4): 531 - 533.

［22］ Dancer S J, Stewart M, Coulombe C, et al. Surgical site infections linked to contaminated surgical instruments［J］. Journal of Hospital Infection, Elsevier Ltd, 2012, 81(4): 231 - 238.

［23］ Salassa T E, Swiontkowski M F. Surgical attire and the operating room: role in infection prevention［J］. Journal of Bone & Joint Surgery-american Volume, 2014, 96(17): 1485 - 1492.

［24］ Hooper G J, Rothwell A G, Frampton C, et al. Does the use of laminar flow and space suits reduce early deep infection after total hip and knee replacement? The ten-year results of the new zealand joint registry［J］. Journal of Bone and Joint Surgery, British Volume, 2011, 93-B(1): 85 - 90.

［25］ Bosco J A, Bookman J, Slover J, et al. Principles of antibiotic prophylaxis in total joint arthroplasty: current concepts［J］. Journal of the American Academy of Orthopaedic Surgeons, 2015, 23(8): e27 - e35.

［26］ Zeller V, Kerroumi Y, Meyssonnier V, et al. Analysis of post-operative and hematogenous prosthetic joint-infection microbiological patterns in a large cohort［J］. Journal of Infection, Elsevier Ltd, 2018.

［27］ Sharareh B, Sutherland C, Pourmand D, et al. Effect of body weight on cefazolin and vancomycin trabecular bone concentrations in patients undergoing total joint arthroplasty［J］. Surgical Infections, 2016, 17(1): 1 - 7.

［28］ Smith E B, Wynne R, Joshi A, et al. Is it time to include vancomycin for routine perioperative antibiotic prophylaxis in total joint arthroplasty patients?［J］. Journal of Arthroplasty, Elsevier Inc., 2012, 27(8): 55 - 60.

［29］ Patrick S, Mcdowell A, Lee A, et al. Antisepsis of the skin before spinal surgery with povidone iodine-alcohol followed by chlorhexidine gluconate-alcohol versus povidone iodine-alcohol applied twice for the prevention of contamination of the wound by bacteria: a randomised controlled trial［J］. Bone and Joint Journal, 2017, 99-B(10): 1354 - 1365.

［30］ Kumar S. Are drains required following a routine primary total joint arthroplasty? Reply to comment by Al-Naser［J］. International Orthopaedics, 2008, 32(5): 721 - 721.

［31］ Erne F, Wetzel S, Hofmann U K, et al. Closed suction drainage after primary total knee arthroplasty: a prospective randomized trial［J］. The Journal of Knee Surgery, 2017, 1(212).

［32］ Curry S, Phillips H. Joint arthroplasty, dental treatment, and antibiotics: A review［J］. The Journal of Arthroplasty, 2002, 17(1): 111 - 113.

实践与思考（三）

在人工关节置换术的围手术期，PJI 的预防应作为一项重要工作贯穿其中，遵循术前、术中、术后的顺序，最大限度地减少 PJI 的发生。

完善的术前检查有助于医师尽早发现 PJI 的风险因素。关节置换患者的术前检查应至少包括身高、体重、血常规、尿常规、粪便常规、凝血系列、肝肾功能、血糖及胸部 X 线片。对于血红蛋白≤90 g/L 者，提示患者可能存在贫血，需诊治原发病、纠正贫血，以降低 PJI 的发生率。同理，对于粪便潜血阳性者应予以进一步诊治。白细胞高、中性粒细胞高、尿检提示泌尿系感染、胸部 X 线片提示肺部感染等情况，均应视为 PJI 的风险因素，术前应予以控制。营养不良也是 PJI 的风险因素，BMI≤20 或白蛋白≤30 mg/L 者均应视为营养不良，术前应予以纠正。凝血功能不良，包括凝血时间延长或血小板≤$100×10^9$/L 者，提示患者术后可能发生切口延迟愈合，增加 PJI 的风险，术前应予以治疗。糖尿病患者的血糖应于术前得到有效控制。我们建议空腹血糖控制在 8 mmol/L、餐后 2 小时血糖控制在 10 mmol/L 以下较为理想。

一些内科疾病及药物也是 PJI 的风险因素。曾患有化脓性关节炎的患者，应于术前彻底排查潜在的关节感染可能性，并做好充分的准备，一旦术中发现可疑的关节感染，应立即中止关节置换术。患有免疫系统疾病者，如类风湿性关节炎、强直性脊柱炎等，建议术前 2 周停用免疫抑制剂，可予以吗啡类或非甾体类药物替代治疗。长期服用对凝血功能有影响的药物，如阿司匹林、含有利血平成分的降压药等，应于术前 1 周停药，或采用替代方案。对于肿瘤患者，一般不建议在放、化疗期间行关节置换术。正在进行的糖皮质激素治疗并不是关节置换术的绝对禁忌证，但仍是 PJI 的危险因素，应在术前充分评估患者的免疫系统、凝血功能等各项指标。传染性疾病，如病毒性肝炎、梅毒、HIV 等，均可能增加 PJI 的风险，术前应予以控制。

患者的不良生活习惯予以纠正。吸烟患者应于术前 6 个月戒烟，对于限期或急诊的关节置换术，至少在围手术期内禁止吸烟。

女性患者在月经周期及其前后 3 天内不宜行关节置换术。

术前不建议进行过度彻底的备皮。对于毛发旺盛者，仅刮去表面体毛即可，避免伤及毛囊。备皮时间越接近手术时间越好，而不是术前 1 天备皮。研究表明，脱毛膏备皮与剃刀备皮相比，PJI 的风险无统计学差异。有研究建议备皮后以氯己定清洗局部皮肤，可有效去除皮肤表面金黄色葡萄球菌的定植，降低 PJI 发生率。

抗生素应用方面，建议使用一代头孢菌素。对于初次人工关节置换，主要病原菌为金黄色葡萄球菌与链球菌属，一代头孢菌素对其有良好的生物有效性。应于切皮前 1 小时内静脉输入，若手术时间大于 3 小时，应于术中加用一次。术后抗生素的应用时间限制在 24 小时以内。研究表明术后应用 24 小时抗生素与应用 3～14 天，在预防 PJI 方面，无显著性差异。

术中注意事项主要包括手术安排、手术设施及手术人员。同一手术室内，不建议在人工关节置换术前安排可能感染或感染手术，如阑尾切除术、感染伤口清创术等。对于有条件的医院，建议为含有内植物的手术单独安排手术室。如无法实现上述条件，应于关节置换术前对手术室进行彻底的清扫和消毒。有观点认为水平层流的手术室，其 PJI 风险因素比垂直层流手术室要高，建议选择垂直层流手术室。术者戴双层手套已成为广泛共识，此外，使用保护后背的手术衣、限制参观人数、限制人员反复进出等，也可降低 PJI 风险。

抗生素骨水泥对 PJI 的预防作用已得到广泛认同。建议在任何时候，均应优先使用抗生素骨水泥。需要注意的是抗生素的加入可能导致骨水泥的机械强度下降，此外，骨水泥内高浓度的抗生素可能引起毒性反应及过敏反应，也可能引起细菌耐药。

术中应充分冲洗伤口，彻底去除骨屑及血肿。建议在关闭伤口前，按照碘伏溶液、盐水、过氧化氢溶液、盐水的顺序对术区进行彻底冲洗。没有证据表明脉冲冲洗的方式比传统冲洗方式更能降低 PJI 发生率。相反，有观点认为脉冲冲洗易将伤口表面的细菌推向伤口深部，更增加了 PJI 的风险。

术后使用负压引流瓶是否能够降低 PJI 的发生率，目前仍存在争议。虽然有研究表明与普通引流方式相比，负压引流在预防 PJI 方面并无明显优势，然而在实际临床工作中，为防止关节腔积血、积液，我们仍建议使用负压引流瓶。若引流瓶充满或负压消失，应及时更换。引流时间不超过 48 小时。术后第 1 天更换伤口敷料，观察伤口渗出情况，对于渗出较多或局部肿胀明显者，可以酒精纱布湿敷。此后可每 3～4 天更换敷料。若伤口表面有渗出，或存在可疑的浅表感染，可以抗生素粉末敷于伤口表面。

综上，PJI 的预防是一项囊括了整个围手术期的系统性工作。对于 PJI 的预防没有固定的方案，应在总体的原则之下，根据医院的现有条件、患者的自身情况及医师的工作习惯，制订细致的个体化方案。

（党晓谦　张子琦）

参 考 文 献

[1] Levent T, Vandevelde D, Delobelle J M, et al. Infection risk prevention following total knee arthroplasty [J]. Orthopaedics & Traumatology Surgery & Research, 2010,96(1): 49－56.

[2] Marín L A, Salido J A, López A, et al. Preoperative nutritional evaluation as a prognostic tool for wound healing [J]. Acta Orthop Scand, 2002,73(1): 2－5.

[3] Dolan R, Butler J, Murphy S, et al. Health-related quality of life, surgical and aesthetic outcomes following microvascular free flap reconstructions: an 8-year institutional review [J]. Annals of the Royal College of Surgeons of England, 2012, 94(1): 43.

[4] Wu C, Qu X, Liu F, et al. Risk factors for periprosthetic joint infection after total hip arthroplasty and total knee arthroplasty in chinese patients [J]. PLOS ONE, 2014,9(4): e95300.

[5] Argintar E, Triantafillou K, Delahay J, et al. The musculoskeletal effects of perioperative smoking [J]. Journal of the American Academy of Orthopaedic Surgeons, 2012,20(6): 359－363.

[6] Jose B, Dignon, Andrée. Is there a relationship between preoperative shaving (hair removal) and surgical site infection? [J]. Journal of Perioperative Practice, 2013,23(1－2): 22－25.

[7] Prokuski L, Clyburn T A, Evans R P, et al. Prophylactic antibiotics in orthopaedic surgery [J]. J Am Acad Orthop Surg, 2008,16(5): 283－293.

[8] Joseph T N. Use of antibiotic-impregnated cement in total joint arthroplasty [J]. J Am Acad Orthop Surg, 2003,11(1): 38－47.

[9] Draeger R W, Dahners L E. Traumatic wound debridement [J]. Journal of Orthopaedic Trauma, 2006,20(2): 83－88.

[10] Manian F A, Meyer P L, Setzer J, et al. Surgical site infections associated with methicillin resistant staphylococcus aureus: do postoperative factors play a role? [J]. Clinical Infectious Diseases, 2003,36(7): 863－868.

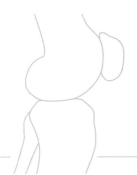

第四章

人工关节感染的诊断

第一节　假体周围感染的临床表现

尽早地明确假体周围感染的诊断是制订具有针对性治疗方案并取得良好疗效的前提和保证。2018年在美国费城发布的国际共识，达成了新的假体周围感染的诊断标准。结合其他中心的验证，该项新标准可以显著提高髋、膝关节假体周围感染的诊断能力。因此越来越多的血清和滑液标记物被发现并不断应用于临床诊断，也极大地提高了诊断的精准度和可信度。但假体周围感染的评估永远是从重点病史和体格检查开始的，而临床表现无疑是这条证据链上的始动性环节。

假体周围感染的临床表现可以是多种多样的。根据手术后起病时间、感染机制、病原体的毒力和宿主免疫应答的不同，假体周围感染的症状可以是完全不同的。患者在术后早期即出现创面愈合并发症，比如切口持续渗出（图4-1）、切口不愈合、血肿形成以及置换术后关节疼痛无法缓解等症状，此时就要高度警惕假体周围感染的存在。而关节周围红斑、局部压痛，以及高热、寒战等全身性反应，都是术后早期感染或血源性感染的特异性症状。

慢性的假体周围感染往往只是表现为持续的关节疼痛、关节活动受限或不堪重负。当然，所有症状中最具有临床确诊意义的深及关节假体的窦道却并不常见。

最先引起临床医生怀疑的也是最多见的假体周围感染症状无疑是疼痛，尤其是假体植入术后无法解释的疼痛，文献报道其发生频率为42%～100%。患者出现严重疼痛往往与高毒性的病原微生物感染或手术后早发感染密切相关，而如果是慢性的低毒性感染患者可能只是感受到轻至中度的疼痛。一般认为，因关节假体周围感染而引发的疼痛在膝关节置换术后较为多见，而髋关节较少。

另外在文献报道中32%～72%的关节置换术后假体周围感染的患者会出现切口的持续引流（图4-2），而这在术后早期的感染患者中较为多见，而后期或迟发感染的患者则相对较少。持续性引流、窦道形成（图4-3）和脓肿形成在术后早期出现的获得性或连续播散性感染患者中比在迟发型血源性感染中更为常见。而在既往文献中病例报告的手术

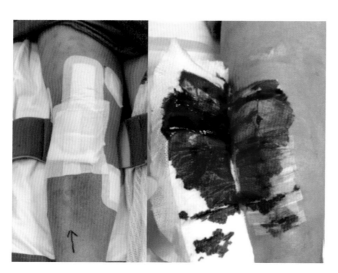

图4-1　切口持续渗出

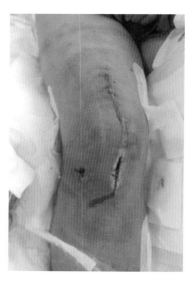

图4-2　术后伤口不愈合，持续渗液

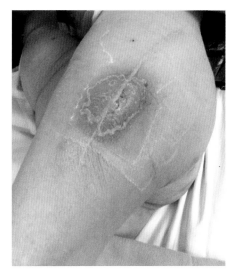

图 4-3　窦道形成

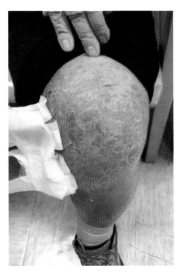

图 4-4　术后伤口红斑和关节肿胀

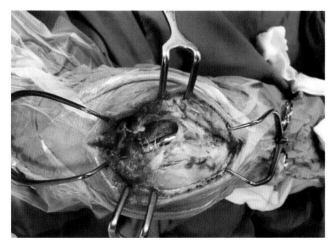

图 4-5　术后急性感染，伴有脓性分泌物和切口裂开

伤口红斑和关节肿胀（图 4-4）的发生率分别是 41%～42% 和 25%～51%，这两种症状在膝关节中尤为常见。关节假体周围感染引起的全身性症状和体征，比如发热、寒战或全身性不适等，比局部表现要相对少见。文献中报道的发生率分别为：发热 20%～47%，寒战 45%，全身不适 14%。在迟发型血源性感染的患者中系统性症状比局部症状更为常见。另外，临床多见的蜂窝织炎等浅表软组织感染很难与关节深部感染相鉴别，但必须保持高度怀疑，并进行更多的临床检查以排除假体周围感染。

关节置换术后任何出现发热、持续引流以及相关节的持续疼痛的患者，均应常规排除假体周围感染的可能。对于关节假体暴露于体表或者通往关节腔的窦道形成的情况当然无须特殊检查，直接做出明确的感染诊断。而对于绝大多数病例，因为其临床表现及严重程度往往取决于感染机制、感染时机、病原微生物的毒力、宿主免疫状态、周围软组织结构、所波及的关节等多种因素的影响。所以对于所有怀疑关节假体周围感染的患者，进行完整而深入的病史搜集和详细的全身和局部体格检查就显得尤为重要。因为这些可以作为确定关节假体周围感染的类型、评估患者高危因素以及制订行之有效的手术治疗方式的最重要依据。

比如应该常规询问疑为假体周围感染的患者术后切口愈合情况，是否有引流史或者切口的延迟愈合，以及是否有其他创口等。Tsukayama 等报道，手术后 4 周以内出现假体周围感染可以称之为术后急性感染，其特征为持续性的疼痛、切口周围皮肤红斑，且伴有关节波动性肿胀，有时伴有脓性分泌物和切口裂开（图 4-5）。也有部分患者出现发热及寒战的全身症状。

而 2018 年新的费城国际共识则以证据为基础，给出了更为客观的诊断依据。结合患者临床表现，对于急性期（术后不到 4 周），滑液白细胞（WBC）计数的阈值 $>10\,000/\mu L$，滑膜中性粒细胞百分比（PMN%）阈值 $>90\%$，建议诊断假体周围感染。对于慢性术后期（大于 6 周），滑液白细胞计数阈

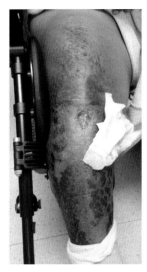

图4-6　慢性感染：伴随皮肤病变与持续溃疡

值>3 000/μL，滑液 PMN% 阈值>80%，有助于慢性假体周围感染的诊断。所以单纯地用4周或6周这样的时间点来划分急、慢性感染是有失审慎的。因为我们要认识到，宿主的免疫系统与病原体之间的相互作用是一个连续的过程，只能通过病史、症状、血液或滑液标记物，甚至影像学检查与病程相结合来具体判定，却并没有任何一个固定的时间节点可用以简单划分所有感染的性质。

对于既往有明确感染史的假体植入术后患者应该予以格外重视和关注，相关病史可能包括多年前的骨及皮肤软组织感染病史；因创口延迟愈合而住院时间延长以及术后接受多个疗程的抗生素治疗史（图4-6）。例如既往有过结核感染病史的患者，可以在漫长的静止期后感染随时被激活。根据目前的统计数据显示，假体周围感染中的结核分枝杆菌感染虽并不多见，但其中有20%的患者既往有明确的肺结核或其他部位的结核感染病史。而大部分结核分枝杆菌导致的假体周围感染病例同时患有糖尿病肾病、长年吸烟史的慢性阻塞性肺疾患以及 HIV/AIDS 等导致免疫功能下降的慢性疾病。此类感染一般发生在关节置换术后2～180个月（平均41个月）。疼痛和关节肿胀是最常见的临床症状。其余患者只有肿胀或脓性引流液，并无明显关节疼痛。大多数患者并无假体松动及显著的骨质破坏，早期

诊断后治疗效果颇为满意。这也显示了关注病史的重要性。特别值得一提的是，有1/3的结核分枝杆菌的假体周围感染患者同时还合并有其他部位的结核活动性感染症状，这一特点或可作为诊断假体周围结核分枝杆菌感染的重要依据。

血源性感染可发生在手术后的任何时间点，较为典型的症状通常是一个植入假体后已经良好使用了数月甚至多年的关节，突然出现明显疼痛或渐进性的功能障碍。最常见的细菌播散来源为皮肤或软组织感染，而其他感染来源则包括泌尿系统、呼吸系统、消化道以及近期的口腔外科操作。既往的文献显示，免疫缺陷或者长期服用免疫抑制剂等药物的患者更容易罹患此类感染。所以在免疫状态异常的患者进行术前评估时应该更为认真细致，尤其是面对合并有糖尿病、慢性肾功能不全、炎性关节病及恶性肿瘤等疾病的患者更应慎重。

常规体格检查和局部查体有助于区分机械性疼痛和更多的非特异性疼痛。假体周围感染的关节可能表现典型的感染症状。但也可能临床表现很有限，尤其是亚临床感染。我们所熟知的常见临床症状和体征包括关节疼痛，切口周围皮肤红斑、持续引流，关节肿胀、积液，关节周围皮肤温度升高或者通往关节腔内的窦道等只能在一些比较典型的患者身上观察到，而大多情况患者的表现是非特异性且难以察觉的。所以在临床上有时候很容易与无菌性失败相混淆。

不同病原体引起的假体周围感染也具有不同的临床症状。既往的文献报道认为，链球菌和金黄色葡萄球菌是早期感染和急性血源性感染的常见病原体。在早期感染的患者，通常的临床表现为外科伤口并发症，如脓性分泌物、关节周围皮肤红斑以及受累关节肿胀。而在急性血源性感染的病例中，患者一般主诉为术后一直功能良好的假体植入关节突然出现疼痛，伴有或不伴有肿胀和发热。而部分文献指出，慢性感染通常和凝固酶阴性葡萄球菌密切相关。这类细菌引起的感染，根本无法观察到典型的感染症状，唯一较为常见的临床表现是患者在相当长的时间内出现持续而缓慢增加的疼痛感。而既往愈合良好的切口或关节周围皮肤出现窦道时，也

可以认为是慢性或者惰性感染的典型表现。

痤疮丙酸杆菌易导致肩关节假体周围感染，尤其是引起惰性感染。除了肩关节周围的疼痛和僵硬，并无其他典型症状。有学者认为，手术切口周围的瘀斑可以作为痤疮丙酸杆菌在肩关节置换术后发生假体周围感染时候的特征性表现。

Porttillo 等的前瞻性队列研究指出，2 年后发生的感染更有可能是血源性感染，而且在临床上则需要通过其症状与无菌性松动区分开来。无论采用哪种分类体系，假体周围感染的分类都将影响其治疗决策。

如果能够尽早明确假体周围感染的诊断，那么

对于早期或急性的血源性感染，固定良好的假体能够得到保留，彻底甚至是大范围彻底的清创可以作为一种优先考虑治疗选择，而对于延迟确诊、发现或长期慢性的感染，这种方法却不在考虑范围之内。需要接受一期或者分期翻修手术来对感染进行有效控制。所以植入的假体是否可以拥有保留的机会，也往往取决于临床医生对于感染早期临床表现的关注程度和敏锐性。因为基于完善评估基础之上的快速外科手术干预一直都被公认为是影响假体周围感染治疗预后的最主要因素，因为它可能阻止感染细菌形成生物膜。

（张文明）

参 考 文 献

［1］ Gehrke T，Alijanipour P，Parvizi J. The management of an infected total knee arthroplasty［J］. The Bone & Joint Journal，2015，97‐B(10_ Supple_ A)：20‐29.

［2］ Parvizi J，Tan T，Goswami K，et al. The 2018 Definition of Periprosthetic Hip and Knee Infection：An Evidence Based and Validated Criteria［J］. The Journal of Arthroplasty，2018：S0883540318302262.

［3］ Patel R，Alijanipour P，Parvizi J. Advancements in Diagnosing Periprosthetic Joint Infections after Total Hip and Knee Arthroplasty［J］. Open Orthopaedics Journal，2016，10(Suppl‐2，M8)：654‐661.

［4］ Deirmengian C，Kardos K，Kilmartin P，et al. Diagnosing Periprosthetic Joint Infection：Has the Era of the Biomarker Arrived？［J］. Clinical Orthopaedics & Related Research，2014，472(11)：3254‐3262.

［5］ Lee Y S，Koo K H，Kim H J，et al. Synovial Fluid Biomarkers for the Diagnosis of Periprosthetic Joint Infection：A Systematic Review and Meta‐Analysis［J］. Journal of Bone & Joint Surgery‐american Volume，2017，99(24)：2077‐2084.

［6］ Parvizi J，Fassihi S C，Enayatollahi M A. Diagnosis of Periprosthetic Joint Infection Following Hip and Knee Arthroplasty［J］. Orthopedic Clinics of North America，2016，47：505‐515.

［7］ How accurate are orthopedic surgeons in diagnosing periprosthetic joint infection after total knee arthroplasty？：A multicenter study［J］. The Knee，2015，22(3)：180‐185.

［8］ Osmon D R，Berbari E F，Berendt A R，et al. Diagnosis and management of prosthetic joint infection：clinical practice guidelines by the Infectious Diseases Society of America［J］. Clinical Infectious Diseases. An Official Publication of the Infectious Diseases Society of America，2013，56(1)：1‐10.

［9］ Barrack R L，Harris W H. The value of aspiration of the hip joint before revision total hip arthroplasty［J］. Journal of Bone & Joint Surgery American Volume，1993，75(1)：66‐76.

［10］ Gomez‐Urena E O，Tande A J，Osmon D R，et al. Diagnosis of Prosthetic Joint Infection：Cultures，Biomarker and Criteria［J］.

Infectious Disease Clinics of North America，2017，31(2)：219‐235.

［11］ Kalore N V，Gioe T J，Singh J A. Diagnosis and Management of Infected Total Knee Arthroplasty［J］. Open Orthopaedics Journal，2011，5(4)：86‐91.

［12］ Peel T N，Cheng A C，Buising K L，et al. Microbiological Aetiology，Epidemiology，and Clinical Profile of Prosthetic Joint Infections：Are Current Antibiotic Prophylaxis Guidelines Effective？［J］. Antimicrobial Agents and Chemotherapy，2012，56(5)：2386‐2391.

［13］ Vasso M，Schiavone Panni A. Low‐grade periprosthetic knee infection：diagnosis and management［J］. Journal of Orthopaedics and Traumatology，2015，16(1)：1‐7.

［14］ Inman R D，Gallegos K V，Brause B D，et al. Clinical and microbial features of prosthetic joint infection［J］. The American Journal of Medicine，1984，77(1)：47‐53.

［15］ Zajonz D，Wuthe L，Tiepolt S，et al. Diagnostic work‐up strategy for periprosthetic joint infections after total hip and knee arthroplasty：a 12‐year experience on 320 consecutive cases［J］. Patient Safety in Surgery，2015，9(1)：20.

［16］ Nodzo S R，Bauer T，Pottinger P S，et al. Conventional Diagnostic Challenges in Periprosthetic Joint Infection［J］. J Am Acad Orthop Surg，2015，23：S18.

［17］ Tande A J，Patel R. Prosthetic joint infection［J］. Clin Microbiol Rev，2014，27：302‐345.

［18］ Tsukayama D T，Estrada R，Gustilo R B. Infection after total hip arthroplasty. A study of the treatment of one hundred and six infections［J］. JBJS，1996，78.

［19］ Cats‐Baril W，Gehrke T，Huff K，et al. International Consensus on Periprosthetic Joint Infection：Description of the Consensus Process［J］. Clinical Orthopaedics & Related Research，2014，29(2)：4‐4.

［20］ Kim S J，Kim J H. Late onset Mycobacterium tuberculosis infection after total knee arthroplasty：A systematic review and pooled analysis［J］. Scandinavian Journal of Infectious Diseases，2013，45(12)：907‐914.

［21］ Zimmerli W, Moser C. Pathogenesis and treatment concepts of orthopaedic biofilm infections［J］. FEMS Immunology & Medical Microbiology, 2012, 65(2): 158 - 168.

［22］ Maderazo E G, Judson S, Pasternak H. Late Infections of Total Joint Prostheses. A review and recommendations for prevention［J］. Clinical Orthopaedics and Related Research, 1988, 229: 131 - 142.

［23］ Sendi P, Banderet F, Graber P, et al. Clinical comparison between exogenous and haematogenous periprosthetic joint infections caused by Staphylococcus aureus［J］. Clinical Microbiology & Infection, 2011, 17(7): 1098 - 1100.

［24］ Tsaras G, Osmon D R, Mabry T, et al. Incidence, secular trends, and outcomes of prosthetic joint infection: a populationbased study, olmsted county, Minnesota, 1969 - 2007［J］. Infect Control Hosp Epidemiol, 33(12): 1207 - 1212.

［25］ Chun K C, Kim K M, Chun C H. Infection following total knee arthroplasty［J］. Knee Surg Relat Res, 25(3): 93 - 99.

［26］ Lora-Tamayo J, Murillo O, José Antonio Iribarren, et al. A Large Multicenter Study of Methicillin-Susceptible and Methicillin-Resistant Staphylococcus aureus Prosthetic Joint Infections Managed With Implant Retention［J］. Clinical Infectious Diseases, 2012, 56(2): 182 - 194.

［27］ Tande A J, Patel R. Prosthetic joint infection［J］. Clin Microbiol Rev, 27(2): 302 - 345.

［28］ Tornero E, Senneville E, Euba G, et al. Characteristics of prosthetic joint infections due to Enterococcus sp. and predictors of failure: A multi-national study［J］. Clinical Microbiology and Infection, 2014, 20(11).

［29］ Zimmerli W, Trampuz A, Ochsner P E. Prosthetic-joint infections［J］. N Engl J Med, 2004, 351(16): 1645 - 1654.

［30］ Peel T N, Cheng A C, Buising K L, et al. Microbiological Aetiology, Epidemiology, and Clinical Profile of Prosthetic Joint Infections: Are Current Antibiotic Prophylaxis Guidelines Effective?［J］. Antimicrobial Agents and Chemotherapy, 2012, 56(5): 2386 - 2391.

［31］ Barrett L, Atkins B. The clinical presentation of prosthetic joint infection［J］. J Antimicrob Chemother, 2014, 69(Suppl 1): i25 - i27.

［32］ Parvizi J, Fassihi S C, Enayatollahi M A. Diagnosis of periprosthetic joint infection following hip and knee arthroplasty［J］. Orthop Clin North Am, 2016, 47(3): 505 - 515.

［33］ Workgroup Convened by the Musculoskeletal Infection Society. New definition for periprosthetic joint infection［J］. J Arthroplast, 2011, 26(8): 1136 - 1138.

［34］ Tsukayama D T, Estrada R, Gustilo R B. Infection after total hip arthroplasty. A study of the treatment of one hundred and six infections［J］. J Bone Joint Surg Am, 1996, 78(4): 512 - 523.

［35］ Kanafani Z A, Sexton D J, Pien B C, et al. Postoperative joint infections due to Propionibacterium species: a case-control study［J］. Clin Infect Dis, 2009, 49(7): 1083 - 1085.

［36］ Dodson C C, Craig E V, Cordasco F A, et al. Propionibacterium acnes infection after shoulder arthroplasty: a diagnostic challenge［J］. J Shoulder Elb Surg, 2010, 19(2): 303 - 307.

［37］ Koh C K, Marsh J P, Drinkovic D, et al. Propionibacterium acnes in primary shoulder arthroplasty: rates of colonization, patient risk factors, and efficacy of perioperative prophylaxis［J］. J Shoulder Elb Surg, 2015, 25(5): 846 - 852.

［38］ Levy P Y, Fenollar F, Stein A, et al. Propionibacterium acnes postoperative shoulder arthritis: an emerging clinical entity［J］. Clin Infect Dis, 2008, 46(12): 1884 - 1886.

［39］ Portillo M E, Salvadó M, Alier A, et al. Prosthesis failure within 2 years of implantation is highly predictive of infection［J］. Clin Orthop Relat Res, 2013, 471(11): 3672 - 3678.

［40］ Osmon D R, Berbari E F, Berendt A R, et al. Diagnosis and management of prosthetic joint infection: clinical practice guidelines by the Infectious Diseases Society of America［J］. Clin Infect Dis, 2013, 56(1): e1 - e25.

［41］ Moyad T F, Thornhill T, Estok D. Evaluation and management of the infected total hip and knee［J］. Orthopedics, 2008, 31(6): 581 - 588.

第二节　血清学检查

一、红细胞沉降率和 C 反应蛋白

红细胞沉降率（erythrocyte sedimentation rate, ESR）和 C 反应蛋白（C-reactive protein，CRP）在炎症状态下会升高。纤维素原或其他正常血浆蛋白的增加，循环中出现来自坏死组织的异常蛋白质等，可以促进红细胞聚集、加速沉降，从而增加 ESR。CRP 是急性期反应蛋白的原型，在 1930 年

由 Tillett 和 Francis 发现。CRP 由肝脏产生，在炎症开始 24～35 小时达到峰值。CRP 与革兰阳性或阴性细菌结合，诱发白细胞黏附和吞噬作用。CRP 是非特异的炎症指标，在其他免疫系统疾病中、创伤后、手术后等情况下也会升高。在全身使用激素的情况下，CRP 会减低。

由于 ESR 和 CRP 敏感性高，检测容易，目前仍是 PJI 一线筛查指标。综合目前的研究来看，ESR 的敏感性为 42%～94%，特异性为 33%～

87%；CRP 的敏感性为 74%～94%，特异性为 20%～100%。如果将 ESR 或 CRP 任何一种指标升高作为判断感染的指标，敏感性为 97%，特异性为 23%。如果把 ESR 和 CRP 均升高作为判断感染的指标，特异性可升高到 93%，但是敏感性下降。即使患者有无菌性炎症，ESR 和 CRP 仍然是有效的诊断工具。Cipriano 等研究在同时合并炎症性关节炎和无合并炎症性关节炎的情况下，ESR 和 CRP 在诊断 PJI 中的表现，结果是无论是否合并炎症性关节炎，ESR 和 CRP 的敏感性和特异性类似，但是由于特异性不高，所以单独使用 ESR 或 CRP 作为诊断指标并不合适。最新的髋、膝关节感染诊断标准中，CRP>1 mg/dL 和 ESR>30 mm/h 可视为有临床意义的指标。

1. 初次置换术前 ESR 和 CRP 对预测 PJI 的意义 Xu 等研究了初次置换术前 ESR 和 CRP 与术后 PJI 的关系，他们发现在术前如果 ESR 和 CRP 同时升高（ESR>30 mm/h，CRP>10 mg/L），与 ESR 和 CRP 均不升高，或者 ESR 或 CRP 只有一项升高相比，术后 PJI 发生率显著升高。

2. 初次置换术后 ESR 和 CRP 随时间变化的趋势和影响因素 在不同研究中，血清标记物的阈值没有统一标准。ESR 和 CRP 是非特异性的标记物，其测定结果受到多种因素影响，包括术后时间的长短，炎症的阶段（一期翻修/假体取出阶段和二期翻修/假体再植入阶段），患者因素（年龄、性别、合并症、用药情况），假体因素（金属对金属界面、界面磨损程度）。术后 ESR 和 CRP 随时间有明显的变化趋势。Park 等研究了膝关节术后 1 年均未感染的病例，结果表明 CRP 在术后第二天快速升高，术后 2 周内快速下降，术后 42 天达到正常值。ESR 术后 5 天达到最大值，术后 42 天依旧高于 20 mm/h，术后 90 天恢复到术前值。结果在单侧置换和两期双侧置换的患者中无差别。Alijanipour 等研究了在髋和膝 PJI 中，术后早期感染和延迟感染中 ESR 和 CRP 的阈值。术后 4 周作为区分急性和慢性 PJI 的分界线。ESR 在髋和膝 PJI 中无统计学差别，但是膝关节 PJI 的 CRP 中位数要高于髋关节。他们建议 ESR 在术后急性 PJI 中的阈值为 54.5 mm/h，慢性

PJI 中的阈值为 46.5 mm/h。CRP 在急性 PJI 中的阈值为 2.3 mg/dL，慢性髋关节 PJI 中的阈值为 1.3 mg/dL，慢性膝关节 PJI 中的阈值为 2.3 mg/dL。

3. PJI 二期假体翻修前 ESR 和 CRP 随时间变化的趋势 二期翻修是治疗 PJI 的最终手段。判断在一期手术后患者是否可以进行二期手术往往不是显而易见的。这类患者已经在 6～8 周之前接受了假体取出手术，这会影响非特异性炎症指标比如 ESR 和 CRP。ESR 和 CRP 进行性下降被认为是可以进行二期手术的指征。Ghanem 等研究了在二期手术前 13 天（一期手术后 94 天）ESR 和 CRP 的值，发现对于预测一期手术后仍然存在的 PJI，ESR 和 CRP 敏感性和特异性均较差，受试者工作特征曲线（ROC 曲线）下面积（AUC）分别为 0.5 和 0.54。Shukla 等的研究也表明，在髋关节 PJI 二期翻修病例中，ESR 和 CRP 准确性不高。Kusuma 等认为在一期和二期翻修手术间隔期内，虽然 ESR 和 CRP 下降，但是并不能确立一个明确的阈值，即下降到多少可确定已经没有感染。然而，George 等最近研究了 PJI 二期翻修病例中 ESR 和 CRP 的意义，他们将二期翻修术前感染持续存在的 ESR 和 CRP 阈值定为 ESR>29.5 mm/h，CRP>2.8 mg/dL，在这种情况下 ESR 的敏感性为 64%，特异性为 77%，CRP 的敏感性为 64%，特异性为 90%。ESR 和 CRP 在诊断二期翻修术前持续感染方面价值较高。

综上所述，目前并没有确定的血清学指标可以诊断在二期手术前有没有持续的感染。主要的困难是研究样本太小，对于二期手术后是否成功，也没有统一的标准。即使是在诊断 PJI 方面被广泛认可的美国肌肉骨骼感染协会（MSIS）标准，在诊断假体取出后 PJI 是否已经消除方面也价值有限。Diaz-Ledezma 等研究了 35 例在二期手术前使用骨水泥间置器的病例，二期手术后至少随访 1 年，得出 MSIS 诊断的敏感性为 0，特异性为 89%。Frangiamore 等的研究也得出 MSIS 类似的结果。由此可知，MSIS 可以作为二期手术前排除持续 PJI 的标准，但是由于缺乏敏感性，使其并不能作为其他诊断方法的参照。研究感染是否被根除最佳

标准是长期随访感染无复发。对于二期手术后复发的感染，在细菌学结果和前次感染不一致时，难以判断是感染持续还是新发感染。

二、白介素 - 6

白介素 - 6（interleukin - 6，IL - 6）是单核细胞和巨噬细胞激活后产生的炎性细胞因子。IL - 6可以促进合成急性期反应蛋白（包括 CRP），促进 B 细胞分化，激活 T 细胞。在 2010 年，meta 分析研究认为 IL - 6 有可能是优于 ESR 和 CRP 的诊断指标，敏感性和特异性分别达到 97% 和 91%。但需要注意的是，这些 meta 分析结果主要来源于一个大型的研究和两个小型的研究。更多后来的研究表明 IL - 6 在诊断方面的价值与 CRP 类似。Glehr等进行的前瞻性研究表明 IL - 6 的敏感性为 81%，特异性为 68%，受试者工作特征曲线（ROC 曲线）下面积（AUC）为 0.8，同一研究中 CRP 的 AUC为 0.9。AUC 为 1.0~0.5，越接近 1，诊断效果越好，AUC 在 0.9 以上有较高准确性，AUC 为 0.5时说明诊断方法完全不起作用。在 Ettinger 等的研究中，当 IL - 6 的阈值定为 5.12 pg/mL 时，诊断的敏感性为 80%，特异性为 87.7%。Gollwitzer 等专门研究了由葡萄球菌引起的 PJI，发现 IL - 6 的敏感性为 0.48，特异性为 0.95，AUC 为 0.687。Randau 等的研究表明在使用不同阈值的情况下，IL - 6 的敏感性波动于 49%~79%，特异性波动于58%~88%。由于许多研究得出的结论差异太大，目前 IL - 6 仍然不能取代 CRP 和 ESR 在诊断 PJI中的价值。

IL - 6 在 PJI 二期手术前的诊断价值：Hoell 等研究了 IL - 6 在 PJI 二期手术前的诊断价值，指出IL - 6 在诊断二期手术前仍存在持续性 PJI 方面，AUC 值为 0.896。阈值≥13 pg/mL，可作为存在持续感染的诊断参考值；≤8 pg/mL 可排除感染；9~12 pg/mL 为不确定。相同情况下，CRP 的AUC 值为 0.704，当阈值为 >2.5 mg/dL 时，CRP 的敏感性为 43.7%，特异性为 92.3%。他们的研究表明在 PJI 二期手术前的诊断方面 IL - 6 可

能具有临床意义。

三、白细胞计数

虽然关节液中白细胞计数（white blood cell count，WBC）和分类计数是诊断 PJI 的一个主要指标，但是血清中 WBC 的诊断作用很小。在Friedrich 等的研究中，血清 WBC 的敏感性为21%，特异性为 94%。Bottner 等的研究则显示血清 WBC 的敏感性为 70%，特异性为 60%。总而言之，血清学 WBC 在 PJI 中的诊断意义有限。

四、降钙素原

过去的 10 余年中，学界越来越认可降钙素原（procalcitonin，PCT）作为脓毒症的血清学指标。PCT 是由甲状腺神经内分泌细胞和滤泡旁细胞在生理状态下分泌的一种蛋白质。在脓毒症的情况下，PCT 可由多个器官（尤其是肝脏）的巨噬细胞和单核细胞分泌。在诊断全身性感染方面，PCT 具有很高的准确性。但是，PCT 在诊断 PJI 方面的价值却不明显。最近的一项 meta 分析收集了 6 项研究，综合得出敏感性为 53%，特异性为 92%，AUC 为0.76。由于敏感性和 AUC 均不高，PCT 目前还不是诊断 PJI 理想的血清学指标。

五、其他血清学指标

最近的研究筛选出几项有潜力的指标。

1. D - 二聚体（D-dimer）　　目前被广泛用于诊断血栓-栓塞疾病中的纤溶活性，在诊断 PJI 中显示出很高的敏感性。在一项纳入 154 例患者的前瞻性研究中，作者发现如果设定阈值为 850 ng/mL，与 ESR 和 CRP 相比，D - 二聚体具有更高的敏感性（97.7%）和特异性（93.6%）。在 Yong Seuk Lee 等的研究中，D - 二聚体在初次置换术后升高和下降的速度都比 ESR 和 CRP 快，提示 D - 二聚体可能在诊断早期 PJI 方面具有价值。但是还需要更多的研究来证实 D - 二聚体确实优于 ESR

和 CRP。

2. 肿瘤坏死因子（tumour necrosis factor-a, TNF-a） TNF-a 是炎症急性期由单核细胞和巨噬细胞分泌的另一种细胞因子。有两项研究评估了在 PJI 不同诊断标准下 TNF-a 的价值，两项研究都显示出 TNF-a 具有敏感性低（43% 和 35%）和特异性高（94% 和 86%）的特点。检测过程中存在劣势，处理时间长（超过 2 小时），样本不稳定，取样后必须在 60 分钟内处理。以上特点均提示 TNF-a 不是诊断 PJI 的理想指标。

3. 细胞间黏附因子－1（intercellular adhesion molecule－1, ICAM－1） ICAM－1 是一种细胞膜上的糖蛋白，在白细胞迁移和活化过程中有重要作用。有研究表明在 PJI 病例中 ICAM－1 明显增高，但是并没有研究明确 ICAM－1 在诊断 PJI 中的参考值上限。

4. 脂多糖结合蛋白（lipopolysaccharide-binding protein, LBP） LBP 是一种肝细胞合成的多肽，在 IL－1、IL－6 诱导下产生，TNF-a 可以强化这一过程。LBP 可促进细菌脂多糖与单核细胞和巨噬细胞表明的 CD14 结合。已经有两项研究显示在 PJI 中，LBP 的敏感性和特异性均很低。

流式细胞仪也可用来诊断感染，这种技术可用来测定中性粒细胞表面的 CD64，CD64 可被视作中性粒细胞活化的标记物。虽然 CD64 在 PJI 中的意义还未被研究，但是已经有团队在研究 CD64 是否可以区分由细菌感染引起的炎症和手术创伤引起的炎症，研究结果是与没有并发症的初次全髋关节置换术相比，在感染的患者中 CD64 水平明显升高。中性粒细胞表面的 CD64 是细菌感染的特异性指标。但是目前还没有研究比较无感染的关节置换和 PJI 患者 CD64 水平的差别。

六、肥胖和血清学指标

肥胖是关节置换术后感染的一个高危因素。肥胖除了是高危因素，脂肪组织本身就会产生炎症。所以对于肥胖患者，在依据血清学指标诊断 PJI 时应考虑到会有假阳性。Motaghedi 等研究了 60 例 THA 患者术前和术后 24 小时血清中细胞因子的水平。结果显示 IL－1β、IL－6 和 TNF-a 等细胞因子活性和 BMI 成正相关。Liu 等研究了翻修患者肥胖和 ESR/CRP 的关系，使用 MSIS 标准诊断初次置换术后 PJI，肥胖与不肥胖患者的 ESR/CRP 值没有差别，但是使用 ROC 曲线时，在肥胖患者中，CRP 阈值更高（3.6 mg/dL *vs.* 1.4 mg/dL）。

七、假体周围骨折和血清学指标

PJI 患者可以同时存在假体周围骨折。如果同时存在骨折，由于创伤引起的炎症反应，对诊断 PJI 造成困难。Chevillotte 等的研究显示在 THA 术后假体周围骨折的患者中，合并 PJI 的比例为 11.6%。在这种情况下，ESR、CRP、WBC 诊断感染的价值均较低。

（忻振凯　张文明）

参考文献

[1] Tillett W S, Francis T. Serological reactions in pneumonia with a non-protein somatic fraction of pneumococcus [J]. Journal of Experimental Medicine, 1930, 52(4): 561－571.

[2] Ansar W, Ghosh S. C-reactive protein and the biology of disease [J]. Immunologic Research, 2013, 56(1): 131－142.

[3] Greenberg S B. Infections in the immunocompromised rheumatologic patient [J]. Critical Care Clinics, 2002, 18(4): 931－956.

[4] Ghanem E, Antoci V, Pulido L, et al. The use of receiver operating characteristics analysis in determining erythrocyte sedimentation rate and C-reactive protein levels in diagnosing periprosthetic infection prior to revision total hip arthroplasty [J].
International Journal of Infectious Diseases, 2009, 13(6): e444－e449.

[5] Piper K E, Fernandez-Sampedro M, Steckelberg K E, et al. C-Reactive Protein, Erythrocyte Sedimentation Rate and Orthopedic Implant Infection [J]. PLoS One, 2010, 5: e9358.

[6] Greidanus N V, Masri B A, Garbuz D S, et al. Use of erythrocyte sedimentation rate and c-reactive protein level to diagnose infection before revision total knee arthroplastya prospective evaluation [J]. Journal of Bone & Joint Surgery-american Volume, 2007, 89(7): 1409－1416.

[7] Costa C R, Johnson A J, Naziri Q, et al. Efficacy of erythrocyte

sedimentation rate and C-reactive protein level in determining periprosthetic hip infections [J]. Am J Orthop, 2012, 41(4): 160 - 165.

[8] Johnson A J, Zywiel M G, Stroh A, et al. Serological markers can lead to false negative diagnoses of periprosthetic infections following total knee arthroplasty [J]. International Orthopaedics, 2011, 35(11): 1621 - 1626.

[9] Mcarthur B A, Abdel M P, Taunton M J, et al. Seronegative infections in hip and knee arthroplasty: periprosthetic infections with normal erythrocyte sedimentation rate and C-reactive protein level [J]. The Bone & Joint Journal, 2015, 97-B(7): 939 - 944.

[10] Yi P H, Cross M B, Moric M, et al. The 2013 Frank Stinchfield Award: diagnosis of infection in the early postoperative period after total hip arthroplasty [J]. Clinical Orthopaedics & Related Research, 2014, 472(2): 424 - 429.

[11] Cipriano C A, Brown N M, Michael A M, et al. Serum and synovial fluid analysis for diagnosing chronic periprosthetic infection in patients with inflammatory arthritis [J]. The Journal of Bone and Joint Surgery, 2012, 94(7): 594 - 600.

[12] Parvizi J, Tan T, Goswami K, et al. The 2018 definition of periprosthetic hip and knee infection: an evidence based and validated criteria [J]. The Journal of Arthroplasty, 2018, 33: 1309 - 1314.

[13] Xu C, Guo H, Qu P, et al. Preoperatively elevated serum inflammatory markers increase the risk of periprosthetic joint infection following total knee arthroplasty in patients with osteoarthritis [J]. Therapeutics and Clinical Risk Management, 2018, Volume 14: 1719 - 1724.

[14] Park K K, Kim T K, Chang C B, et al. Normative temporal values of CRP and ESR in unilateral and staged bilateral TKA [J]. Clinical Orthopaedics & Related Research, 2008, 466(1): 179 - 188.

[15] Alijanipour P, Bakhshi H, Parvizi J. Diagnosis of periprosthetic joint infection: the threshold for serological markers [J]. Clin Orthop Relat Res, 2013, 471: 3186 - 3195.

[16] Haleem A A, Berry D J, Hanssen A D. Mid-term to long-term followup of two-stage reimplantation for infected total knee arthroplasty [J]. Clinical Orthopaedics and Related Research, 2004, 428(428): 35 - 39.

[17] Hoell S, Sieweke A, Gosheger G, et al. Eradication rates, risk factors, and implant selection in two-stage revision knee arthroplasty: a mid-term follow-up study [J]. Journal of Orthopaedic Surgery and Research, 2016, 11(1): 93.

[18] Burnett R S J, Kelly M A, Hanssen A D, et al. Technique and timing of two-stage exchange for infection in TKA [J]. Clinical Orthopaedics and Related Research, 2007, 464(464): 164 - 178.

[19] Ghanem E, Azzam K, Seeley M, et al. Staged Revision for Knee Arthroplasty Infection: What Is the Role of Serologic Tests Before Reimplantation? [J]. Clinical Orthopaedics & Related Research, 2009, 467(7): 1699 - 1705.

[20] Shukla S K, Ward J P, Jacofsky M C, et al. Perioperative testing for persistent sepsis following resection arthroplasty of the hip for periprosthetic infection [J]. Journal of Arthroplasty, 2010, 25(6): 87 - 91.

[21] Kusuma S K, Ward J, Jacofsky M, et al. What is the role of serological testing between stages of two-stage reconstruction of the infected prosthetic knee [J]. Clinical Orthopaedics &

Related Research, 2011, 469(4): 1002 - 1008.

[22] George J, Jawad M, Curtis G, et al. Utility of serological markers for detecting persistent infection in two stage revision arthroplasty in patients with inflammatory arthritis [J]. The Journal of Arthroplasty, 2018, 33: S205 - S208.

[23] Frangiamore S J, Siqueira M B, Saleh A, et al. Synovial cytokines and the MSIS criteria are not useful for determining infection resolution after periprosthetic joint infection explantation [J]. Clin Orthop Relat Res, 2016, 474: 1630 - 1639.

[24] George J, Kwiecien G, Klika A K, et al. Are frozen sections and MSIS criteria reliable at the time of reimplantation of two-stage revision arthroplasty? [J]. Clinical Orthopaedics and Related Research, 2016, 474(7): 1619 - 1626.

[25] Diaz-Ledezma C, Higuera C A, Parvizi J. Success after treatment of periprosthetic joint infection: a delphi-based international multidisciplinary consensus [J]. Clinical Orthopaedics and Related Research, 2013, 471(7): 2374 - 2382.

[26] Berbari E, Mabry T, Tsaras G, et al. Inflammatory blood laboratory levels as markers of prosthetic joint infection: a systematic review and meta-analysis [J]. Journal of Bone & Joint Surgery-american Volume, 2010, 92(11): 2102 - 2109.

[27] Bottner F, Wegner A, Winkelmann W, et al. Interleukin-6, procalcitonin and TNF-alpha: markers of peri-prosthetic infection following total joint replacement [J]. Journal of Bone & Joint Surgery British Volume, 2007, 89(1): 94 - 99.

[28] Di Cesare P E, Chang E, Preston C F, et al. Serum Interleukin-6 as a Marker of Periprosthetic Infection Following Total Hip and Knee Arthroplasty [J]. JBJS, 2005, 87(9): 1921 - 1927.

[29] Glehr M, Friesenbichler J, Hofmann G, et al. Novel Biomarkers to Detect Infection in Revision Hip and Knee Arthroplasties [J]. Clinical Orthopaedics & Related Research, 2013, 471(8): 2621 - 2628.

[30] Ettinger M, Calliess T, Kielstein J T, et al. Circulating biomarkers for discrimination between aseptic joint failure, low-grade infection, and high-grade septic failure [J]. Clinical Infectious Diseases, 2015, 61(3): 332 - 341.

[31] Gollwitzer H, Dombrowski Y, Prodinger P M, et al. Antimicrobial Peptides and Proinflammatory Cytokines in Periprosthetic Joint Infection [J]. The Journal of Bone and Joint Surgery, 2013, 95(7): 644 - 651.

[32] Randau T M, Friedrich M J, Wimmer M D, et al. Interleukin-6 in Serum and in Synovial Fluid Enhances the Differentiation between Periprosthetic Joint Infection and Aseptic Loosening [J]. PLoS ONE, 2014, 9(2): e89045.

[33] Hoell S, Borgers L, Gosheger G, et al. Interleukin-6 in two-stage revision arthroplasty: what is the threshold value to exclude persistent infection before re-implanatation? [J]. The Bone & Joint Journal, 2015, 97-B(1): 71 - 75.

[34] Friedrich M J, Randau T M, Wimmer M D, et al. Lipopolysaccharide-binding protein: A valuable biomarker in the differentiation between periprosthetic joint infection and aseptic loosening? [J]. International Orthopaedics, 2014, 38(10): 2201 - 2207.

[35] Shahi A, Kheir M M, Tarabichi M, et al. Serum D-Dimer Test Is Promising for the Diagnosis of Periprosthetic Joint Infection and Timing of Reimplantation [J]. The Journal of Bone and Joint Surgery, 2017, 99(17): 1419 - 1427.

[36] Becker K. Procalcitonin assay in systemic inflammation, infection, and sepsis: Clinical utility and limitations [J].

Critical Care Medicine，2008，36(3)：941－952.

[37] Prucha M，Bellingan G，Zazula R. Sepsis biomarkers [J]. Clin Chim Acta，2015，440：97－103.

[38] Simon L，Gauvin F，Amre D K，et al. Serum Procalcitonin and C-Reactive Protein Levels as Markers of Bacterial Infection：A Systematic Review and Meta-analysis [J]. Clinical Infectious Diseases，2004，39(2)：206－217.

[39] Lee Y S，Lee Y K，Han S B，et al. Natural progress of D-dimer following total joint arthroplasty：a baseline for the diagnosis of the early postoperative infection [J]. Journal of Orthopaedic Surgery and Research，2018，13(1)：36.

[40] Drago L，Vassena C，Dozio E，et al. Procalcitonin，C-reactive protein，interleukin-6，and soluble intercellular adhesion molecule-1 as markers of postoperative orthopaedic joint prosthesis infections [J]. International Journal of Immunopathology & Pharmacology，2011，24(2)：433－440.

[41] Worthington T，Dunlop D，Casey A，et al. Serum procalcitonin，interleukin-6，soluble intercellular adhesin molecule-1 and IgG to shortchain exocellular lipoteichoic acid as predictors of infection in total joint prosthesis revision [J]. British Journal of Biomedical Science，2010，67(2)：71－76.

[42] Geller D A，Kispert P H，Su G L，et al. Induction of hepatocyte lipopolysaccharide binding protein in models of sepsis and the acute-phase response [J]. Arch Surg，1993，128(1)：22－27.

[43] Zweigner J，Schumann R R，Weber J R. The role of lipopo-lysaccharide-binding protein in modulating the innate immune response [J]. Microbes and Infection，2006，8(3)：946－952.

[44] Fjaertoft G，Lena Douhan Håkansson，Pauksens K，et al. Neutrophil CD64（FcγRI）expression is a specific marker of bacterial infection：A study on the kinetics and the impact of major surgery [J]. Infectious Diseases，2007，39(6－7)：525－535.

[45] Namba R S，Paxton L，Fithian D C，et al. Obesity and Perioperative Morbidity in Total Hip and Total Knee Arthroplasty Patients [J]. Journal of Arthroplasty，2005，20(supp-S3)：46－50.

[46] Galic S，Oakhill J S，Steinberg G R. Adipose tissue as an endocrine organ [J]. Mol Cell Endocrinol，2010，316：129－139.

[47] Motaghedi R，Bae J J，Memtsoudis S G，et al. Association of Obesity With Inflammation and Pain After Total Hip Arthroplasty [J]. Clinical Orthopaedics and Related Research，2014，472(5)：1442－1448.

[48] Liu J Z，Saleh A，Klika A K，et al. Serum inflammatory markers for periprosthetic knee infection in obese versus non-obese patients [J]. Journal of Arthroplasty，2014，29(10)：1880－1883.

[49] Chevillotte C J，Ali M H，Trousdale R T，et al. Inflammatory laboratory markers in periprosthetic hip fractures [J]. J Arthroplasty，2009，24：722－727.

第三节　关节液检查

由于采用血清学指标诊断 PJI 的敏感性和特异性都无法令人满意，穿刺获取关节液进行检查对于 PJI 的术前诊断有很重要的意义。除非有特殊禁忌，所有疑似 PJI 患者均应进行关节穿刺术。关节穿刺是一种有创性操作，可能引起并发症，但通常不会引起特别严重的后果。所有穿刺必须在无菌条件下进行，因为该操作有一定的将皮肤表面的微生物接种到关节液中导致假阳性的可能性。膝关节的穿刺是一个相对简单的过程，而髋关节的穿刺阳性率比较低，经常需要在超声引导下进行（图 4-7）。遗憾的是，即使采用了超声引导穿刺，髋关节穿刺也常常不能抽吸出足够量的液体用于进一步分析，因此有些医疗机构采用在关节中注射和抽吸生理盐水的方法来增加穿刺获取样本的成功率，但是这种方法仍然存在一定争议，因为操作过程有可能污染从而增加假阳性率。穿刺关节液目前常见的检查包括：关节液白细胞计数和分类，一些特殊的生物标志物检查，关节液培养，以及分子生物学技术如 PCR 和二代测序等。

一、关节液白细胞计数及分类

关节液白细胞计数和分类易于执行、价格低廉、检验快速，适用于所有具有细胞计数器的实验室和检验部门。现有的研究普遍认为，该检测在 PJI 的诊断中具有较高的敏感性和特异性。但判断是否感染的临界值因人口、关节液类型（不同关节，如髋/膝/肩）、急性或慢性而异，在不同的研究中所得出的临界值及其相应的敏感性和特异性也有很大不同。

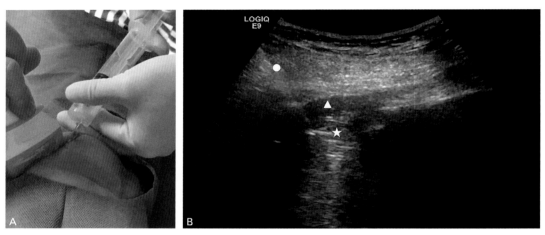

图 4-7　A. 超声探头引导下穿刺；B. 超声图像（〇穿刺针，△液性暗区，☆假体）

2014 年修订版的费城共识将总白细胞计数大于 3 000/μL，中性粒细胞比例超过 80% 定义为诊断慢性 PJI 的次要标准。关于关节液白细胞计数和中性粒细胞比诊断慢性 PJI 的最佳临界值的研究较多。Trampuz 等的一项研究对 133 例患者在全膝关节翻修术前的关节液特征进行分析，作者应用了与 IDSA 标准类似的 PJI 定义，且排除了炎性关节病患者。该研究的结果认为，关节液白细胞计数 1 700/μL 的临界值具有极好的灵敏度（94%）和合理的特异性（88%）。以多形核粒细胞百分比＞65% 作为临界值的敏感性为 97%，特异性为 98%。在 Schinsky 等涉及 235 例髋关节翻修的队列研究中，应用了类似的 PJI 定义，得出以下结论：以关节液白细胞计数

4 200/μL 作为临界值，其诊断敏感性为 84%，特异性为 93%；以关节液多形核细胞百分比＞80% 作为临界值，敏感性为 84%，特异性为 82%。在 Cipriano 等的后续研究中，纳入了 871 例接受髋、膝关节翻修手术的患者，其中 61 例患有炎性关节病。在本研究中 PJI 的定义基于 IDSA 标准。有趣的是，最佳临界值在炎症和非炎症病例之间无显著差异，关节液白细胞计数 3 450/μL 作为临界值，敏感性及特异性分别为 91% 和 93%。中性粒细胞百分比应用 78% 临界值时，敏感性为 95.5%，特异性为 87%。在 2018 版本的 MSIS 标准中，分别引用了 Higuera 和 Balato G 的两个大宗病例的研究结果作为慢性髋、膝关节关节液计数的诊断临界值（表 4-1）。

表 4-1　2018 MSIS 标准中关于白细胞计数和分类的临界值

关节液计数及分类	急性髋 PJI [1]	慢性髋 PJI [2]	急性膝 PJI [3]	慢性膝 PJI [4]
白细胞计数（/μL）；多形核粒细胞百分比（%）	＞12 800；＞89%	＞3 966；＞80%	＞10 700；＞89%	＞3 000；＞80%
敏感度	89%；81%	89.5%；92.1%	95%；84%	80.6%；83.9%
特异度	100%；90%	91.2%；85.8%	91%；69%	91.2%；94.9%
阳性预测值	100%；91%	76.4%；59.3%	62%；29%	67.5%；78.8%
阴性预测值	88%；79%	97.5%；98.0%	99%；97%	95.4%；96.3%

与慢性 PJI 不同，关节置换术后短时间内，关节液白细胞计数和分类可能由于关节积血或术后炎症而增加，急性 PJI 的诊断临界值也因此不同。

2014 年修订版的费城共识将总白细胞计数大于 10 000/μL、中性粒细胞比例超过 90% 定义为诊断急性 PJI 的次要标准。这个标准的制订主要是根据

以下两个研究：Yi 等对 73 例在髋关节置换术后 42 天内接受翻修手术的急性感染患者进行关节液穿刺检查，计算出在关节液白细胞计数为 12 800/μL 时，诊断 PJI 的敏感性为 89%，特异性为 100%，中性粒细胞比为 89% 时，诊断 PJI 的敏感性为 81%，特异性为 90%。Bedair 等纳入 146 例在术后 42 天内接受关节穿刺的膝关节置换患者。得出关节液白细胞采用 10 700/μL 临界值时，敏感性为 95%，特异性为 91%。中性粒细胞比为 89% 时，具有 84% 的敏感性，69% 的特异性。在 2018 版本的 MSIS 标准中，则直接引用这两个研究的结果分别作为急性髋、膝关节 PJI 的诊断标准（表 4-1）。但是这两个研究均缺乏关于炎症性关节病患者是否被明确排除的相关细节，所应用的 PJI 诊断标准也不同（前者采用 2013 版 MSIS 标准，后者将术中发现脓液均定义为 PJI）。而且，新的 MSIS 标准将早期感染定义为术后 90 天内出现的感染，这与 Yi 和 Bedair 等的定义不同（42 天 *vs.* 90 天），也可能对结果的判定产生影响。根据该研究制订的标准是否适用于不同的人群、病程、关节液类型等仍然未可知，需要进一步高质量的研究来充实。

与其他诊断性测试一样，使用关节液相关指标诊断存在一些局限。首先，当使用流式细胞仪进行白细胞计数时，细胞碎片的存在以及金属对金属关节之间存在的金属碎屑等因素，可错误地增加关节液细胞计数。在一项回顾性研究中，Yi 及其同事检查了 150 名接受髋关节翻修术的患者，这些患者存在金属对金属的磨损或腐蚀反应。在检查的 141 份关节液样本中，由于存在金属颗粒和细胞碎片，33% 的关节液白细胞流式细胞仪计数是不准确的。所以在此情况下，应进行细胞手工计数。其次，使用白细胞计数的主要限制是血液污染和关节的其他炎性疾病的干扰。收集过程中血液对样本的污染可导致白细胞计数增加；但是，如果同时收集患者的血液样本，可以通过比较关节液的红细胞计数和血液的红细胞计数来校正计数结果。此外，相关诊断临界值是基于下肢 PJI 的数据，对于上肢 PJI 的诊断几乎没有数据来指导。髋关节白细胞计数的临界值是否高于膝关节，细菌与真菌感染是否有差异，

炎症性关节病的白细胞计数基线是否需要提高，目前虽然有一些研究，但支持的数据相当稀少，仍需要进一步的探索。

二、关节液生物标志物

虽然血清炎症标志物在术前评估是否感染时特异性不佳，但是，可以通过直接测定其在关节液中的浓度来克服这种缺陷。炎症相关细胞因子如 IL-1β、IL-6、IL-8 和 IL-17，以及肿瘤坏死因子（TNF）-α 和干扰素（IFN）-δ 也可以从 PJI 患者关节液的巨噬细胞中释放，但其他非感染性关节炎症（如类风湿关节炎或血管炎）也会增加这些标志物的产生，从而限制它们的潜在用途。近年的研究中发现了一些比上述细胞因子对感染更具特异性的生物标志物，最常被提及及使用的有关节液白细胞酯酶、α-防御素、CRP 等。

（一）关节液白细胞酯酶

白细胞酯酶是在感染环境中由中性粒细胞和其他粒细胞释放的酶，通过比色条可以很容易地检测到它的存在，由此可以估计中性粒细胞在局部的浓度从而反映感染的情况。这种酶已被临床用于检测尿路感染，只需要将试纸条浸泡于尿液中，就可以快速获得结果。Parvizi 等的早期研究中，对 108 名接受膝关节翻修患者的术中关节液样本进行白细胞酯酶试纸条测试。应用 "++" 作为存在感染的临界值，白细胞酯酶试纸条的敏感性为 80.6%，特异性为 100%。当应用 "+/++" 作为临界值时，灵敏度增加到 93.5%，而特异性有所下降（86.7%）。Wetters 等的后续研究在 223 例翻修髋、膝关节置换术中，将白细胞酯酶试纸条 "+/++" 的临界值与关节液白细胞计数大于 3 000/μL 的指标相结合，诊断 PJI 的敏感性为 92.9%，特异性 88.8%。与 Parvizi 及其同事早期的文章结果不同的是，在 Wetters 等的研究中，未对 "++" 的诊断临界值进行单独的分析。近年的一些研究中，白细胞酯酶对 PJI 检测的灵敏度和特异性均大于 90%，即使在存在金属的环境中也有不错的诊断效率。总结这些

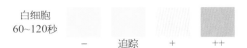

图 4-8　白细胞酯酶试纸条检测示意图，检测时间通常为 60~120 秒，目前的 MSIS 诊断标准将＋ 或＋＋ 都定义为阳性

研究的结果，白细胞酯酶试纸条检测的主要优点是快速输出结果，允许在术中进行测试，可作为冷冻切片的替代方案，节省成本且无须专用仪器，因此 MSIS 标准从 2014 年版本开始就将白细胞酯酶试纸上的"＋/＋＋"作为一个次要标准使用（图 4-8）。

但白细胞酯酶试纸条在样本中含过量红细胞或其碎片的情况下，比色测试性能将受损甚至无法读取，已有的文献报道中，多达 30% 的受试者因为标本混血发生了这种情况。目前克服这种缺陷的主要办法是对样本进行离心以分离红细胞以及加入适当的对照，虽然这种做法将使检测时间相对延长（10~15 分钟对比未离心 2 分钟），不符合试纸条即时检测的初衷，但对于术中诊断仍然是有一定价值的。当然，该检测也存在一些争议，2018 年 Rothman 研究所的最新研究认为，白细胞酯酶试纸条敏感度仍然不足（72%~80%），即使检测阴性也无法排除感染。Nelson 等在肩关节置换术后翻修的患者中进行该检测，发现其敏感性为 25.0%，特异性为 75.0%，诊断效能不如在髋、膝关节中，且在分离出痤疮丙酸杆菌的患者中，敏感性仅为 18.2%。因此，该方法的检测结果仍需要谨慎对待，需要结合白细胞计数进一步判断。

（二）关节液 CRP

鉴于血清 CRP 是一个在大多数医疗机构都可以开展的检测项目，检测可以在自动分析仪上进行，具有快速和低成本的优势，研究者们对采用关节液 CRP 能否辅助诊断 PJI 产生了兴趣。Parvizi 等的研究假设关节液 CRP 升高可能反映了在炎症环境下蛋白质从血清向关节腔的迁移。在 Deirmengian 等最近发表的一篇论文中，他们检测了 21 421 份保存的关节液样本，被归类为"毒性较低"的微生物，如表皮葡萄球菌和酵母菌的感染与毒性较强的微生物感染相比，其平均关节液 CRP 值较低（15.10 mg/L vs. 32.70 mg/L；$P < 0.000\,1$），这些被作为检测关节液 CRP 的理论依据。

在一项涉及 95 例髋、膝关节翻修手术患者的早期研究中，关节液 CRP 被发现用于诊断 PJI 有 90% 的敏感性和 97% 的特异性。在这个早期研究基础上，Parvizi 前瞻性分析了 66 例膝关节翻修术患者，采用单重与多重 ELISA 方法评估关节液 CRP 的诊断效能，得出的敏感性分别为 70.0% 和 84.0%，特异性分别为 100.0% 和 97.1%。并且该研究中，关节液和血清 CRP 值之间没有显著统计学差异。随后，Parvizi 等进一步研究了关节液 CRP 在 55 例髋或膝关节翻修患者中的感染诊断作用。PJI 患者关节液 CRP 明显升高，且关节液 CRP 与血清 CRP 显著相关（$r^2 = 0.72$），采用 9.5 mg/L 为临界值，关节液 CRP 的敏感性为 85%，特异性为 95.2%。Omar 等在另一项研究中，采用了较低的 2.5 mg/L 为临界值，诊断慢性髋关节 PJI 的敏感性为 95.5%，特异性为 93.3%，认为关节液 CRP 优于血清 CRP。在 Tetreault 等后续发表的一篇文章中，研究 150 例髋关节或膝关节翻修患者，血清和关节液 CRP 的值呈高度相关（$r^2 = 0.76$）。

然而，目前可用于自动分析仪的试剂尚未得到正式批准用于此类用途，并且并非所有实验室都同意对无法校准仪器的生物材料进行分析，现有的研究中根据所使用的临界值不同，关节液 CRP 检测 PJI 的诊断效率各异，并没有达到完全令人信服的结果，而且目前的研究证据只能表明，CRP 可能在肝脏以外的部位合成，而没有在关节滑膜中合成的直接证据。关节液 CRP 的应用价值（尤其是比血清 CRP 还更有价值）尚没有确立，也没有被纳入目前的诊断体系中。

（三）关节液 α-防御素

α-防御素是另一种近年来受到关注的生物标志物。它是一种由先天免疫系统产生的抗菌肽，在与细菌接触时由中性粒细胞释放。在一项由 Deirmengian 等对 149 例髋关节或膝关节置换患者进行的研究中发现：关节液 α-防御素的敏感性为 97.3%，特异性为 95.5％，并且联合关节液 CRP 进行诊断时，敏感度不变，特异性提高到 100％。但该研究并未明确排除有金属过敏、颗粒病和既往抗生素治疗的患者。这个研究小组进一步的研究表明，多数由微生物（包括低毒力微生物）引起的感染中，α-防御素的检测表现稳定。然而，与其他诊断试验一样，在肩关节成形术感染中，α-防御素的表现并不令人满意。在 Frangiamore 等的研究中，α-防御素的敏感性 63％，特异度 95％。在最近的由 Wyatt 等所做的 meta 分析中，结合上述研究，α-防御素的综合敏感性为 100％，特异性为 96％。

虽然以目前的实验数据来看，α-防御素有一定的应用前景，市面上已推出专门用于关节液的 ELISA 测试，能够在 4～5 小时内提供结果。评估其用于 PJI 诊断的研究显示出高灵敏度和特异性

（分别为 95％～100％和 90％～96％），与白细胞酯酶的报道相当甚至更高，但上述 meta 分析的作者也同时指出，纳入的研究中存在显著的异质性，且许多研究来自同一个研究小组，证据仍然不足。Kasparek 等的研究报道的敏感性为 67％，也显著低于之前的报道。同样在 Sigmund 及其同事的一项研究中，α-防御素的敏感性（69％）与冷冻切片（73％），微生物培养 2 个标本培养阳性（85％）或血清 CRP（77％）无显著差异。而且，没有关于这项检测的成本效益数据以及最佳临床适用病例的分析，包括是否应该对所有感染（急性或慢性 PJI）进行检测。目前该检测方法的诊断效率仍需其他研究者行进一步评估，需要通过一系列临床实践进行更广泛的验证。

（方心俞　张文明）

参考文献

［1］ Barrack R L, Harris W H. The value of aspiration of the hip joint before revision total hip arthroplasty ［J］. Journal of Bone & Joint Surgery American Volume, 1993, 75(1): 66 - 76.

［2］ Partridge D G, Winnard C, Townsend R, et al. Joint aspiration, including culture of reaspirated saline after a 'dry tap', is sensitive and specific for the diagnosis of hip and knee prosthetic joint infection ［J］. The Bone & Joint Journal, 2018, 100-B(6): 749 - 754.

［3］ Trampuz A, Hanssen A D, Osmon D R, et al. Synovial fluid leukocyte count and differential for the diagnosis of prosthetic knee infection ［J］. American Journal of Medicine, 2004, 117 (8): 556 - 562.

［4］ Osmon D R, Berbari E F, Berendt A R, et al. Diagnosis and management of prosthetic joint infection: clinical practice guidelines by the Infectious Diseases Society of America ［J］. Clinical Infectious Diseases An Official Publication of the Infectious Diseases Society of America, 2013, 56(1): 1 - 10.

［5］ Higuera C A, Zmistowski B, Malcom T, et al. Synovial Fluid Cell Count for Diagnosis of Chronic Periprosthetic Hip Infection ［J］. JBJS, 2017, 99(9): 753 - 759.

［6］ Balato G, Franceschini V, Ascione T, et al. Diagnostic accuracy of synovial fluid, blood markers, and microbiological testing in chronic knee prosthetic infections ［J］. Arch Orthop Trauma Surg, 2018, 138: 165 - 171.

［7］ Parvizi J, Gehrke T. International Consensus Group on Periprosthetic Joint Infection. Definition of periprosthetic joint infection ［J］. J Arthroplasty, 2014, 29: 1331.

［8］ Bedair H, Ting N, Jacovides C, et al. The Mark Coventry Award: Diagnosis of Early Postoperative TKA Infection Using Synovial Fluid Analysis ［J］. Clin Orthop Relat Res, 2011, 469 (1): 34 - 40.

［9］ Ba P H Y, Michael B. Cross MD. The 2013 frank stinchfield award: diagnosis of infection in the early postoperative period after total hip arthroplasty ［J］. Clinical Orthopaedics & Related Research, 2014, 472(2): 424 - 429.

［10］ Schinsky, Mark F, Valle D, et al. Perioperative testing for joint infection in patients undergoing revision total hip arthroplasty ［J］. Journal of Bone & Joint Surgery-american Volume, 2008, 90(9): 1869 - 1875.

［11］ Cipriano C A, Brown N M, Michael A M, et al. Serum and synovial fluid analysis for diagnosing chronic periprosthetic infection in patients with inflammatory arthritis ［J］. The Journal of Bone and Joint Surgery, 2012, 94(7): 594 - 600.

［12］ Yi P H, Cross M B, Moric M, et al. Do serologic and synovial tests help diagnose infection in revision hip arthroplasty with metal-on-metal bearings or corrosion ［J］. Clinical Orthopaedics and Related Research, 2015, 473(2): 498 - 505.

［13］ Ghanem E, Houssock C, Pulido L, et al. Determining "true" leukocytosis in bloody joint aspiration ［J］. Journal of Arthroplasty, 2008, 23(2): 182 - 187.

［14］ Tande A J, Patel R. Prosthetic joint infection ［J］. Clin Microbiol Rev, 2014, 27: 302 - 345.

［15］ Bracken C D, Berbari E F, Hanssen A D, et al. Systemic inflammatory markers and aspiration cell count may not differentiate bacterial from fungal prosthetic infections ［J］. Clin Orthop Relat Res, 2014, 472: 3291 - 3294.

［16］ Matsen K L, Javad P. Diagnosis of periprosthetic infection: novel developments ［J］. Orthopedic Clinics, 2016, 47: 1 - 9.

［17］ Parvizi J, Jacovides C, Antoci V, et al. Diagnosis of periprosthetic joint infection: the utility of a simple yet unappreciated enzyme ［J］. J Bone Joint Surg Am, 2011, 93: 2242 - 2248.

［18］ Wetters N G, Berend K R, Lombardi A V, et al. Leukocyte esterase reagent strips for the rapid diagnosis of periprosthetic joint infection [J]. Journal of Arthroplasty, 2012, 27(8): 8 - 11.

[19] Shafafy R, Mcclatchie W, Chettiar K, et al. Use of leucocyte esterase reagent strips in the diagnosis or exclusion of prosthetic joint infection [J]. The Bone & Joint Journal, 2015, 97-B(9): 1232 - 1236.

[20] Vecchi E D, Villa F, Bortolin M, et al. Leucocyte esterase, glucose and C-reactive protein in the diagnosis of prosthetic joint infections: a prospective study [J]. Clinical Microbiology & Infection, 2016, 22(6): 555 - 560.

[21] Deirmengian C, Kardos K, Kilmartin P, et al. The Alpha-defensin Test for Periprosthetic Joint Infection Outperforms the Leukocyte Esterase Test Strip [J]. Clinical Orthopaedics and Related Research, 2015, 473(1): 198 - 203.

[22] Colvin O C, Kransdorf M J, Roberts C C, et al. Leukocyte esterase analysis in the diagnosis of joint infection: can we make a diagnosis using a simple urine dipstick [J]. Skeletal Radiology, 2015, 44(5): 673 - 677.

[23] Nelson G N, Paxton E S, Narzikul A, et al. Leukocyte esterase in the diagnosis of shoulder periprosthetic joint infection [J]. Journal of Shoulder and Elbow Surgery, 2015, 24(9): 1421 - 1426.

[24] Deirmengian C, Kardos K, Kilmartin P, et al. Diagnosing Periprosthetic Joint Infection: Has the Era of the Biomarker Arrived? [J]. Clinical Orthopaedics and Related Research, 2014, 472(11): 3254 - 3262.

[25] Parvizi J, Mckenzie J C, Cashman J P. Diagnosis of Periprosthetic Joint Infection Using Synovial C-Reactive Protein [J]. The Journal of Arthroplasty, 2012, 27(8): 12 - 16.

[26] Tetreault M W, Wetters N G, Moric M, et al. Is Synovial C-reactive Protein a Useful Marker for Periprosthetic Joint Infection? [J]. Clinical Orthopaedics and Related Research, 2014, 472(12): 3997 - 4003.

[27] Omar M, Ettinger M, Reichling M, et al. Synovial C-reactive protein as a marker for chronic periprosthetic infection in total hip arthroplasty [J]. The Bone & Joint Journal, 2015, 97-B(2): 173 - 176.

[28] Bonanzinga T, Zahar A, Dütsch, Michael, et al. How Reliable Is the Alpha-defensin Immunoassay Test for Diagnosing Periprosthetic Joint Infection? A Prospective Study [J]. Clinical Orthopaedics and Related Research, 2017, 475(2): 408 - 415.

[29] Tischler E H, Cavanaugh P K, Parvizi J. Leukocyte esterase strip test: matched for musculoskeletal infection society criteria [J]. The Journal of Bone and Joint Surgery, 2014, 96(22): 1917 - 1920.

[30] Aggarwal V K, Tischler E, Ghanem E, et al. Leukocyte esterase from synovial fluid aspirate [J]. The Journal of Arthroplasty, 2013, 28(1): 193 - 195.

[31] Tischler E H, Plummer D R, Chen A F, et al. Leukocyte Esterase: Metal-on-Metal Failure and Periprosthetic Joint? Infection [J]. The Journal of Arthroplasty, 2016, 31: 2260 -

2263.

[32] Deirmengian C, Liang L, Rosenberger J, et al. The Leukocyte Esterase Test Strip is a Poor Rule-Out Test for PJI [J]. Journal of Arthroplasty, 2018.

[33] Deirmengian C A, Citrano P A, Gulati S, et al. The C-reactive protein may not detect infections caused by less-virulent organisms [J]. The Journal of Arthroplasty, 2016, 31: 152 - 155.

[34] Parvizi J, Jacovides C, Adeli B, et al. Mark B. Coventry Award: Synovial C-reactive Protein: A Prospective Evaluation of a Molecular Marker for Periprosthetic Knee Joint Infection [J]. Clinical Orthopaedics & Related Research, 2012, 470 (1): 54 - 60.

[35] Frangiamore S J, Gajewski N D, Saleh A, et al. Alpha-defensin accuracy to diagnose periprosthetic joint infection-best available test? [J]. The Journal of arthroplasty, 2015, 31(2): 456 - 460.

[36] Yeh E T. A new perspective on the biology of C-reactive protein [J]. Circ Res, 2005, 97: 609 - 611.

[37] Ganz T. Defensins: antimicrobial peptides of innate immunity [J]. Nat Rev Immunol, 2003, 3: 710 - 720.

[38] Deirmengian C, Kardos K, Kilmartin P, et al. Combined measurement of synovial fluid alpha-Defensin and C-reactive protein levels: highly accurate for diagnosing periprosthetic joint infection [J]. J Bone Joint Surg Am, 2014, 96: 1439 - 1445.

[39] Shahi A, Parvizi J, Kazarian G S, et al. The alpha-defensin test for periprosthetic joint infections is not affected by prior antibiotic administration [J]. Clin Orthop Relat Res, 2016, 474: 1610 - 1615.

[40] Frangiamore S J, Saleh A, Grosso M J, et al. Alpha-defensin as a predictor of periprosthetic shoulder infection [J]. J Shoulder Elbow Surg, 2015, 24: 1021 - 1027.

[41] Wyatt M C, Beswick A D, Kunutsor S K, et al. The Alpha-defensin immunoassay and leukocyte esterase colorimetric strip test for the diagnosis of periprosthetic infection: a systematic review and meta-analysis [J]. J Bone Joint Surg Am, 2016, 98: 992 - 1000.

[42] Deirmengian C, Kardos K, Kilmartin P, et al. The Alpha-defensin test for periprosthetic joint infection responds to a wide spectrum of organisms [J]. Clinical Orthopaedics and Related Research, 2015, 473(7): 2229 - 2235.

[43] Bingham J, Clarke H, Spangehl M, et al. The Alpha-defensin-1 biomarker assay can be used to evaluate the potentially infected total joint arthroplasty [J]. Clinical Orthopaedics and Related Research, 2014, 472(12): 4006 - 4009.

[44] Kasparek M F, Kasparek M, Boettner F, et al. Intraoperative diagnosis of periprosthetic joint infection using a novel alpha-defensin lateral flow assay [J]. The Journal of Arthroplasty, 2016, 31: 2871 - 2874.

[45] Sigmund I K, Holinka J, Gamper J, et al. Qualitative α-defensin test (Synovasure) for the diagnosis of periprosthetic infection in revision total joint arthroplasty [J]. Bone & Joint Journal, 2017, 99-B(1): 66 - 72.

第四节　术中组织冷冻切片分析

术中冷冻切片即术中组织病理检查，作为假体周围感染诊断的重要辅助手段之一，多用于术前怀疑感染而没有明确证据的翻修病例，主要观察冷冻切片中的中性粒细胞数量，但需要与术后的常规石蜡病理切片再做对照。当怀疑假体周围感染但关节液穿刺无法证实或培养分离不出细菌时，术中对关节囊组织或假体周围假膜组织进行冷冻切片可以提供有效的诊断依据。

一、术中冷冻切片的方法与原理

炎症反应在内植物周围的分布并不统一，因此冷冻切片分析需要采集包括骨与水泥界面、假体与水泥界面在内的多个不同部位的组织以增加敏感性，而且采集的组织需要包含足够量的纤维膜组织，而不是仅包含表层纤维素。

中性粒细胞陷于表层纤维素中或者黏附于内皮细胞边缘并不能作为诊断感染的依据，但如果纤维组织中的中性粒细胞位于包含肉芽组织的毛细血管间则可以用于预测感染。如果患者合并类风湿关节炎、强直性脊柱炎等炎症性关节病，即使没有内植物周围感染，也可以在内植物周围的假膜内检测到急性炎症反应，因此术中冷冻切片结果难以作为诊断依据。

二、术中冷冻切片的诊断标准

Charosky 早在 1973 年就报道采用术中冷冻切片诊断假体部位感染。Mirra 分析了 34 例髋、膝关节翻修患者的术中组织冷冻切片结果发现，假体周围感染患者的术中冷冻切片均可以观察到每高倍镜视野下中性粒细胞超过 5 个，但是临床上未考虑假体周围感染、病原学培养结果阴性的翻修病例并未

观察到这种特点。因此首次提出术中冰冻的中性粒细胞诊断标准，认为在细胞最多的区域，排除表层纤维素后，每高倍镜视野（HPF）下中性粒细胞超过 5 个可以作为诊断依据。Lonner 和 Feldman 的前瞻性研究中评估 5 个细胞最多的视野，提出如果评估至少 5 个高倍镜视野，每个视野平均多形核白细胞数量≥5 个则考虑感染。

目前大量的学者都在研究术中冷冻切片结果对假体周围感染的预测价值。然而，由于病理报告医师的不同、放大倍率的不同、显微镜还是照片等不同均可造成研究结果的差异，时至今日，术中冷冻切片的诊断标准尚未完全统一，主要分歧在于每高倍镜视野下的中性粒细胞数目和明确诊断所需要的阳性组织份数。目前通常采用的 MSIS 慢性 PJI 诊断标准是术中取假体周围 6 处不同位置的组织学标本，放大 400 倍观察，每个高倍镜视野下中性粒细胞的数量均小于 5 个则排除感染，3 个以上高倍镜视野下中性粒细胞数量大于或者等于 5 个确认感染，在两者之间则怀疑感染（图 4-9）。

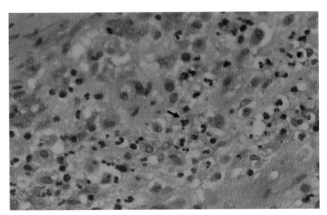

图 4-9　假体周围组织术中冷冻切片：肉芽组织增生伴坏死，中性粒细胞＞20 个/HPF（箭头处为中性粒细胞）

三、术中冷冻切片的诊断价值和局限性

近年来，学者们做了大量的工作来验证这一感染诊断标准的敏感性和特异性。Fehring和McAlister采用术中培养结果作为参考标准对比术中冷冻切片结果，结果发现冷冻切片的敏感性相对较差。Athanasou等报道冷冻切片的敏感性为90%，特异性为96%，阳性和阴性预测价值分别为88%和98%。Nuñez评价了136例可能感染的髋关节翻修术中组织的冷冻切片结果，134例与术后常规的石蜡病理切片结果相符，采用的诊断标准是至少5份术中组织标本，放大400倍高倍镜下观察，每个高倍镜视野中中性粒细胞数量≥5个，结果提示术中冷冻切片的敏感性为85%，特异性为87%，阳性和阴性预测值分别为79%和91%。

目前也有学者主张将术中冷冻切片的分析方法用于判别假体再植入时感染是否已经控制，但使用局部和全身抗生素以后，这种方法的预测价值尚需进一步研究。Bori等研究了术中冷冻切片在假体再植入时判断是否仍存在细菌的预测价值，根据Feldman的方法，敏感性为28.5%，特异性为100%，阳性和阴性预测值分别为100%和

73.6%，敏感性较初次置换明显下降，认为假体周围组织中每个高倍镜视野的中性粒细胞大于5个时感染仍持续存在的可能性大，但小于5个时不能排除感染。新近的一项研究发现，在二期翻修植入全新假体时，术中冰冻证实仍然存在感染的特异性为94%，但无法有效除外感染，敏感性仅为50%。

因此，在术前怀疑假体周围感染时，冷冻切片分析可以作为术中辅助诊断的重要补充手段，可以为手术医生在术中制订后续决策提供参考。但是术中冰冻结果无法单独用于诊断假体周围感染，需结合炎症指标、关节液白细胞和多核粒细胞计数等指标。另外，术中冰冻在临床应用时尚存在一定的局限性。首先，这项技术需要对骨科感染经验丰富的专业病理医生；其次，术中取材直接影响病理结果；再者，低毒力病原产生的炎症反应可能无法被准确检测到。

总之，冷冻切片结果的准确性不仅取决于手术医生，而且同样取决于病理医生。手术医生需要在翻修手术时多点、多份取材，病理医生不能只关注表浅纤维性渗出和血管内皮附近的中性粒细胞。手术医生和病理医生之间的沟通和反馈对于医生在确定每个病例的感染诊断至关重要。

（胡德庆　张文明）

参 考 文 献

［1］ Della Valle C J, Zuckerman J D, Di C P. Periprosthetic sepsis ［J］. Clinical Orthopaedics & Related Research, 2004, 420 (420): 26-31.

［2］ Enayatollahi M A, Parvizi J. Diagnosis of infected total hip arthroplasty ［J］. Hip Int, 2015, 25: 294-300.

［3］ Spangehl M J, Masri B A, O'Connell J X, et al. Prospective analysis of preoperative and intraoperative investigations for the diagnosis of infection at the sites of two hundred and two revision total hip arthroplasties ［J］. Journal of Bone & Joint Surgery American Volume, 1999, 81(5): 672-683.

［4］ Charosky C B, Bullough P G, Wilson P D Jr. Total hip replacement failures. A histological evaluation ［J］. Journal of Bone & Joint Surgery American Volume, 1973, 55(1): 49-58.

［5］ Mirra J. The pathology of the joint tissues and its clinical relevance in prosthesis failure ［J］. Clin Orthop, 1976, 117 (117): 221-240.

［6］ Athanasou N A, Pandey R, Steiger R D, et al. The role of intraoperative frozen sections in revision total joint arthroplasty ［J］. The Journal of Bone and Joint Surgery, 1997, 79(9): 1433-1434.

［7］ Banit D M, Kaufer H, Hartford J M. Intraoperative Frozen Section Analysis in Revision Total Joint Arthroplasty ［J］. Clinical Orthopaedics and Related Research, 2002, 401: 230-238.

［8］ Musso D A, Mohanty K, Spencer-Jones R. Role of frozen section histology in diagnosis of infection during revision arthroplasty ［J］. Postgraduate Medical Journal, 2003, 79(936): 590-593.

［9］ Tsaras G, Maduka-Ezeh A, Inwards C Y, et al. Utility of Intraoperative Frozen Section Histopathology in the Diagnosis of Periprosthetic Joint Infection ［J］. The Journal of Bone and Joint Surgery, 2012, 94(18): 1700-1711.

［10］ Wong Y C, Lee Q J, Wai Y L, et al. Intraoperative frozen section for detecting active infection in failed hip and knee arthroplasties ［J］. Journal of Arthroplasty, 2005, 20(8): 1015-1020.

［11］ Valle C D, Parvizi J, Bauer T W, et al. Diagnosis of

Periprosthetic Joint Infections of the Hip and Knee ［J］. JAAOS — Journal of the American Academy of Orthopaedic Surgeons，2010，18(12)：760 - 770.

［12］ Parvizi J，Zmistowski B，Berbari E F，et al. New definition for periprosthetic joint infection：from the workgroup of the musculoskeletal infection society ［J］. Journal of Arthroplasty，2011，26(8)：614 - 615.

［13］ Fehring T K，Mcalister J A. Frozen histologic section as a guide to sepsis in revision joint arthroplasty ［J］. Clinical Orthopaedics and Related Research，1994，(304)：229 - 237.

［14］ Athanasou N A，Pandey R，De Steiger R，et al. Diagnosis of infection by frozen section during revision arthroplasty ［J］. J Bone Joint Surg Br，1995，77：28 - 33.

［15］ Nunez L V，Buttaro M A，Morandi A，et al. Frozen sections of samples taken intraoperatively for diagnosis of infection in revision hip surgery ［J］. Acta Orthop，2007，78：226 - 230.

［16］ Bori G，Soriano A，Garcia S，et al. Usefulness of histological analysis for predicting the presence of microorganisms at the time of reimplantation after hip resection arthroplasty for the treatment of infection ［J］. J Bone Joint Surg Am，2007，89：1232 - 1237.

［17］ George J，Kwiecien G，Klika A K，et al. Are frozen sections and msis criteria reliable at the time of reimplantation of two-stage revision arthroplasty? ［J］. Clin Orthop Relat Res，2016，474：1619 - 1626.

［18］ Osmon D R，Berbari E F，Berendt A R，et al. Diagnosis and management of prosthetic joint infection：clinical practice guidelines by the Infectious Diseases Society of America ［J］. Clin Infect Dis，2013，56：e1 - e25.

第五节　病原微生物培养

从假体周围组织或关节液中培养出致病微生物是人工关节感染诊断的重要条件之一。除了能够明确诊断以外，微生物培养结果还可提供致病菌对抗生素耐药性，能指导抗感染和手术方案的选择。但是传统培养方法的病原微生物培养其阴性率高达7%～42.1%，病原微生物未明的人工关节感染病例常需经验性应用广谱抗生素，不仅花费高、并发症多，而且总体疗效相对差。因此，本节将介绍人工关节感染病原微生物培养阴性的主要原因以及如何优化微生物培养方法以提高病原微生物的检出率。

一、微生物培养阴性的常见原因

生物被膜（biofilm）是病原微生物（主要为细菌和真菌）为了适应生存环境而黏附于生物材料或活性组织表面，并包被在自身产生的黏液性蛋白多糖基质中而形成的群落或微克隆。慢性人工关节感染病例中，微生物多以休眠状态藏匿于生物膜，关节液或假体周围组织中浮游菌少，难以用常规方法培养。

标本取材不当是造成培养失败的重要原因，比如：使用拭子对窦道部位取材；取材部位较少，未采集到病原菌聚集的部位；在组织坏死部位取材，存活的病原菌数量少；使用电刀、电锯等产热工具取材，温度过高致病原菌死亡；取材后未立即在适当条件下保存和转运，部分病原菌暴露后迅速死亡。

获取标本前全身或局部使用抗生素，会杀灭大部分处于快速生长期的病原菌，并在一定时间内（可达2～4周）抑制存活病原菌的生长，显著降低微生物培养的阳性率。

部分临床微生物实验室未遵照规范化操作流程处置送检样本（特别是值班人员为非微生物检验专业时），比如：组织标本未经研磨，直接简单划板培养；假体未经超声或振荡，取浸泡液直接培养；未行厌氧培养；培养时间过短；标本放置时间过长等。

部分病原菌对人工培养条件要求苛刻，需要采用特殊培养基或延长培养时间，甚至无法培养。比如：人型支原体无法在常规的血平板或血培养瓶内生长，痤疮丙酸杆菌需要培养1～2周。

二、优化微生物培养方法

（一）采集前准备

1. 采集标本前避免使用抗生素　对怀疑PJI的

患者在未明确微生物的情况下会尝试经验性抗生素治疗，这不但会显著降低 PJI 患者微生物检出的阳性率，还会诱导细菌耐药。美国传染病学会（Infectious Diseases Society of America，IDSA）在关于 PJI 诊断和治疗的临床指南中强烈建议，在致病菌培养取样前 2 周需要停用任何抗生素。对于那些需要复杂的营养环境的苛养菌，要求术前停用抗生素更长时间。美国骨科医师协会（American Academy of Orthopedic Surgeons，AAOS）指南强烈建议，对于任何怀疑 PJI 的患者，在未明确致病菌之前不使用抗生素。《骨骼肌肉系统感染国际共识（2018）》推荐术前考虑 PJI 可能性较小或者术前已经明确感染病原微生物，可在翻修术时预防性使用抗生素，而对于术前培养阴性但高度怀疑 PJI 的患者，应停用抗生素一段时间后再培养，以提高术中微生物检出阳性率。

2. 采集标本的环境　空气中的浮游细菌会增加标本污染的风险。手术室的层流净化系统能够去除空气中直径＞0.3 μm 的颗粒（其中包括了大部分细菌），在层流手术室中采集样本可以明显减少对培养的污染。如在非手术室环境进行关节穿刺时，则应选择干净的操作室，严格无菌操作（如铺无菌单、戴手套等），避免操作不规范引起的正常菌群表皮葡萄球、痤疮丙酸杆菌等的污染。

（二）标本的采集与处理

1. 拭子　由于拭子可获取样本及微生物的总量少、培养敏感性低，而且窦道培养结果不能反映真实的致病菌，因此多个指南及共识均不建议使用拭子在窦道口取材培养。

2. 关节液　关节液可在术前或术中通过关节穿刺获取，是最常用于培养的标本。膝关节、肩关节部位表浅，穿刺相对容易。髋关节解剖部位深在，穿刺相对困难，常需要多次、多角度、多路径穿刺，带入皮肤或毛囊内定植菌概率增大。在条件允许的情况下，推荐在 X 线或超声引导下进行髋关节穿刺。但也有报道认为，经验足够丰富的医生其直接髋关节穿刺成功率不亚于影像学引导方法。X 线设备较普及，且辨识简单，应用最广泛，但是仅为

二维显像定位相对困难，且存在电离辐射危害的风险。B 超引导没有辐射危害、对液体分辨率高、可三维动态调整引导位置，但需要对关节解剖熟悉的超声医生辅助。为了减少超声耦合剂带来的污染，可使用消毒剂碘伏作为耦合剂。

3. 假体周围组织　假体周围组织取材应该取不同部位的可疑炎症组织，包括关节伪膜、松动假体表面的组织以及增生明显的滑膜、颜色不正常的坏死脓性组织以及骨质受侵蚀部位的组织。术中的组织推荐更换干净手术刀片后切取，禁止使用电刀，因高热会引起组织坏死并影响致病菌的分离培养。MSIS 共识推荐术中取样一般为 3～5 个标本组织，保证组织培养检出率的同时，又避免工作量的增加以及医疗资源的浪费。Trisha N. Peel 等研究了 499 名接受 PJI 翻修的患者，从中收集并处理了 1 437 个假体周围组织样本，观察到在传统琼脂血平板上，取样数量为 4 时具有最好的诊断效能（91%）。Pascale Bémer 等研究了 215 例已经确立的 PJI 患者，其中 192 检测出病原菌，当采集 2 个、3 个、4 个样本检测出病原菌准确性分别为 85.2%、93.9%、98.1%，而取样组织数量大于 5 个时敏感性下降。但是，在临床工作中，术中可疑感染组织以及正常组织的分界不明确，通常需要多部位（＞5 个）取材。尤其是术前组织培养阴性，但高度怀疑是 PJI 的病例，建议尽可能将所有可疑感染的组织送检以提高微生物培养检出率。取材时应分部位按次序进行，标本应分别放置并一一注明取材部位。髓腔的骨髓，可选用大号的刮匙进行刮除培养。术中取下的组织样本不宜过大，可在手术室或无菌操作台剪成 0.5 cm×0.5 cm 大小后快速分装到无菌容器内并及时送检。

4. 超声裂解处理假体　长时间的高强度超声可破坏生物膜、溶解芽胞，甚至破坏细胞膜，但短时间（＜180 分钟）的低强度低频超声（40～50 Hz）对细菌生长无杀伤作用，仅破坏生物膜。Tunney 等首次将超声裂解技术（5 分钟，50 kHz）应用于 PJI 诊断。Trampuz 等对人工关节感染翻修术中取出的假体进行超声裂解（5 分钟，40±2 kHz 并振荡 30 秒），再将处理液中的沉淀物离心后接种培

养，并将超声处理和传统组织培养进行比较，结果发现超声裂解的敏感性（78.5%）高于传统培养方法（60.8%）。Portillo 等对 135 例关节翻修的假体进行振荡及超声裂解处理（5 分钟，40±5 kHz 并涡旋 1 分钟），其中 35 例为假体周围感染，100 例为无菌性松动，结果提示超声裂解敏感度为 60%，振荡的敏感度仅为 10%，而超声及振荡方法结合的敏感度达 99%。Rothenberg 等一项经纳入 565 名 PJI 翻修病例的研究发现，假体超声裂解液培养对比关节液培养和组织培养方法培养，其敏感性分别为 97%、57%、70%。

目前常用的超声裂解方法是将取出的关节假体浸泡在林格溶液中，进行超声处理，使生物被膜中的细菌变为浮游状态，增加处理液中的细菌量，同时不影响细菌活力，从而提高微生物培养阳性率（具体流程可参见图 4-10）。本团队将超声裂解方法应用于 PJI 的诊断，2012 年 1 月至 2012 年 12 月，本课题组成员对关节置换术后感染或无菌性松动的 35 例患者行翻修术（全髋关节翻修术 27 例，全膝关节翻修术 8 例），超声裂解后细菌培养阳性率由处理前的 37.1% 上升至 57.1%，相比于血平板培养法由 14.3% 上升至 37.1%，有统计学差异。最近的 1 m Meta 分析共纳入 12 篇的文献，得出了超声液对诊断 PJI 具有高灵敏度和高特异性。因此，

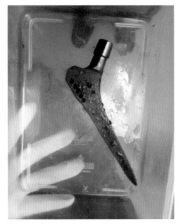

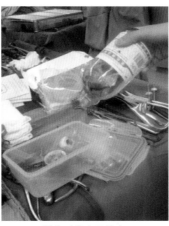

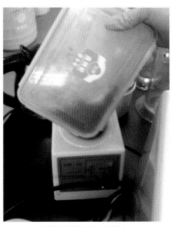

假体放入容器　　　　　　　　　　倒入无菌生理盐水　　　　　　　　　涡旋振荡（3分钟）

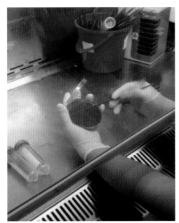

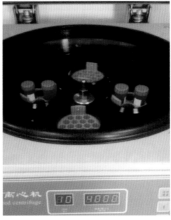

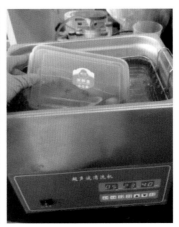

取沉渣液培养　　　　　　　　离心（4 000 r/min，10分钟）　　　　　超声裂解（40 kHz，5分钟）

图 4-10　超声裂解处理假体操作流程示意图

众多指南都推荐在取材后对假体行超声预处理，以提高微生物培养检出阳性率，特别是对取材前使用过抗生素治疗或培养阴性但高度可疑 PJI 的患者。但需要医疗机构配备相应的超声清洗机和密封容器，并建立标准化流程，以减少在超声裂解过程中引入污染的可能。

5. 二硫苏糖醇处理假体　二硫苏糖醇（dithiothreitol，DTT）的主要成分为多糖蛋白复合物，是一种较强的还原剂，它可以作为蛋白质的变性剂，在蛋白质和多肽的半胱氨酸基团之间裂解二硫键，改变生物膜的细胞外基质，使生物膜上的细菌转变为浮游状态。具体操作：把假体放入 0.01% DTT 溶液中，振荡 15 分钟，再 3 000 rpm 离心 10 分钟后去上清，取 150 μL 进行需氧和厌氧培养。Lorenzo Drago 等研究共纳入 76 名 PJI 患者（其中42 例 PJI，34 例 AF），随机分组分别进行 DTT 和超声裂解处理，DTT 组敏感性为 85.7%，超声裂解法的敏感性为 71.4%，经 DTT 处理可获得更高的检出阳性率。一项纳入 223 例病例的研究中，其中 107 例感染，125 例术前无感染，经超声（89%）和 DTT（91%）处理后培养比组织样品的常规培养有更高的灵敏度（79%）。此外，与超声裂解处理相比，DTT 不依赖特殊仪器，在人工关节感染诊断中具有潜在的应用价值。

（三）标本转运

目前为止，尚没有人工关节感染标本转运的公认标准，可以借鉴检验科微生物标本运送的标准化流程（SOP）。标准化流程推荐采集标本应放置在无菌容器（如密封良好的无菌痰杯、离心管等），或将液体标本立即注射到血培养瓶进行装运，避免污染。Tano E 等比较了 3 种不同转运时间，微生物生长菌量随时间的延长而下降，转运时间超过 48 小时将严重影响微生物生长。Gomez 等研究认为可以使用专人护送或快速管道运输以最大限度保持微生物的活力，提高培养检出阳性率。样本运送应尽量减少标本运送时间，避免组织脱水以及样本暴露在不适的温度。有研究推荐尽量在 6 小时内运送到检验科进行处理。

（四）培养条件

1. 培养基　用于临床微生物培养的培养基种类不同，这些培养基可根据所含成分、物理状态以及不同的使用目的等而分成若干类型：①按物理状态可分为固体培养基、半固体培养基及液体培养基等。②培养基按微生物的种类可分为细菌培养基、放线菌培养基、酵母菌培养基和真菌培养基等 4 类。③按其所含成分，可分为合成培养基、天然培养基和半合成培养基 3 类。④按其特殊用途可分为加富培养基、选择性培养基和鉴别培养基。不同培养基与人工关节感染细菌检出率直接相关。

血培养瓶常主要被应用于血液中微生物的培养。近年来，血培养瓶被应用于人工关节感染的微生物培养。血培养瓶常放置于相对应的自动仪器中进行培育，采用荧光探测技术连续测定封闭培养瓶内微生物代谢引起的 O_2 或 CO_2 浓度变化以检测是否有微生物生长繁殖，被广泛应用于临床快速检测血液和其他液体标本中是否存在细菌、真菌及分枝杆菌。Minassian 等对临床怀疑人工关节感染的患者翻修术中取的组织标本采用 BACTEC™ 全自动血培养系统进行培养，结果发现经 BACTEC™ 全自动血培养系统培养的阳性率较普通培养基高。Hughes 等将关节翻修术中采集的关节液接种于 4 种培养基上进行比较，发现 BacT Plus 血培养瓶及肉汤增菌培养基的敏感性最高，分别为 87% 和83%，厌氧培养基和普通平板培养基分别为 57% 与39%。Trampuz 等对 206 例 PJI 患者的假体超声液进行回顾性分析，BacT Plus 培养瓶中致病菌检出平均时间短于琼脂平板培养（1.8 天 vs. 2.8 天）。营养丰富的培养瓶能显著减少细菌培养所需的时间，大多数生物在 3 天内生长。此外，BacT Plus 培养瓶具有中和抗生素的作用，能减少抗生素应用对细菌培养的影响，微生物检出阳性率高可能也与之相关。当关节液较少的情况，推荐采用儿童BacT Plus 培养瓶（需氧）代替成人 BacT Plus 培养瓶，前者需要关节液的量仅为 0.5～3 mL。

沙氏葡萄糖琼脂、马铃薯葡萄糖琼脂、脑心浸膏琼脂等培养基适宜真菌生长，临床疑似酵母菌及酵母样菌感染，有条件实验室可平行接种显色培养基，推荐采用螺口管斜面培养法，标本处理后接种于培养基斜面中下部，真菌绝大多数为需氧菌建议平行接种两管。深部真菌（28±1）℃培养 7～14 天，如怀疑双相真菌感染，应同时在（28±1）℃及（35±1）℃培养。怀疑罕见真菌慢生长真菌感染或临床已用抗真菌药物时，应延长观察时间，至少培养 4 周。

对于一些特殊菌种如分枝杆菌可选择改良罗氏培养基、BD BACTEC™ 快速分枝杆菌液体培养管或结核培养瓶；凝固酶阴性葡萄球菌和丙酸杆菌等厌氧菌，可选择巯基乙酸肉汤培养基，其培养阳性率优于厌氧血培养瓶。

2. 培养时间　细菌由于自身生长曲线的不同，且受溶质和水活度、pH、温度、氧浓度等环境因素影响，其生长所需的时间不同。大多数的研究发现，常见微生物培养时间通常为 4～7 天，如金黄色葡萄球菌繁殖一代所需的时间仅为 24 分钟，而痤疮丙酸杆菌需要培养 10 天左右才会生长。缓慢生长的细菌，如分枝杆菌属，一般需要 2～40 天才能形成肉眼可见的菌落。有研究建议把细菌培养的时间延长至 14 天，以使得一些缓慢生长、低毒力的细菌得以生长，如痤疮丙酸杆菌、棒状杆菌等。

延长细菌培养时间，能提高细菌培养的灵敏度。如 Schäfer 等在一项研究中发现，110 例 PJI 延长细菌培养时间至 14 天，有 26.4％ 的患者标本在 7 天后才培养出细菌，这些细菌主要是一些缓慢生长的细菌，如痤疮丙酸杆菌、消化链球菌、凝固酶阴性葡萄球菌等。大部分共识建议都常规细菌培养需要延长至 14 天或者更长。与传统培养时间 5～7 天相比，延长培养时间需要更多的人力、物力、财力，造成目前临床上该技术未能广泛应用。然而，考虑人工关节感染所造成的严重后果，对于高度怀疑人工关节感染（尤其是厌氧菌感染）的标本延长培养时间至 14 天具有一定的临床意义。

综上所述，各医疗机构要根据自身的具体条件，临床医生与微生物科医生紧密协作，逐步优化培养流程与方法，提高人工关节感染病原微生物的培养阳性率。

（张泽宇　张文明）

参 考 文 献

［1］ Workgroup Convened by the Musculoskeletal Infection Society. New definition for periprosthetic joint infection［J］. J Arthroplasty, 2011, 26: 1136-1138.

［2］ Parvizi J, Valle C J D. AAOS clinical practice guideline: diagnosis and treatment of periprosthetic joint infections of the hip and knee［J］. The Journal of the American Academy of Orthopaedic Surgeons, 2010, 18(12): 771-772.

［3］ Osmon D R, Berbari E F, Berendt A R, et al. Diagnosis and management of prosthetic joint infection: clinical practice guidelines by the Infectious Diseases Society of America［J］. Clinical Infectious Diseases An Official Publication of the Infectious Diseases Society of America, 2013, 56(1): 1-10.

［4］ Sch?fer P, Fink B, Sandow D, et al. Prolonged bacterial culture to identify late periprosthetic joint infection: a promising strategy［J］. Clinical Infectious Diseases, 2008, 47(11): 1403-1409.

［5］ Parvizi J, Erkocak O F, Valle C J D. Culture-negative periprosthetic joint infection［J］. Journal of Bone & Joint Surgery American Volume, 2014, 96(5): 430-436.

［6］ Boisrenoult P. Propionibacterium acnes prosthetic joint infection: diagnosis and treatment［J］. Orthop Traumatol Surg Res, 2017: 104.

［7］ Della V C, Parvizi J, Bauer T W, et al. American Academy of Orthopaedic Surgeons clinical practice guideline on: the diagnosis of periprosthetic joint infections of the hip and knee［J］. J Bone Joint Surg Am, 2011, 93: 1355-1357.

［8］ 曹建刚, 刘军. 关节假体周围感染预防的研究进展［J］. 中国修复重建外科杂志, 2015: 250-253.

［9］ Parvizi J, Shohat N, Gehrke T. Prevention of periprosthetic joint infection: new guidelines［J］. Journal of Bone & Joint Surgery-british Volume, 2017, 99-B: 3.

［10］ Font-Vizcarra L, García S, Juan C, et al. Blood culture flasks for culturing synovial fluid in prosthetic joint infections［J］. Clinical Orthopaedics and Related Research, 2010, 468(8): 2238-2243.

［11］ Battaglia M, Vannini F, Guaraldi F, et al. Validity of preoperative ultrasound-guided aspiration in the revision of hip prosthesis［J］. Ultrasound Med Biol, 2011, 37: 1977-1983.

［12］ Geert M, Fares S. Is there a role for tissue biopsy in the diagnosis of periprosthetic infection［J］. Clinical Orthopaedics & Related Research, 2010, 468: 1410-1417.

［13］ Parvizi J, Zmistowski B, Berbari E F, et al. New definition for periprosthetic joint infection: from the Workgroup of the Musculoskeletal Infection Society［J］. Clin Orthop Relat Res,

2011, 469：2992 - 2994.

[14] Peel T N, Spelman T, Dylla B L, et al. Optimal periprosthetic tissue specimen number for diagnosis of prosthetic joint infection [J]. Journal of Clinical Microbiology, 2016, 55：JCM. 01914 - 01916.

[15] Bémer P, Léger J, Tandé D, et al. How many samples and how many culture media to diagnose a prosthetic joint infection：a clinical and microbiological prospective multicenter study [J]. Journal of Clinical Microbiology, 2016, 54：385.

[16] Gandhi R, Silverman E, Courtney P M, et al. How many cultures are necessary to identify pathogens in the management of total hip and knee arthroplasty infections [J]. The Journal of Arthroplasty, 2017, 32(9)：2825 - 2828.

[17] Tunney M M, Patrick S, Gorman S P, et al. Improved detection of infection in hip replacements. A currently underestimated problem [J]. The Bone & Joint Journal, 1998, 80(4)：568 - 572.

[18] Trampuz A, Piper K E, Jacobson M J, et al. Sonication of Removed Hip and Knee Prostheses for Diagnosis of Infection [J]. New England Journal of Medicine, 2007, 357(7)：654 - 663.

[19] Portillo M E, Salvado M, Trampuz A, et al. Sonication versus Vortexing of Implants for Diagnosis of Prosthetic Joint Infection [J]. Journal of Clinical Microbiology, 2013, 51(2)：591 - 594.

[20] Rothenberg A C, Wilson A E, Hayes J P, et al. Sonication of Arthroplasty Implants Improves Accuracy of Periprosthetic Joint Infection Cultures [J]. Clinical Orthopaedics and Related Research, 2017, 475(7)：1827 - 1836.

[21] Larsen L H, Lange J, Xu Y, et al. Optimizing culture methods for diagnosis of prosthetic joint infections：a summary of modifications and improvements reported since 1995[J]. Journal of Medical Microbiology, 2012, 61(3)：309 - 316.

[22] 白国昌, 曾慧意, 张文明, 等. 超声裂解法在人工关节感染诊断中的应用[J]. 中华骨科杂志, 2014, 34.

[23] Zhai Z, Li H, Qin A, et al. Meta-analysis of sonication fluid samples from prosthetic components for diagnosis of infection after total joint arthroplasty [J]. Journal of Clinical Microbiology, 2014, 52(5)：1730 - 1736.

[24] Sambri A, Cadossi M, Giannini S, et al. Is Treatment With Dithiothreitol More Effective Than Sonication for the Diagnosis of Prosthetic Joint Infection [J]. Clinical Orthopaedics and Related Research, 2018, 476(1)：137 - 145.

[25] Drago L, Signori V, De Vecchi E, et al. Use of dithiothreitol to improve the diagnosis of prosthetic joint infections [J]. Journal of Orthopaedic Research, 2013, 31(11)：1694 - 1699.

[26] Gomez E, Patel R. Laboratory Diagnosis of Prosthetic Joint Infection, Part I [J]. Clinical Microbiology Newsletter, 2011, 33(9)：55 - 60.

[27] Tano E, Melhus Åsa. Evaluation of three swab transport systems for the maintenance of clinically important bacteria in simulated mono- and polymicrobial samples [J]. Apmis, 2011, 119(3)：198 - 203.

[28] Pitt W. Sonication of removed hip and knee prostheses for diagnosis of infection [J]. The New England journal of medicine, 2007, 357：654.

[29] Minassian A M, Newnham R, Kalimeris E, et al. Use of an automated blood culture system (BD BACTEC?) for diagnosis of prosthetic joint infections：easy and fast [J]. BMC Infectious Diseases, 2014, 14(1)：233.

[30] Hughes H C, Newnham R, Athanasou N, et al. Microbiological diagnosis of prosthetic joint infections：a prospective evaluation of four bacterial culture media in the routine laboratory [J]. Clinical microbiology and infection, 2011, 17(10)：1528 - 1530.

[31] Janz V, Trampuz A, Perka C F, et al. Reduced culture time and improved isolation rate through culture of sonicate fluid in blood culture bottles [J]. Technology and Health Care, 2017, 25(4)：635 - 640.

[32] Nutt L, Orth H, Goodway J, et al. Superior detection of pathogens in synovial fluid by the Bactec 9240 Peds Plus/F system compared to the conventional agar-based culture method [J]. Southern African Journal of Epidemiology and Infection, 2010, 25(4)：11 - 14.

[33] Sullivan K V, Turner N N, Lancaster D P, et al. Superior sensitivity and decreased time to detection with the bactec peds plus/f system compared to the BacT/Alert pediatric FAN blood culture system [J]. Journal of Clinical Microbiology, 2013, 51(12)：4083 - 4086.

[34] Neut D. Detection of biomaterialassociated infections in orthopaedic joint implants [J]. Clin Orthop Relat Res, 2003, 413(413)：261 - 268.

[35] Williams J L, Norman P, Stockley I. The value of hip aspiration versus tissue biopsy in diagnosing infection before exchange hip arthroplasty surgery [J]. Journal of Arthroplasty, 2004, 19(5)：582 - 586.

[36] Clelland R, And Grunberg E. Laboratory evaluation of new antibiotics in vitro and in experimental animal infections [J]. In Antibiotics in Laboratoly Medicine, 1986.

[37] Hall G S, Pratt-Rippin K, Meisler D M, et al. Growth curve for Propionibacterium acnes [J]. Current Eye Research, 1994, 13(6)：465 - 466.

[38] 沈平, 彭珍荣. 微生物学[M]. 北京：高等教育出版社, 2003.

[39] Gollwitzer H, Diehl P, Gerdesmeyer L, et al. Diagnostic strategies in cases of suspected periprosthetic infection of the knee [J]. Der Orthopäde, 2006, 35(9)：904 - 916.

[40] Ince A, Rupp J, Frommelt L, et al. Is "Aseptic" Loosening of the prosthetic cup after total hip replacement due to nonculturable bacterial pathogens in patients with low-grade infection? [J]. Clinical Infectious Diseases, 2004, 39(11)：1599 - 1603.

第六节　病原学诊断进展

一、假体取出后的超声振荡处理

关节假体相关感染通常是由生长在生物膜中的微生物引起的。代谢物质的消耗或生物膜中代谢产物的积累导致这些微生物进入缓慢生长或非生长（静止）状态。这种情况下，常规的诊断方法可能无法检测到感染微生物。因此，超声振荡液培养是PJI病原诊断的重要手段。研究结果表明，低强度超声能有效分离内植物表面生物膜中＞99.9％的细菌，这种方法能使黏附细菌分离的同时保持细菌活性（图4-11）。

1998年，Tunney和他的同事发表了第一篇关于120个髋关节假体在翻修手术中使用超声处理的报道。他们发现超声可以提高细菌的分离率，但由于研究方法上的不足，该技术的实际价值未能受到重视。2007年发表在《新英格兰医学杂志》上的一项研究发现，超声振荡液培养在诊断髋、膝关节假体感染方面具有比组织培养更好的敏感性和特异性。在样本采集前14天内接受抗菌药物治疗的患者中，超声振荡液培养对感染诊断的敏感性高于假体周围组织培养（75％ *vs.* 45％，$P<0.001$）。与术中组织培养相比，无论有无使用过抗生素，超声对PJI的诊断均更敏感。近年来，超声处理在关节假体感染诊断中的应用日益广泛，欧洲骨与关节感染学会（European Bone and Joint Infection Society，EBJIS）也将超声振荡液培养结果作为诊断PJI的标准之一。从2013年到2018年，国际共识会议纪要（Proceedings of the International Consensus Meeting，ICM）所引用的文献中，超声处理被越来越多的学者和专家所接受。

二、超声处理步骤

将取出的内植物放入无菌、大小合适的密闭容器中送至微生物实验室。加入林格液或生理盐水浸没假体后，使用涡流振荡器或徒手将容器振荡30秒，接着进行超声（40 kHz）处理5分钟，再次使用涡流振荡器或徒手将容器振荡30秒。最后，将超声振荡液接种到培养板上培养（图4-12）。

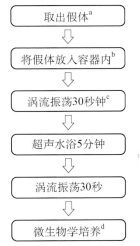

图4-12　超声波操作过程。 a. 首先，为了降低污染的风险，将假体直接放置在运输箱中，用器具钳夹，不可戴手套触碰。其次，尽快将内植物送到微生物实验室进行超声和培养。超声振荡液应在4小时内处理完毕。若不能按时处理，添加林格溶液在室温储存。 b. 不建议将假体放在袋子中，因为这样会增加污染的风险。 c. 如果没有超声，仅涡流振荡也是一种可行的方法，但它的细菌分离率较低。 d. 细菌培养前超声振荡液离心可提高微生物诊断率。液体培养比固体培养基效果更好

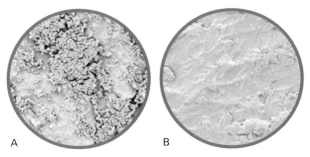

图4-11　超声处理前后内植物表面金黄色葡萄球菌生物膜的扫描电镜图像。A. 超声处理前；B. 超声处理后

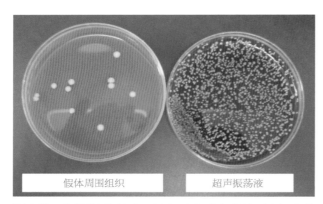

图 4-13　在假体周围组织（左）和超声振荡液（右）中的表皮葡萄球菌培养结果

三、超声处理诊断 PJI 的优势

1. **操作简单**　它最大限度地减少了用手接触操作的时间，整个过程中假体位于无菌容器内，污染风险较低。

2. **快速获得结果**　超声振荡液的培养时间比传统的组织培养时间短。大约 50% 的生物膜细菌在 48 小时内可被检测到。

3. **提高生物膜中病原体的检测率**　与假体周围组织培养相比，超声处理检测细菌的能力可提高 10 000 倍（图 4-13）。

4. **混合感染的检测**　与术中组织培养相比，超声液培养提高了对混合感染 PJI 的检测。

5. **减少抗生素治疗的影响**　培养结果阴性是诊断 PJI 的一大难题，阴性培养结果的主要原因是标本采集前使用了抗生素。与假体周围组织培养相比，超声可以降低抗生素治疗对培养结果的影响，这可能是因为组织中存在的浮游细菌比生物膜中的细菌更容易受到抗生素的影响。

6. **结果定量化**　超声可以定量评估去除的生物膜。微生物密度可以表示为每毫升超声液的集落形成单位（colony-forming units，CFU）。

7. **超声液的附加检查**　超声液可结合血培养瓶、微量量热法、培养基、PCR 等进行检测。

8. **PJI 诊断的高敏感性和高特异性**　对 16 项超声液体培养研究的荟萃分析显示，总的灵敏度为 79%（95% *CI* 0.76～0.81），特异性为 98%（95%

CI 0.94～0.96）。

9. **用于医学植入相关感染**　超声不仅可用于检测人工关节假体、钢板、螺钉等骨科内植物的感染，也可用于乳房假体、泌尿道和血管内植物、神经外科内植物的感染。

四、其他检测

目前还有许多其他正处于探索阶段的创新性诊断技术，如微量量热法、电法逆转录 PCR、荧光原位杂交、生物膜显微镜、微阵列识别、血清学测试。但仍需要大量试验来证明它们的敏感性和特异性。

近年来，血液培养瓶（blood culture bottle，BCB）中超声振荡液的生长得到了越来越多的应用。滑膜液在血培养瓶中培养微生物的方法优于常规方法。因此，滑膜液也是诊断 PJI 的常规方法。另外，血培养瓶也可与假体周围组织培养相结合，提高培养效果。

一项临床研究发现，超声振荡液 BCB 较常规超声振荡液培养能检测到更多的阳性结果（101 例 *vs.* 51 例），且能缩短培养时间（2.9 天 *vs.* 4.2 天）。超声液和滑膜液 BCB 中的敏感性分别为 88% 和 64%。在术前 14 天内接受抗生素治疗的患者中，超声液和滑膜液培养阳性率分别为 81% 和 52%。在未接受抗生素治疗的患者中，超声液和滑膜液中阳性培养的比例分别为 93% 和 72%。超声 BCB 中微生物的检测能力优于滑膜液，但滑膜液的特异性优于超声（98% *vs.* 87%）。荟萃分析报道了超声液 BCB 培养诊断 PJI 汇总敏感度为 0.85（95% *CI* 0.77～0.91），特异度为 0.86（95% *CI* 0.81～0.91）。

假体周围组织培养是一种在术中采集并提供病原菌信息的方法，但常规组织培养的敏感性仅为 45%～78%。血培养瓶中的假体周围组织培养可以提高 PJI 的培养效果。在一项对 23 例感染病例的小型研究中，BCB 培养比普通平板培养和厌氧肉汤培养基培养更敏感（87% *vs.* 39%，57%）。也有研究发现，假体周围组织 BCB 培养不仅提高了对 PJI 的诊断敏感性，而且缩短了微生物培养的时间。美国传染病学会（Infectious Diseases Society of America，IDSA）的指南建议，理想情况下，翻修性关节置换术应获得 5～6 个假体周围组织样本，但使用 BCB 时，只需 3 个假体周围组织样本便可达到最佳的细菌培养结果。无论是在髋部和膝关节（65.1%～69.8%，98%～100%），还是在肩部和肘部（72.2%～88.9%，87.5%～100%），与超声液相比，BCB 组织培养的敏感性和特异性均低于常规超声振荡液培养。

五、二硫苏糖醇化学法

二硫苏糖醇（dithiothreitol，DTT）是一种强还原剂，常用于微生物实验室溶解样品。在之前的研究中，DTT 是一种很好的去除内植物表面生物膜的药物，在体内和体外都有使用。MicroDTTect 系统是一个一次性的、封闭的装置，它装载了 0.1%（w/v）的 DTT 溶液。该系统使用方便，易于运输。Lorenzo Drago 及其同事的一项临床研究发现，DTT 处理与超声处理在诊断 PJI 上具有相同的特异性（94.1%），但 DTT 比超声具有更高的敏感性（85.7% $vs.$ 71.4%）。另一项临床研究报道，当使用 MSIS 标准作为定义 PJI 的参考标准时，DTT 和超声的敏感性相似（91% $vs.$ 89%）。在术前未怀疑感染的亚组患者中，DTT 的敏感性大于超声（100% $vs.$ 70%）。

基于这些结果，另一组研究人员进行了超声法和 DTT 法分离细菌的临床研究比较（Karbysheva S 等，文章尚未正式发表）。超声组纳入了 102 例病例（PJI 37 例，无菌性松动 65 例）。超声处理法诊断的敏感性明显高于普通组织培养（80% $vs.$ 58%，

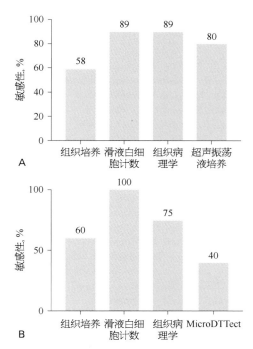

图 4-14　超声处理组和 MicroDDTect 组的敏感性

$P<0.01$），与组织病理学、关节滑液白细胞计数结果类似（分别为 89%，89%，$P>0.05$，图 4-14A）。基于 DTT 处理方法组纳入了 93 名患者（35 例 PJI 和 58 例 AF）。基于 DTT 的方法对 PJI 的诊断敏感性低于其他所有的诊断检测方法（40%，$P<0.01$，图 4-14B）。随后的一项研究发现，DTT 本身对不同的微生物表现出固有的抗菌作用。因此，我们不推荐使用 DTT 系统来诊断 PJI。

通讯作者：Cheng Li，Andrej Trampuz
单位：Charité — Universitätsmedizin Berlin，corporate member of Freie Universität Berlin，Humboldt-Universität zu Berlin，and Berlin Institute of Health，Center for Musculoskeletal Surgery（CMSC），Berlin，Germany
地址：Charitéplatz 1，D-10117 Berlin，Germany
E-Mail：cheng.li@charite.de，andrej.trampuz@charite.de

参考文献

[1] Renz N，Cabric S，Janz V，et al. Sonikation in der Diagnostik periprothetischer Infektionen：Stellenwert und praktische Umsetzung（Leitthema）[J]. Der Orthopäde. Springer，2015，44：942-945.

[2] Tunney M M，Patrick S，Gorman S P，et al. Improved detection of infection in hip replacements. A currently underestimated problem [J]. The Bone & Joint Journal，1998，80(4)：568-572.

[3] Trampuz A，Piper K E，Jacobson M J，et al. Sonication of removed hip and knee prostheses for diagnosis of infection [J]. N Engl J Med，2007，357：654-663.

[4] Vergidis P，Greenwood-Quaintance K E，Sanchez-Sotelo J，et al. Implant sonication for the diagnosis of prosthetic elbow infection [J]. J Shoulder Elbow Surg，2011，20：1275-1281.

[5] Puig-Verdié L，Alentorn-Geli E，González-Cuevas A，et al.

Implant sonication increases the diagnostic accuracy of infection in patients with delayed, but not early, orthopaedic implant failure [J]. Bone Joint J, 2013, 95-B: 244 – 249.

[6] Piper K E, Jacobson M J, Cofield R H, et al. Microbiologic diagnosis of prosthetic shoulder infection by use of implant sonication [J]. J Clin Microbiol, 2009, 47: 1878 – 1884.

[7] Li C, Renz N, Trampuz A. Management of periprosthetic joint infection [J]. Hip Pelvis, 2018, 30: 138 – 146.

[8] Parvizi J, Gehrke T, Chen A F. Proceedings of the international consensus on periprosthetic joint infection [J]. Bone Joint J, 2013, 95-B: 1450 – 1452.

[9] Ascione T, Barrack R, Benito N, et al. Proceedings of international consensus meeting on orthopedic infections: general assembly, diagnosis, pathogen isolation-culture matters: international consensus meeting on prosthetic joint infection [J]. J Arthroplasty, 2018.

[10] Trampuz A, Piper K E, Hanssen A D, et al. Sonication of explanted prosthetic components in bags for diagnosis of prosthetic joint infection is associated with risk of contamination [J]. J Clin Microbiol, 2006, 44: 628 – 631.

[11] Portillo M E, Salvadó M, Trampuz A, et al. Sonication versus vortexing of implants for diagnosis of prosthetic joint infection [J]. J Clin Microbiol, 2013, 51: 591 – 594.

[12] Zitron R, Wajsfeld T, Klautau G B, et al. Concentration of sonication fluid through centrifugation is superior to membrane filtration for microbial diagnosis of orthopedic implant-associated infection [J]. J Clin Microbiol, 2016, 54: 788 – 790.

[13] Portillo M E, Salvadó M, Alier A, et al. Advantages of sonication fluid culture for the diagnosis of prosthetic joint infection [J]. J Infect, 2014, 69: 35 – 41.

[14] Sebastian S, Malhotra R, Sreenivas V, et al. Sonication of orthopaedic implants: a valuable technique for diagnosis of prosthetic joint infections [J]. J Microbiol Methods, 2018, 146: 51 – 54.

[15] Scorzolini L, Lichtner M, Iannetta M, et al. Sonication technique improves microbiological diagnosis in patients treated with antibiotics before surgery for prosthetic joint infections [J]. New Microbiol, 2014, 37: 321 – 328.

[16] Janz V, Wassilew G I, Kribus M, et al. Improved identification of polymicrobial infection in total knee arthroplasty through sonicate fluid cultures [J]. Arch Orthop Trauma Surg, 2015, 135: 1453 – 1457.

[17] Parvizi J, Erkocak O F, Della Valle C J. Culture-negative periprosthetic joint infection [J]. J Bone Joint Surg Am, 2014, 96: 430 – 436.

[18] Renz N, Cabric S, Morgenstern C, et al. Value of PCR in sonication fluid for the diagnosis of orthopedic hardware-associated infections: Has the molecular era arrived [J]. Injury, 2018, 49: 806 – 811.

[19] Portillo M E, Salvadó M, Trampuz A, et al. Improved diagnosis of orthopedic implant-associated infection by inoculation of sonication fluid into blood culture bottles [J]. J Clin Microbiol, 2015; 53: 1622 – 1627.

[20] Borens O, Yusuf E, Steinrücken J, et al. Accurate and early diagnosis of orthopedic device-related infection by microbial heat production and sonication [J]. J Orthop Res, 2013, 31: 1700 – 1703.

[21] Evangelopoulos D S, Stathopoulos I P, Morassi G P, et al. Sonication: a valuable technique for diagnosis and treatment of periprosthetic joint infections [J]. Scientific World Journal, 2013, 2013: 375140.

[22] Liu H, Zhang Y, Li L, et al. The application of sonication in diagnosis of periprosthetic joint infection [J]. Eur J Clin Microbiol Infect Dis, 2017, 36: 1 – 9.

[23] Oliva A, Pavone P, D'Abramo A, et al. Role of sonication in the microbiological diagnosis of implant-associated infections: beyond the orthopedic prosthesis [J]. Adv Exp Med Biol, 2016, 897: 85 – 102.

[24] Hughes J G, Vetter E A, Patel R, et al. Culture with BACTEC Peds Plus/F bottle compared with conventional methods for detection of bacteria in synovial fluid [J]. J Clin Microbiol, 2001, 39: 4468 – 4471.

[25] Janz V, Trampuz A, Perka C F, et al. Reduced culture time and improved isolation rate through culture of sonicate fluid in blood culture bottles [J]. Technol Health Care, 2017, 25: 635 – 640.

[26] Shen H, Tang J, Wang Q, et al. Sonication of explanted prosthesis combined with incubation in BD bactec bottles for pathogen-based diagnosis of prosthetic joint infection [J]. J Clin Microbiol, 2015, 53: 777 – 781.

[27] Morgenstern C, Cabric S, Perka C, et al. Synovial fluid multiplex PCR is superior to culture for detection of low-virulent pathogens causing periprosthetic joint infection [J]. Diagn Microbiol Infect Dis, 2018, 90: 115 – 119.

[28] Müller M, Morawietz L, Hasart O, et al. Diagnosis of periprosthetic infection following total hip arthroplasty — evaluation of the diagnostic values of pre- and intraoperative parameters and the associated strategy to preoperatively select patients with a high probability of joint infection [J]. J Orthop Surg Res, 2008, 3: 31.

[29] Hughes H C, Newnham R, Athanasou N, et al. Microbiological diagnosis of prosthetic joint infections: a prospective evaluation of four bacterial culture media in the routine laboratory [J]. Clin Microbiol Infect, 2011, 17: 1528 – 1530.

[30] Minassian A M, Newnham R, Kalimeris E, et al. Use of an automated blood culture system (BD BACTECTM) for diagnosis of prosthetic joint infections: easy and fast [J]. BMC Infect Dis, 2014, 14: 233.

[31] Peel T N, Dylla B L, Hughes J G, et al. Improved diagnosis of prosthetic joint infection by culturing periprosthetic tissue specimens in blood culture bottles [J]. MBio, 2016, 7: e01776 – 15.

[32] Osmon D R, Berbari E F, Berendt A R, et al. Diagnosis and management of prosthetic joint infection: clinical practice guidelines by the Infectious Diseases Society of America [J]. Clin Infect Dis, 2013, 56: e1 – e25.

[33] Peel T N, Spelman T, Dylla B L, et al. Optimal periprosthetic tissue specimen number for diagnosis of prosthetic joint infection [J]. J Clin Microbiol, 2017, 55: 234 – 243.

[34] Yan Q, Karau M J, Greenwood-Quaintance K E, et al. Comparison of Diagnostic Accuracy of Periprosthetic Tissue Culture in Blood Culture Bottles to That of Prosthesis Sonication Fluid Culture for Diagnosis of Prosthetic Joint Infection (PJI) by Use of Bayesian Latent Class Modeling and IDSA PJI Criteria for Classification [J]. Journal of clinical microbiology, 2018, 56 (6): JCM. 00319 – 18.

[35] Drago L, Romanò C L, Mattina R, et al. Does dithiothreitol improve bacterial detection from infected prostheses? A pilot study [J]. Clin Orthop Relat Res, 2012, 470: 2915 – 2925.

[36] Calori G M, Colombo M, Navone P, et al. Comparative evaluation of MicroDTTect device and flocked swabs in the

diagnosis of prosthetic and orthopaedic infections [J]. Injury, 2016, 47 Suppl 4: S17‐S21.

[37] Drago L, Signori V, De Vecchi E, et al. Use of dithiothreitol to improve the diagnosis of prosthetic joint infections [J]. J Orthop Res, 2013, 31: 1694‐1699.

[38] Sambri A, Cadossi M, Giannini S, et al. Is Treatment with

dithiothreitol more effective than sonication for the diagnosis of prosthetic joint infection [J]. Clin Orthop Relat Res, 2018, 476: 137‐145.

[39] Li C, Renz N, Thies C O, et al. Meta-analysis of sonicate fluid in blood culture bottles for diagnosing periprosthetic joint infection [J]. J Bone Jt Infect, 2018, 3(5): 273‐279.

第七节　病原分子诊断技术

病原微生物分子诊断方法主要指通过检测临床样本中的微生物核酸或蛋白质分子来判断样本中微生物的有无，鉴定微生物种属和分型，甚至获取微生物致病或耐药基因信息。微生物分子诊断方法具有无须培养、检测灵敏度高、检测时间短、鉴定准确性高等特点，已被广泛应用于脓毒血症、脑膜炎、肺炎等感染性疾病的病原诊断，可有效弥补培养方法的不足，提高感染性疾病的微生物检出率，缩短检测时间。近年来，这些微生物分子诊断方法也被用于PJI的诊断，下文拟从不同的分子诊断技术体系，包括聚合酶链反应（polymerase chain reaction，PCR）及其衍生技术、核酸杂交技术、基因芯片技术、质谱技术以及二代测序技术等方面，阐述其在PJI病原微生物检测和诊断中的应用。

一、PCR技术

PCR技术是最早、最广泛应用的PJI病原微生物诊断方法，该技术可以通过特异或非特异引物，简便、快速地将研究的基因或片段扩增百万倍，扩增产物经各种方法检测获得待测核酸序列的信息。根据PCR引物的特异性，可分为广谱PCR与特异PCR。根据检测的核酸类型不同，可分为检测DNA的普通PCR与检测RNA的逆转录PCR。同时，结合其他检测方法又衍生出多种不同技术，包括多重PCR技术或PCR结合微流控芯片技术等。

（一）广谱PCR

广谱PCR（broad-range PCR，BR-PCR）为针对细菌中编码16S rRNA或真菌中编码转录间隔区的DNA基因上高度保守区域设计通用引物，扩增出间隔其中的可变区域，经Sanger一代测序得到核酸序列，再与参考数据库BLAST比对，获取微生物种属信息（图4-15）。BR-PCR是最早被应用于检测PJI病原微生物的分子诊断方法之一。

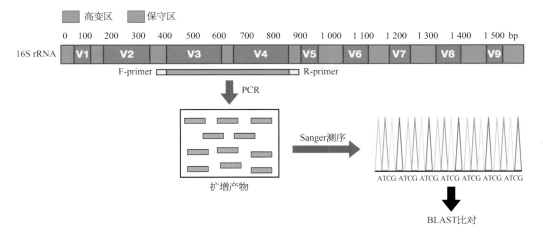

图4-15　广谱PCR检测细菌16S rRNA基因示意图

但不同的检测标本、引物、试剂都可能影响 BR-PCR 检测结果。Gomez 等使用 BR-PCR 检测翻修取出假体的超声裂解液，发现 BR-PCR 对 PJI 诊断的敏感性为 70.4%，特异性为 97.8%。一项在法国开展的多中心研究纳入了 215 例 PJI 病例，BR-PCR 仅可在 70%（151/251）PJI 病例的假体周围组织中检出细菌，对 PJI 诊断敏感性为 73.3%。Huang 等使用 BR-PCR 方法分别检测关节液、假体周围组织及超声裂解液，发现 BR-PCR 仅在 34% 的假体周围组织中检出细菌，远低于其他两种标本。

BR-PCR 检测微生物 DNA 时无法区分微生物存活与否，且 BR-PCR 对 PJI 诊断效率的变异性大、步骤烦琐、耗时相对长，因此目前不推荐其作为 PJI 病原微生物诊断的常规检验项目，可用于培养阴性病例的补充检查。但鉴于其高假阳性率，应审慎解读 BR-PCR 的检测结果。

（二）逆转录 BR-PCR

逆转录 BR-PCR（reverse transcription broad-range PCR，RT-BR-PCR）　RT-BR-PCR 是利用逆转录 PCR 技术直接检测 16S rRNA 基因。由于细菌细胞内 RNA 数量远多于 DNA，且 RNA 仅存在于活细菌中，因此理论上相对于直接检测 DNA 的 PCR，RT-PCR 灵敏度更高，并可鉴别微生物存活状态。但在实际操作中，因为样本 RNA 易被降解、样本保存条件要求高，利用 RT-BR-PCR 进行 PJI 的病原微生物检测研究并不多。Lee 等使用 RT-PCR 检测了 11 例临床样本，除了得到与 8 例培养阳性一致的结果外，在 2 例培养阴性的标本中也检测到细菌，PCR 和培养均阴性的 1 例最终被临床证实为非感染病例。Fang 等则发现 RT-PCR 对微生物的检测灵敏度高于培养方法，对 PJI 诊断敏感性为 73.6%，特异性为 100%，准确性为 85.9%，与检测 DNA 的 PCR 相比，RT-PCR 的假阳性率更低。

（三）特异性 PCR

特异性 PCR（specific PCR，S-PCR）是指 PCR 的引物仅针对某一特定种属微生物（如金黄色葡萄球菌、表皮葡萄球菌）的管家基因序列。只要目标序列和引物设计得当，S-PCR 可以用于检测任意的微生物。与 BR-PCR 相比，S-PCR 的检测灵敏度和特异度均更高，且数小时内使用"终点法"即可得到检测结果（有或无）。但 S-PCR 体系的引物单一，无法用于临床样本中病原微生物的筛检，因此在 PJI 诊断的应用较少。S-PCR 具备高度种属特异性，因此常被用于验证其他分子诊断方法的检测结果。

（四）多重 PCR（multiplex PCR，M-PCR）

多重 PCR（multiplex PCR，M-PCR）又称为多重引物 PCR 或复合 PCR，是在同一 PCR 反应体系里加上多对引物，同时扩增出多个核酸片段的 PCR 反应。M-PCR 可在一个反应内同时检测多种常见病原微生物的种属以及耐药基因，相当于在一个反应内"并联"的多个 S-PCR，在 PJI 病原微生物诊断的应用逐渐增多。

商品化的 M-PCR 实现了自动化的样本处理和检测，增加了检查的便利性、缩短了人工操作时间、减少了污染，已成为 PJI 分子诊断研究的热点。但有多项研究报道的结果显示，自动化的操作流程并未能提高 M-PCR 对 PJI 诊断的敏感性。Hischebeth 等检测了 62 份关节液及超声裂解液，虽然 M-PCR 的阳性结果与培养基本一致，但 M-PCR 的敏感性仅为 66.7%，远低于超声裂解液培养的 88.9%。一项法国的多中心研究纳入了 484 份术中标本，分别使用 M-PCR 与 BR-PCR 或培养方法对比，仅有 47.4% 培养为一种微生物的标本 M-PCR 检测阳性，48% 的培养为多种微生物的标本 M-PCR 检测阳性，而且 M-PCR 与 BR-PCR 和培养的一致性并不高（53.6%～74.6%），M-PCR 检测阴性与标本中的细菌浓度低密切相关，M-PCR 的优势可能仅体现于取样前使用过抗生素的病例。商品化的 M-PCR 体系可作为培养方法的补充检测手段，但能否单独用于诊断 PJI 仍需进一步的研究证实。

（五）微流控芯片联合 PCR 技术

受益于纳米和精细激光蚀刻技术的进步，微流控芯片可将整个生化反应体系整合于单块芯片中，自动化完成除核酸抽提以外的 PCR 反应全过程，极大减少了分子诊断流程中的人为错误和污染。台湾高雄长庚医院的 Chang 等与台湾清华大学合作，研制了专门用于检测 PJI 关节液中的细菌核酸的微流控芯片体系。与普通 PCR 技术相比，微流控芯片的灵敏度更高，且检测结果与临床培养及 PCR 结果一致性高。微流控芯片技术可实现手术室内的即时微生物诊断，拥有潜在的临床应用前景。

二、质谱分析技术

（一）PCR 联合电离质谱分析

BR-PCR 技术需后期测序与比对才能鉴定微生物种属，而 S-PCR 或 M-PCR 只能检测有限种类（受反应体系限制，常少于 20 种）的微生物。PCR 联合电离质谱分析（PCR-electrospray ionization mass spectrometry，PCR/ESI-MS）则可通过 BR-PCR 和有限数量的 S-PCR 扩增，通过质谱分离与比对的方法实现直接检测扩增产物，鉴定微生物种属和检测耐药基因。Ibis T 5000 质谱仪与升级后的 PLEX-ID 质谱仪是现有 PJI 相关研究中应用最多的 PCR/ESI-MS 仪器。

Jacovides 等分别使用 Ibis T 5000 质谱仪与传统细菌培养方法检测了 23 例 PJI 患者的关节液标本，22 例 Ibis T 5000 检测阳性，18 例细菌培养阳性，其中 17 例两种方法检出了相同的细菌，Ibis T 5000 与培养方法的检测一致性高。Greenwood-Quaintance 等分别使用 PLEX-ID 质谱仪与传统培养方法检测 431 份超声波裂解液，152 例术前诊断为 PJI 的病例中 118 例经 PLEX-ID 检测到细菌 DNA（诊断敏感性为 77.6%，特异性为 93.5%）；而传统培养仅 106 例阳性（诊断敏感性为 69.7%，特异性为 99.3%），两者的敏感性与特异性均有统计学差别。但 PCR/ESI-MS 在 38%～88% 的非感染性翻修病例样本中可检出细菌 DNA，提示其有较高的假阳性率，需谨慎解读阳性结果；且 PCR/ESI-MS 质谱仪器十分昂贵，单次检测成本高，限

制了该技术在 PJI 微生物诊断中的广泛应用。

（二）基质辅助激光解析电离飞行时间质谱分析

基质辅助激光解析电离飞行时间质谱分析（matrix-assisted laser desorption ionization time of flight mass spectrometry，MALDI-TOF-MS）通过激光照射，使样品分子与基质分子的结合体分离，在电离作用下通过飞行管道，检测器捕获并检测不同离子的质荷比，与离子图谱数据库比对，实现对样本品类的鉴定。MALDI-TOF-MS 可以实现对微生物的蛋白质或多肽分子的准确鉴定，具备操作简单、快速（30 分钟以内）、灵敏、鉴定范围广等特点，已被广泛应用于临床微生物领域。临床上目前多使用 MALDI-TOF-MS 技术检测经血培养瓶或平板培养后的菌落。Peel 等使用 MALDI-TOF-MS 技术检测了 123 例 PJI 和 74 例 AF 患者培养出的 455 株微生物，与传统微生物鉴定方法相比，MALDI-TOF-MS 在"种"的水平上可到达 89% 的准确性。MALDI-TOF-MS 技术已被广泛应用于临床实践，大大提高了临床微生物室的报告效率，为临床医师制订抗感染方案提供了依据。但是，MALDI-TOF-MS 尚未能准确检测与鉴定病原菌对抗生素耐药性。

MALDI-TOF-MS 的鉴定需在培养后完成，仍相对麻烦，Lallemand 等则使用 MALDI-TOF-MS 技术直接检测未经培养富集的骨关节感染临床样本，仅有 6.3% 的样本检测阳性，主要是由于样本中的菌量太少。Venema 等利用最新的单细胞 MALDI-TOF-MS 技术不仅可直接从培养阳性 PJI 患者的超声裂解液中检出与培养一致的病原菌，还可检出培养未能检出的细菌，且能够从培养阴性的标本中检测到人体对感染或非感染性炎症产生免疫反应相关的蛋白质指纹。随着更灵敏技术的出现，MALDI-TOF-MS 有望成为直接检测和鉴定 PJI 病原菌的重要方法。

（三）核酸杂交技术

核酸杂交技术是将已知序列的核酸单链进行信号标记制成核酸探针，之后与样品中目标病原微生物的特征互补链按碱基配对原则进行杂交，最终根

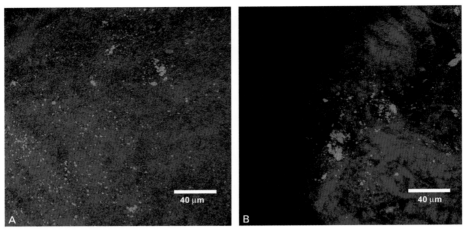

图 4-16　人工关节感染假体周围组织细菌 FISH 染色的激光共聚焦显像，蓝色是标本表面的本底背景。A. 红色为载 Cy3 荧光特异探针染色的痤疮丙酸杆菌细胞核；B. 红色为载 Cy3 荧光通用探针（EUB338）染色的细菌细胞核

据杂交信号判断样品中有无目标病原微生物，最常用的方法是荧光原位杂交技术（fluorescence in situ hybridization，FISH）。FISH 无须特殊仪器，操作相对简便，成本低。但 FISH 的灵敏度不高，探针种类有限（常少于 4 种），在 PJI 病原微生物诊断中应用受限，也尚未见具体诊断效率的报道。使用激光共聚焦显微镜观察 FISH 结果，可直接观察 PJI 假体周围组织或生物膜内微生物的三维分布情况（图 4-16），为研究生物膜的特性提供帮助。

（四）基因芯片技术

基因芯片技术是在核酸杂交技术基础上发展起来的高通量检测方法。在固相基片表面固定了数种序列已知的靶核苷酸探针，靶核酸与探针互补杂交时，在基片上位点即出现荧光，实现对相应病原微生物的诊断。商品化的基因芯片系统（Prove-it TM Bone and Joint）针对骨关节感染常见的 60 种细菌及耐药相关基因（mecA、vanA、vanB）定制了探针库，在 BR-PCR 的基础上行芯片杂交反应。Metso 等用该系统检测了 61 例关节翻修和 20 例对照病例，在 38 例临床诊断的 PJI 病例中，基因芯片技术在 31 例中检出细菌，而培养方法仅检出 28 例，对照组中无假阳性病例，微生物培养结果与基因芯片技术的检测完全一致。基因芯片技术提高了核酸杂交的反应效率和对病原微生物鉴定的准确性。但由于基因芯片样品制作和标记方法复杂，检测的可重复性不高，在 PJI 的病原微生物诊断中并未能得到广泛应用。

（五）二代测序技术

二代测序技术（next-generation sequencing，NGS）又称为新一代测序技术，指通过单次流程内实现对数百万条以上的序列大规模平行测序，短时间内获得大量基因序列数据。相对于一代测序方法，NGS 具有高通量、高准确性、低成本等突出优势，给生命科学领域的研究模式带来了全新的变化。NGS 不仅在肿瘤、出生缺陷等方向的研究发展迅速，在临床微生物诊断领域的应用也受到重视，相对于其他分子诊断方法，NGS 最大的优势是短时间内即可获取样本中几乎所有的微生物核酸信息，为临床微生物诊断提供无可比拟的便利性。目前常用的微生物 NGS 诊断技术包括扩增子 NGS 和宏基因组 NGS。

1. 扩增子 NGS　扩增子 NGS（amplicon NGS，aNGS）是指在 BR-PCR 的基础上，对 PCR 扩增产物行高通量测序。aNGS 克服了 Sanger 测序对多种微生物分辨能力差的缺点，可实现对样本中所有微生物的种属定性和相对丰度分析，常被用于环境或肠道微生物组学研究。Simon 等研究发现，aNGS 除了可在临床样本中检出与培养相一致的细菌外，还可检出其他多种可能致病的细菌。aNGS 应用于 PJI 微生物诊断的研究很少，Parvizi 团队的

Tarabichi 等和 Shohat 等使用 aNGS 检测关节液及组织样本，结果显示 17 例培养阳性的 PJI 病例中，aNGS 在 15 例中检出与培养一致的微生物；11 例培养阴性的 PJI 病例中，aNGS 在 9 例中检出微生物。但 aNGS 在大多数病例中均检出多种微生物，其中包含了皮肤或肠道内常见定植菌如丙酸痤疮杆菌等，目前仍无有效的手段判断这些病菌是定植或致病的微生物，仍需更多研究来进一步验证 aNGS 对 PJI 的病原诊断价值。

2. 宏基因组 NGS　宏基因组 NGS（metagenomic NGS，mNGS）又称作鸟枪法宏基因组（shotgun metagenomics），是指无须引物扩增，直接通过对样品中所有核酸片段构建基因组文库，经 NGS 测得所有核酸序列信息后，使用生物信息学方法去除人源序列再与微生物全基因组数据库比对，可获得样品中包括细菌、真菌、病毒及寄生虫在内的所有微生物的基因信息。Wilson 等使用 mNGS 方法成功诊断 1 例脑钩端螺旋体感染，显示了 mNGS 在临床微生物诊断中的优势，标志了微生物病原诊断进入 mNGS 时代。近年来，mNGS 在囊性纤维支气管扩张症、脓毒血症等疾病微生物诊断中的应用逐渐增多。目前，mNGS 技术在 PJI 微生物诊断中仅有少数报道。Thoendel 等对 PJI 病例中取出的假体行超声裂解，采用基于 Illumina 测序平台的 mNGS 技术检测超声裂解液中的致病微生物，成功从 1 例培养阴性的 PJI 病例中检测出罕见的唾液支原体感染。Huang 等采用基于 BGISEQ-500 测序平台的 mNGS，成功地从 1 例微生物培养和 PCR 检测结果均为阴性的人工髋关节失败病例的关节液和假体超声裂解液样中测得少见的微小微单胞菌。Street 等使用 mNGS 方法检测 PJI 病例的超声裂解液，与培养结果相比，mNGS 在"种"的水平上的诊断敏感性达 88%（95% CI 77%～94%），特异性达 88%（79%～93%）；在"属"的水平上，mNGS 与培养的敏感性达 93%（95% CI 84%～98%）。现有不多的研究结果显示，mNGS 具有较高的 PJI 诊断敏感性与特异性。

但样本中人源 DNA 对 mNGS 测序结果的影响很大，会漏检微生物序列或造成分型错误。如何减少人源核酸比例是提高微生物 mNGS 检测效率的一个重点。目前微生物核酸的富集方法主要包括：①利用促溶剂选择性溶解人类细胞壁，分离去除人源 DNA；②利用特定蛋白质结合原核生物中非 CpG 岛的甲基化 DNA，将原核生物核酸分离。Thoendel 等使用上述两种方法富集超声裂解液中的微生物核酸，发现前者富集效率更高，但同时也减少了微生物序列的绝对数量。而过少的核酸模板量可能导致文库质控失败，无法上机测序。全基因组扩增方法（whole genome amplification，WGA）利用随机引物和链置换方法，从极微量的起始模板中扩增出足量的核酸，以满足测序要求。Thoendel 等比较了 3 种不同 WGA 试剂盒，发现 WGA 方法可显著增加模板量，但会不同程度地引入污染微生物序列而影响结果解读，其中 Qiagen REPLI-g WGA 试剂盒引入的污染序列最少。试剂、操作等引入的污染微生物核酸信息则是造成 mNGS 检测结果解读困难的最主要原因。

另外，mNGS 方法理论上不仅可以诊断与鉴定微生物种类，还可获取微生物功能基因的分布和变异情况等，预测致病微生物的耐药性和毒力。但目前 PJI 相关的研究中未有报道，可能与 PJI 样本中微生物量少、读数低而造成检测结果中微生物基因组覆盖度低有关，可能需要使用更有效的微生物核酸富集方法或针对目标基因的靶向 NGS 检测方法。

综上所述，随着分子生物学技术的进展，PJI 微生物分子诊断方法向着快速、简便和高通量的方向迅速发展。但目前仍存在一些问题造成分子诊断检测结果解读困难，如：分子诊断方法灵敏度过高造成核酸污染的放大；不同实验室间试剂、仪器、算法存在差异，缺乏标准化的质控考核标准。但随着技术体系的不断改进、自动化技术的广泛应用和相关的行业共识法规出台，微生物分子诊断方法将成为 PJI 病原诊断的重要手段，特别是 NGS 技术将成为未来重要的研究和发展方向，可更有效地协助培养阴性、多重感染或罕见病原感染的 PJI 病例微生物的检出。

（黄子达　张文明）

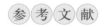

[1] Hartley J C, Harris K A. Molecular techniques for diagnosing prosthetic joint infections [J]. Journal of Antimicrobial Chemotherapy, 2014, 69(SUPPL1): 21 – 24.

[2] Gomez E, Cazanave C, Cunningham S A, et al. Prosthetic joint infection diagnosis using broad-range PCR of biofilms dislodged from knee and hip arthroplasty surfaces using sonication [J]. Journal of Clinical Microbiology, 2012, 50(11): 3501 – 3508.

[3] Malandain D, Bémer P, Leroy A G, et al. Assessment of the automated multiplex-PCR Unyvero i60 ITI ® cartridge system to diagnose prosthetic joint infection: a multicentre study [J]. Clinical Microbiology and Infection, 2018, 24(1): 83. e1 – 83. e6.

[4] Huang Z, Wu Q, Fang X, et al. Comparison of culture and broad-range polymerase chain reaction methods for diagnosing periprosthetic joint infection: analysis of joint fluid, periprosthetic tissue, and sonicated fluid [J]. International Orthopaedics, 2018, 42(9): 2035 – 2040.

[5] Lee M S, Chang W H, Chen S C, et al. Molecular Diagnosis of Periprosthetic Joint Infection by Quantitative RT-PCR of Bacterial 16S Ribosomal RNA [J]. The Scientific World Journal, 2013, 2013: 1 – 4.

[6] Fang X, Li W, Zhang C, et al. Detecting the Presence of Bacterial DNA and RNA by Polymerase Chain Reaction to Diagnose Suspected Periprosthetic Joint Infection after Antibiotic Therapy [J]. Orthopaedic Surgery, 2018, 10(1): 40 – 46.

[7] Morgenstern C, Cabric S, Perka C, et al. Synovial fluid multiplex PCR is superior to culture for detection of low-virulent pathogens causing periprosthetic joint infection [J]. Diagnostic Microbiology and Infectious Disease, 2018, 90(2): 115 – 119.

[8] Kawamura M, Kobayashi N, Inaba Y, et al. A new multiplex real-time polymerase chain reaction assay for the diagnosis of periprosthetic joint infection [J]. Modern Rheumatology, 2017, 27(6): 1072 – 1078.

[9] Hischebeth G T R, Randau T M, Buhr J K, et al. Unyvero i60 implant and tissue infection (ITI) multiplex PCR system in diagnosing periprosthetic joint infection [J]. Journal of Microbiological Methods, 2016, 121: 27 – 32.

[10] Chang W H, Wang C H, Lin C L, et al. Rapid detection and typing of live bacteria from human joint fluid samples by utilizing an integrated microfluidic system [J]. Biosensors and Bioelectronics, 2015, 66: 148 – 154.

[11] Jacovides C L, Kreft R, Adeli B, et al. Successful Identification of Pathogens by Polymerase Chain Reaction (PCR)-Based Electron Spray Ionization Time-of-Flight Mass Spectrometry (ESI-TOF-MS) in Culture-Negative Periprosthetic Joint Infection [J]. The Journal of Bone and Joint Surgery-American Volume, 2012, 94(24): 2247 – 2254.

[12] Greenwood-Quaintance K E, Uhl J R, Hanssen A D, et al. Diagnosis of prosthetic joint infection by use of PCR-electrospray ionization mass spectrometry [J]. Journal of Clinical Microbiology, 2014, 52(2): 642 – 649.

[13] Rasouli M R, Harandi A A, Adeli B, et al. Revision Total Knee Arthroplasty: Infection Should Be Ruled Out in All Cases [J]. Journal of Arthroplasty, 2012, 27(6).

[14] Peel T N, Cole N C, Dylla B L, et al. Matrix-assisted laser desorption ionization time of flight mass spectrometry and diagnostic testing for prosthetic joint infection in the clinical microbiology laboratory [J]. Diagnostic Microbiology and Infectious Disease, 2015, 81(3): 163 – 168.

[15] Lallemand E, Coiffier G, Arvieux C, et al. MALDI-TOF MS performance compared to direct examination, culture, and 16S rDNA PCR for the rapid diagnosis of bone and joint infections [J]. European Journal of Clinical Microbiology & Infectious Diseases, 2016, 35(5): 857 – 866.

[16] Tom, Venema; Hinke, Dekter; Marijo, Parčina; René P. Single-cell MALDI based diagnostics of prosthetic joint infections [R]. Vienna, Austria: 2017.

[17] StoodLey P, Conti S F, Demeo P J, et al. Characterization of a mixed MRSA/MRSE biofilm in an explanted total ankle arthroplasty [J]. FEMS Immunology and Medical Microbiology, 2011, 62(1): 66 – 74.

[18] Hinić V, Aittakorpi A, Suter S, et al. Evaluation of the novel microarray-based Prove-it™ Bone & Joint assay for direct detection of pathogens from normally sterile body sites in comparison with culture and broad-range bacterial PCR [J]. Journal of Microbiological Methods, 2014, 107: 38 – 40.

[19] Metso L, Mäki M, Tissari P, et al. Efficacy of a novel PCR- and microarray-based method in diagnosis of a prosthetic joint infection [J]. 2014, 85(2): 165 – 170.

[20] Damodaran S, Berger M F, Roychowdhury S. Clinical Tumor Sequencing: Opportunities and Challenges for Precision Cancer Medicine [J]. American Society of Clinical Oncology Educational Book, 2015, 35: e175 – e182.

[21] Kooshavar D, Razipour M, Movasat M, et al. Targeted next generation sequencing identified a novel mutation in MYO7A causing Usher syndrome type 1 in an Iranian consanguineous pedigree [J]. International journal of pediatric otorhinolaryngology, 2018, 104: 10 – 13.

[22] Miller R R, Montoya V, Gardy J L, et al. Metagenomics for pathogen detection in public health [J]. Genome Medicine, 2013, 5(9): 81.

[23] Simon T D, Pope C E, Browd S R, et al. Evaluation of microbial bacterial and fungal diversity in cerebrospinal fluid shunt infection [J]. PloS one, 2014, 9(1): e83229.

[24] Tarabichi M, Shohat N, Goswami K, et al. Diagnosis of Periprosthetic Joint Infection: The Potential of Next-Generation Sequencing [J]. The Journal of bone and joint surgery. American volume, 2018, 100(2): 147 – 154.

[25] Shohat N, Tarabichi M, Goswami K, et al. Can next generation sequencing play a role in detecting pathogens in synovial fluid [J]. The Bone & Joint Journal, 2018, 100-B(2): 127 – 133.

[26] Wilson M R, Naccache S N, Samayoa E, et al. Actionable diagnosis of neuroleptospirosis by next-generation sequencing [J]. The New England journal of medicine, 2014, 370(25): 2408 – 2417.

[27] Feigelman R, Kahlert C R, Baty F, et al. Sputum DNA sequencing in cystic fibrosis: non-invasive access to the lung microbiome and to pathogen details [J]. Microbiome, 2017, 5(1): 20.

[28] Thoendel M, Jeraldo P, Greenwood-Quaintance K E, et al. A Novel Prosthetic Joint Infection Pathogen, Mycoplasma salivarium, Identified by Metagenomic Shotgun Sequencing [J]. Clinical Infectious Diseases, 2017, 65(2): 332–335.

[29] Huang Z, Zhang C, Li W, et al. Metagenomic next-generation sequencing contribution in identifying prosthetic joint infection due to Parvimonas micra: a case report [J]. Jounral of Bone & Joint Infection, 2019, 4(1): 50–55.

[30] Street T L, Sanderson N D, Atkins B L, et al. Molecular Diagnosis of Orthopedic-Device-Related Infection Directly from Sonication Fluid by Metagenomic Sequencing [J]. Journal of Clinical Microbiology, 2017, 55(8): 2334–2347.

[31] Thoendel M, Jeraldo P R, Greenwood-Quaintance K E, et al. Comparison of microbial DNA enrichment tools for metagenomic whole genome sequencing [J]. Journal of microbiological methods, 2016, 127: 141–145.

[32] Thoendel M, Jeraldo P, Greenwood-Quaintance K E, et al. Impact of Contaminating DNA in Whole-Genome Amplification Kits Used for Metagenomic Shotgun Sequencing for Infection Diagnosis [J]. Journal of clinical microbiology, 2017, 55(6): 1789–1801.

第八节　影像学诊断技术

一、X 线检查

所有怀疑假体周围感染的人工关节术后疼痛病例均应当进行全方位的 X 线检查。尽管大部分病例的 X 线表现可能正常，但可以观察到一些提示感染的非特异性改变，包括假体周围局限性的骨质疏松或者假体松动、骨膜反应性增生、分散的骨溶解病灶、无假体磨损的广泛骨吸收等（图 4-17），需警惕假体周围感染可能，但并不常见于所有病例，而且部分征象与无菌性松动难以鉴别。

Duff 等的一项早期研究发现，膝关节假体翻修病例中，感染和非感染病例中局灶性骨质溶解的比例分别为 36% 和 38%。Cyteval 等的研究同样证实，在髋关节假体翻修病例的 X 线检查中，感染和非感染病例中无异常发现的比例分别为 25% 和 28%。

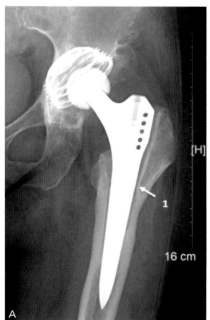
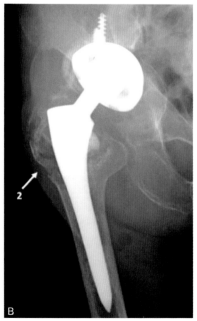

图 4-17　假体周围感染的 X 线征象。A. 骨溶解；B. 骨破坏

动态系列 X 线检查对于假体周围感染诊断及治疗具有一定的参考价值，但是从假体周围感染发生开始，病情进展一段时间后才会在 X 线上有所表现，无法在急性假体周围感染和早期诊断中作出判断；而且特异性较差，无法区分感染性和无菌性骨溶解。因此，传统的 X 线片对假体周围感染的诊断价值有限，既不敏感且非特异，主要用于排除假体磨损、骨溶解、假体周围骨折等引起的关节疼痛（表 4-2）。

表 4-2　X 线、CT、MRI 的优缺点比较

影像学方法	优点	缺点
X 线	● 骨骼结构显示良好 ● 动态系列检查可以监测病情进展情况 ● 金属伪影少	● 异常征象非特异 ● 软组织显示不良 ● 死骨、窦道、脓肿等病灶显示不清
CT	● 检查时间短 ● 骨骼结构显示良好 ● 死骨显示最清晰 ● 多平面重建，病灶定位良好	● 软组织结果显示欠清晰 ● 金属伪影 ● 射线量大
MRI	● 急性炎症敏感性和特异性最好 ● 窦道、脓肿等并发症显示清晰	● 慢性炎症特异性下降 ● 骨髓水肿显示过度 ● 金属伪影

二、CT 平扫 + 三维重建

与传统的 X 线相比，计算机断层扫描（CT）更为敏感，不仅可以提供翔实的软组织情况，包括皮下脓肿、关节积液、窦道等，而且可以重建分析假体周围的骨质结构（图 4-18），但是由于金属伪影干扰、射线剂量较大、费用较为昂贵等问题，应用受到一定的限制。

CT 扫描非常适合评估骨性结构，也可用于评估软组织病变，但对于感染的特异度并不高。CT 可以检测到全关节置换术周围的脓肿，这在临床上非常有用，因为腰肌脓肿也会被误诊为 PJI。另一方面，CT 关节造影可以显示骨侵蚀、透亮线、瘘管、关节外肿胀或积液之间的交通。此外，CT 可显示静脉压迫髂外血管的证据。

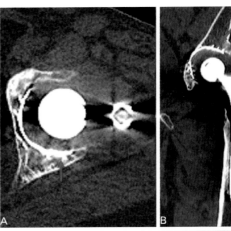
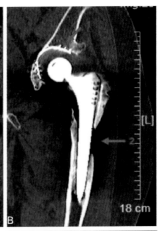
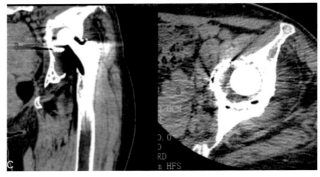

图 4-18　假体周围感染的 CT 征象。A. 髋臼侧骨长入良好；B. 股骨侧骨质溶解、缺损；C. 髋臼侧重度骨缺损，白杯松动、内陷、移位

Cyteval 等的研究纳入 65 例髋关节置换术后疼痛病例，发现 CT 扫描可以有效检出软组织异常，敏感性为 83%，特异性为 96%；但是无法有效区分假体周围骨质异常是由假体周围感染还是无菌性松动导致，敏感性为 75%，但特异性仅为 30%。作者认为，CT 扫描发现的软组织异常对于人工关节感染的诊断具有较高的价值。

目前，新的扫描机器提高了转化算法及后处理技术，有效地减少了金属伪影，重建成像效果大为提高，因此目前 CT 重建逐渐广泛应用于翻修术前检测假体并发症及骨质条件，为制订手术计划提供良好的指导（表 4-2）。另外，注射造影剂进行增强 CT 扫描可以提高其发现微小软组织病灶的敏感性，尤其是关节扩张征象，提示滑囊积液，需高度警惕假体周围感染可能。

综合考虑上述发现，以及 CT 检查结果的临床价值（阳性或阴性），目前指南和共识对腹部/髋部

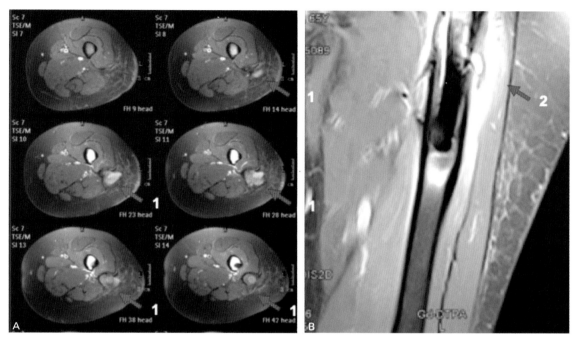

图 4-19　假体周围感染的 MRI 征象。A. 软组织窦道；B. 股骨骨缺损合并引流窦道

CT 的推荐强度为中等。CT 应与其他成像/实验室方法相结合，以便更好地确定 PJI 累及的软组织/骨破坏范围。

三、磁共振成像（MRI）

相比于传统的 X 线检查和 CT 扫描，磁共振成像（MRI）能提供更好的分辨率，对于显示软组织病变具有更明显的优势。对于假体周围感染病例，MRI 不仅可以清晰显示关节腔积液，而且可以显示关节外软组织炎症及窦道、脓肿情况（图 4-19）。

MRI 可以检测假体周围感染的骨髓变化以及关节腔和软组织累及范围（水肿，积液）。对比 MRI 可以有助于检测腰大肌脓肿。与放射线检查比，MRI 可以区分液体性质（浆液性、化脓性或血肿），因此可能更适用于髋关节假体周围感染。此外，在 1.5 T 冠状快速自旋回波 T2 加权 MRI 中，优化 MRI 参数［如有和没有视角倾斜（VAT）校正］可能取得更好的结果。静脉钆对比增强 MRI 可以提高脓肿检测的特异性，尽管事实上非对比增强 MRI 与弥散加权成像取得了相似的性能。

但是，由于金属伪影的影响，MRI 在假体周围感染诊断中的应用受到明显限制。目前 MRI 技术的发展日新月异，金属伪影减少序列（MARS MR）已经可以有效减少金属伪影的影响，能够更准确地评估假体周围组织，但高费用限制了其推广应用。

与 CT 相似，目前的指南和共识在这个特定的临床问题中 MRI 的推荐强度为中等。尽管如此，MRI 仍应与其他成像/实验室方法相结合，来准确显示 PJI 累及的软组织/骨破坏范围。相信随着 MRI 技术的不断成熟和假体内植物材料的非铁磁化，未来 MRI 在人工关节并发症诊断中的应用将逐渐增加。

综上所述，传统的 X 线检查是诊断假体周围感染的常规和筛查手段，用于排除包括假体断裂、假体周围骨折等其他原因引起的关节疼痛。动态系列 X 线检查对于监测病情变化情况及治疗效果也具有重要参考价值。CT 与 MRI 扫描较 X 线检查更为敏感，对识别软组织病变更有优势，CT 还可以准确评估假体周围骨质条件，但是由于金属伪影的影响，应用受到一定的限制。

（胡德庆　张文明）

参 考 文 献

[1] Spangehl M J, Masri B A, O'Connell J X, et al. Prospective analysis of preoperative and intraoperative investigations for the diagnosis of infection at the sites of two hundred and two revision total hip arthroplasties [J]. Journal of Bone & Joint Surgery American Volume, 1999, 81(5): 672 – 683.

[2] Duff G P, Lachiewicz P F, Kelley S S. Aspiration of the knee joint before revision arthroplasty [J]. Clinical Orthopaedics and Related Research, 1996, (331): 132 – 139.

[3] Cyteval C, Hamm V, Sarrabere M P, et al. Painful infection at the site of hip prosthesis: CT imaging [J]. Radiology, 2002, 224(2): 477 – 483.

[4] Miller T T. Imaging of knee arthroplasty [J]. European Journal of Radiology, 2005, 54(2): 164 – 177.

[5] Palestro C J, Love C, Miller T T. Infection and musculoskeletal conditions: imaging of musculoskeletal infections [J]. Best Practice & Research Clinical Rheumatology, 2006, 20(6): 1197 – 1218.

[6] Chang C D, Wu J S. Imaging of musculoskeletal soft tissue infection [J]. Seminars in Roentgenology, 2017, 52(1): 55 – 62.

[7] Atif M, Malik A T, Noordin S. Psoas abscess masquerading as a prosthetic hip infection: a case report [J]. International Journal of Surgery Case Reports, 2018, 42: 17 – 19.

[8] Blum A, Gondim-Teixeira P, Gabiache E, et al. Developments in imaging methods used in hip arthroplasty: a diagnostic algorithm [J]. Diagnostic and Interventional Imaging, 2016, 97 (7 – 8): 735 – 747.

[9] Jacquier A, Champsaur P, Vidal V, et al. CT evaluation of total HIP prosthesis infection [J]. Journal de Radiologie, 2004, 85 (12 Pt 1): 2005 – 2012.

[10] Cheung Y M, Gupte C M, Beverly M J. Iliopsoas bursitis following total hip replacement [J]. Archives of Orthopaedic and Trauma Surgery, 2004, 124(10): 720 – 723.

[11] Parvizi J, Fassihi S C, Enayatollahi M A. Diagnosis of periprosthetic joint infection following hip and knee arthroplasty [J]. The Orthopedic Clinics of North America, 2016, 47(3): 505 – 515.

[12] Potter H G, Foo L F. Magnetic resonance imaging of joint arthroplasty [J]. The Orthopedic Clinics of North America, 2006, 37(3): 361 – 373, vi-vii.

[13] White L M, Kim J K, Mehta M, et al. Complications of total hip arthroplasty: MR imaging-initial experience [J]. Radiology, 2000, 215(1): 254 – 262.

[14] Volpin A, Kini S G, Berizzi A. Psoas muscle pyogenic abscess in association with infected hip arthroplasty: a rare case of simultaneous bilateral presentation [J]. BMJ Case Reports, 2015.

[15] Aliprandi A, Sconfienza L M, Randelli F, et al. Magnetic resonance imaging of painful total hip replacement: detection and characterisation of periprosthetic fluid collection and interobserver reproducibility [J]. La Radiologia Medica, 2012, 117(1): 85 – 95.

[16] Jiang M H, He C, Feng J M, et al. Magnetic resonance imaging parameter optimizations for diagnosis of periprosthetic infection and tumor recurrence in artificial joint replacement patients [J]. Scientific Reports, 2016, 6: 36995.

[17] Chun C W, Jung J Y, Baik J S, et al. Detection of soft-tissue abscess: comparison of diffusion-weighted imaging to contrast-enhanced MRI [J]. Journal of Magnetic Resonance Imaging: JMRI, 2018, 47(1): 60 – 68.

[18] Talbot B S, Weinberg E P. MR imaging with metal-suppression sequences for evaluation of total joint arthroplasty [J]. Radiographics, 2016, 36(1): 209 – 225.

第九节　核医学诊断技术

核医学成像方法 [包括全身骨显像、三相骨显像、骨髓显像、^{99m}Tc 或 ^{111}In 标记的白细胞显像、抗粒细胞单克隆抗体显像和氟代脱氧葡萄糖（FDG）PET/CT 显像] 在 PJI 诊断中的应用已经被广泛研究。对于临床怀疑 PJI 的患者，在诊断困难，如合并炎性疾病等导致血清炎症指标假性增高，或由于抗生素的使用导致关节液培养阴性，或遇到关节腔"干抽"情况时，采用核医学技术可能对诊断有帮助。然而，核医学检查的成本显著高于 CT 或 MRI 扫描，辐射量与 CT 相当，并且由于手术过程本身会导致放射性核素吸收增加，其结果在膝或髋关节置换术后长达一年仍可保持阳性。另外，氟代脱氧葡萄糖-正电子发射断层扫描（FDG-PET）检查尤其耗时、昂贵，也限制了其临床应用。目前，关于核医学技术在 PJI 诊断中的应用仍存在争议。

一、骨扫描显像

^{99m}Tc骨扫描是第一个用于诊断髋关节PJI的核医学技术。^{99m}Tc容易积聚在骨组织的高代谢活性区，可以在骨髓炎、骨肿瘤、异位骨化和关节炎中产生阳性扫描（图4-20）。三相骨扫描诊断PJI的敏感性高，正常结果（如：没有血流灌注的增加，延迟显像期假体周围没有核素的吸收增加）被认为是排除感染的有力证据。然而，其诊断PJI的特异性差，尤其对于使用非水泥假体和关节置换术后早期的患者。Ouyang等在新近的一篇系统评价中报道，使用三相骨扫描检测PJI的整体敏感性为83%，特异性为73%。检测髋关节PJI的敏感性（81%）和特异性（78%）均明显高于膝关节PJI（分别为75%和55%，$P<0.05$）。因而，当三相骨扫描结果阳性时，另一种成像方法是必要的。白细胞闪烁显像是这种情况下首选的检查方法，因为其

具有较高的诊断准确性（>90%）。其中，包括^{99m}Tc、^{67}Ga柠檬酸盐和^{111}In的许多放射性核素已被用于标记白细胞。另一项用单克隆抗体标记粒细胞进行闪烁扫描诊断THA PJI的荟萃分析显示其灵敏度和特异度分别为83%和80%。但这些技术也有一定的局限性，不仅放射性药物准备工作较为烦琐，需要特殊装置，容易造成危险，而且需要处理潜在的血液污染，可能造成病原体的血液传播。

二、氟代脱氧葡萄糖-正电子发射断层扫描

氟代脱氧葡萄糖-正电子发射断层扫描（FDG-PET）在过去十年中也被尝试用于诊断PJI（图4-21）。该检查主要基于以下理论：炎症细胞可表达更多的葡萄糖转运蛋白，细胞中的脱氧葡萄糖蓄积后并不能被细胞代谢，由此可以通过PET成像鉴定。但FDG在人工关节周围引起的反应性炎症和感染中都会被吸收，两者之间通常很难区别，因而其诊断特

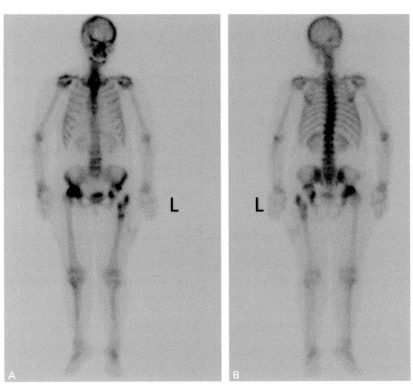

图4-20　女性，65岁，左髋THA术后间歇疼痛7年余，加重2个月。CRP、ESR正常，关节液WBC 13 498×10^6/L，培养阴性。术中关节液及超声裂解液经宏基因组二代测序和16S rRNA PCR检测出微小微单胞菌，诊断：左髋慢性PJI，右髋关节发育不良伴骨关节炎。图片为^{99m}Tc全身骨显像，A. 前后位显像；B. 后前位显像。图片显示双髋放射性物质吸收增加，左髋信号浓聚集中于髋臼及股骨假体周围，右髋集中于髋臼及股骨头

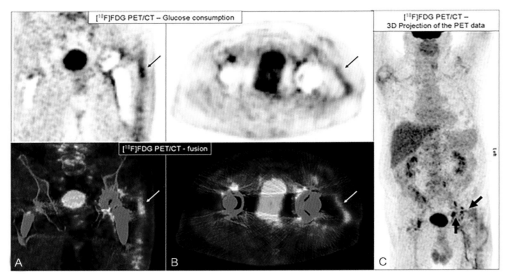

图 4-21   一例左髋 PJI 患者行 PET/CT 检查的典型影像。A. 冠状位；B. 横断位；C. 3D 投影
（[18]F-FDG 最大强度投影）。图像显示在 THA 周围软组织密集的高代谢区（细箭头）和反应性
腹股沟淋巴结中的局灶性高代谢区（粗箭头）

异性较低。Prandini 等在 2006 年进行了一项 meta 分析，研究结果显示 FDG-PET 检测 PJI 的敏感性为 94.1%，特异性为 87.3%。而 2008 年的另一项荟萃分析报道 FDG-PET 的整体诊断性能仅为中到高度，且纳入的各研究间存在较大异质性。新近的另外两项研究表明 FDG-PET 在 PJI 的诊断价值仍有待确定。

Reinartz 等回顾了 FDG-PET/CT 和白细胞闪烁扫描在 PJI 中诊断性能的文献。发现与白细胞闪烁扫描相比，FDG-PET/CT 的灵敏度更高，但特异性更低。此外，在髋关节 PJI 中 FDG-PET 诊断的准确性略高于膝关节 PJI。类似地，Gemmel 等的一篇系统评价报道，使用 FDG-PET 对 PJI 的敏感性和特异性达到了 84%，对髋关节 PJI 的诊断比膝关节 PJI 更准确。对于 FDG 在炎症和感染中的应用，欧洲核医学协会（European Association of Nuclear Medicine，EANM）联合核医学和分子影像学学会（Society Of Nuclear Medicine And Molecular Imaging，SNMMI）于 2013 年发布了指南，基于文献评价和专家共识，报道了其对膝、髋关节 PJI 诊断的总体敏感性为 95%，特异性为 98%。但是，各个研究间的敏感性（28%～91%）和特异性（34%～97%）的范围都相当大，其中部分可能是因为不同的研究设计和对标准的解读缺乏标准化。在最近的一项精心设计的研究中，Kwee 等分析了 FDG-PET/CT 作为 X 线、血清标记物和滑液检测的辅助检查对 PJI 的诊断价值。结果表明，当 ESR 和 CRP 没有升高和（或）血清学正常时，FDG-PET/CT 没有增加任何诊断价值。根据现有数据，并没有证据可以支持将 FDG-PET/CT 常规应用于疑似 PJI 的患者。需要指出的是，FDG-PET 的检查成本是骨扫描或 MRI 成本的 3 倍甚至更多，且并非所有医疗机构都可提供该项检查，目前仍需要进行大规模前瞻性研究来评估 FDG-PET 对 PJI 的诊断性能。

三、各种核医学技术对人工关节感染的诊断价值

各种核医学手段诊断 PJI 也显示了不同的敏感性和特异性。Verberne 等对已经发表的 31 项使用核医学成像技术诊断髋关节 PJI 的研究进行了分析，发现白细胞闪烁扫描的准确性最高；联合白细胞和骨髓闪烁扫描的特异性最高。FDG-PET/CT 虽然诊断准确性尚满意，但它花费较高且并非每个医疗机构都有配备。而三相骨扫描则具有最低的特异性。在随后的一项研究中，Verberne 等继续分析

了 23 篇关于全膝关节感染的文献，得出结论：抗粒细胞单克隆抗体闪烁扫描方法，以及白细胞闪烁扫描和骨髓闪烁扫描的联合诊断方法特异性最高（分别为 95％和 93％），而三相骨扫描仍然具有最低的特异性。在这篇系统评价中，同样不支持 FDG-PET/CT 和骨闪烁扫描作为首选方法。

美国骨科医师协会（AAOS）2010 年版指南对各种核素成像方法的敏感性和特异性做了总结（表 4-3）。指南指出，当无法确诊或排除 PJI 时，核医学成像可作为诊断 PJI 的一种辅助选择。美国放射学会也于 2017 年发布了他们在 TKA 术后的标准成像方法。经过专家小组对大量文献的回顾，他们建议，如果 TKA 术后出现疼痛、关节液培养阴性或无法确诊但仍高度怀疑 PJI 时，可以使用三相骨闪烁扫描和白细胞闪烁扫描（标有[111]In，必要时联合 SPECT/CT 以便准确定位）。在 2018 年于费城召开的 PJI 国际共识会议中，对于怀疑有 PJI 的患者，当其他临床检查都无法确诊时（例如"干抽"关节的患者），可以进行核医学成像，有 85％的专家同意、10％反对、5％弃权，形成了强共识。

表 4-3　不同放射性核素成像技术对人工关节感染的诊断价值

检测方法	纳入研究	阳性似然比	阴性似然比	敏感性	特异性
[99]Tc WBC 显像	4	1.39～22.0	0.06～0.52	0.5～1	0.31～1
[111]In WBC 显像	5	1.9～14.0	0.03～0.63	0.38～1	0.5～1
WBC 标记＋[99]Tc 骨扫描	4	5.8	0.32	0.72	0.88
WBC 标记＋骨髓显像	4	9.8～45.5	0.02～0.34	0.67～1	0.91～1
[67]Ga 显像	2	24.4～111	0.07～0.62	0.38～0.95	1
FDG-PET 显像	3	11.4～19.2	0.16～0.66	0.26～0.85	0.93～1
三相 Tc-99m 骨扫描	3	2.33～8.53	0.13～0.78	0.33～0.88	0.76～0.9

总之，核医学成像方式在疑似 PJI 患者中有一定的诊断价值，然而它们不应该被用作首选方法。对于关节置换术后 1 年以后的患者，三相骨显像可以是一个不错的选择。当结果阴性时，可以排除感染。然而，结果阳性时需要使用其他核成像方式进一步检查，而白细胞闪烁扫描将是第一选择，因为当正确操作和解读时，它的诊断准确性很高。对于那些不能开展白细胞标记的机构来说，抗粒细胞单克隆抗体闪烁扫描是第二选择。目前，不推荐将 FDG-PET/CT 常规使用在临床怀疑 PJI 的患者身上。

（张超凡　张文明）

参 考 文 献

[1] Enayatollahi M A, Parvizi J. Diagnosis of Infected Total Hip Arthroplasty [J]. HIP International, 2015, 25(4): 294-300.

[2] Ilchmann T. CORR Insights®: what is the accuracy of nuclear imaging in the assessment of periprosthetic knee infection? A meta-analysis [J]. Clinical Orthopaedics and Related Research, 2017, 475(5): 1395-1410.

[3] Glaudemans A W J M, Jutte P C, Petrosillo N, et al. Comment on: "diagnosis of periprosthetic joint infection: the role of nuclear medicine may be overestimated" by claudio diaz-ledezma, courtney lamberton, paul lichtstein and javad parvizi [J]. The Journal of Arthroplasty, 2016, 31(2): 551-552.

[4] Diaz-Ledezma C, Lamberton C, Lichstein P, et al. Diagnosis of periprosthetic joint infection: the role of nuclear medicine may be overestimated [J]. The Journal of Arthroplasty, 2015, 30(6): 1044-1049.

[5] Ouyang Z, Li H, Liu X, et al. Prosthesis infection: diagnosis after total joint arthroplasty with three-phase bone scintigraphy [J]. Annals of Nuclear Medicine, 2014, 28(10): 994-1003.

[6] Temmerman O P P, Raijmakers P G H M, Berkhof J, et al. Diagnostic accuracy and interobserver variability of plain radiography, subtraction arthrography, nuclear arthrography, and bone scintigraphy in the assessment of aseptic femoral component loosening [J]. Archives of Orthopaedic and Trauma Surgery, 2006, 126(5): 316-323.

[7] Love C, Marwin S E, Palestro C J. Nuclear Medicine and the Infected Joint Replacement [J]. Seminars in Nuclear Medicine,

2009,39(1):66-78.

[8] Glaudemans A W J M, De Vries E F J, Vermeulen L E M, et al. A large retrospective single-centre study to define the best image acquisition protocols and interpretation criteria for white blood cell scintigraphy with 99mTc-HMPAO-labelled leucocytes in musculoskeletal infections [J]. European Journal of Nuclear Medicine and Molecular Imaging, 2013,40(11):1760-1769.

[9] Pill S G, Parvizi J, Tang P H, et al. Comparison of fluorodeoxyglucose positron emission tomography and 111indium-white blood cell imaging in the diagnosis of periprosthetic infection of the hip [J]. The Journal of Arthroplasty, 2006,21(6):91-97.

[10] Pakos E E, Trikalinos T A, Fotopoulos A D, et al. Prosthesis infection: diagnosis after total joint arthroplasty with antigranulocyte scintigraphy with 99m tc-labeled monoclonal antibodies: a meta-analysis [J]. Radiology, Radiological Society of North America, 2007,242(1):101-108.

[11] Prandini N, Lazzeri E, Rossi B, et al. Nuclear medicine imaging of bone infections [J]. Nucl Med Commun, 2006,27(8):633-644.

[12] Kwee T C, Kwee R M, Alavi A. FDG-PET for diagnosing prosthetic joint infection: systematic review and metaanalysis [J]. European Journal of Nuclear Medicine and Molecular Imaging, 2008,35(11):2122-2132.

[13] Brammen L, Palestro C, Sinzinger H. Radionuclide imaging: Past, present and future outlook in the diagnosis of infected prosthetic joints [J]. Hell J Nucl Med, 2015.

[14] Gemmel F, Van den Wyngaert H, Love C, et al. Prosthetic joint infections: radionuclide state-of-the-art imaging [J]. European Journal of Nuclear Medicine and Molecular Imaging, 2012,39(5):892-909.

[15] Zajonz D, Wuthe L, Tiepolt S, et al. Diagnostic work-up strategy for periprosthetic joint infections after total hip and knee arthroplasty: a 12-year experience on 320 consecutive cases [J].

Patient Safety in Surgery, 2015,9(1):20.

[16] Reinartz P. FDG-PET in patients with painful hip and knee arthroplasty: technical breakthrough or just more of the same [J]. Q J Nucl Med Mol Imaging, 2009,53:41-50.

[17] Jamar F, Buscombe J, Chiti A, et al. EANM/SNMMI Guideline for F-FDG Use in Inflammation and Infection [J]. Journal of Nuclear Medicine, 2013,54(4):647-658.

[18] Kwee R M, Broos W A, Brans B, et al. Added value of 18F-FDG PET/CT in diagnosing infected hip prosthesis [J]. Acta Radiologica, 2018,59(5):569-576.

[19] Hsu W, Hearty T M. Radionuclide imaging in the diagnosis and management of orthopaedic disease [J]. Journal of the American Academy of Orthopaedic Surgeons, 2012,20(3):151-159.

[20] Verberne S J, Raijmakers P G, Temmerman O P P. The accuracy of imaging techniques in the assessment of periprosthetic hip infection [J]. The Journal of Bone and Joint Surgery, 2016,98(19):1638-1645.

[21] Verberne S J, Sonnega R J A, Temmerman O P P, et al. What is the accuracy of nuclear imaging in the assessment of periprosthetic knee infection? A meta-analysis [J]. Clinical Orthopaedics and Related Research, 2017,475(5):1395-1410.

[22] Della Valle C, Parvizi J, Bauer T W, et al. American academy of orthopaedic surgeons clinical practice guideline on [J]. The Journal of Bone and Joint Surgery-American Volume, 2011,93(14):1355-1357.

[23] Hochman M G, Melenevsky Y V., Metter D F, et al. ACR appropriateness criteria © imaging after total knee arthroplasty [J]. Journal of the American College of Radiology, 2017,14(11):S421-S448.

[24] Della Valle C, Parvizi J, Bauer T W, et al. Diagnosis of periprosthetic joint infections of the hip and knee [J]. The Journal of the American Academy of Orthopaedic Surgeons, 2010,18:760-770.

第十节　人工关节感染诊断的欧洲经验

PJI 的诊断一直是一大难题。研究人员们正努力寻找能够缩短培养时间和尽早清除生物膜的最佳方法。目前，PJI 的诊断尚无金标准，但根据 PJI 的定义，结合术前和术中诊断方法，大多数病例均可确诊或排除感染。PJI 的确诊可指导临床治疗。

一、PJI 的定义

为了提高 PJI 诊断的准确性，一些关于 PJI 的定义已经发表并在临床中使用。美国肌肉骨骼感染学会（MSIS）和美国传染病学会（IDSA）发表了关于 PJI 的定义。法国病理学感染学会（SPILF）、意大利临床微生物学家协会（AMCLI）和欧洲骨与关节感染学会（EBJIS）的定义已在一些欧洲国家发表。MSIS 和 IDSA 的定义在美国和许多其他国家被广泛使用。在欧洲，EBJIS 定义（表 4-4）是最常用的。在 MSIS、IDSA 和 EBJIS 的定义中，有一些共同之处，也有一些不同之处（表 4-5），然而哪一种 PJI 定义对于 PJI 的诊断更有帮助尚不明确。大多数研究只使用一种标准来诊断 PJI。一项研究报告发现，EBJIS 诊断标准比 MSIS、IDSA 更

表 4-4　EBJIS 的定义

试验项目	标准	敏感性（%）	特异性（%）
临床表现	窦道（瘘管）或 假体周围积脓[a]	20～30	100
滑液白细胞计数[b]	白细胞计数＞2 000/μL 或 中性粒细胞（PMN）百分比＞70%	≈90	≈95
假体周围组织组织学检查[c]	炎症反应（每 10 个高倍镜视野内中性粒细胞 ≥23 个）	73	95
微生物学	下列标本微生物培养（＋）： ● 滑液或 ● ≥2 个组织样本[d] 或 ● 超声振荡液（＞50CFU/mL）[e]	45～75 60～80 80～90	95 92 95

注：符合≥1 项标准，PJI 诊断即成立。
a 金属对金属假体可出现类似于脓液的液体（假性脓液），白细胞计数通常正常（可见金属碎片）。
b 在风湿性关节疾病（包括痛风）、假体周围骨折或脱位后的前 6 周，白细胞计数可以很高而无感染。白细胞计数应在样本采集后 24 小时内用显微镜或自动计数仪测定；凝结的标本应用 10 μL 透明质酸酶处理。
c 根据 Krenn 和 Morawietz 分类：PJI 对应的是 2 型或 3 型。
d 对于高毒力微生物（如金黄色葡萄球菌、链球菌、大肠埃希菌）或接受抗生素治疗的患者，1 份标本培养阳性即可证实感染。
e 在使用抗生素的情况下，对于金黄色葡萄球菌和厌氧菌，＜50 CFU/mL 即有显著意义。

表 4-5　MSIS、IDSA 和 EBJIS 定义在临床特点、血清学、组织学、滑液生物标志物和微生物学方面的差异

测验	MSIS（≥1 项主要标准或≥3 项次要标准）	IDSA（以下标准≥1 项）	EBJIS（以下标准≥1 项）
临床表现	主要标准：存在与关节相通的窦道	存在与假体相通的窦道 假体周围存在没有其他病因可解释的脓液	存在窦道（瘘管）或假体周围存在脓液
血清学	次要标准：血清 CRP 升高（慢性感染＞10 mg/L，急性感染＞100 mg/L），红细胞沉降率升高（＞30 mm/h）	不包括	不包括
组织学	次要标准：假体周围组织组织学阳性（假体周围组织在 400 倍高倍镜下，观察 5 个视野，中性粒细胞＞5 个/高倍镜视野）	假体周围组织病理检查发现急性炎症	组织病理学检查阳性，即平均＞23 个粒细胞/10 个高倍镜视野，对应于 2 型或 3 型假体周围假膜
滑液生物标志物	次要标准：滑液白细胞计数升高（慢性感染＞3 000/μL 或急性感染＞10 000/μL）或白细胞酯酶试纸检测阳性（＋＋或＋＋＋） 次要标准：滑液中性粒细胞百分比升高（慢性感染＞80% 或急性感染＞90%）	不包括	滑液白细胞计数升高（＞2 000/μL 或中性粒细胞百分比＞70%）
微生物学	主要标准：两份假体周围组织标本培养出表型一致的微生物 次要标准：单个标本培养阳性	两次或两次以上的培养阳性且为同种微生物（术中和/或术前） 在单个组织活检或滑液标本中出现高毒力微生物的生长（如金黄色葡萄球菌）也可代表 PJI	在滑液中或≥2 个组织样本中或超声振荡液中有微生物生长（＞50 CFU/mL）

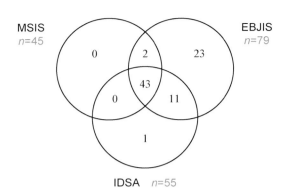

图 4-22　3 种不同标准对 PJI 的诊断采用 MSIS 标准，45 例患者（21%）诊断为 PJI；使用 IDSA 标准的 55 例患者（26%）诊断为 PJI；使用 EBJIS 标准的 79 例患者（37%）诊断为 PJI（Renz N，Yermak K，Perka C，et al. Alpha Defensin Lateral Flow Test for Diagnosis of Periprosthetic Joint Infection：Not a Screening but a Confirmatory Test. J Bone Joint Surg Am，2018；100：742－750）

敏感（图 4-22），也许是因为 EBJIS 的定义标准采用了较低的滑液白细胞计数诊断阈值并且将超声振荡液培养结果纳入定义标准。总之，未来还需要做更多的研究来明确这一问题。

二、PJI 的分类

分类是后续手术治疗的指南。PJI 的 Zimmerli 分类（早期、延迟和晚期感染）和 Tsukayama 分类（术后早期感染、晚期慢性感染、急性血源性感染和翻修手术中培养阳性）是术前计划时最常用的分类。Pro Implant 基金会还阐述了一种新的分类，将 PJI 分为两种类型：急性和慢性 PJI，并且给出了相关的后续手术治疗选项（表 4-6 和图 4-23）。如果

表 4-6　急慢性 PJI 的分类

	急性 PJI（未成熟生物膜）	慢性 PJI（成熟生物膜）
发病机制 ● 围手术期 ● 血源性或蔓延性	＜术后 4 周（早期） 症状持续＜3 周	≥术后 4 周（延迟或者低度感染） 症状持续≥3 周
临床表现	急性疼痛，发热，关节红肿，术后伤口渗出时间延长（＞7～10 天）	慢性疼痛，人工关节松动，窦道形成（瘘管）
致病微生物	高毒性：金黄色葡萄球菌，革兰阴性细菌（如大肠埃希菌、克雷伯菌、铜绿假单胞菌）	低毒性：凝固酶阴性葡萄球菌（如表皮葡萄球菌），痤疮丙酸杆菌
手术治疗	清创、保留假体（更换活动组件）	假体完全取出（一期或二期置换）

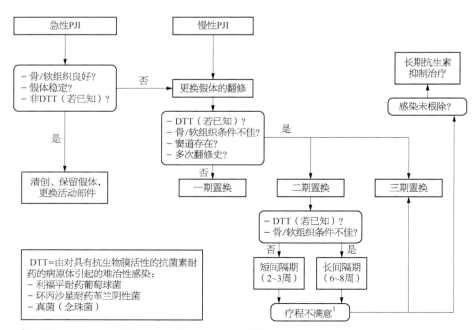

有感染临床表现，CRP升高，术中脓液，骨/软组织条件较差

图 4-23　根据 PJI 分类采取的治疗策略

症状持续不到 3 周（血源性）或者感染出现在手术后 4 周以内（围手术期），则为早期（不成熟）生物膜，这种情况下可以在保留假体的情况下彻底清除感染。在慢性 PJI 中，由于生物膜的成熟，内植物必须被移除。

三、在欧洲的 PJI 诊断选择

（一）文献调研流程

（1）我们在 Web of Science 上搜索 2012 年到 2017 年期间发表的英文出版物，使用以下医学主题标题（MeSH）或关键词："periprosthetic joint infection OR prosthetic joint infection"或"diagnose"。

（2）这些出版物均来自欧洲国家，每个国家包括的论文≥10 篇。

（3）仅将临床研究纳入。

（4）文献检索初步确定了 353 篇文章。在阅读了文章的标题、摘要和全文之后，最终纳入 48 项研究，包括 9 篇在欧洲出版的文章（图 4-24）。

（二）术前诊断方法

关节穿刺是术前诊断的常用方法。滑液中一些新的生物标志物还在进一步探索之中。虽然血清 CRP 和 ESR 有一定的局限性，但在综合评价中仍是可靠的。术前活检也可能是一种有效的诊断方法（表 4-7）。

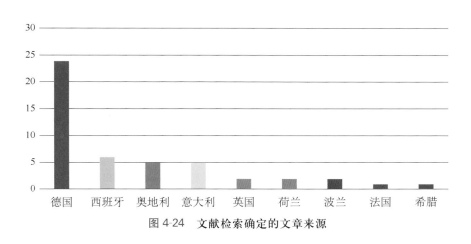

图 4-24 文献检索确定的文章来源

表 4-7 不同国家关节穿刺活检诊断方法比较

国家	检测	部位	敏感性（%）	特异性（%）
西班牙	血清 CRP，ESR	髋、膝、肩、肘	NA	NA
	* 当 CRP＜0.8 mg/dL 和 ESR＜34 mm/h 联合应用时，可能会遗漏部分 PJI 病例，尤其是低毒性和慢性 PJI。			
德国	血清 LBP	髋、膝	65.60	70.70
	* 并不推荐使用 LBP（＞7 ng/mL）区分 PJI 和无菌性松动，即使 CRP 和 LBP 联合使用也不能显著提高诊断准确性。			
德国	血清 IL-6	髋、膝、肩	80.00	87.40
	血清 CRP	髋、膝、肩	80.00	64.00
	* CRP（＞0.3 mg/dL）和 IL-6（＞5.12 pg/mL）可能是术前鉴别无菌性松动和低度关节假体感染最有效的组合标准。			

（续表）

国家	检测	部位	敏感性（%）	特异性（%）
奥地利	血清降钙素原	髋、膝	48.00	100.00
	血清 IL-6	髋、膝	81.00	68.00
	血清 CRP	髋、膝	84.00	79.00
	* 尽管 CRP 的性能总体上优于这些新型生物标志物，但降钙素原和 IL-6 是检测假体周围关节感染的有效生物标志物。				
德国	血清 IL-6	髋、膝	79.50	58.30
	关节滑液 IL-6	髋、膝	62.50	85.70
	* 血清 IL-6 水平＞2.6 pg/mL 或关节滑液 IL-6 水平＞2 100 pg/mL 时，诊断为 PJI 的可能性极高，在＞6.6 pg/mL（或关节滑液＞9 000 pg/mL），PJI 可确诊。 * 使用关节滑液的 IL-6 可能比白细胞计数或血清 CRP 水平的检测更能准确诊断 PJI。				
德国	关节滑液 IL-6	髋、膝、肘	90.00	94.70
	* 关节滑液 IL-6（≥30 750 pg/mL）在诊断 PJI 方面表现最佳，其次是滑液乳酸（≥8.3 mmol/L，敏感性＝71.4%，特异性＝88.0%）和滑液葡萄糖（≤44 mg/dL，敏感性为 79.2%，特异性为 78.6%）。 * 当 IL-6≥30 750 pg/mL，乳酸≥10 mmol/L 时，诊断 PJI 的可能性极高。当 IL-6＜10 000 pg/mL 或乳酸＜4.3 mmol/L 时，诊断 PJI 的可能性很低。如果这些阈值都没有达到，医生应该使用 IL-6、葡萄糖和乳酸的区间似然比来估计 PJI 的可能性。				
英国	关节滑液 LE	髋、膝	81.00	93.00
	* LE 试纸条带特异性高，阴性预测价值高。阴性结果可排除 PJI，并免去了进一步诊断测试的必要性。 * LE 拭纸条是一种廉价、可重复使用的试纸。				
德国	关节滑液 LE	髋、膝、肩	100.00	96.50
	* 白细胞酯酶检测是诊断 PJI 的有效手段。				
德国	α-防御素	髋、膝	97.00	97.00
	* α-防御素是一种可靠的测试，但需要后续评估来观察该测试的长期效果。 * 当发生金属沉着病时，α-防御素可能会产生假阳性结果。				
奥地利	α-防御素	髋、膝、肩、肘	69.00	94.00
	* Synovasure 品牌的 α-防御素的定性测试易于使用，并可提供快速结果（10 分钟）。 * Synovasure 可能是一种有效的 PJI 术前补充诊断。				
法国	关节滑液 CRP	膝	95.00	86.40
	血清 CRP	膝	75.00	83.30
	* 关节滑液 CRP＞2.78 mg/L 高度提示感染可能（敏感性 100%，特异性 82%），＞5.37 mg/L 提示感染可能（敏感性 90%，特异性 91%）。 * 关节滑液 CRP 比血清 CRP 诊断膝关节假体感染更有效。				
德国	关节滑液 CRP	膝	95.50	93.30
	* 滑液 CRP 的阈值 2.5 mg/L 与血清 CRP 和 ESR 相比，在诊断慢性髋关节假体感染方面有更好的敏感性和特异性。				
荷兰	滑液钙卫蛋白	髋、膝、肩、肘	89.00	90.00
	* 将滑液钙卫蛋白的临界值定在 50 mg/L 对诊断 PJI 有很好的效果。 * 滑液钙卫蛋白易于使用，价格便宜（20 欧元/样品）。 * 本研究中涉及的 PJI 患者数量较少（19 例），需要更多的临床研究验证。				
德国	滑膜活检	髋	85.00	100.00
	* 滑膜穿刺活检是一种新型的快速诊断方法，需要更多的研究来支持其应用前景。				

（续表）

国家	检测	部位	敏感性（%）	特异性（%）
德国	滑膜活检	髋	82.00	98.00
	＊活检技术对髋关节假体周围感染的诊断价值要大于关节穿刺术和 CRP 检测。 ＊如果患者的穿刺结果阴性，但 CRP 升高或出现临床感染症状，此时更应该采取关节活检。			
德国	关节镜活检	髋	87.50	100.00
	＊关节镜活检的诊断效果优于 ESR、CRP 及关节穿刺术或它们的组合。 ＊进行活检标本的微生物学、组织病理学联合检查，可发现致病菌及其药敏情况，以便规划手术策略和抗生素方案。			
奥地利	LS	NA	60.00	97.00
	＊^{99m}Tc-HMPAO 标记的自体白细胞在有人工关节感染症状的患者中诊断较准确，有较高的特异性和阴性预测值。			
意大利	热成像	膝	NA	NA
	＊人工膝关节周围感染患者与单纯全膝关节置换术患者相比，局部温度明显升高（1.1～2.5 ℃）。			

（三）术中诊断方法

超声处理假体是近年来研究最广泛的方法。针对早期感染，超声并没有体现出优越性，但在晚期或迟发性感染时，超声优于常规方法。超声是一种有效的术中诊断方法。二硫苏糖醇（DTT）是另一种检测假体微生物的方法，但其诊断价值有待进一步研究。总之，组织病理学、假体周围组织培养和超声处理可提高诊断的准确性（表 4-8）。

表 4-8　不同国家术中诊断方法比较

国家	检测	部位	敏感性（%）	特异性（%）
奥地利	超声处理	下肢	91.30	100.00
	＊在肿瘤假体的 PJI 中，超声处理的敏感性比假体周围组织培养更高，无论患者是否接受过抗生素治疗（分别为 83.3%～50%，100%～54.5%），对于低毒性病原体尤其如此。			
奥地利	超声处理	髋	NA	NA
	＊在临床诊断中，超声振荡液培养的细菌分离率由高到低依次为衬垫、假体头、臼杯、假体柄。			
西班牙	超声处理	髋、膝、肩、肘	60.00	99.00
	＊当将＞50 CFU/mL 作为临界值时，超声处理比涡流振荡处理更敏感（60%，40%），这两种方法的特异性均为 99%。 ＊将＞1 CFU/mL 作为临界值，超声液体培养的敏感性和漩涡振荡相似（71% 和 69%），特异性为 92%～93%。			
波兰	超声处理	髋	75.00	97.00
	＊超声处理比滑液（45%）和组织培养（69%）在 PJI 诊断上有更好的灵敏度。			
德国	超声处理	髋、膝	NA	NA
	＊超声处理的聚乙烯组件细菌分离率显著高于不可移动的组件。			
希腊	超声处理	NA	70.50	NA
	＊超声振荡液培养是一种廉价、简单、准确、敏感的诊断方法。 ＊超声振荡液培养比假体周围组织培养更敏感（分别为 70.5%、47.1%）。			

（续表）

国家	检测	部位	敏感性（%）	特异性（%）
荷兰	超声处理	髋、膝	47.00	99.00
	* 超声处理对于诊断 PJI 有较高特异性，然而，超声振荡液培养的敏感性较低，尤其是在早期感染（42%）。 * 组织培养比超声振荡液培养具有更好的敏感性（68% *vs.* 47%）。 * 一个阴性的超声振荡液培养结果并不能排除 PJI 的存在。			
西班牙	超声处理	髋、膝、肩、肘	81.00	99.00
	* 超声振荡液培养提供了一个比假体周围组织培养更快速的诊断方法，且能检测到更多的病原体。 * 超声振荡液培养时间的延长并没有增加污染的风险。			
德国	超声处理	髋、膝	72.30	75.80
	* 结果显示超声振荡液培养的细菌和 2 型、3 型假体周围假膜的鉴定有显著的一致性。 * 结果显示超声振荡液培养和组织培养的细菌有统计学差异。 * 超声振荡液培养比组织培养有更高的敏感性和特异性。 * 超声振荡液培养应该被纳入 PJI 诊断流程。			
西班牙	超声处理	髋、膝	84.60	99.50
	组织学	髋、膝	78.10	100.00
	假体周围组织	髋、膝	62.30	99.70
	* 对于早期 PJI，超声振荡液和假体周围组织培养有较高的敏感性且能达到类似的精度（83.3%）。对于延迟感染和晚期感染，超声振荡液培养是最敏感的诊断方法（分别为 94.3%、80.5%）。 * 组织病理学与假体周围组织培养相结合，可诊断 97% 的迟发性感染，94.8% 的晚期感染。 * 组织病理学和超声振荡液培养的组合对所有类型的感染可达到 100% 的敏感性。			
德国	超声处理	膝	74.00	85.00
	* SF 培养与假体周围膜结合，能进一步提高诊断灵敏度。 * SF 培养多重感染的检出率提高了一倍，而单凭传统的微生物学方法是无法检测出多重感染的。			
德国	滑液多重培养	髋	100.00	100.00
	* 单一 SF 培养的敏感性（89%）高于其他诊断方法（CRP、滑膜液、组织培养和组织学）。 * 当采用多个滑液培养时，敏感性和特异性可提高到 100%。假体周围假膜的组织学分类与滑液培养结果的一致性为 86%。			
西班牙	超声处理	髋、膝、肩	71.10	96.00
	滑液多重 PCR	髋、膝、肩	60.50	98.00
	* 多重 PCR 在 PJI 的快速诊断中发挥一定的作用，具有较高的特异性和阳性预测值。然而，尽管如此，仍然需要进行培养来检测尚未检测到的微生物。			
德国	超声处理	髋、膝、肩	88.90	61.50
	滑液多重 PCR	髋、膝、肩	50.00	100.00
	滑液	髋、膝、肩	66.70	84.60
	滑液多重 PCR	髋、膝、肩	55.60	100.00
	* 多重 PCR 是一种快速诊断 PJI 的方法，它的灵敏度适中，特异性较高。			
西班牙	滑液多重 PCR	髋、膝、肩、肘	96.00	100.00
	* 超声振荡液的多重 PCR 证明对 PJI 的诊断有高敏感性和高特异性，尤其是在患者使用了抗生素的情况下。 * 多重 PCR 是鉴别 PJI 与无菌性松动的良好诊断工具。			

（续表）

国家	检测	部位	敏感性（%）	特异性（%）
德国	滑液多重 PCR	髋、膝、肩、肘	51.00	94.00
	＊超声振荡液的多重 PCR 实际效果与超声振荡液培养、假体周围组织培养的效果相似。 ＊PCR 的优点是时程短（＜5 小时）和全自动化。 ＊由于敏感性较低，且需要进行全面的药敏试验，因此培养是必需的。 ＊对现有的引物进行修改或加入其他引物可提高 PCR 的性能，尤其是对低毒力微生物。			
波兰	16S rRNA 测序	髋、膝	NA	NA
	＊超声处理后使用 PCR 测序可以提高培养阴性 PJI 的细菌检出率。			
德国	滑液血培养瓶培养	髋、膝	NA	NA
	＊滑液和超声振荡液在 BCB 中的培养可以获得更多的阳性细菌结果（37 例，101 例），与传统培养相比可缩短孵育时间。			
德国	滑液 BCB 培养	髋、膝	91.00	81.00
	＊超声振荡液培养比传统的微生物学方法（75%）和假体周围假膜组织学分析（87%）更敏感。			
意大利	DTT	NA	77.00	NA
	＊MicroDTTect 与拭子法相比有更高的敏感性（77%，46%），且有更多的阳性结果（35%，20%）。			
意大利	DTT	NA	85.70	94.10
	＊二硫苏糖醇使用便捷，敏感性和特异性也很高。 ＊超声处理与二硫苏糖醇处理有相同的特异性，但超声处理对 PJI 诊断的敏感性（71.4%）较低。			
意大利	组织-DTT	NA	88.00	97.80
	＊二硫苏糖醇处理被认为是一种有效的骨和关节感染诊断策略。			
英国	组织 BCB 培养	髋、膝、肩、踝	82.30	98.80
	＊使用仪器化的血液培养系统能方便、简单、快速地诊断 PJI。 ＊使用 BACTEC™ 培养方法时，无须延长微生物培养 2 周。大多数临床病原体在 3 天内可获得培养结果。			
德国	CD15 计数评分	髋、膝、肩、踝	91.00	92.00
	＊CD15 计数评分对 PJI 的诊断具有重要意义，特别是当微生物学结果不明确，或临床诊断和微生物学诊断之间存在差异时。它有助于提高诊断的确定性，在微生物学结果为阴性的情况下，它可以指导抗生素治疗。			
德国	内皮素（CD105）	髋、膝	NA	NA
	＊在无菌性松动和 PJI 病例的周围新生血管中发现了 CD105 的差异表达。其中，无菌性松动的假体周围血管几乎没有 CD105 阳性的新生血管形成。因此，CD105 的表达可以用于区分无菌性松动和 PJI。			

（四）翻修前的诊断性试验

IL-6 或超声处理可能是再植入术前评估是否存在感染的有效方法（表 4-9）。

表 4-9　不同国家翻修前诊断方法比较

国家	检测	部位	敏感性（%）	特异性（%）
德国	血清 IL-6	髋、膝	66.70	89.70
	＊血清 IL-6≥13 pg/mL 可视为感染。 ＊血清 IL-6 对于鉴别感染性关节翻修第一期手术以后、二期再植入之前是否存在持续性感染是较好的指标。			

（续表）

国家	检测	部位	敏感性（%）	特异性（%）
德国	滑液培养	髋、膝	5.00	99.00
	滑液 WBC	髋、膝	31.30	39.10
	血清 CRP	髋、膝	42.10	84.20
	＊在第二期假体再植入之前，滑液培养、滑液白细胞计数、血清 CRP 对于排除持续性感染有不确定性。 ＊不建议在假体再植入术前行关节穿刺。目前亟须进一步研究以寻找其他用于排除持续性感染的标志物。				
德国	穿刺抽取滑液检查	髋	13.00	98.00
	＊在髋关节 PJI 分期手术中，对旷置期的髋关节行穿刺检查既不能可靠地确定、又不能可靠地排除持续性感染的存在。				
德国	穿刺抽取滑液检查	膝	21.00	100.00
	＊不推荐常规对存在 PMMA 骨水泥占位器的间隔期的膝关节进行穿刺抽液检查，用以在再植入术前排除持续性感染。				
意大利	超声处理	髋、膝	NA	NA
	＊超声处理后进行培养可用于鉴定载抗生素骨水泥占位器上的细菌，从而可采取及时的治疗方案。				

注：NA：缺失值；CRP：C反应蛋白；ESR：红细胞沉降率；PCR：聚合酶链式反应；BCB：血培养瓶；SF：超声振荡液；IL-6：白介素-6；LE：白细胞酯酶；WBC：白细胞计数；LBP：脂多糖结合蛋白；LS：标记的白细胞骨闪烁显像术

通讯作者：Cheng Li，Andrej Trampuz

单位：Charité — Universitätsmedizin Berlin，corporate member of Freie Universität Berlin，Humboldt-Universität zu Berlin，and Berlin Institute of Health，Center for Musculoskeletal Surgery（CMSC），Berlin，Germany

地址：Charitéplatz 1，D-10117 Berlin，Germany

E-Mail：cheng. li@charite. de，andrej. trampuz@charite. de

（王俏杰·译）

参 考 文 献

[1] Osmon D R，Berbari E F，Berendt A R，et al. Diagnosis and management of prosthetic joint infection：clinical practice guidelines by the Infectious Diseases Society of America［J］. Clin Infect Dis，2013，56：e1 - e25.

[2] Parvizi J，Zmistowski B，Berbari E F，et al. New definition for periprosthetic joint infection：from the Workgroup of the Musculoskeletal Infection Society［J］. Clin Orthop Relat Res，2011，469：2992 - 2994.

[3] Spilf O. Recommendations for bone and joint prosthetic device infections in clinical practice（prosthesis，implants，osteosynthesis）［J］. MÅ© decine et Maladies Infectieuses，2010，40（4）：185 - 211.

[4] Caola I，Drago L，De Vecchi E，et al. Percorso diagnostico di laboratorio per le infezioni di protesi articolari e mezzi di osteosintesi［J］. Percorso diagnostico AMCLI Google Scholar，2017.

[5] Ochsner P E，Borens O，BodLer P M. Infections of the musculoskeletal system：basic principles，prevention，diagnosis and treatment［J］. Swiss orthopaedics in-house-publisher，2014.

[6] Renz N，Feihl S，Cabric S，et al. Performance of automated multiplex PCR using sonication fluid for diagnosis of periprosthetic joint infection：a prospective cohort［J］. Infection，2017，45：877 - 884.

[7] Morgenstern C，Cabric S，Perka C，et al. Synovial fluid multiplex PCR is superior to culture for detection of low-virulent pathogens causing periprosthetic joint infection［J］. Diagn Microbiol Infect Dis，2018，90：115 - 119.

[8] Renz N，Yermak K，Perka C，et al. Alpha defensin lateral flow test for diagnosis of periprosthetic joint infection：not a screening but a confirmatory test［J］. J Bone Joint Surg Am，2018，100：742 - 750.

[9] Li C，Renz N，Trampuz A. Management of periprosthetic joint infection［J］. Hip Pelvis，2018，30：138 - 146.

[10] Zimmerli W，Trampuz A，Ochsner P E. Prosthetic-joint infections［J］. N Engl J Med，2004，351：1645 - 1654.

[11] Tsukayama D T，Estrada R，Gustilo R B. Infection after total hip arthroplasty. A study of the treatment of one hundred and six infections［J］. J Bone Joint Surg Am，1996，78：512 - 523.

[12] Trampuz A. Pocket guide to diagnosis and treatment of PJI［M］. PROIMPLANT Foundation（www pro-implant-foundation org），2016.

[13] Pérez-Prieto D，Portillo M E，Puig-Verdié L，et al. C-reactive protein may misdiagnose prosthetic joint infections，particularly chronic and low-grade infections［J］. Int Orthop，2017，41：

1315 - 1319.

[14] Friedrich M J, Randau T M, Wimmer M D, et al. Lipopolysac-charide-binding protein: a valuable biomarker in the differentiation between periprosthetic joint infection and aseptic loosening [J]. Int Orthop, 2014, 38: 2201 - 2207.

[15] Ettinger M, Calliess T, Kielstein J T, et al. Circulating biomarkers for discrimination between aseptic joint failure, low-grade infection, and high-grade septic failure [J]. Clin Infect Dis, 2015, 61: 332 - 341.

[16] Glehr M, Friesenbichler J, Hofmann G, et al. Novel biomarkers to detect infection in revision hip and knee arthroplasties [J]. Clin Orthop Relat Res, 2013, 471: 2621 - 2628.

[17] Randau T M, Friedrich M J, Wimmer M D, et al. Interleukin-6 in serum and in synovial fluid enhances the differentiation between periprosthetic joint infection and aseptic loosening [M]. PLoS One, 2014, 9: e89045.

[18] Lenski M, Scherer M A. Synovial IL - 6 as inflammatory marker in periprosthetic joint infections [J]. J Arthroplasty, 2014, 29: 1105 - 1109.

[19] Shafafy R, McClatchie W, Chettiar K, et al. Use of leucocyte esterase reagent strips in the diagnosis or exclusion of prosthetic joint infection [J]. Bone Joint J, 2015, 97-B: 1232 - 1236.

[20] Guenther D, Kokenge T, Jacobs O, et al. Excluding infections in arthroplasty using leucocyte esterase test [J]. Int Orthop, 2014, 38: 2385 - 2390.

[21] Bonanzinga T, Zahar A, Dütsch M, et al. How reliable is the alpha-defensin immunoassay test for diagnosing periprosthetic joint infection?. A Prospective Study [J]. Clin Orthop Relat Res, 2017, 475: 408 - 415.

[22] Sigmund I K, Holinka J, Gamper J, et al. Qualitative α-defensin test (Synovasure) for the diagnosis of periprosthetic infection in revision total joint arthroplasty [J]. Bone Joint J, 2017, 99-B: 66 - 72.

[23] Ronde-Oustau C, Diesinger Y, Jenny J Y, et al. Diagnostic accuracy of intra-articular C-reactive protein assay in periprosthetic knee joint infection — a preliminary study [J]. Orthop Traumatol Surg Res, 2014, 100: 217 - 220.

[24] Omar M, Ettinger M, Reichling M, et al. Synovial C-reactive protein as a marker for chronic periprosthetic infection in total hip arthroplasty [J]. Bone Joint J, 2015, 97-B: 173 - 176.

[25] Wouthuyzen-Bakker M, Ploegmakers J J W, Kampinga G A, et al. Synovial calprotectin: a potential biomarker to exclude a prosthetic joint infection [J]. Bone Joint J, 2017, 99-B: 660 - 665.

[26] Wimmer M D, Ploeger M M, Friedrich M J, et al. Pre-operative intra-articular deep tissue sampling with novel retrograde forceps improves the diagnostics in periprosthetic joint infection [J]. Int Orthop, 2017, 41: 1355 - 1359.

[27] Fink B, Gebhard A, Fuerst M, et al. High diagnostic value of synovial biopsy in periprosthetic joint infection of the hip [J]. Clin Orthop Relat Res, 2013, 471: 956 - 964.

[28] Pohlig F, Mühlhofer H M L, Lenze U, et al. Diagnostic accuracy of arthroscopic biopsy in periprosthetic infections of the hip [J]. Eur J Med Res, 2017, 22: 6.

[29] Brammen L, Palestro C J, Holinka J, et al. A retrospective analysis of the accuracy of radioactively labelled autologous leukocytes in patients with infected prosthetic joints [J]. Nucl Med Rev Cent East Eur, 2017, 20: 81 - 87.

[30] Romanò C L, Logoluso N, Dell'Oro F, et al. Telethermograph-

[31] Puchner S E, Döring K, Staats K, et al. Sonication culture improves microbiological diagnosis of modular megaprostheses [J]. J Orthop Res, 2017, 35: 1383 - 1387.

[32] Lass R, Giurea A, Kubista B, et al. Bacterial adherence to different components of total hip prosthesis in patients with prosthetic joint infection [J]. Int Orthop, 2014, 38: 1597 - 1602.

[33] Portillo M E, Salvadó M, Trampuz A, et al. Sonication versus vortexing of implants for diagnosis of prosthetic joint infection [J]. J Clin Microbiol, 2013, 51: 591 - 594.

[34] Bogut A, Niedźwiadek J, Kozioł-Montewka M, et al. Sonication as a diagnostic approach used to investigate the infectious etiology of prosthetic hip joint loosening [J]. Pol J Microbiol, 2014, 63: 299 - 306.

[35] Janz V, Wassilew G I, Perka C F, et al. Increased rate of bacterial colonization on PE-components in total joint arthroplasty: an evaluation through sonication [J]. Technol Health Care, 2017, 25: 137 - 142.

[36] Evangelopoulos D S, Stathopoulos I P, Morassi G P, et al. Sonication: a valuable technique for diagnosis and treatment of periprosthetic joint infections [J]. Scientific World Journal, 2013, 2013: 375140.

[37] Van Diek F M, Albers C G M, Van Hooff M L, et al. Low sensitivity of implant sonication when screening for infection in revision surgery [J]. Acta Orthop, 2017, 88: 294 - 299.

[38] Portillo M E, Salvadó M, Alier A, et al. Advantages of sonication fluid culture for the diagnosis of prosthetic joint infection [J]. J Infect, 2014, 69: 35 - 41.

[39] Hischebeth G T R, Randau T M, Molitor E, et al. Comparison of bacterial growth in sonication fluid cultures with periprosthetic membranes and with cultures of biopsies for diagnosing periprosthetic joint infection [J]. Diagn Microbiol Infect Dis, 2016, 84: 112 - 115.

[40] Fernández-Sampedro M, Fariñas-Alvarez C, Garces-Zarzalejo C, et al. Accuracy of different diagnostic tests for early, delayed and late prosthetic joint infection [J]. BMC Infect Dis, 2017, 17: 592.

[41] Janz V, Wassilew G I, Kribus M, et al. Improved identification of polymicrobial infection in total knee arthroplasty through sonicate fluid cultures [J]. Arch Orthop Trauma Surg, 2015, 135: 1453 - 1457.

[42] Janz V, Wassilew G I, Hasart O, et al. Improvement in the detection rate of PJI in total hip arthroplasty through multiple sonicate fluid cultures [J]. J Orthop Res, 2013, 31: 2021 - 2024.

[43] Prieto-Borja L, Rodriguez-Sevilla G, Auñon A, et al. Evaluation of a commercial multiplex PCR (Unyvero i60 ®) designed for the diagnosis of bone and joint infections using prosthetic-joint sonication [J]. Enfermedades Infecciosas y Microbiología Clínica, 2017, 35: 236 - 242.

[44] Hischebeth G T R, Randau T M, Buhr J K, et al. Unyvero i60 implant and tissue infection (ITI) multiplex PCR system in diagnosing periprosthetic joint infection [J]. J Microbiol Methods, 2016, 121: 27 - 32.

[45] Portillo M E, Salvadó M, Sorli L, et al. Multiplex PCR of sonication fluid accurately differentiates between prosthetic joint infection and aseptic failure [J]. J Infect, 2012, 65: 541 - 548.

[46] Bereza P L, Ekiel A, Auguściak-Duma A, et al. Identification

ic findings after uncomplicated and septic total knee replacement [J]. Knee, 2012, 19: 193 - 197.

of silent prosthetic joint infection: preliminary report of a prospective controlled study [J]. Int Orthop, 2013, 37: 2037 - 2043.

[47] Janz V, Trampuz A, Perka C F, et al. Reduced culture time and improved isolation rate through culture of sonicate fluid in blood culture bottles [J]. Technol Health Care, 2017, 25: 635 - 640.

[48] Janz V, Wassilew G I, Hasart O, et al. Evaluation of sonicate fluid cultures in comparison to histological analysis of the periprosthetic membrane for the detection of periprosthetic joint infection [J]. Int Orthop, 2013, 37: 931 - 936.

[49] Calori G M, Colombo M, Navone P, et al. Comparative evaluation of MicroDTTect device and flocked swabs in the diagnosis of prosthetic and orthopaedic infections [J]. Injury, 2016, 47 Suppl 4: S17 - S21.

[50] Drago L, Signori V, De Vecchi E, et al. Use of dithiothreitol to improve the diagnosis of prosthetic joint infections [J]. J Orthop Res, 2013, 31: 1694 - 1699.

[51] De Vecchi E, Bortolin M, Signori V, et al. Treatment with dithiothreitol improves bacterial recovery from tissue samples in osteoarticular and joint infections [J]. J Arthroplasty, 2016, 31: 2867 - 2870.

[52] Minassian A M, Newnham R, Kalimeris E, et al. Use of an automated blood culture system (BD BACTEC™) for diagnosis of prosthetic joint infections: easy and fast [J]. BMC Infect Dis, 2014, 14: 233.

[53] Krenn V T, Liebisch M, Kölbel B, et al. CD15 focus score: infection diagnosis and stratification into low-virulence and high-virulence microbial pathogens in periprosthetic joint infection [J]. Pathol Res Pract, 2017, 213: 541 - 547.

[54] Jansen P, Mumme T, Randau T, et al. Endoglin (CD105) expression differentiates between aseptic loosening and periprosthetic joint infection after total joint arthroplasty [J]. Springerplus, 2014, 3: 561.

[55] Hoell S, Borgers L, Gosheger G, et al. Interleukin-6 in two-stage revision arthroplasty: what is the threshold value to exclude persistent infection before re-implanatation [J]. Bone Joint J, 2015, 97-B: 71 - 75.

[56] Hoell S, Moeller A, Gosheger G, et al. Two-stage revision arthroplasty for periprosthetic joint infections: What is the value of cultures and white cell count in synovial fluid and CRP in serum before second stage reimplantation [J]. Arch Orthop Trauma Surg, 2016, 136: 447 - 452.

[57] Janz V, Bartek B, Wassilew G I, et al. Validation of synovial aspiration in girdlestone hips for detection of infection persistence in patients undergoing 2-stage revision total hip arthroplasty [J]. J Arthroplasty, 2016, 31: 684 - 687.

[58] Preininger B, Janz V, von Roth P, et al. Inadequacy of joint aspiration for detection of persistent periprosthetic infection during two-stage septic revision knee surgery [J]. Orthopedics, 2017, 40: 231 - 234.

[59] Mariconda M, Ascione T, Balato G, et al. Sonication of antibiotic-loaded cement spacers in a two-stage revision protocol for infected joint arthroplasty [J]. BMC Musculoskelet Disord, 2013, 14: 193.

第十一节　人工关节感染诊断的美国经验

人工关节感染（PJI）目前仍是全髋及全膝关节置换术（THA/TKA）后失败的主要原因。随着THA/TKA 预期手术量的逐渐增加，PJI 的发生率也随之增加。据 Kurtz 等预计，至 2020 年用于诊治该并发症所需的医疗保健支出将达到 16.2 亿美元。成功治疗 PJI 的关键在于准确、及时的诊断以及恰当的手术治疗，其中，对 PJI 进行系统的管理尤为重要。虽然检测手段和培养技术不断取得进展，但培养阴性仍是一个重大问题。研究报道，PJI 培养阴性率高达 12%。近年来，为了对 PJI 进行准确分期和精确诊断，美国外科医生致力于病原体的诊断和鉴定，从新型的血清学指标及生物标志物的检测到二代测序技术的应用，为改进关于感染病原体的检测已投入大量的资源。本文旨在回顾在PJI 诊断方面来自美国的经验。

一、PJI 的定义

PJI 诊断的关键在于对 PJI 定义意见的一致性。美国骨科医师协会（AAOS）已经发布关于 PJI 诊断的相关临床指南，但大多数美国外科医生更倾向于采用肌肉骨骼感染学会（MSIS）提出的诊断标准。MSIS 诊断标准最初于 2011 年提出，由于对感染诊断的认识并不总是那么清晰，经常是模棱两可，所以该定义经历了几次更迭。该定义将 PJI 的诊断标准分为两大类：主要标准及次要标准。主要标准为存在与假体相通的窦道或两次关节液或组织培养为同一细菌，次要标准为满足下列 6 项中的 4 项：①红细胞沉降率与 C 反应蛋白升高。②关节液白细胞计数升高。③关节液多核中性粒细胞比例升高。④关节内存在脓液。⑤单次关节液或组织标本培养阳性。⑥假体周围组织病理学分析，5 个高倍视野下（×400）平均中性粒细胞计数>5 个。最新的定义删除次要标准中的"存在脓液"，新增"白细胞酯酶＋＋"，减少诊断感染所需满足次要标准的数量，从 6 项中满足 4 项降至 5 项中满足 3 项。近期，于费城召开的"人工关节感染国际共识会议"上引入了一个带有定量评分系统的新定义，纳入关节液生物标志物等更新的诊断方法。

二、血清学标志物

关节置换术后疼痛患者的最初治疗步骤之一是检测其血清红细胞沉降率（ESR）和 C 反应蛋白（CRP）。一些研究表明，这两种血清炎症标志物升高与 PJI 的存在呈正相关，但同样重要的是，ESR 和 CRP 正常的情况下很少出现感染。Kheir 等近期研究表明，ESR 和 CRP 可因感染病原菌类型差异而不同，因此，使用 ESR 和 CRP 作为诊断指标存在假阳性和假阴性。此外，术后即刻 CRP 升高超过正常值的 10 倍时应高度怀疑 PJI。虽然白介素 6（IL-6）等其他促炎标志物在感染筛查中也具有良好的敏感性，但由于这些检测手段在有些机构无法开展而不常规使用。最近有关研究指出，相比于 ESR 和 CRP，使用 D-二聚体对 PJI 进行诊断的敏感性和特异性更高，且能够用于确定治疗成功率和假体再植入的最佳时间。因此，对于 ESR 和 CRP 均升高或单一指标升高的患者不能简化有关 PJI 的诊断流程，需要系统的诊断方法来尽可能获得可检测的指标结果，以期最大限度地减少误诊及漏诊。

三、关节穿刺

在美国，与许多其他地区一样，在停用抗生素后进行关节穿刺是诊断 PJI 的最有效方法。关节穿刺不仅可以明确感染存在与否，还可以提供有关感染病原体的信息，为随后的抗菌治疗提供依据。对于 TKA 术后出现疼痛的患者，因为穿刺易于操作且便于诊断及排除感染，通常均常规进行。而对于

THA 术后疼痛的患者，由于髋关节穿刺较为困难，假阳性率及阴性率高（即诊断效能及排除效能差），可在 ESR 和 CRP 升高以及临床高度怀疑感染的情况下，有选择性地进行关节穿刺。需着重强调的是，在获取的关节液少或无法抽出关节液（即干抽）的情况下，不应使用生理盐水进行灌洗，这会显著影响结果的准确性。

关节液白细胞计数（WBC）升高超过特定阈值且关节液中性粒细胞百分比的升高是诊断 PJI 性价比最高的方法。根据感染的时间，急性感染（少于 6 周）时的关节液白细胞计数阈值不同于慢性感染。既往不同文献报道的关节液细胞计数方面最佳截断值也不尽相同，在美国 WBC 诊断急性感染（少于 6 周）最常用的阈值是 $10\,000/\mu L$，中性粒细胞百分比大于 90%。慢性感染时诊断阈值 $3\,000/\mu L$，中性粒细胞百分比大于 60%。同样值得强调的是，在 PJI 的诊断中，不能根据单个关节液细胞计数结果来确诊感染的存在，必须对每个患者进行单独的评估，并且在临床影像、感染可疑指数和其他实验室研究背景下对该结果进行解释。

四、白细胞酯酶

临床医生一直在寻找快速、廉价、准确的 PJI 检测手段。白细胞酯酶（LE）是由白细胞分泌产生的酶，其达到一定的量时足以表示感染存在，既往已被用于检测尿路感染。LE 检测可以快速定性检查关节液中的白细胞。Parvizi 等研究表明，LE 与关节液中的中性粒细胞百分比和总白细胞计数密切相关，并且具有 100% 的阳性预测值（当读数为＋＋时）和 93.3% 的阴性预测值。值得一提的是，只有使用"＋＋"代表感染的存在或阴性表示感染不存在时更具有意义。在"＋"或存在混合血液的情况时，结果可能难以解释。在检测前先将关节穿刺抽取物离心 30～60 秒，可以通过消除红细胞等干扰而更易解释结果。最后，也有学者提倡使用半定量 LE 测试，以最大限度地减少歧义，并最大限度地减少临床医生在判断结果时的异质性。

五、α-防御素

目前，由于大家普遍认识到 PJI 的间接诊断存在一定的局限性，因此开始在分子水平上对 PJI 进行鉴定存在有很大兴趣。α-防御素这种生物标志物是微生物刺激下的产物或促炎细胞因子。它已被证明能够区分炎症，如痛风或假性痛风，以及由感染引起的白细胞增多。过去的 10 年间，一些研究表明，α-防御素与 MSIS 诊断 PJI 的标准密切相关。它也被证明有助于判定在抗感染治疗或一期/二期翻修之后感染是否存在。然而，由于金属磨损相关疾病、血性组织的存在和关节灌洗均可降低诊断的准确性而增加假阳性率。在美国，该检测手段得到了很多临床医生和外科医生的认可。但存在以下不足，包括：①检测成本高。②将样品送到相关检测机构到收到检测报告相对耗时。最近，有一种颇具潜力的"定量即时诊断（qualitative point of contact test）"可在 10 分钟内获得结果，如能与"侧流检测（lateral flow test）"获得相同的准确性，将有可能应用于临床。目前在我自己的实践中，α-防御素被选择性地用于一些传统诊断方式间存在矛盾结果的病例，或临床上存在高度怀疑感染但培养阴性的病例。

六、术中冷冻切片

由于检测结果变异性大，可重复性低，术中冷冻切片的诊断效能需审慎对待。虽然每高倍视野下的中性白细胞增多仍然是诊断 PJI 的次要标准，但只有当诊断不确定时，美国的外科医生才会选择性使用该检测方法。值得注意的是，取材手术部位多个具有代表性的样本可以提高诊断的敏感性和特异性。据 George 等报道，术中冷冻切片在第二阶段假体再植入治疗时有意义，特异性为 94%，但结果阴性时不足以排除 PJI（敏感性为 50%）。

七、术中培养

目前来说，术中对人工髋、膝关节周围多个部位的感染组织取材进行培养仍是识别致病菌的最佳方法。除非有计划明确进行关节切除，否则在切皮前给予单剂量预防性抗生素似乎不会影响微生物培养结果。由于体液及组织咽拭子培养的敏感性和特异性较差，应避免使用。一般而言，应获得至少 3～5 组织标本进行培养以提高培养敏感性。与常规培养相比，当标本接种在 BacTec 血培养瓶中时，病原菌检出率有所提高。最后，为了最大限度地检测到难以培养的微生物，建议将所有样本的培养时间延长至 21 天。

八、超声裂解的使用

培养阴性仍然是人工关节感染治疗中的挑战。生物膜被认为是导致在某些慢性和低毒力感染时无法获得培养结果的原因。超声裂解时通过超声波脉冲来破坏生物膜，可提高培养的阳性率。一些研究表明，与传统培养相比，超声裂解可增加致病菌的检出率。Li 等荟萃分析表明，超声裂解相比于传统组织培养敏感性更高，特别是对于已使用抗生素的患者。此外，Nelson 等认为，在二期翻修两阶段手术之间使用超声进行处理可助于预测随后的失败。随着这些检测成本的逐步降低，在美国越来越多的机构正在常规对移除的假体进行超声处理，以降低培养阴性的发生率。

九、感染的分子诊断

近年来，为了降低培养阴性率，人们逐渐对感染的分子诊断产生兴趣。聚合酶链反应（PCR）作为一种检测感染微生物的技术已被广泛研究，但由于成本高、时间长和易受环境中污染生物干扰而逐渐被摒弃。二代测序技术（NGS）可对假体周围软组织进行快速、廉价和详细的微生物群分析。因能提供各种微生物鉴定的定量报告，可以帮助区分真正的致病微生物与污染菌。此外，因为它可以识别耐药基因、指导抗菌治疗，以尽量减少治疗失败率。Tarabichi 等表明 NGS 是诊断培养阴性 PJI 的有效工具。在他们的研究中，NGS 能够在 81.6%

的培养阴性组织样本中鉴定出病原菌。目前有几项多中心试验正在研究该方法在 PJI 诊断和治疗中的应用，初步结果较为理想，如果能够继续进行改进，二代测序技术可能成为骨科领域具有革命性的诊断工具。

十、结语

初次和翻修 THA/TKA 后，感染仍然是导致失败的主要原因。尽管我们对影响感染因素的了解不断增加，且已采取相应措施将感染风险降至最低，但感染率在过去 10 年中并未发生显著的变化。PJI 会导致严重的发病率、病死率，且加重医疗保健系统的经济负担。因此，需要一种系统的、循证的感染诊断和治疗方法，以尽可能地治愈感染。

正确的治疗需要对感染进行确切的分期和感染病原菌鉴定。应认识到，对于慢性感染，由于生物膜已经形成，保留假体的条件下不太可能控制感染。随后的二期假体再植的疗效可能会因先前失败的清创术而受到影响。因此，保留假体清创的作用在逐步减少，仅在符合感染时间、临床表现和感染微生物等特定条件下才施行该方法。

准确识别感染病原菌对于提高治疗成功率至关重要。在获得标本前使用抗生素会严重影响培养结果，因此应该避免。虽然目前美国临床医生可以使用相对更多的感染检测工具，但关键是，我们认为血清 ESR、CRP 和关节穿刺仍是 PJI 筛查和初步评估的性价比最高的方法。诸如白细胞酯酶、IL-6、D-二聚体和 α-防御素等检测已经被证实是有效的方法，可以用于确诊或辅助诊断 PJI，但仍不应取代常规筛选方案。最后，需要指出的是，目前还没有经过验证的诊断流程涵盖了这些新型的检测方法，应根据"临床感染怀疑指数"有选择地使用这些诊断方法。

过去的 20 年间，PJI 诊断在培养和病原菌鉴定领域取得一些较大的进展。对生物膜形成及其功能的理解带来了一些诊断手段的创新。生物膜可以导致病原菌休眠，超声裂解处理已被证明有助于提高细菌培养阳性率；延长培养时间并使用 BacTec 血培养瓶可提高培养阳性率。这些方法正成为美国多数中心的标准做法。

但是，我们仍然有更多的工作要做。即使采用所有这些现代技术和方法，培养阴性的 PJI 仍超过 10%。此外，50% 的假体再植术后失败的患者，是由于初次感染不同的致病菌引起，因此，这些失败是否是由于初次感染时未能识别的微生物感染造成？这些情况下，PJI 分子诊断可能有助于提高效率，但仍需降低测序的时间和成本，最终才能使更多的人可以使用这项技术。一些二代测序平台可以提供详细的报告，不仅包括细菌、病毒和真菌 DNA 的存在，还可帮助判定抗生素耐药基因是否存在，有助于指导后续治疗。关于是否应在所有病例中使用 NGS 技术，或抗生素选择是否需要涵盖 NGS 报告中所有细菌物种，目前存在争议，尚需进行较大范围的试验以帮助明确如何更好地使用该技术。

PJI 是一个全球性问题。随着全球人工关节置换数量的不断增加，PJI 的负担也随之增加。不仅是美国，在全世界都在进行高质量的研究。作为一个全球性的骨科社区，我们应该互相学习，相互合作，不断改善患者的生活质量和提高医疗系统的效率。

美国费城宾夕法尼亚大学骨科，Gwo-Chin Lee, MD

（张超凡　张文明·译）

参考文献

[1] Bozic K J, Ong K, Lau E, et al. Estimating risk in medicare patients with THA: an electronic risk calculator for periprosthetic joint infection and mortality [J]. Clin Orthop Relat Res, 2013, 471(2): 574-583.

[2] Kurtz S M, Lau E, Watson H, et al. Economic burden of periprosthetic joint infection in the United States [J]. J Arthroplasty, 2012, 27(8 Suppl): 61-65.

[3] Huang R, Hu C C, Adeli B, et al. Culture-negative periprosthetic joint infection does not preclude infection control [J]. Clin Orthop Relat Res, 2012, 470(10): 2717-2723.

［4］ Parvizi J，Della Valle C J． AAOS Clinical Practice Guideline：diagnosis and treatment of periprosthetic joint infections of the hip and knee［J］． J Am Acad Orthop Surg，2010，18（12）：771 - 772.

［5］ Parvizi J，Zmistowski B，Berbari E F，et al． New definition for periprosthetic joint infection： from the Workgroup of the Musculoskeletal Infection Society［J］． Clin Orthop Relat Res，2011，469（11）：2992 - 2994.

［6］ Parvizi J，Gehrke T． The International Consensus Group on Periprosthetic Joint Infection． Definition of Periprosthetic Joint Infection［J］． J Arthroplasty，2014，29（7）：1331.

［7］ Parvizi J，Tan T L，Goswami K，et al． The 2018 definition of periprosthetic hip and knee infection： an evidence-based and validated criteria［J］． J Arthroplasty，2018，33（5）：1309 - 1314.

［8］ McArthur B A，Abdel M P，Taunton M J，et al． Seronegative infections in hip and knee arthroplasty： periprosthetic infections with normal erythrocyte sedimentation rate and C-reactive protein level［J］． Bone Joint J，2015，97-B（7）：939 - 944.

［9］ Kheir M M，Tan T L，Shohat N，et al． Routine diagnostic tests for periprosthetic joint infection demonstrate a high false-negative rate and are influenced by the infecting organism［J］． J Bone Joint Surg Am，2018，100（23）：2057 - 2065.

［10］ Gallo J，Svoboda M，Zapletalova J，et al． Serum IL - 6 in combination with synovial IL - 6/CRP shows excellent diagnostic power to detect hip and knee prosthetic joint infection［J］． PLoS One，2018，13（6）：e0199226.

［11］ Shahi A，Kheir M M，Tarabichi M，et al． Serum D-dimer test is promising for the diagnosis of periprosthetic joint infection and timing of reimplantation［J］． J Bone Joint Surg Am，2017，99（17）：1419 - 1427.

［12］ Abdel Karim M，Andrawis J，Bengoa F，et al． Hip and knee section，diagnosis，algorithm： proceedings of international consensus on orthopedic infections［J］． J Arthroplasty，2018.

［13］ Ting N T，Della Valle C J． Diagnosis of periprosthetic joint infection-an algorithm-based approach［J］． J Arthroplasty，2017，32（7）：2047 - 2050.

［14］ Parvizi J，Jacovides C，Antoci V，et al． Diagnosis of periprosthetic joint infection： the utility of a simple yet unappreciated enzyme［J］． J Bone Joint Surg Am，2011，93（24）：2242 - 2248.

［15］ Wang C，Li R，Wang Q，et al． Leukocyte esterase as a biomarker in the diagnosis of periprosthetic joint infection［J］． Med Sci Monit，2017，23：353 - 358.

［16］ Deirmengian C，Lonner J H，Booth R E Jr． The mark coventry award： white blood cell gene expression： a new approach toward the study and diagnosis of infection［J］． Clin Orthop Relat Res，2005，440：38 - 44.

［17］ Zmistowski B，Della Valle C，Bauer T W，et al． Diagnosis of periprosthetic joint infection［J］． J Arthroplasty，2014，29（2 Suppl）：77 - 83.

［18］ Lee Y S，Koo K H，Kim H J，et al． Synovial fluid biomarkers for the diagnosis of periprosthetic joint infection： a systematic review and meta-analysis［J］． J Bone Joint Surg Am，2017，99（24）：2077 - 2084.

［19］ Bonanzinga T，Zahar A，Dütsch M，et al． How reliable is the alpha-defensin immunoassay test for diagnosing periprosthetic joint infection? A prospective study［J］． Clin Orthop Relat Res，2017，475（2）：408 - 415.

［20］ Sigmund I K，Yermak K，Perka C，et al． Is the enzyme-linked immunosorbent assay more accurate than the lateral flow alpha defensin test for diagnosing periprosthetic joint infection［J］． Clin Orthop Relat Res，2018，476（8）：1645 - 1654.

［21］ Aalirezaie A，Bauer T W，Fayaz H，et al． Hip and knee section，diagnosis，reimplantation： proceedings of international consensus on orthopedic infections［J］． J Arthroplasty，2019，4（2S）：S369 - S379.

［22］ Kwiecien G，George J，Klika A K，et al． Intraoperative frozen section histology： matched for musculoskeletal infection society criteria［J］． J Arthroplasty，2017，32（1）：223 - 227.

［23］ Wu C，Qu X，Mao Y，et al． Utility of intraoperative frozen section in the diagnosis of periprosthetic joint infection［J］． PLoS One，2014，9（7）：e102346.

［24］ George J，Kwiecien G，Klika A K，et al． Are frozen sections and msis criteria reliable at the time of reimplantation of two-stage revision arthroplasty?［J］． Clin Orthop Relat Res，2016，474（7）：1619 - 1626.

［25］ Burnett R S，Aggarwal A，Givens S A，et al． Prophylactic antibiotics do not affect cultures in the treatment of an infected TKA： a prospective trial［J］． Clin Orthop Relat Res，2010，468（1）：127 - 134.

［26］ Aggarwal V K，Higuera C，Deirmengian G，et al． Swab cultures are not as effective as tissue cultures for diagnosis of periprosthetic joint infection［J］． Clin Orthop Relat Res，2013，471（10）：3196 - 3203.

［27］ Gandhi R，Silverman E，Courtney P M，et al． How many cultures are necessary to identify pathogens in the management of total hip and knee arthroplasty infections［J］． J Arthroplasty，2017，32（9）：2825 - 2828.

［28］ Bémer P，Léger J，Tandé D，et al． How many samples and how many culture media to diagnose a prosthetic joint infection： a clinical and microbiological prospective multicenter study［J］． J Clin Microbiol，2016，54（2）：385 - 391.

［29］ Minassian A M，Newnham R，Kalimeris E，et al． Use of an automated blood culture system（BD BACTEC™）for diagnosis of prosthetic joint infections： easy and fast［J］． BMC Infect Dis，2014，14：233.

［30］ Mühlhofer H M，Kanz K G，Pohlig F，et al． Implementation of an algorithm for prosthetic joint infection： deviations and problems［J］． Surg Infect（Larchmt），2017，18（2）：164 - 169.

［31］ Gomez-Urena E O，Tande A J，Osmon D R，et al． Diagnosis of prosthetic joint infection： cultures，biomarker and criteria［J］． Infect Dis Clin North Am，2017，31（2）：219 - 235.

［32］ Patel R，Alijanipour P，Parvizi J． Advancements in diagnosing periprosthetic joint infections after total hip and knee arthroplasty［J］． Open Orthop J，2016，10：654 - 661.

［33］ Liu H，Zhang Y，Li L，et al． The application of sonication in diagnosis of periprosthetic joint infection［J］． Eur J Clin Microbiol Infect Dis，2017，36（1）：1 - 9.

［34］ Nelson C L，Jones R B，Wingert N C，et al． Sonication of antibiotic spacers predicts failure during two-stage revision for prosthetic knee and hip infections［J］． Clin Orthop Relat Res，2014，472（7）：2208 - 2214.

［35］ Bauer T W，Parvizi J，Kobayashi N，et al． Diagnosis of periprosthetic infection［J］． J Bone Joint Surg Am，2006，88（4）：869 - 882

［36］ Goswami K，Parvizi J，Courtney P M． Current recommendations for the diagnosis of acute and chronic PJI for hip and knee-cell counts, alpha-defensin, leukocyte esterase, next-generation sequencing [J]. Curr Rev Musculoskelet Med, 2018, 11(3): 428–438.

[37] Tarabichi M, Shohat N, Goswami K, et al. Diagnosis of periprosthetic joint infection: the potential of next-generation

sequencing [J]. J Bone Joint Surg Am, 2018, 100: 147–154.

[38] Sherrell J C, Fehring T K, Odum S, et al. The chitranjan ranawat award: fate of two-stage reimplantation after failed irrigation and débridement for periprosthetic knee infection [J]. Clin Orthop Relat Res, 2011, 469(1): 18–25.

第十二节　人工关节感染的诊断流程——实践与思考

来自上海交通大学附属第六人民医院的经验

人工关节感染（PJI）是关节置换术后灾难性的并发症，针对 PJI 的诊断一直是 PJI 临床处理上最关键的节点，对于 PJI 的诊断是否成立、对应的临床类型分类是否清晰以及相应病原体是否明确等均会影响进一步的临床治疗方案的选择，决定临床的转归。

我们在 PJI 的诊断上积累了一些相关的经验，并形成了一套相对成熟的处理体系。针对 PJI 的诊断手段主要包括临床表现的判定、相关血清学检验、三相骨扫描＋局部 SPECT/CT 断层显像、常规影像学检查、关节液穿刺培养及常规指标测定、术中组织病理及样本培养、假体超声振荡培养、多标本病原体宏基因组二代测序等多个方面，我们针对 PJI 的诊断主要从急性感染、慢性感染以及延迟隐匿性感染的鉴别这 3 种临床分类进行展开。

一、概述

（一）临床表现的判定

症状往往是患者就诊的主要原因，也是怀疑感染的最早切入点。PJI 的临床表现可以是多种多样的，包括对应关节的疼痛、红肿、肤色改变、渗液流脓以及功能障碍等，任何不能用明确的其他原因解释的对应关节不适主诉，均需进行 PJI 的鉴别诊断。关节置换术后任何时候出现对应关节的疼痛是大多数 PJI 患者最早也是最常见的主诉，需要及时切入进对 PJI 鉴别诊断的模式中。对应关节部位出现渗液、渗脓以及窦道出现，是 PJI 临床表现中最明显的诊断指标，但仍需进一步判定炎性灶是否与假体关节相通，以及是否由非感染性炎症导致的炎性渗出。

（二）相关血清学检验

CRP 和 ESR 是最常用的血清学感染指标和门诊筛查指标，检测容易，敏感性高。同时，D-二聚体、纤维蛋白原及降钙素原等有一定提示意义的感染指标在住院患者常规检查时也会被用来综合评估病情。通常来说，炎症指标特别是 CRP 和 D-二聚体正常往往提示不是感染的可能性大，而炎症指标升高通常需要进一步判断是否由 PJI 以外的其他原因引起的，比如机体本身的基础炎性疾病，以及假体周围骨折和术后早期反应等原因。

（三）常规影像学检查

X 线检查是常规进行的影像学检查，在部分病例中可以提示感染的非特异性改变，如假体周围的局限性骨溶解灶、假体松动、骨膜反应性增生、骨质疏松或骨吸收，对应关节的 CT 检查同样能提示感染影像学非特异性改变的信息，但需要进一步排除假体金属伪影的干扰。若怀疑感染，我们常规进行关节运动医学超声检查，对于假体周围软组织情况以及积液情况能够提供一定的信息，除了判断炎症情况，还能够指导进一步的关节穿刺。

（四）骨三相显像＋局部 SPECT/CT 断层显像

在核医学检查中，我们常规进行的是骨三相扫描＋SPECT/CT 断层显像（以下简称骨三相），具有较高的灵敏度，因此骨三相若未提示感染对 PJI 的排除具有较大的意义；而骨三相提示感染则须进一步判别。关节置换术后早期（1 年内）出现假阳性的概率较高，包括假体无菌性松动以及对应部位的无菌性炎症均可能增加其假阳性率，需结合其他指标综合考虑。骨三相除了诊断感染以外，更重要的意义在于提示感染或炎性灶的部位，结合影像学表现，指导术中取材病理检查和病原体培养的进行。

（五）关节液穿刺培养及常规指标的测定

关节液的指标检测相对于血清学炎症指标更能提示假体关节部位的具体疾病状态。关节液常规的白细胞计数及中性粒细胞百分比是重要的 PJI 感染评判指标，同时关节液培养相比窦道分泌物培养的阳性率更高，所得到的病原体为 PJI 病原体的可靠性更大。对怀疑 PJI 的患者我们常规进行超声引导下的假体关节部位穿刺（膝关节若波动感及肿胀明显，尝试直接穿刺，针对"干抽"的患者则在关节腔局部进行生理盐水灌洗抽吸），抽取的积液进行血培养及 mNGS 测序，争取在术前第一时间获取病原学信息。同时，对于非"干抽"的病例利用足够的积液进行关节液常规检查、白细胞酯酶试验。

（六）术中组织病理及取材培养

术中病理主要评估其每高倍镜下的中性粒细胞计数，取材部位须认真参考术前骨三相显像＋SPECT/CT 断层显像提示核素高浓聚部位以及影像学改变最明显部位，然后结合术中可见的具体组织状态，进行取材送检。通常来说多个视野内中性粒细胞＞20 个/HPF 提示感染的可能性更大，而中性粒细胞＜5 个/HPF 则提示非感染的可能性大。但由于病理取材以及特异性的原因，我们只作为术中参考，不直接影响手术方案的选择，除非术中可见

明显脓性组织。术中取材方面，因为病原体检出和排除污染的重要性，无论术前病原体鉴定结果如何，术中我们均采集关节滑液、骨三相核素浓集部位的假体周围假膜组织（对于组织送细菌一般培养、真菌培养、结核培养各两份），以及取出的假体进行超声裂解处理后的振荡液，进行相关微生物培养和对应的 mNGS 测序，争取能充分明确病原体及其药敏试验，以指导术后的抗生素用药方案，包括混合感染的进一步检出。

（七）多标本病原体宏基因组二代测序（mNGS）

作为新的病原分子诊断技术，mNGS 是近年来最有希望普及于临床的病原体检出手段，一是基于其灵敏性，二是基于其病原体的覆盖度，均是常规培养无法达到的，但 mNGS 的信息学读取出现的假阳性率以及药敏信息的欠缺也是需要重视的问题。我们目前常规会对患者的关节滑液、假膜组织以及假体超声振荡液进行 mNGS 送检，结合所得的结果和病原学培养结果具体分析。总的来说，术前关节液送检可以有效提供术前病原学诊断信息，术中假体超声振荡液送检能够最稳定得到准确的病原体信息，而多样本联合送检对于混合感染的检出以及隐匿性低毒力的感染的病原体判定具有较强的参考价值，当然，金标准依然是培养或者是参考 mNGS 后进行特殊培养后所得的培养结果。

目前关于 PJI 的诊断主要按照 2013 年的假体周围感染国际共识会议上提出的标准进行，PJI 的诊断只要满足以下的其中 1 条主要标准或 3 条及以上的次要标准即可，具体如下。主要标准：①有窦道与假体部位相通。②感染关节部位至少两处独立样本中培养出同种病原体。次要标准：①ESR 和 CRP 升高。②滑液白细胞计数升高或白细胞酯酶测试结果为＋＋。③滑液多形核细胞百分比升高。④假体周围组织进行组织学分析阳性。⑤单纯培养阳性。而 2018 年召开的骨骼肌肉感染国际共识会议上首次提出了通过对各项检测指标进行打分来判断感染诊断是否成立的新的 PJI 诊断标准（表 4-10）。对于 PJI 的诊断，在我们临床工作中，除了通过诊断标准评判感染是否成立之外，更为重要的是对病原

表 4-10 2018 年 ICM 建议的 PJI 诊断标准

主要标准（至少包括以下一点）				诊断
使用标准培养方法出现至少两次同一微生物培养阳性				PJI
有证据表明出现窦道与关节相通，或关节与假体间出现可见的窦道				

次要标准	阈值		评分	诊断
	急性	慢性		
血清 CRP（mg/L） 或 D-二聚体	100 /	10 860	2	
血清 ESR 升高（mm/h）	/	30		结合术前和术后评分： ≥6 感染 3~5 无定论 <3 无感染
滑液 WBC 升高（cells/μL） 或白细胞酯酶 或 α-防御素阳性 （signal/cutoff）	10 000 ++ 1.0	3 000 ++ 1.0	3	
滑液 PMN 升高（%）	90	70	2	
单一的培养结果阳性			2	
组织病理学阳性			3	
术中脓液阳性			3	

注：此诊断标准尚未在急性 PJI 中得到验证。在怀疑为不良组织反应鉴别诊断中没有作用。
进一步考虑分子诊断技术，如新一代测序技术。

体的检出鉴定以及药敏结果获得，能够对治疗的结果产生较大的影响，因此我们结合病原诊断对我们医院不同临床类型的 PJI 的诊断经验做简单介绍。

二、PJI 鉴别诊断

（一）急性感染

关节置换术后 1 个月内或者术后任何时候突然出现关节置换术后部位明显红肿热痛、局部波动感以及渗液渗脓等相关急性表现症状的，考虑可能为急性感染。首先通过 ICM 诊断标准的评估明确是否为 PJI，其次明确感染病原体及其药敏（图 4-25）。

1. 针对出现急性症状少于 1 个月的患者 在使用抗生素治疗前尽快完善感染指标检验、病原学检查以及影像学检查。完善最新诊断标准中的 ESR、C 反应蛋白（CRP）以及 D-二聚体的检验，若出现全身症状（如发热寒战），可进行抽血行微生物培养，对于术后早期 1 个月内出现急性症状的患者，炎症指标在术后本身会有所偏高，仅可作为参

照。完善关节超声检查，关节超声能够提示关节软组织情况及积液情况，提示炎症状态以及进一步指导关节液的获取方案。局部出现窦道或者分泌物的患者第一时间在无菌操作条件下取新鲜分泌物或者脓液，进行血培养及一般培养。无论是否出现窦道或者有分泌物，均行关节穿刺术尝试性抽取假体关节局部的积液（针对"干抽"的患者则在关节腔局部进行生理盐水灌洗抽吸），抽取的积液进行血培养及 mNGS 测序。对于非"干抽"的病例进行白细胞酯酶试验、关节液常规检查。骨三相检查不常规进行，可作为补充，若其他检查已经可以确诊感染，骨三相中的核素浓集灶能进一步提示感染在假体局部部位的定位。完善常规的检验以及感染指标的检验，联合关节穿刺的相关检查试验，通过 PJI 的 MSIS 诊断标准进行术前诊断评估，以及完善假体关节部位的 X 线片以及 CT，评估假体的位置状态与周围骨组织及软组织的状态。待关节穿刺液或分泌物的培养结果（3~5 天）或 mNGS 结果（2 天）出来后，进行对应治疗。若采取手术治疗，术中进一步采集患者的假体周围假膜组织（并送病

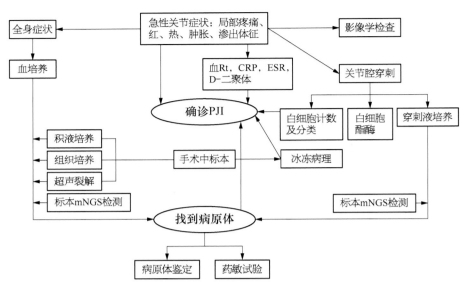

图 4-25   上海第六人民医院急性 PJI 诊断流程

理进行白细胞计数，进一步完善诊断标准），关节液以及取出垫片进行超声裂解后的振荡液，再进行 mNGS 和微生物培养，来进一步确定病原体及其药敏。

2. 针对出现急性症状超过 1 个月的患者　若感染及其病原体尚未明确或者外院病原体检查尚不充分时，可予以暂停使用抗生素，2 周后进行同样的术前诊断方案，依据 MSIS 诊断标准评估 PJI 诊断是否确立。然后进一步参考患者的意见，以及依据患者目前的自身状态，还有微生物培养及 mNGS 的结果反馈，选择保守抗生素抑制治疗，DAIR 治疗，或者是一期翻修及二期翻修治疗。对于术前病原体培养未明确的病例，即使 mNGS 结果明确，若选择手术治疗，术前仍选择停用抗生素，以确保术中的组织取材、关节液取材以及假体取出后的超声裂解后的振荡液尽可能地培养出病原体，并得到其药敏结果以指导治疗，采集术中炎性假膜组织送病理进行白细胞计数，利用术中采集的足够的积液进行白细胞酯酶试验、关节液常规检查来完善 PJI 诊断标准的诊断。

（二）慢性感染

关节置换术后曾出现或未出现过急性症状，后慢性疼痛症状或局部渗液、流脓持续反复存在，同时伴或不伴有体温反复升高，假体关节局部夜间痛、静息痛，多考虑为慢性 PJI，针对慢性 PJI 的诊断，患者提供的详细病史（包括外院就诊情况和抗生素使用治疗情况等）以及患者的体征具有较大的参考价值。同时，除了常规的血清学感染指标筛查外，完善关节部位 X 线片、CT 扫描等影像学检查，对于慢性症状患者，其假体周围的骨组织、软组织以及假体的状态改变可能性更大，通常能提示更有参考价值的信息，也有助于在早期进行与假体无菌性松动等其他慢性症状原因进行鉴别（图 4-26）。

对于假体关节部位出现窦道的患者，窦道持续流液、流脓或者抗生素治疗后窦道短期闭合，但仍会出现反复流液情况，这种出现与关节腔相通的迁延不愈的窦道，即可判定为慢性 PJI，针对带窦道的慢性感染的患者，首先需要确定窦道是否相通关节腔，还是只是在浅表皮下或者通其他部位。通过患者主诉是否有假体部位疼痛或肿胀感可以提示关节假体感染的可能性大小。通过关节超声可以提供局部窦道范围走向的一些初步信息，可作为部分参考。骨三相显像＋局部 SPECT/CT 断层显像常规进行，出现三相延迟能够提示关节假体部位的感染，并可以进一步辅助判断感染是否通关节腔。若上述两种检查均无法提示关节假体部位有感染，以

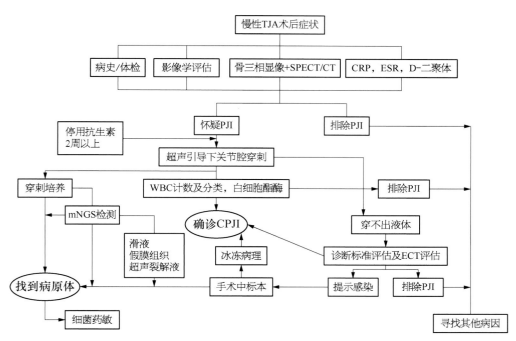

图 4-26 上海第六人民医院慢性 PJI 诊断流程

及患者主诉关节假体部位疼痛感不明显，则可进行窦道部位清创，同时判断窦道是否与深部关节腔相连。

若窦道相通关节腔，那么 PJI 诊断即可明确，此时最主要的就是针对病原体的诊断以及对感染假体的影响部位的诊断。慢性 PJI 患者的病原体通常是不明确的，并且窦道使得混合感染的可能性大大增加，从而对病原体的充分检出需要引起重视。

针对不带窦道的患者，同样需要完善骨三相显像＋局部 SPECT/CT 断层显像，对于慢性症状持续存在的患者，骨三相检查对于感染的诊断以及感染部位的判断具有较好的提示意义。关节超声检查，能提供关节内的积液量及分布信息，协助判断关节腔穿刺的可行性及操作方案。

所有检验以及病原体诊断相关的评估最好在停用抗生素 2 周后进行，停药后完善感染指标检查包括 CRP、ESR 和 D-二聚体，作为感染治疗指标的参照及诊断标准的依据。慢性 PJI 通常不容易穿刺得到关节液，在尝试性取窦道分泌物进行培养的同时（培养检出率低），停药 2 周后，尝试在超声引导下进行关节穿刺，针对抽不出关节液的患者则在关节腔局部进行生理盐水灌洗抽吸，抽取的积液进

行血培养及 mNGS 测序，以获得更准确、更灵敏的真正的关节假体部位的病原体信息。同时，对于非"干抽"的病例利用足够的积液进行白细胞酯酶试验、关节液常规检查以及 α-防御素 Elisa 试验测定，补充完善诊断标准以提供更完整的病例信息。如果有窦道存在，则大大增加了混合感染的可能性，所以若进行手术干预，无论术前病原体鉴定结果如何，术中采集关节滑液、骨三相核素浓集部位的假体周围假膜组织（并送病理进行白细胞计数，进一步完善诊断标准）以及取出的假体进行超声裂解处理后的振荡液是必要的，进行相关微生物培养和 mNGS 测序，争取能充分明确病原体及其药敏试验，包括混合感染的进一步检出。

（三）延迟隐匿性感染鉴别

针对术后慢性隐匿性症状持续存在的患者，通常症状在术后 12 个月内出现并持续存在，可考虑延迟性隐匿性感染出现的可能性。

针对延迟隐匿性感染的鉴别最为困难，一是由于病原体的低毒力、低活性或者单纯瘢痕增生产生疼痛的混淆性，二是与关节置换术后因技术原因引起的持续疼痛在感染鉴别上的低识别度。所以需要

充分完善诊断标准的各项指标进行辅助判定，并需要利用 mNGS 等相关新的诊断技术进行辅助性判定。并且在所有检验检查包括新型测试均完善后，仍有可能无法判定其是由于 PJI 引起的症状还是其他不明原因引起的症状。需要充分考虑到治疗方案的把握性并做好多手准备。

慢性隐匿性症状可先予以诊断性抗生素治疗，若症状有所改善，可进一步支持延迟隐匿性感染的诊断的可能性。若考虑延迟感染，需进一步诊断，可予以停用抗生素 2 周，查感染指标（CRP、ESR、D-二聚体）以及骨三相显像＋局部 SPECT/CT 断层显像检查，待检验检查结果回来后，有明确的感染指标升高以及骨三相提示三相延迟存在感染时（术后早期 12 个月内骨三相延迟提示感染出现假阳性的可能性较大，需结合诊断标准的其他指标进行判定），可给予抗感染及手术治疗的建议。

尝试在抗生素停药 2 周后，超声引导下进行关节穿刺（"干抽"生理盐水灌洗抽吸），抽取的积液进行血培养及 mNGS 测序，以获得更准确、更灵敏的真正的关节假体部位的病原体信息。同时，对于非"干抽"的病例利用足够的积液进行白细胞酯酶试验、关节液常规检查，补充完善诊断标准以辅助诊断，针对延迟隐匿性感染，这些检验检查的完善尤为重要，可在病原体无法明确并没有明显窦道的状况下，进一步明确或排除感染。通过微生物培养和 mNGS 测序，尽可能明确病原菌。若病原菌暂时无法明确，并且选择手术治疗方案进行病情干预，则术前停用抗生素，术中采集关节滑液、骨三相核素浓集部位的假体周围假膜组织以及取出的假体进行超声裂解处理后的振荡液，进行相关微生物培养和 mNGS 测序，争取能充分明确病原体，同时，利用术中采集的足够的关节液完善 PJI 诊断标准的诊断。针对延迟隐匿性感染的鉴别，如果进行手术治疗，需要充分获取患者的假体周围假膜（并送病理进行白细胞计数，进一步完善诊断标准细节，增加诊断把握），假体超声振荡液以及关节滑液，并分别进行培养和 mNGS 测序，依据诊断标准，两份不同的标本培养出同种细菌方可诊断感染，同时多样本 mNGS 测序能够提高二代测序新

技术的准确性，避免灵敏度过高带来的误判。

具体诊断流程同慢性 PJI，但更需要综合诊断标准的评估以及更加重视病原体鉴定的结果。

【疑难病例 1】

（1）病史信息：患者，女性，57 岁。左侧膝关节置换术后疼痛 7 个月。10 个月前行左侧膝关节置换手术，术后 3 个月出现关节疼痛、肿胀、行走不稳等症状，无发热、乏力。曾就诊于外院行抗感染治疗（用药不详），关节疼痛未能缓解，患者行走不能。

（2）门诊检查：ECT 报告显示左侧膝关节置换术后，血流、血池和延迟三相骨显像均摄取增高，提示感染可能性大。血清高敏 CRP 升高（21.60 mg/L），ESR 升高（40 mm/h），D-二聚体升高（2.06 mg/L）。

（3）入院检查：膝关节运动医学超声显示：①左侧膝关节周围滑膜炎，髌下区滑膜内见数个强回声。②左侧髌腱肿胀，炎性表现。

（4）膝关节穿刺培养未成功。

（5）术前依据诊断标准尚不能对患者确诊为 PJI。术前准备多套手术方案：单纯清创、一期翻修、二期翻修。

（6）术中：滑液白细胞酯酶＋，未见明显脓液。假体周围假膜冰冻病理：（左膝假膜）：假膜纤维组织增生伴纤维素性坏死及炎性肉芽组织增生，间质内见淋巴细胞、浆细胞浸润，局灶中性白细胞计数＞20 个/HPF。术中考虑患者低毒力病原体感染的延迟隐匿性感染可能性大，且依据诊断标准可以评为 PJI，予以一期翻修。

（7）术后：滑液常规检查提示白细胞计数为 10 个/HF，中性粒细胞比例不可判。术后培养结果：假膜组织培养、关节液血培养及假体超声裂解液血培养，仅有假体超声裂解液血培养回报结果为耐甲氧西林表皮葡萄球菌。假膜组织、关节液及假体超声裂解液进行 mNGS 测序，结果回报仅假体超声裂解液回报表皮葡萄球菌 34 读数（图 4-27）。

（8）分析：结合术前、术中、术后的检查检验结果，可以比较明确地诊断该患者为 PJI，但是非常符合隐匿延迟性低毒力 PJI 的表现，对手术方式

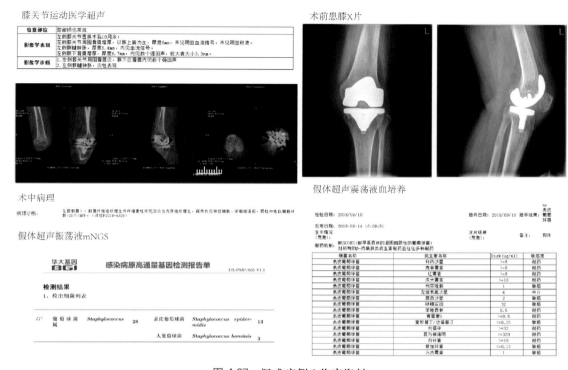

图 4-27 疑难病例 1 临床资料

的选择带来一定的困难性，结合术后培养和 mNGS，可以基本确定患者的病原体为甲氧西林敏感的凝固酶阴性葡萄球菌（MRSCONS）。

【疑难病例 2】

（1）病史信息：患者，男性，44 岁。右侧髋关节置换术后疼痛流脓 1 年余。患者 10 年前因股骨头坏死于外院行双髋关节置换术。1 年前患者于外院行右侧髋关节翻修术后出现右髋关节疼痛加重，活动受限，伴右侧髋关节红肿，皮温增高，其间有右髋部皮肤破溃，有脓液渗出，无发热。

（2）门诊检查：快速 CRP 升高（18.76 mg/L），ESR 升高（21 mm/h）。ECT 提示：双髋人工关节置换术后，右髋关节脱位，右髋关节部位血流、血池和延迟三相骨显像均摄取增高，提示感染可能性大。

（3）入院检查：D-二聚体升高（1.44 mg/L）。真菌 G 试验阴性（42.1 pg/mL）。右髋关节运动医学超声提示：右侧髋关节未见明显积液。完善术前准备，拟行右髋关节二期翻修术（一期 spacer 植入术）。

（4）术中：白细胞酯酶＋，关节周围假膜呈现黑色坏死组织病灶，冰冻病理：（右髋）纤维组织增生伴组织细胞反应，淋巴细胞及浆细胞浸润，表面纤维素性坏死，局灶中性白细胞计数＞20 个/HPF。

（5）术后：关节液常规：提示白细胞计数小于 10^6/L，中性粒细胞比例 74％，常规培养：关节液血培养及假体超声裂解液均提示耐甲氧西林表皮葡萄球菌，组织培养阴性。关节液 mNGS 测序：表皮葡萄球菌 286 读数，黑曲霉 13 读数；假体周围假膜：表皮葡萄球菌 4 读数，黑曲霉 70 读数；假体超声裂解液：表皮葡萄球菌 11 277 读数，黑曲霉 2 164 读数（图 4-28）。

（6）分析：患者为带窦道的慢性 PJI，感染诊断明确。通过术前、术中及术后检验检查可以发现，患者关节液量少，术前无法通过关节穿刺获得阳性培养。术后常规培养仅提示表皮葡萄球菌感染。但通过 mNGS 测序结果可以明显发现，患者的关节假体上黏附有大量的表皮葡萄球菌，而假膜组织及关节液中则较少，同时通过三样本 mNGS 测序可以明确患者合并有黑曲霉感染，且附着于关节假体的黑曲霉的量同样是最大的，但术前真菌 G 试验阴

骨三相显像+SPECT/CT　　　　　　　　　　　　　　术前患髋X片

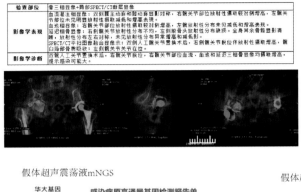
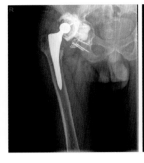
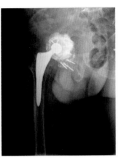

假体超声震荡液mNGS　　　　　　　　　　　假体超声震荡液血培养

图 4-28　疑难病例 2 临床资料

性，我们术中、术后用药均未覆盖真菌，因此及时调整用药，加用抗黑曲霉的真菌用药。

【疑难病例 3】

（1）病史信息：患者，女性，64 岁，左侧膝关节 spacer 植入术后 1 年余。患者于 2010 年因"左膝关节活动障碍"在当地医院行"左膝关节假体植入术"，3 年前左膝关节出现红肿、破溃，反复流脓，伴活动受限，2 年前出现另一窦道，反复红肿流脓，后来我院全麻下行左膝关节清创＋间隔器取出＋间隔器再植入术，关节液血培养为耐甲氧西林表皮葡萄球菌，术后抗感染治疗后好转出院。现为进一步行左膝关节置换术，收治入院。

（2）门诊检查：患者 D-二聚体升高（6.34 mg/L），ESR 升高（110 mm/h），血清高敏 CRP（63.20 mg/L），患者 spacer 植入术后 1 年余，血清学指标始终处于较高水平，但局部关节症状不明显，无明显肿胀、疼痛、行走困难，无静息痛。拟入院行进一步手术探查及治疗。

（3）入院检查：关节液白细胞酯酶＋，关节液白细胞计数 $7\,471 \times 10^6/L$，中性粒细胞百分比 92％，关节液血培养阴性，关节液 mNGS 阴性。

（4）左膝关节置换术后 CT 检查显示，关节囊肿胀、积液，周围软组织肿胀，感染待排，请结合临床及相关检查。拟行进一步手术探查，若术中情况可，则予以左膝翻修术。

术中冰冻病理：（左膝假体周围假膜）：假膜组织慢性炎，伴滑膜细胞增生，中性白细胞计数 0~5 个/HPF。

术中未发现明显脓性组织，关节液清亮。

（5）术后结果：假膜纤维组织增生伴异物性肉芽肿性炎，炎性肉芽组织增生伴纤维素样坏死，局部中性白细胞计数＞20 个/HPF。关节液血培养、假体超声裂解液、组织培养均阴性。关节液 mNGS 测序、假体周围假膜、假体超声裂解液均阴性（图 4-29）。

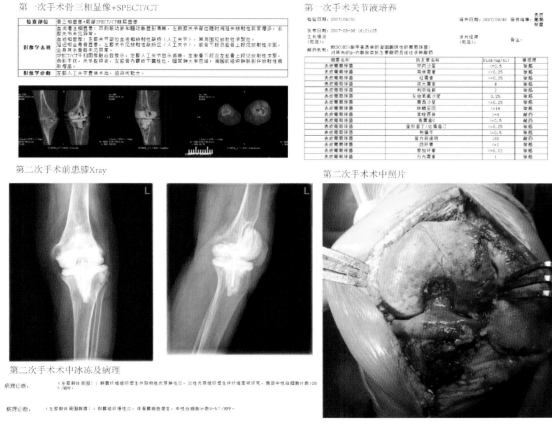

图 4-29　疑难病例 3 临床资料

（6）分析：患者可能存在 spacer 植入后的滑膜组织慢性炎症，包括血清学检查以及病理检查以及关节液常规均可提示炎症表现。但免疫性炎症和感染性炎症的区分最终还是得依靠术中的表现和足够的病原学检查进行排除，该患者术中关节液清亮，spacer 局部无明显脓性组织，且包括常规培养和灵敏度极高的多种样本 mNGS 均未发现残留的病原体，可以进一步推导患者的炎症以无菌性炎症为主，而非感染未控制。

（何人可　沈　灏）

参考文献

［1］Kapadia B H, Berg R A, Daley J A, et al. Periprosthetic joint infection ［J］. Lancet（London, England）, 2016, 387（10016）: 386 - 394.

［2］Barrett L, Atkins B. The clinical presentation of prosthetic joint infection ［J］. The Journal of antimicrobial chemotherapy, 2014, 69 Suppl 1: 25 - 27.

［3］Zimmerli W. Clinical presentation and treatment of orthopaedic implant-associated infection ［J］. Journal of internal medicine, 2014, 276（2）: 111 - 119.

［4］Parvizi J, Fassihi S C, Enayatollahi M A. Diagnosis of periprosthetic joint infection following hip and knee arthroplasty ［J］. The Orthopedic clinics of North America, 2016, 47（3）: 505 - 515.

［5］Shahi A, Kheir M M, Tarabichi M, et al. Serum D-dimer test is promising for the diagnosis of periprosthetic joint infection and timing of reimplantation ［J］. The Journal of Bone and Joint Surgery American Volume, 2017, 99（17）: 1419 - 1427.

［6］Li R, Shao H Y, Hao L B, et al. Plasma fibrinogen exhibits better performance than plasma d-dimer in the diagnosis of periprosthetic joint infection: a multicenter retrospective study ［J］. The Journal of Bone and Joint Surgery American Volume, 2019, 101（7）: 613 - 619.

［7］Berbari E, Mabry T, Tsaras G, et al. Inflammatory blood laboratory levels as markers of prosthetic joint infection: a systematic review and meta-analysis ［J］. The Journal of Bone and Joint Surgery American Volume, 2010, 92（11）: 2102 - 2109.

［8］Chang C D, Wu J S. Imaging of musculoskeletal soft tissue infection ［J］. Seminars in Roentgenology, 2017, 52（1）: 55 -

62.

[9] Blum A, Gondim-Teixeira P, Gabiache E, et al. Developments in imaging methods used in hip arthroplasty: a diagnostic algorithm [J]. Diagnostic and Interventional Imaging, 2016, 97 (7-8): 735-747.

[10] Diaz-ledezma C, Lamberton C, Lichstein P, et al. Diagnosis of periprosthetic joint infection: the role of nuclear medicine may be overestimated [J]. The Journal of Arthroplasty, 2015, 30 (6): 1044-1049.

[11] Ouyang Z, Li H, Liu X, et al. Prosthesis infection: diagnosis after total joint arthroplasty with three-phase bone scintigraphy [J]. Annals of Nuclear Medicine, 2014, 28(10): 994-1003.

[12] Shahi A, Tan T L, Kheir M M, et al. Diagnosing periprosthetic joint infection: and the winner is? [J]. The Journal of Arthroplasty, 2017, 32(9s): s232-s235.

[13] Lee Y S, Koo K H, Kim H J, et al. Synovial fluid biomarkers for the diagnosis of periprosthetic joint infection: a systematic review and meta-analysis [J]. The Journal of Bone and Joint Surgery American Volume, 2017, 99(24): 2077-2084.

[14] Tsaras G, Maduka-Ezeh A, Inwards C Y, et al. Utility of intraoperative frozen section histopathology in the diagnosis of periprosthetic joint infection: a systematic review and meta-analysis [J]. The Journal of Bone and Joint Surgery American Volume, 2012, 94(18): 1700-1711.

[15] Parvizi J, Zmistowski B, Berbari E F, et al. New definition for periprosthetic joint infection: from the Workgroup of the Musculoskeletal Infection Society [J]. Clinical Orthopaedics and Related Research, 2011, 469(11): 2992-2994.

[16] Trampuz A, Piper K E, Jacobson M J, et al. Sonication of removed hip and knee prostheses for diagnosis of infection [J].

The New England Journal of Medicine, 2007, 357(7): 654-663.

[17] Parvizi J, Erkocak O F, Della valle C J. Culture-negative periprosthetic joint infection [J]. The Journal of Bone and Joint Surgery American Volume, 2014, 96(5): 430-436.

[18] Font-Vizcarra L, Garcia S, Martinez-Pastor J C, et al. Blood culture flasks for culturing synovial fluid in prosthetic joint infections [J]. Clinical Orthopaedics and Related Research, 2010, 468(8): 2238-2243.

[19] Peel T N, Spelman T, Dylla B L, et al. Optimal periprosthetic tissue specimen number for diagnosis of prosthetic joint infection [J]. Journal of Clinical Microbiology, 2017, 55(1): 234-243.

[20] Tarabichi M, Shohat N, Goswami K, et al. Diagnosis of periprosthetic joint infection: the potential of next-generation sequencing [J]. The Journal of Bone and Joint Surgery American Volume, 2018, 100(2): 147-154.

[21] Tarabichi M, Shohat N, Goswami K, et al. Can next generation sequencing play a role in detecting pathogens in synovial fluid [J]. Bone Joint J, 2018, 100-B(2): 127-133.

[22] Thoendel M, Jeraldo P, Greenwood-Quaintance K E, et al. Identification of prosthetic joint infection pathogens using a shotgun metagenomics approach [J]. Clinical Infectious Diseases, 2018.

[23] Parvizi J, Gehrke T, Chen A F. Proceedings of the international consensus on periprosthetic joint infection [J]. The Bone & Joint Journal, 2013, 95-b(11): 1450-1452.

[24] Parvizi J, Tan T L, Goswami K, et al. The 2018 definition of periprosthetic hip and knee infection: an evidence-based and validated criteria [J]. The Journal of Arthroplasty, 2018, 33 (5): 1309-1314.

来自中国人民解放军总医院（301 医院）的经验

一、概述

PJI 诊断内容包括两项。①关节是否感染。关节置换术后感染性失败和无菌性失败在治疗及预后上截然不同，因此确诊关节是否感染是成功治疗的基础，是最重要的诊断步骤。②感染的细菌。对于感染的患者，需要明确致病菌以便选择正确的抗生素治疗，大多数 PJI 患者能够通过培养手段明确致病菌，而且能确定药敏，少数培养阴性的患者，目前有望通过超声取材或分子生物学技术获得细菌学结果。

（一）PJI 诊断方法和分类

诊断 PJI 的方法很多，诊断的有效性各不相同。如根据检查方法可分为血清学检查、细菌培养检查、组织冷冻切片检查、分子生物学检查和影像学检查。根据标本来源可分为血液学检查、关节液检查、假体周围组织检查、影像学检查。一些新的诊断技术也在出现并被临床接受和使用。

没有一种诊断 PJI 的方法 100% 准确，一般需要联合应用上述方法，通常综合临床表现、外周血实验室检查结果、关节液实验室检查结果、细菌培养结果、组织学检查结果、术中所见、少数情况下参考影像结果，对 PJI 作出正确的诊断。

对这些方法进行简单归类，更有利于介绍。我们综合检查方法和取材方法，按照如下顺序介绍诊断 PJI 的方法：外周血实验室检查、关节液实验室检查、冷冻切片、细菌培养、分子生物学方法、影像学方法。

（二）实验结果的统计学解释

每个诊断方法的结果用来确定或排除疾病时，

如果结果正确，则为真阳性和真阴性结果；如果结果错误，可能是假阳性或假阴性结果。通过这些结果计算出每个诊断方法的阈值、敏感性、特异性、准确性、阳性预测值、阴性预测值，用来确定该方法的诊断效果，具体计算方法见表 4-11。

表 4-11 实验结果的统计学解释方法

	是	否	
阳性	真阳性（TP）	假阳性（FP）	阳性预测值＝TP/（TP+FP）
阴性	假阴性（FN）	真阴性（TN）	阴性预测值＝TN/（TN+FN）
	敏感性＝TP/（TP+FN）	特异性＝TN/（TN+FP）	准确性＝（TP+TN）/（TP+TN+FN+FP）

1. 敏感性和特异性 一种诊断方法如果敏感性高，则假阴性结果很少，但是不能排除假阳性；阴性结果可以很好地排除疾病，但有可能会导致没有该疾病的人被误诊为有该病。特异性正好相反，高特异性诊断方法的阳性结果提示有该病，假阳性率很低，但有些有该病的患者可能被误诊为没有疾病。

2. 阈值 临床上需要敏感性和特异性都高的诊断方法。这与检查结果的正常值有密切关系，正常值也称阈值（cut-off 值）。不同的阈值可以改变一个实验的敏感性和特异性。

3. 阳性预测值（PPV）和阴性预测值（NPV）代表阳性患者或阴性患者被正确诊断的比例。与敏感性和特异性不同，PPV 和 NPV 依赖于疾病在人群中的流行率。

4. 准确性 是指一个检查中的真结果（真阳性和真阴性）的比例。与 PPV 和 NPV 相似，准确性也依赖于疾病在人群的流行率，解释检查结果时可能会产生错误。

（三）诊断标本取材

外周血检查、关节液检查、术中组织学检查、细菌培养以及分子生物学检查都涉及样本取材的问题，有相应的注意事项和原则。

当怀疑存在 PJI 时，可在术前行关节腔的穿刺检查。这样可以有机会在术前明确是否存在感染，且更重要的是有可能在第一时间确定病原菌类型，目前术前关节腔穿刺抽液检查越来越受到重视，是PJI 术前诊断的重要步骤，可在术前反复进行。

如果术前关节液检查没有获得可靠的结果，一些医生主张切开或关节镜下活检取出组织进行培养和病理检查，但是该方法由于增加手术次数、增加患者痛苦和花费，没有获得广泛接受。

术中取感染部位的组织和关节液进行相应检查是非常重要的步骤，在术中切开关节之前可穿刺抽液，此时能够更容易地取得关节液，切开关节或取出假体后可取局部组织标本进行相应的检查（如培养或冷冻切片等）。这种取材方法也是目前被多数医生接受的方法。

还有一些取材方法，如取伤口分泌物、窦道分泌物、用咽拭子取材培养或取引流液培养，由于存在假阳性或假阴性或存在敏感性差等问题，多数医生不建议采用，如果采用对结果的分析应更小心。

二、PJI 诊断标准

（一）诊断标准建立和推出

对于 PJI 的诊断制订统一的可被广泛接受的标准非常必要。PJI 诊断标准的建立可以指导诊断和治疗，也可统一对文献结果的对比和分析。最近 10 年，一些国际组织开始尝试并分别推出各自的诊断标准，这些标准在国际范围内正逐渐被接受和认可，了解这些标准对指导临床诊断非常有帮助。

2005 年 Mayo 医院的 Douglas R. Osmon、Arlen D. Hanssen 和 Robin Patel（分别是内科、骨科、微生物科和病理科医生）提出应建立诊断 PJI

的未来标准，这种标准应满足以下 3 个条件：①关节假体在某种程度上丧失功能，如松动、疼痛。②在假体本身或假体周围组织中检测到微生物。③能够证明假体功能丧失是由于假体表面的微生物所致。

2010 年 AAOS 推出髋、膝关节假体周围感染诊断的临床指南，提出 15 条建议，建立了诊断 PJI 的临床检查流程，但没有指定统一的诊断标准。

2010 年 MSIS 建立工作组，在 21 届年会推出了 MSIS 的 PJI 诊断标准，随后在 CORR 和 JOA 上同时公布。

2013 年 IDSA 推出 PJI 诊断和治疗指南，指南内包含诊断标准和临床检查流程。

2013 年由 Parvizi 和 Gehrke 召集全球 52 个国家的 300 位专家对有关 PJI 的问题进行投票以获得共识，其中包括我科的专家（陈继营教授）。共识共分为 15 个工作组，对 207 项问题进行了表决。其中第七工作组为 PJI 的诊断，推出该共识的诊断标准，同时沿用了 AAOS 的临床检查流程。

另外，其他组织，如 EBJIS、美国 CDC 以及不同国家和地区的专业组织都尝试推出 PJI 的诊断标准。

目前为止，MSIS 的诊断标准最为人们接受和认可，其次是国际共识标准和 IDSA 标准。MSIS 标准和国际共识标准基本相似，最近研究表明 MSIS 标准和 IDSA 标准具有较高的一致性。

（二）MSIS 标准

MSIS 的 PJI 诊断标准包括主要指标（确定诊断标准）和次要指标（支持诊断标准）。

1. **主要指标**　包括两项，满足其中之一即可诊断 PJI：①患者出现与假体相通的窦道。②2 个或 2 个以上假体周围组织或液体标本培养出相同的微生物。

2. **次要指标**　包括 6 项，满足其中 4 项诊断为 PJI：①ESR 和 CRP 升高。②关节液中白细胞计数升高。③关节液中中性粒细胞分类（PMN%）升高。④受累关节有脓肿。⑤1 个假体周围组织或关节液标本培养出微生物。⑥假体周围组织在显微镜下计数 5 个高倍视野（×400），平均每个高倍视野

的中性粒细胞数超过 5 个。

（三）IDSA 标准

IDSA 诊断标准中共有 5 项：①存在与关节相通的窦道可以确诊 PJI。②手术清创或取出假体过程中假体周围组织的组织学检查被病理科医生确定存在急性炎症表现则高度提示存在 PJI。③在假体周围存在脓液且能排除其他原因可确诊 PJI。④术中培养或术前穿刺抽液培养结合术中培养，2 个或 2 个以上标本培养阳性且为同一种细菌，可以确诊 PJI。组织活检或关节液单个标本高毒力细菌生长（如金黄色葡萄球菌）也可以诊断 PJI。多个组织标本培养中一个阳性或单个穿刺关节液培养阳性结果通常是污染的结果（如凝固酶阴性葡萄球菌、痤疮丙酸杆菌），不应认为是确定感染，应通过其他检查进行评估。⑤即使不符合上述标准也可能是感染，医生应该通过临床采集的所有术前和术中信息判断是否存在感染。

（四）国际共识标准

1. **主要指标**　包括两项，满足其中之一即可诊断 PJI：①患者出现与假体相通的窦道。②2 个或 2 个以上假体周围组织或液体标本培养出相同的微生物。

2. **次要指标**　包括 5 项，满足其中 3 项诊断为 PJI：①ESR 和 CRP 升高。②关节液中白细胞计数升高或白细胞酯酶呈阳性。③关节液中中性粒细胞分类（PMN%）升高。④假体周围组织病理检查阳性。⑤1 个假体周围组织或关节液标本培养出微生物。

（五）各诊断标准的对比和分析

综上所述，目前对假体周围感染的诊断需结合临床资料、血清学和影像学检查。需要说明的是，手术中标本分离出细菌病原体仍是确立最终诊断的唯一金标准。

临床上必须意识到存在隐匿性感染的可能，这些病例不能完全符合上述标准，需要经由个人经验和医院的诊断指南来确定诊断。

虽然有大量实验结果提供给医生，但仍没有诊

断 PJI 的金标准。有大量的研究用于确定诊断 PJI 的准确性和有效性，进而发展出各种诊断指南（表 4-12）。这些都可以帮助医生决定是否对患者进行彻底的治疗，以提高治疗结果和患者的生活质量。

表 4-12　三种 PJI 诊断标准的比较

| 标准 | PJI 定义 | | | | | |
| | MSIS | | IDSA | | 国际共识 | |
	主要标准	次要标准	主要标准	次要标准	主要标准	次要标准
与假体相通的窦道	是		是		是	
2 个或 2 个以上标本培养出相同细菌	是		是		是	
假体周围脓液		是				是
假体周围组织组织学检查急性炎症表现		是		是		是
单个标本培养阳性（任何细菌）		是		是		
单个标本培养为高毒力细菌阳性						是
关节液白细胞计数升高		是		是		
关节液中性粒细胞比例升高		是		是		
ESR 和 CRP 升高		是		是		

注：满足任何 1 项主要标准均可诊断 PJI。MSIS 定义中 6 项次要标准需满足 4 项；国际共识中 5 项次要标准满足 3 项诊断为 PJI，其中关节液白细胞计数升高或白细胞酯酶试纸阳性为 1 项。

三、PJI 诊断流程

（一）诊断 PJI 的流程

一些指南列出诊断 PJI 的一整套流程，目的是提高效率，降低不确定性，保留医生的自主判断。在诊断流程中根据患者患 PJI 的可能性进行分层，首先将患者区分为低可能性和高可能性，然后进行相应的进一步检查。通常依据以下因素判定 PJI 的可能性，包括：临床表现、体检发现、合并症、危险因素、实验室初步检查。实验室检查通常为 ESR、CRP 和关节液白细胞计数和分类。

（二）AAOS 推荐的流程

见图 4-30。

（三）IDSA 推荐的流程

见图 4-31。

四、PJI 具体诊断方法简介

外周血实验室检查、关节液实验室检查、冷冻切片、细菌培养、分子生物学方法、影像学方法。

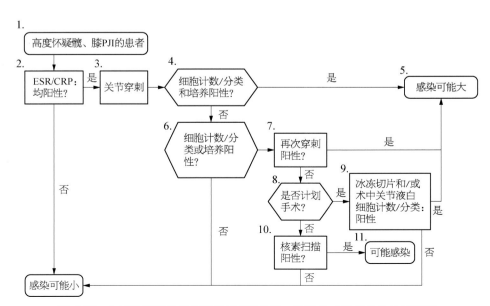

图 4-30　AAOS 推荐的高度怀疑有 PJI 的髋、膝置换术后患者的诊断流程

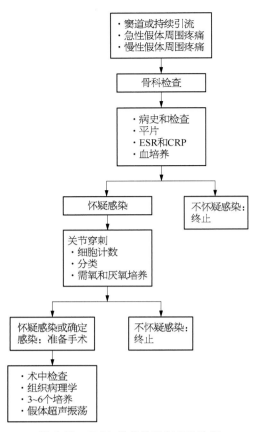

图 4-31　IDSA 推荐的诊断 PJI 流程

（一）外周血实验室检查（血清学检测）

由于方法简单易行，血清学检测成为关节假体周围感染重要的筛查手段。血液血清学检查包括白细胞计数、ESR、CRP、IL‐6、降钙素原以及其他细胞因子。

外周血白细胞（WBC）计数和分类对于急性 PJI 的诊断有一定价值，但对慢性 PJI 诊断价值不大。

最有价值且最常用的血清学检查是 ESR 和 CRP，作为 PJI 诊断的一线筛查工具目前已被广泛认可。一般来说，对于关节置换术后怀疑感染的患者或准备翻修的患者均应检查 ESR 和 CRP。这两项检查简便便宜，结果回报快，绝大多数医院具备实验条件。ESR 和 CRP 单独应用具有较高的诊断价值，两者结合应用诊断价值极高，二者均正常时感染的可能性较低。ESR＞30 mm/h 和 CRP＞10 mg/L 提示假体周围感染的可能。

白介素‐6（interleukin-6，IL‐6）是目前在假体周围感染诊断领域较受关注的血清标志物，具有良好的敏感度及特异度。血清 IL‐6＞10.4 pg/mL 时诊断假体周围感染的敏感度达 100%，特异度达 90.9%。其指标变化早于 CRP 及 ESR。

降钙素原（procalcitonin，PCT）虽然在全身感染的诊断中具有一定作用，但在关节感染方面的应用仍有一定的争议，临界值的设定各项研究也不相同。目前并未被推荐应用于假体周围感染的诊断中。

此外，很多学者致力于寻找其他一些更好的血清学指标，其中 Toll 样受体‐2（TLR‐2）、肿瘤坏死因子‐α（TNF‐α）、可溶性细胞黏附因子‐1（sICAM‐1）、单核细胞趋化蛋白‐1（MCP‐1）、白介素‐1β、白介素‐2、白介素‐4 等，这些指标尚需进一步深入研究。

联合应用几种血清学结果可以提高诊断 PJI 的能力，比单用一个指标效果更好。联合应用血清学结果对诊断低毒性感染更有意义。一些慢性低毒力感染（如痤疮丙酸杆菌、凝固酶阴性葡萄球菌）、长期使用抗生素或慢性窦道引流的患者，这些患者不会有明显的全身炎症反应，偶尔会有正常的炎症指标，联合应用 ESR 和 CRP 或 CRP 和 IL‐6 在这些情况下非常有用。

（二）关节液实验室检查

关节穿刺抽液检查可以直接检查关节内情况，对诊断 PJI 非常有意义。目前在临床上的应用越来越被接受。关节穿刺抽液前应停用抗生素 2 周。穿刺时应严格无菌操作，最好由专人在手术室内进行。膝关节穿刺容易完成，髋关节部位深，必要时需要透视下进行穿刺。

穿刺的关节液检查包括白细胞计数和分类、涂片革兰染色和生物标志物检查、培养和药敏试验。

肉眼观察的脓性关节液提示可能存在关节假体感染，但这一指标过于主观，临床上很难准确界定。

关节液白细胞计数及分类计数诊断假体周围感染有较高的准确性。MSIS 诊断指南将关节液白细胞计数升高＞3 000/μL、关节液多形核中性粒细胞百分比（PMN%）升高＞65% 作为诊断假体周围感染的次要指标之一。对于假体周围急性感染（术后

6 周以内）患者，假体周围感染诊断标准应设为关节液白细胞计数＞10 000/μL，多形核中性粒细胞比例＞90%。

白细胞酯酶（leukocyte esterase，LE）早在 20 世纪 80 年代就用于尿路感染的诊断，并有较高的敏感度和特异度。Parvizi 等在 2011 年首先将 LE 试纸条应用于膝关节假体周围感染的诊断。方法是将 1 滴关节液滴在尿试纸条"白细胞（leukocytes）"小格上，1 分钟后判断颜色变化。以"＋＋"（试纸变为深紫色，相当于比色卡最后一格）作为诊断标准，敏感度为 80.6%，特异度 100%，阳性预测值 100%，阴性预测值 93.3%；当"＋＋"及"＋"（相当于比色卡后两格）均作为阳性标准，则敏感度为 93.5%，特异度为 86.7%（图 4-32）。由于试纸检测结果的判定是基于颜色变化，对于混有血液的关节液标本，会因血液颜色的干扰而使试纸结果无法判读。为此 Vinay 等提出，应用便携式离心机以 6 600 转/分离心 120～180 秒后取上清液滴定试纸的方法，可以排除红细胞的干扰。LE 试纸条方法相对于其他检测手段的特点主要是快速、准确、简便、经济。

其他一些生物标志物检查方法，如 α-防御素（α-defensin）、关节液 CRP 等也在深入研究之中。

（三）冷冻切片

对于部分无法获得关节液的病例，应于术中取假体周围组织进行组织学分析。在 MSIS 诊断标准中，术中送检组织在 5 个高倍视野下（×400）中性粒细胞计数＞5 个为诊断假体周围感染的次要指标（图 4-33）；AAOS 则推荐中性粒细胞计数＞10 个/高倍视野为假体周围感染的诊断标准。

Tsaras 等进行的一项纳入 26 个研究包括 3 269 例患者的 meta 分析中，作者认为两种临界值的准确性没有明显差异，无论设定为哪种临界值，都不会影响病理学分析的价值。

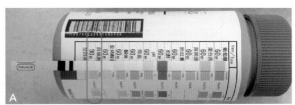
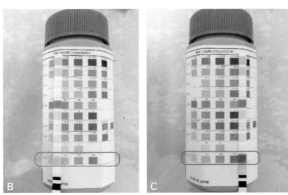

图 4-32 白细胞酯酶试纸图示。A. 将关节液滴于试纸条（AUTION Sticks 10 PA arkray）相对应白细胞（Leukocytes）小格上；B. 阴性结果示例，试纸条颜色较淡；C. 阳性结果示例，试纸条变为深紫色

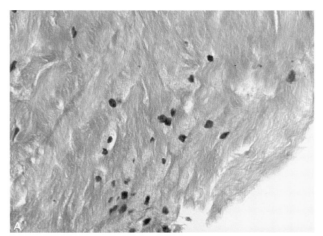
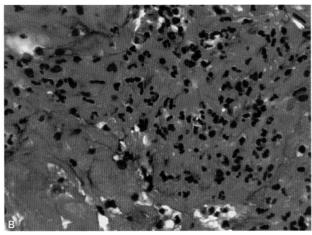

图 4-33 病理切片计每高倍视野中性粒细胞计数。A. 每高倍视野（×400）＜5 个中性粒细胞；B. 每高倍视野（×400）＞5 个中性粒细胞

尽管术中冰冻病理有很高的价值，但也会受到术者取组织部位的经验，病理分析人员的经验，甚至染色方法的影响。因此临床医生在使用冷冻切片判断是否存在假体周围感染时应充分与病理科医生进行交流，取材时应选取假体周围的炎性组织，避免选取脓液、坏死组织和血管组织。

（四）细菌培养

除出现与关节腔相通的窦道外，两次培养结果为同一细菌被认为是诊断假体周围感染的金标准，因此细菌培养结果十分重要。然而，细菌培养的阳性率并不高，文献报道的结果一般为 70%～80%，并且还有一定的假阳性率。影响培养阳性的因素很多，如术前抗生素应用、取材方法、细菌种类、培养时间等。

培养取材前应停用抗生素至少 2 周，以消除抗生素对细菌生长的抑制作用。

细菌培养主要有留取关节液培养、术中取组织培养。术中取组织培养时至少取 3 块，最多不超过 5 块组织进行需氧和厌氧培养。

培养率低的另一个主要原因是培养时间不足。一些生长缓慢的低毒性细菌在标准培养时间内无法获得阳性结果，如痤疮丙酸杆菌、分枝杆菌等。目前认为延长培养 2 周以上可以提高培养阳性率，且并不增加假阳性率。培养时应选择自动血培养瓶（BACTEC），可获得更高的敏感度和特异度。

相对较新的提高培养阳性率的方法是超声裂解，即将术中取出的假体通过超声裂解后对裂解液进行培养（图 4-34），此方法主要针对细菌在假体上形成生物膜的情况，促使生物膜从假体剥离。多项研究证明，应用这种技术可以提高找到致病菌的概率。

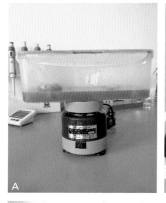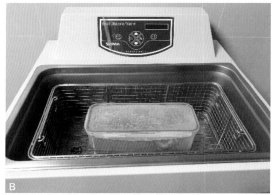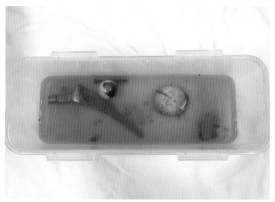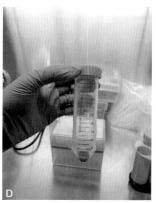

图 4-34　超声裂解图示。A. 将取下的关节假体放入无菌盒内并加入无菌生理盐水，进行涡旋处理；B. 放入超声清洗器进行超声裂解；C. 超声裂解后的假体和液体；D. 将裂解液进行离心，去除上清后取沉渣进行细菌培养

（五）分子生物学技术

聚合酶链反应（polymerase chain reaction，PCR）作为一种分子生物学技术，近年来正逐渐被应用到假体周围感染的诊断中并成为研究热点之一。目前研究主要集中在针对细菌 16S rRNA 的测定，以判断是否为假体周围感染。

适用于 PCR 技术的标本主要有组织、关节液及超声振荡后的超声裂解液。目前多数将超声裂解液与 PCR 技术结合，以提高敏感度。有研究显示，PCR 技术的敏感度要高于组织培养及关节液培养。最近的一项 meta 分析显示 PCR 测定的敏感度为 86%（95% CI 77%～92%），特异度为 91%（95% CI 81%～96%）。

一些基于 PCR 技术的研究结论有差异，主要原因是假体周围感染的诊断标准不同、采用的 PCR 技术不同以及实际操作技术上的差异，随着 PCR 技术的不断改进，敏感度及特异度都有所提高，未来仍需要更多的严格设计的多中心对照研究，以进一步证实 PCR 的有效性。

（六）影像学检查

传统的 X 线、CT 等检查手段并不能区分关节假体周围感染引起的松动或无菌性松动。MRI 受内植金属材料的影响会产生伪影，尽管近年来出现了一些去除伪影的技术，但仍不能作为诊断假体周围感染的常规方法。利用影像学诊断假体周围感染的热点主要集中在核医学技术上。

骨显像（bone scintigraphy）对诊断关节置换术后失败比较敏感，但并不能区分失败的原因是感染还是无菌性松动。甚至在关节置换术后 1 年仍有患者在假体周围出现浓聚。早期一些研究尝试应用三相骨显像技术，骨/镓联合显像（bone/gallium imaging）技术等改进诊断假体周围感染的准确性，但诊断价值有限，均未得到广泛应用。

白细胞标记显像（labeled leukocyte imaging）在 PJI 时可显示假体周围核素浓集，原因是关节假体周围感染时白细胞常常聚集在关节假体周围。标记物包括 ^{99m}Tc-HMPAO 和 ^{111}In-oxine。显像技术主要有白细胞/骨联合显像（leukocyte/bone imaging）、白细胞骨髓联合显像（leukocyte/marrow imaging）等。其中准确度较高的是白细胞骨髓联合显像。但是有研究认为该方法特异度较高，但敏感度较差。

最新正在研究中的诊断假体周围感染的影像学技术包括正电子发射断层显像（PET）、免疫标记单克隆抗体示踪剂技术等。目前，尽管核医学技术已有很大进步，但应用影像学技术诊断假体周围感染的方法，大部分仍有争议或处于研究阶段。真正准确、稳定并能大规模应用于临床的手段还需进一步研究验证。

（陈继营　郝立波）

参考文献

［1］ Tande A J, Patel R. Prosthetic joint infection［J］. Clinical Microbiology Reviews, 2014, 27(2), 302－345.

［2］ Mayar A M, Darouiche R O. The expanding horizon of prosthetic joint infections［J］. Journal of Applied Biomaterials & Functional Materials, 2014, 12(1): 1－12.

［3］ Parvizi J, Alijanipour P, Barberi E F, et al. Novel developments in the prevention, diagnosis, and treatment of periprosthetic joint infections［J］. The Journal of the American Academy of Orthopaedic Surgeons, 2015, 23 (suppl): S32－S43.

［4］ Osmon D R, Berbari E F, Berendt A R, et al. Diagnosis and management of prosthetic joint infection: clinical practice guidelines by the Infectious Diseases Society of America［J］. Clinical Infectious Diseases An Official Publication of the Infectious Diseases Society of America, 2013, 56(1): 1－10.

［5］ Laurence L, Eric S. Periprosthetic joint infections: clinical and bench research［J］. The Scientific World Journal, 2013, 2013: 1－17.

［6］ Peel T N, Buising K L, Choong P F M. Diagnosis and management of prosthetic joint infection［J］. Current Opinion in Infectious Diseases, 2012, 25(6): 670－676.

来自新疆医科大学第一附属医院的经验

近几十年来，人工关节置换术后假体周围感染（PJI）始终是骨科医师关注的焦点及难以克服的挑战。即使围术期管理及手术技术的不断改善，使人工关节置换术后 PJI 的风险由 20 世纪 60 年代的 5%～10% 下降到如今的 1%，但随着每年接受该术式的患者数量的不断增加，其仍然是关节置换术后最常见、最复杂的并发症之一。假体周围感染（PJI）的诊断对关节外科医生和微生物学家来说都是一个严峻的挑战。最新数据报道称，因膝关节置换术后假体周围感染而接受二期翻修的患者，其术后平均 3.8 年的病死率为 14.4%，术后 5 年的病死率可达 21.64%。PJI 不仅对患者身心造成损害，且治疗费用昂贵，也给患者家庭及社会造成严重的经济负担。美国卫生保健系统于 2009 年在治疗 PJI 方面的总花费是 5.66 亿美元，这一数字到 2020 年预计将达到 16.2 亿美元左右。在这样的背景下，通过世界范围内所有医疗及科研人员的不断努力，近几年在 PJI 的诊断方面取得了显著成果。

虽然目前诊断 PJI 的金标准仍未建立，但自 2011 年美国肌肉骨骼感染协会（Musculoskeletal Infection Society，MSIS）首次提出 PJI 诊断标准后，经过其不断改善，目前已成为世界范围内运用最广泛的诊断标准。即：有与假体相通的窦道形成，或至少两次独立从病变关节采集的组织或液体标本培养得到同一种病原菌，或符合以下 5 条标准中的 3 条：①ESR＞30 mm/h 和 CRP＞10 mg/L。②关节液白细胞计数升高，一般认为 3 000/μL 或白细胞酯酶＋＋。③关节液中中性粒细胞比例升高，一般认为＞80%。④组织或关节液标本中分离出一次病原微生物。⑤假体周围组织冷冻切片镜检时 5 个高倍镜（×400）视野中的中性粒细胞数均大于 5 个。除了细菌培养及窦道，这些 PJI 诊断标准中的其他检查包括：ESR、CRP、WBC 计数、PNL%、滑液白细胞酯酶、组织学分析。然而，每种检查都有其偏差（表 4-13）。为了得到准确的滑液培养阴性报告，建议最短培养 14 天，滑液培养阳性可以诊断 PJI，但滑液培养阴性不能排除 PJI。此外，分离培养出常见的皮肤定植菌如凝血酶阴性葡萄球菌、痤疮丙酸杆菌等也会混淆 PJI 的诊断，直到至少两次分离培养出相同细菌，才支持 PJI 的诊断，这些都阻碍了 PJI 的及时诊断和治疗，常常使骨科医生感到担忧和困惑。

近几年生物标志物成为诊断关节置换术后感染的研究热点。2014 年，Deirmengian C 等提出了对关节假体感染的诊断进入生物标志物时代。经过 4 年不断深入研究，2018 年 Parvizi 教授提出了新的 PJI 诊断标准。其在既往诊断标准的基础上以评分制加入了相关生物标记，包括血清中 D-二聚体、关节液中白细胞酯酶、α-防御素和 C-反应蛋白。这些指标在整个诊断评分中占有重要分值。但由于该标准中血清中 D-二聚体的检测并未在世界其他医疗中心获得良好验证，同时其关节液中生物标记的临床检测手段在多数医院受限且与关节液中白细胞计数升高密切相关，使得该诊断标准在 2018 年国际感染共识（International Consensus Meeting，ICM）中仅获得 68% 的通过率。根据 2019 年国际权威杂志发表的文章可知，目前得到广泛认可并沿用的仍为 MSIS 所提出的诊断标准。回顾 PJI 诊断标准的发展历程及现状，主要包括临床表现、关节液生化、病原菌培养及生物标记四个方面。PJI 的临床特征包括静息痛、局部发热、肿胀等，但具有诊断意义的仍表现为与假体相通的窦道形成。2018 年国际感染共识首次对窦道进行了明确定义，即经染色、超声或 MRI 确认，连接关节假体与外部环境的异常软组织通道。

术前关节腔穿刺是诊断 PJI 的重要手段。所取关节液不仅可用于检测关节液中白细胞计数（WBC）及多形核粒细胞分类（PMN%），而且可用于术前病原菌培养。我中心将关节腔穿刺作为 PJI 常规诊断操作。对可疑人工髋关节感染，我们在超声引导下穿刺，极大地提高了髋关节穿刺成功率（图 4-35）。近期，有研究对比了荧光透视下穿

表 4-13　各种实验室检查在诊断 PJI 时的优缺点

诊断方法	参考值（MSIS 指南）	优点	缺点	评论
CRP	>10 mg/L	可从血液中获取；有助于术前诊断；迅速、廉价	在术后 3～8 周和其他炎症情况下，CRP 水平也会升高；在低毒性 PJI 中 CRP 水平可能正常；术后早期和晚期的慢性 PJI 中阈值可能不同；CRP 水平可能因为其他合并症升高	不同的研究提出了不同的阈值。滑液中的 CRP 水平可能更准确，但在这种情况下，需要关节穿刺，并且要定义阈值
ESR	>30 mm/h	只需一份血样；迅速、廉价	ESR 可在术后几周内保持增高；阈值范围广	测量 ESR 的技术方法也可能影响 ESR 的测量值
滑液白细胞计数	>3 000/mL	滑液 WBC 的 cut-off 值为 11 200/mL，敏感性 100%，特异性 98.9%；迅速、廉价	需要关节穿刺；样本收集时机与手术切口可影响结果；阈值范围广；关节炎症和抗生素使用可影响结果	如果与临床相关，则在诊断中具有廉价和令人满意价值
滑液中性粒细胞百分比	>65%	敏感性和特异性分别为 90% 和 88%；迅速、廉价	需要关节穿刺；阈值范围广；关节炎症和抗生素使用可影响结果	如果排除临床上的相关混杂因素，则在诊断中具有廉价和令人满意价值
白细胞酯酶	作为 ICM 的 PJI 诊断次要标准之一	与多形核中性粒细胞高度相关；迅速、廉价	需要关节穿刺；样本中的血液可干扰结果；结果解读较主观	可取代滑液白细胞计数
细菌培养	从受累关节处的至少两份独立组织或滑液样本中分离出相同病菌（主要标准），从一份假体周围的组织或滑液样本中分离培养出病菌（次要标准）	明确诊断的方法；术前显微镜见检革兰阳性染色、与培养的细菌相同形态的细菌可以诊断	低敏感性：抗生素的使用降低敏感性；单一病例中低毒性致病菌的生长可导致诊断困难；难培养的病菌、厌氧菌和/或真菌需要特殊的培养媒介和培养条件	术前滑液样本细菌培养阳性为决定性的诊断检查
组织的病理分析	不适用	假体周围组织学检查：在高倍镜下见至少 5 个多形核中性粒细胞可预测感染	需要手术切除组织标本；术后才能得到诊断结果	
分子生物学方法	不属于 PJI 诊断的 MSIS 标准	低浓度下检查病原菌	价格昂贵；需要专业人员操作和解读结果；样本污染可导致假阳性结果	可作为 PJI 诊断的辅助检查

刺与超声引导的准确性，结果提示超声引导下穿刺准确率可达 94%，而荧光透视辅助仅为 81%。目前文献报道的诊断慢性 PJI 的关节液白细胞计数范围从 1 100/μL 至 4 200/μL，多形核粒细胞分类范围从 64% 至 93% 不等，均具有一定诊断价值。最近，一项多中心、大样本的研究报道了诊断慢性髋关节 PJI 的阈值，当白细胞计数为 3 966/μL（敏感性 89.5%；特异性 91.2%），PMN% 为 80%（敏感性 92.1%；特异性 85.8%）时可获得最佳的诊

断准确性。我们认为关节液取样方式、运送时间以及计数方法均会对最终结果有较大影响，这很可能是不同研究机构所报道阈值存在差异的原因之一。因此，为了保证结果的准确性，必要时可行不同时段的多次关节腔穿刺。

在病原菌培养方面，假体超声裂解液培养近几年已逐渐在国内外被广泛运用。无论是否为感染，目前我中心均常规将术中取出假体经超声振荡（图4-36），后将振荡液注入血培养瓶进行病原菌培养

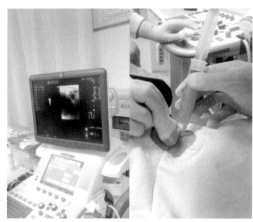
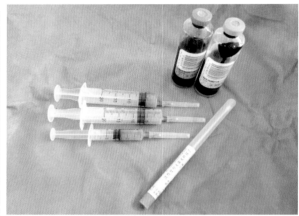

图 4-35　B 超引导下抽取髋关节液

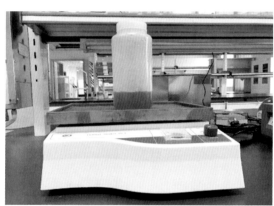
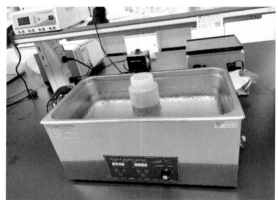

图 4-36　超声振荡

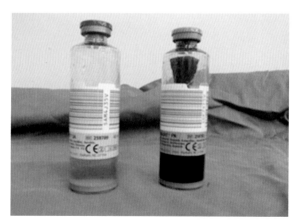

图 4-37　法国梅里埃生物技术公司 BacT/ALERT 3D 血培养瓶

（图 4-37），此种方法很大程度上提高了我中心的培养阳性率（92%）。Trampuz 教授在最近的一篇 meta 分析中也同样获得了一致的结论，证实该方法能够明显提高培养阳性率，尤其是培养前接受过抗生素治疗的患者。但需要注意的是该方法需及时彻底消毒振荡设备，在操作过程中严格无菌操作，一旦培养结果被污染很可能误导临床抗生素的选择。此外，二代测序技术（NGS）近年来作为鉴定病原菌的新型测试手段成为目前研究的热点。NGS 检测细菌多样性的主要方法为 16S rDNA 扩增子测序，通过对某个或某些高变区进行测序来分析细菌菌落结构的多样性，具有检测时间快、不需要培养基、能检测出某些不易培养的细菌等多种优势。但该技术目前只能检测到细菌"属"水平，不能检测到"种"水平，也无法提供相应的细菌药敏实验。同时需行标本 DNA 建库，测试价格昂贵。

在生物标记层面，血清中的 ESR 及 CRP 仍然是筛选 PJI 的首选检测手段。虽然最近 Kheir 等以最佳敏感性及特异性为前提，评估了 ESR 和 CRP 对不同病原菌产生的不同阈值，因而认为 ESR 和

CRP 具有较高的假阴性率，但 Higuera 认为其研究仅参照 ICM 主要诊断依据，人为地降低了这些指标的检测准确性。我院的经验是 ESR 和 CRP 仍然是筛选 PJI 的必不可少的检测手段，但不能完全单纯依靠 ESR 和 CRP 值是否正常来判断有无感染，例如在临床实践中我们发现，一些低毒性 PJI 患者或者曾经有窦道存在，ESR 和 CRP 值，尤其是后者其数值并未明显升高，甚至是正常的，此时就应结合其他表现与结果综合判断。此外，针对众多关节液中的生物标志物，Alisina Shahi 等运用诊断实验的比值比来对比关节液中白细胞计数、PMN% 及 LE 的准确性。结果提示关节液中白细胞酯酶的比值比最高为 30.06，其次为关节液中的白细胞计数。因此作者认为在 ICM 次要诊断里，LE 的诊断价值最高。其次，一篇来自 Lee YS 的系统性回顾及 meta 分析提示，关节液中的白细胞计数、PMN%、CRP、α-防御素、LE、IL-6 及 IL-8 均具有良好的敏感性，其中 α-防御素的诊断效能最高，其次为 IL-8。需要强调的是，由于在多种情况下可以造成 α-防御素的增加，导致其并不是诊断感染的特异性指标，但在滑液中出现 α-防御素的情况下可结合临床表现及 MSIS/修订的 MSIS 标准来诊断或排除 PJI，研究发现其诊断价值不受既往抗生素使用、合并关节外感染和致病菌类型的影响。以 MSIS 标准为金标准，滑液中 α-防御素对 PJI 诊断的敏感性和特异性均达到 100%。因此，在决定翻修手术时，α-防御素是一种简便且十分有潜力的方法，只需 10 分钟即可获得结果，但仍需要大规模多中心的前瞻性研究来确定其在不同人群中的有效性和精确性。在 α-防御素继续保持研究热度并逐渐在各个医疗机构中使用的同时，脂质运载蛋白-2 也不断引起人们的注意。最近有研究指出，关节液中的脂质运载蛋白-2 达到 152 ng/mL 时，其诊断 PJI 的敏感性为 86.3%，特异性可达 77.2%。

综上所述，我们在假体周围感染诊断的很多方面都取得了长足进步，但也会不断出现新的问题，例如生物膜的存在仍是 PJI 诊断及治疗困难的主要影响因素，另一方面，由于培养敏感性降低，以及各种血清和滑液炎性生物标志物的敏感性和特异性的多变，PJI 的最终确诊目前仍然存在许多问题和困难。目前尚没有一个诊断检测能单独使用确诊，而应结合临床表现、指南及诊断标准同时使用，全面分析，做出诊断。

（曹　力）

参 考 文 献

［1］ Urquhart D M, Hanna F S, Brennan S L. Incidence and risk factors for deep surgical site infection after primary total hip arthroplasty: a systematic review ［J］. J Arthroplasty, 2010, 25 (8): 1216-1222.

［2］ Pivec R, Johnson A J, Mears S C, et al. Hip Arthroplasty ［J］. Lancet 2012; 380: 1768-1777.

［3］ Lum Z C, Natsuhara K M, Shelton T J, et al. Mortality during total knee periprosthetic joint infection ［J］. J Arthroplasty, 2018, 33(12): 3783-3788.

［4］ Kurtz S M, Lau E, Watson H, et al. Economic burden of periprosthetic joint infection in the United States ［J］. J Arthroplasty, 2012, 27(8)(Suppl): 61-65.

［5］ Parvizi J, Zmistowski B, Berbari E F. New definition for periprosthetic joint infection: from the Workgroup of the Musculoskeletal Infection Society ［J］. Clin Orthop Relat Res, 2011, 469: 2992-2994.

［6］ 黄强开, 杜少华, 卫小春, 等. 白介素-6 对于早期诊断关节置换术后假体周围感染的意义［J］. 中华关节外科杂志: 电子版, 2012, 06(3): 74-76.

［7］ Deirmengian C, Kardos K, Kilmartin P, et al. Diagnosing periprosthetic joint infection: has the era of the biomarker arrived? ［J］. Clin Orthop Relat Res, 2014, 472(11): 3254-3262.

［8］ Parvizi J, Tan T L, Goswami K, et al. The 2018 definition of periprosthetic hip and knee infection: an evidence-based and validated criteria ［J］. J Arthroplasty, 2018, 33(5): 1309-1314.

［9］ Elkins J M, Kates S, Lange J, et al. General assembly, diagnosis, definitions: proceedings of international consensus on orthopedic infections ［J］. J Arthroplasty, 2019; 34(2S): S181-S185.

［10］ Randelli F, Brioschi M, Randelli P, et al. Fluoroscopy-vs ultrasound-guided aspiration techniques in the management of periprosthetic joint infection: which is the best ［J］. Radiol Med, 2018; 123(1): 28-35.

［11］ Ghanem E, Parvizi J, Burnett R S, et al. Cell count and differential of aspirated fluid in the diagnosis of infection at the site of total knee arthroplasty ［J］. J Bone Joint Surg Am, 2008; 90: 1637-1643.

［12］ Bedair H, Ting N, Jacovides C, et al. The mark coventry award: diagnosis of early postoperative TKA infection using synovial fuid analysis ［J］. Clin Orthop Relat Res, 2011, 469 (1): 34-40.

［13］ Higuera C A, Zmistowski B, Malcom T, et al. Synovial fluid cell count for diagnosis of chronic periprosthetic hip infection [J]. J Bone Joint Surg Am, 2017, 99(9): 753 - 759.

[14] Li C, Renz N, Thies C O, et al. Meta-analysis of sonicate fluid in blood culture bottles for diagnosing periprosthetic joint infection [J]. J Bone Jt Infect, 2018, 3(5): 273 - 279.

[15] Tarabichi M, Shohat N, Goswami K, et al. Diagnosis of periprosthetic joint infection: the potential of next-generation sequencing [J]. J Bone Joint Surg Am, 2018, 100(2): 147 - 154.

[16] Kheir M M, Tan T L, Shohat N, et al. Routine diagnostic tests for periprosthetic joint infection demonstrate a high false-negative rate and are influenced by the infecting organism [J]. J Bone Joint Surg Am, 2018, 100(23): 2057 - 2065.

[17] Higuera C A. Serum erythrocyte sedimentation rate and C-reactive protein level have weaknesses but are the best screening so far: commentary on an article [J]. J Bone Joint Surg Am, 2018, 100(23): e150.

[18] Shahi A, Tan T L, Kheir M M, et al. Diagnosing periprosthetic joint infection: and the winner is? [J]. J Arthroplasty, 2017, 32 (9S): S232 - S235.

[19] Lee Y S, Koo K H, Kim H J, et al. Synovial fluid biomarkers for the diagnosis of periprosthetic joint infection: a systematic review and meta-analysis [J]. J Bone Joint Surg Am, 2017; 99 (24): 2077 - 2084.

[20] Bonanzinga T, Zahar A, Dütsch M, et al. How reliable is the alpha-defensin immunoassay test for diagnosing periprosthetic joint infection? a prospective study [J]. Clin Orthop Relat Res, 2017, 475(2): 408 - 415.

[21] Vergara A, Fernández-Pittol M J, Muñoz-Mahamud E, et al. Evaluation of lipocalin-2 as a biomarker of periprosthetic joint infection [J]. J Arthroplasty, 2019, 34(1): 123 - 125.

[22] Tsukayama D T, Goldberg V M, Kyle R. Diagnosis and management of infection after total knee arthroplasty [J]. J Bone Joint Surg Am, 2003, 85-A Suppl 1: S75 - S80.

[23] Achermann Y, Sahin F, Schwyzer H K, et al. Characteristics and outcome of 16 periprosthetic shoulder joint infections [J]. Infection, 2013, 41(3): 613 - 620.

[24] Zurcher-Pfund L, Uckay I, Legout L, et al. Pathogen-driven decision for implant retention in the management of infected total knee prostheses [J]. Int Orthop, 2013, 37(8): 1471 - 1475.

[25] Grammatopoulos G, Kendrick B, McNally M, et al. Outcome following debridement, antibiotics, and implant retention in hip periprosthetic joint infection-an 18-year experience [J]. J Arthroplasty, 2017, 32(7): 2248 - 2255.

[26] Ji B, Zhang X, Xu B, et al. The fate of immunocompromised

patients in the treatment of chronic periprosthetic joint infection: a single-centre experience [J]. Int Orthop, 2018, 42(3): 487 - 498.

[27] Fink B, Schlumberger M, Oremek D. Single-stage acetabular revision during two-stage tha revision for infection is effective in selected patients [J]. Clin Orthop Relat Res, 2017, 475(8): 2063 - 2070.

[28] Bori G, Navarro G, Morata L, et al. Preliminary results after changing from two-stage to one-stage revision arthroplasty protocol using cementless arthroplasty for chronic infected hip replacements [J]. J Arthroplasty, 2018, 33(2): 527 - 532.

[29] Buchholz H W, Elson R A, Engelbrecht E, et al. Management of deep infection of total hip replacement [J]. J Bone Joint Surg Br, 1981, 63-B(3): 342 - 353.

[30] Hanssen A D, Osmon D R. Assessment of patient selection criteria for treatment of the infected hip arthroplasty [J]. Clin Orthop Relat Res, 2000, (381): 91 - 100.

[31] Jenny J Y, Barbe B, Cazenave A, et al. Patient selection does not improve the success rate of infected TKA one stage exchange [J]. Knee, 2016, 23(6): 1012 - 1015.

[32] Zimmerli W, Trampuz A, Ochsner P E. Prosthetic-joint infections [J]. N Engl J Med, 2004, 351: 1645 - 1654.

[33] Petis S M, Perry K I, Mabry T M, et al. Two-stage exchange protocol for periprosthetic joint infection following total knee arthroplasty in 245 knees without prior treatment for infection [J]. J Bone Joint Surg Am, 2019, 101(3): 239 - 249.

[34] Petis S M, Abdel M P, Perry K I, et al. Long-term results of a 2-stage exchange protocol for periprosthetic joint infection following total hip arthroplasty in 164 hips [J]. J Bone Joint Surg Am, 2019, 101(1): 74 - 84.

[35] Gomez M M, Tan T L, Manrique J, et al. The fate of spacers in the treatment of Periprosthetic Joint Infection [J]. J Bone Joint Surg Am, 2015, 97(18): 1495 - 1502.

[36] Neut D, van der Mei H C, Bulstra S K, et al. The role of small-colony variants in failure to diagnose and treat biofilm infections in orthopedics [J]. Acta Orthop, 2007, 78: 299 - 308.

[37] Leo A. Whiteside. Direct intra-articular antibiotic infusion for resistant organisms in the treatment of infection in joint arthroplasty [J]. Clin Orthop Relat Res, 2011, 21(2): 185 - 188.

[38] Roy M E, Peppers M P, Whiteside L A, et al. Vancomycin concentration in synovial fluid: direct injection into the knee vs. intravenous infusion [J]. J Arthroplasty, 2014, 29(3): 564 - 568.

[39] Whiteside L A, Roy M E. One-stage revision with catheter infusion of intraarticular antibiotics successfully treats infected THA [J]. Clin Orthop Relat Res, 2017; 475(2): 419 - 429.

来自德国柏林 Charité 医院的经验

一、诊断 PJI 的最佳方法是什么

临床或实验室中尚没有一种单独的检测方法能够为 PJI 的诊断提供较为理想的敏感性和特异性，因此将多种检测方法联合使用可以提高诊断的准确性。由于 PJI 的诊断没有金标准，研究人员也可以使用流程化诊断方法（图 4-38）或定义来诊断 PJI。为提高诊断准确性，PJI 的诊断工具仍在不断更新和探索，这些新的诊断工具经常与滑液、假体周围组织及超声振荡液的检查相结合（表 4-14）。

表 4-14　各种 PJI 诊断方法的敏感性和特异性

样本	实验室检查	出版年	部位	灵敏度（%）	特异性（%）	参考文献
滑液	传统微生物学	2014	H K	64	98	[2]
		2017	K H S	57.1	96	[3]
		2007	H K	56.3	98.1	[4]
		2017	H K	52	98	[5]
	α-防御素	2018	H K	84.4	96.4	[6]
		2018	H K	67.3	95.5	[6]
		2018	H K	54.4	99.3	[6]
	白细胞计数	2017	H K	100	71.9	[7]
		2017	H K	86	96	[5]
		2018	H K	85.5	92.3	[6]
		2018	H K	80.6	85.2	[8]
		2017	H K	78.3	75	[7]
	D-乳酸	2018	H K	98	84	[5]
	LE	2018	H K	58	95.3	[6]
		2018	H K	80.5	92.7	[8]
	多重 PCR	2017	H K	60	89	[5]
滑液	IL-6	2014	H K	89	97	[9]
		2015	S	87	90	[10]
	CRP	2014	H K	90	97	[9]
		2017	H K	78.3	93.8	[7]
	ADA	2017	H K	78.3	96.9	[7]
	α2M	2017	H K	47.8	96.9	[7]
假体周围组织	传统微生物学	2013	H K	75	100	[11]
		2007	H K	60.8	99.2	[4]
		2015	O	59	100	[12]
		2011	E	55	93	[13]
		2017	H K S E	51	100	[14]
		2017	H K	45	96	[5]
		2017	K H S	42.1	100	[3]
	BCB	2018	S E	72.2	87.5	[15]
		2018	H K S E	66.4	96	[15]
		2018	H K	65.1	98	[15]
	组织学	2013	H K	87	100	[11]
		2018	H K	72.1	100	[6]
		2017	H K	72	100	[5]
		2013	E	51.3	93.1	[16]
超声振荡液	传统微生物学	2011	E	89	100	[13]
		2018	S E	88.9	100	[15]
		2015	O	87	100	[12]
		2007	H K	78.5	98.8	[4]
		2018	H K S E	73.1	100	[15]
		2017	K H S	71.1	96	[3]
		2018	H K	69.8	100	[15]
		2017	H K	61	91	[5]
		2017	H K S E	58	100	[14]

（续表）

样本	实验室检查	出版年	部位	灵敏度（%）	特异性（%）	参考文献
BCB		2015	O	100	100	[12]
		2013	H K	91	81	[11]
		2014	H K	88	87	[2]
	革兰染色	2007	H K	44.7	100	[4]
	微量热技术	2013	O	100	97	[17]
	多重 PCR	2017	K H S	60.5	98	[3]
		2017	H K S E	53	94	[14]

注：H：髋关节；K：膝关节；S：肩关节；E：肘关节；O：骨科内植物；CM：传统微生物学；BCB：血培养瓶；PCR：聚合酶链式反应；LE：白细胞酯酶；CRP：C 反应蛋白；ADA：腺苷脱氨酶；α2M：α2 巨球蛋白。

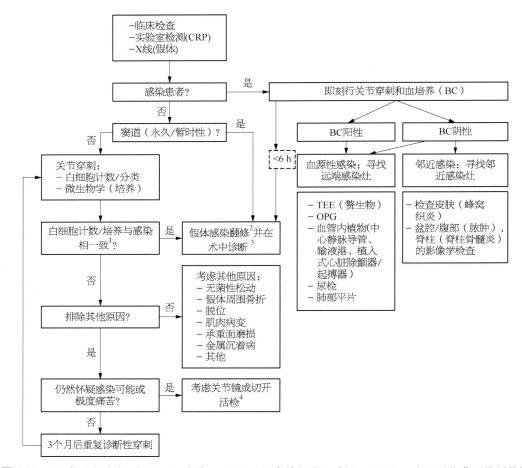

图 4-38　PJI 的诊断流程（BC：血培养；　TEE：经食管超声心动图；　OPG：全口牙位曲面体层片）

　　1：白细胞计数：白细胞＞2 000/μL 或粒细胞百分比＞70%；微生物学：对于高毒性微生物（如金黄色葡萄球菌、大肠埃希菌）仅一个阳性样本就可以确认感染，但对于低毒性微生物（如表皮葡萄球菌、痤疮丙酸杆菌），需要≥2 个阳性样本才能确认感染。

　　2：根据 PJI 的治疗流程。

　　3：白细胞计数/分类、组织病理学、微生物学（＋/－超声处理）。

　　4：CRP 升高，有感染高风险病史（初次置换后有持续的渗出物或经历过翻修手术），假体早期松动。

　　诊断 PJI 的理想工具应该具有以下特点：①对 PJI 的诊断具有良好的敏感性和特异性。②易于区分关节感染和无菌性松动。③受个人因素（免疫系统疾病）或外部因素（抗生素使用、感染时间）影响较小。④价格低廉，操作简单，自动化程度高，易于在医院推广。⑤能快速获得微生物培养结果，并且结果可量化，特别是对于生长缓慢的细菌（如痤疮丙酸杆菌）。

PJI的诊断仍存在许多挑战。我们需要找到最佳的诊断方法组合，以降低不必要的医疗成本，也需要找到新的诊断方法，这些诊断方法应该更准确、更快速、更便捷。

二、PJI诊断的常见错误

1. 诊断不及时　如果在较早期就怀疑感染，则应尽快采取干预措施，包括关节穿刺和手术清创，并更换可活动部件。诊断不及时会影响后续的治疗。生物膜可在症状出现后3周内成熟。即使根据术后培养结果证明患者没有感染，尽早排除感染也是有意义的。

2. 用拭子样本　应尽量避免从拭子中提取微生物培养样品。以往的报道表明，棉签培养的敏感性较低（53%、61%、76%），且有可能无法检出或对病原菌鉴别错误。应避免从浅表伤口或窦道采集拭子，因为培养细菌可能来自皮肤，如表皮葡萄球菌或痤疮丙酸杆菌。

3. 通过CRP和ESR排除感染　CRP和ESR因其简便易行，缩短了检测时间，常常作为早期感染的一线筛查试验。但必须注意的是，CRP和ESR是非特异性的炎症标志物。而且即使它们在正常范围内，也并不能排除感染。Daniel Perez-Prieto等发现，在CRP和ESR正常情况下，仍可能遗漏一些慢性、低毒力感染病例。2018年关于骨科感染的国际共识会议（ICM）也提出，CRP和ESR低于阈值（基于肌肉骨骼感染学会和ICM的指南）不能排除PJI。

4. 远隔部位感染灶不容忽视　在急性血源性感染的情况下，如果CRP或生物标志物水平在PJI治疗后没有稳定下降，则应考虑存在其他感染性病灶。远隔部位感染性病灶常见于心血管系统、皮肤、软组织、口腔或泌尿生殖道及胃肠道。如果患者在关节置换术后的无痛期后出现急性症状，应怀疑为急性血源性感染，并应尽早仔细排除其他感染性病灶。

5. 是否为真正的脓液　PJI的一些研究和指南将术中脓液作为诊断感染的有力证据。然而，脓液是主观的判断，并且往往是基于外科医生的经验。金属对金属承重面产生过敏反应时，患者除了出现"假性脓肿"之外，还可能有关节疼痛、不适或其他疑似感染的症状。因此，我们应该使用更客观的指标来做决策。Pouya Alijanipour等发现以国际共识组的定义作为诊断标准，对PJI中脓液判断的准确率为77%，敏感性为82%，特异性为32%。因此，术中观察到脓液不应作为诊断PJI的单一标准。

6. 滑液检测不完全　在考虑疑似PJI时，关节穿刺是较常用的方法。但一些学者在关注滑液培养结果的同时却忽略了细胞计数的诊断价值。滑液细胞计数的敏感性为86%（95% CI 74%～96%），特异性为96%（95% CI 85%～99%）。然而滑液培养的敏感性和特异性分别为52%（95% CI 40%～63%）和98%（95% CI 92%～100%）。细胞计数不能检测致病菌，但可以帮助区分阳性结果的真假，而且在使用过抗生素情况下也不会降低敏感性。风湿性关节炎、假体周围骨折、假体周围脱位、关节置换术后早期患者滑液细胞计数可以增加（假阳性）。

7. 过度依赖诊断标准　所有关于PJI的指南都是医生诊断感染的辅助工具。完全依赖指南可能会漏诊某些PJI病例，或者可能将无菌性松动误诊为PJI。因此，对于不符合诊断指南但却高度怀疑感染的病例，应认真评估患者病情，具体问题具体分析。

8. 诊断程序错误　一些操作失误会导致无培养结果，培养结果假阴性或假阳性。常见的错误包括：①为减少组织病理学检查的假阳性结果，应使用手术刀从感染区切开组织标本，避免使用电刀，以免烧伤组织标本。②将感染假体放入聚乙烯袋中超声会增加微生物污染的风险，产生假阳性培养结果。③在翻修手术中，需要对每一个假体周围组织分别更换手术器械，避免标本交叉污染，影响培养结果。④将滑液移入 EDTA 管后，应立即手动搅拌，避免凝固，否则一旦凝固，滑膜液细胞计数会受到影响。⑤抗生素治疗后采集的标本会影响培养结果的准确性，极有可能培养结果为阴性。术前抗生素治疗是导致阴性培养结果的最重要原因。对于采样前 14 天接受过抗生素治疗的患者，超声培养可提高 PJI 诊断的准确性。如有可能，应在停止抗生素治疗至少 2～4 周后收集样本，以增加培养结果的敏感性。

通讯作者：Cheng Li，Andrej Trampuz

单位：Charité-Universitätsmedizin Berlin，corporate member of Freie Universität Berlin，Humboldt-Universität zu Berlin，and Berlin Institute of Health，Center for Musculoskeletal Surgery (CMSC)，Berlin，Germany

地址：Charitéplatz 1，D-10117 Berlin，Germany

E-Mail：cheng. li@charite. de，andrej. trampuz@charite. de

（王俏杰·译）

参 考 文 献

[1] Trampuz A. Pocket guide to diagnosis and treatment of PJI [M]. Proimplant Foundation, 2018.

[2] Shen H, Tang J, Wang Q, et al. Sonication of explanted prosthesis combined with incubation in bd bactec bottles for pathogen-based diagnosis of prosthetic joint infection [J]. Journal of Clinical Microbiology, 2015,53(3): 777 - 781.

[3] Prieto-Borja L, Rodriguez-Sevilla G, Auñon A, et al. Evaluation of a commercial multiplex PCR (Unyvero i60 ®) designed for the diagnosis of bone and joint infections using prosthetic-joint sonication [J]. Enferm Infecc Microbiol Clín, 2017,35(4): 236 - 242.

[4] Trampuz A, Piper K E, Jacobson M J, et al. Sonication of Removed Hip and Knee Prostheses for Diagnosis of Infection [J]. New England Journal of Medicine, 2007,357(7): 654 - 663.

[5] Karbysheva S, Yermak K, Grigoricheva L, et al. Synovial fluid d-lactate for the diagnosis of periprosthetic joint infection and evaluation of treatment success. Orthopaedic Proceedings [J]. The British Editorial Society of Bone & Joint Surgery, 2018.

[6] Renz N, Yermak K, Perka C, et al. Alpha Defensin Lateral Flow Test for Diagnosis of Periprosthetic Joint Infection: Not a Screening but a Confirmatory Test [J]. The Journal of Bone and Joint Surgery, 2018,100(9): 742 - 750.

[7] Sousa R, Serrano P, Gomes Dias J, et al. Improving the accuracy of synovial fluid analysis in the diagnosis of prosthetic joint infection with simple and inexpensive biomarkers: C-reactive protein and adenosine deaminase [J]. Bone Joint J, 2017,99: 351 - 357.

[8] Zahar A, Lausmann C, Cavalheiro C, et al. How reliable is the cell count analysis in the diagnosis of prosthetic joint infection? [J]. The Journal of Arthroplasty, 2018,33: 3257 - 3262.

[9] Deirmengian C, Kardos K, Kilmartin P, et al. Diagnosing periprosthetic joint infection: has the era of the biomarker arrived? [J]. Clinical Orthopaedics and Related Research, 2014,472(11): 3254 - 3262.

[10] Frangiamore S J, Saleh A, Grosso M J, et al. Synovial fluid interleukin-6 as a predictor of periprosthetic shoulder infection [J]. Journal of Shoulder and Elbow Surgery, 2015,24(4): e112 - e113.

[11] Janz V, Wassilew G I, Hasart O, et al. Evaluation of sonicate fluid cultures in comparison to histological analysis of the periprosthetic membrane for the detection of periprosthetic joint infection [J]. International Orthopaedics, 2013,37(5): 931 - 936.

[12] Portillo, María Eugenia, Salvadó, Margarita, Trampuz A, et al. Improved diagnosis of orthopedic implant-associated infection by inoculation of sonication fluid into blood culture bottles [J]. Journal of Clinical Microbiology, 2015,53(5): 1622 - 1627.

[13] Vergidis P, Greenwood-Quaintance K E, Sanchez-Sotelo J, et al. Implant sonication for the diagnosis of prosthetic elbow infection [J]. Journal of Shoulder & Elbow Surgery, 2011, 20 (8): 1275 - 1281.

[14] Renz N, Feihl S, Cabric S, et al. Performance of automated multiplex PCR using sonication fluid for diagnosis of periprosthetic joint infection: a prospective cohort [J]. Infection, 2017, 45 (457): 877 - 884.

[15] Yan Q, Karau M J, Greenwood-Quaintance K E, et al. Comparison of diagnostic accuracy of periprosthetic tissue culture in blood culture bottles to that of prosthesis sonication fluid culture for diagnosis of prosthetic joint infection (PJI) by use of bayesian latent class modeling and idsa pji criteria for classification [J]. J Clin Microbiol, 2018, 56(6): e00319 - 18.

[16] Ahmadi S, Lawrence T M, Morrey B F, et al. The value of intraoperative histology in predicting infection in patients undergoing revision elbow arthroplasty [J]. The Journal of Bone and Joint Surgery, 2013,95(21): 1976 - 1979.

[17] Borens O, Yusuf E, Steinrücken J, et al. Accurate and early diagnosis of orthopedic device-related infection by microbial heat production and sonication [J]. Journal of Orthopaedic Research, 2013,31(11): 1700 - 1703.

[18] Zimmerli W, Trampuz A, Ochsner P E. Prosthetic-joint infections [J]. N Engl J Med, 2004, 351: 1645 - 1654.

[19] Aggarwal V K, Carlos Higuera MD. Swab Cultures Are Not As Effective As Tissue Cultures for Diagnosis of Periprosthetic Joint Infection [J]. Clinical Orthopaedics & Related Research, 2013, 471 (10): 3196 - 3203.

[20] Zimmerli W. Prosthetic-joint-associated infections [J]. Best Pract Res Clin Rheumatol, 2006, 20: 1045 - 1063.

[21] Ahmad S S, Becker R, Chen A F, et al. EKA survey: diagnosis of prosthetic knee joint infection [J]. Knee Surg Sports Traumatol Arthrosc, 2016, 24: 3050 - 3055.

[22] Pérez-Prieto, Daniel, Portillo, María E, Puig-Verdié, Lluís, et al. C-reactive protein may misdiagnose prosthetic joint infections, particularly chronic and low-grade infections [J]. International Orthopaedics, 2017,41(7): 1315 - 1319.

[23] Bauer T W, Bedair H, Creech J D, et al. Hip and knee section,

diagnosis, laboratory tests: proceedings of international consensus on orthopedic infections [J]. J Arthroplasty, 2018.

[24] Rakow A, Perka C, Trampuz A, et al. Origin and characteristics of haematogenous periprosthetic joint infection [J]. Clin Microbiol Infect, 2018.

[25] Parvizi J, Gehrke T. International consensus group on periprosthetic joint infection. definition of periprosthetic joint infection [J]. J Arthroplasty, 2014, 29: 1331.

[26] Osmon D R, Berbari E F, Berendt A R, et al. Diagnosis and management of prosthetic joint infection: clinical practice guidelines by the Infectious Diseases Society of America [J]. Clin Infect Dis, 2013, 56: e1 - e25.

[27] Li C, Renz N, Trampuz A. Management of periprosthetic joint infection [J]. Hip Pelvis, 2018, 30: 138 - 146.

[28] Biant L C, Bruce W J M, van der Wall H, et al. Infection or allergy in the painful metal-on-metal total hip arthroplasty [J]. J Arthroplasty, 2010, 25: 334.

[29] Alijanipour P, Adeli B, Hansen E N, et al. Intraoperative purulence is not reliable for diagnosing periprosthetic joint infection [J]. J Arthroplasty, 2015, 30: 1403 - 1406.

[30] Morgenstern C, Cabric S, Perka C, et al. Synovial fluid multiplex PCR is superior to culture for detection of low-virulent pathogens causing periprosthetic joint infection [J]. Diagn Microbiol Infect Dis, 2018, 90: 115 - 119.

[31] Trampuz A, Hanssen A D, Osmon D R, et al. Synovial fluid leukocyte count and differential for the diagnosis of prosthetic knee infection [J]. Am J Med, 2004, 117: 556 - 562.

[32] Sambri A, Cadossi M, Giannini S, et al. Is treatment with dithiothreitol more effective than sonication for the diagnosis of prosthetic joint infection [J]. Clin Orthop Relat Res, 2018, 476: 137 - 145.

[33] Karczewski D, Winkler T, Perka C, et al. The preoperative microbial detection is no prerequisite for the indication of septic revision in cases of suspected periprosthetic joint infection [J]. Biomed Res Int, 2018, 2018: 1729605.

[34] Parvizi J, Fassihi S C, Enayatollahi M A. Diagnosis of periprosthetic joint infection following hip and knee arthroplasty [J]. Orthop Clin North Am. 2016, 47: 505 - 515.

[35] Trampuz A, Piper K E, Hanssen A D, et al. Sonication of explanted prosthetic components in bags for diagnosis of prosthetic joint infection is associated with risk of contamination [J]. J Clin Microbiol, 2006, 44: 628 - 631.

[36] Makki D, Abdalla S, El Gamal T A, et al. Is it necessary to change instruments between sampling sites when taking multiple tissue specimens in musculoskeletal infections [J]. Ann R Coll Surg Engl, 2018, 100: 563 - 565.

[37] Ochsner P E, Borens O, BodLer P M. Infections of the musculoskeletal system: basic principles, prevention, diagnosis and treatment [J]. Swiss orthopaedics in-house-publisher, 2014.

[38] Parvizi J, Erkocak O F, Della Valle C J. Culture-negative periprosthetic joint infection [J]. J Bone Joint Surg Am, 2014, 96: 430 - 436.

[39] Abad C L, Haleem A. Prosthetic Joint Infections: an Update [J]. Curr Infect Dis Rep, 2018, 20: 15.

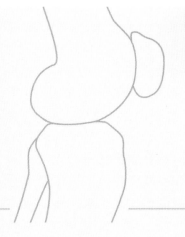

第五章

人工关节感染治疗的基本原则

第一节　药物治疗

假体周围感染的药物治疗指的主要是抗生素治疗。通常根据关节穿刺培养鉴定的细菌种类和药敏结果选择合适的抗生素治疗方案。通常是 4～6 周的静脉抗生素或高生物利用度的口服抗生素。抗生素药物治疗的持续时间、途径和种类选择取决于手术策略、病原学、患者自身合并症、抗生素过敏性等其他因素。不同细菌相对应的起始治疗抗生素和单纯抑制治疗抗生素种类在表 5-1 中已经列出，药物剂量可以在 IDSA PJI 治疗指南上找到（http://www.idsociety.org/)，并且需要根据患者的肝肾功能做出剂量调整。总体来说，抗生素治疗需要根据感染的病原菌和病原菌对抗生素的敏感性来决定。抗生素治疗的原则应该优先使用毒性最新、最高效、抗菌谱最窄的治疗方案。当有几种抗生素的疗效相当时，花费较低和方便使用的应该考虑优先使用。对于某些病原菌的抗生素治疗，高生物利用度的口服抗生素可以替代静脉输注，这将给

患者带来方便，提高患者依从性，降低医疗花费。当采用门诊静脉抗生素时，应该每周通过实验室检查来监测药物不良反应。此外，对于长期口服抗生素的患者，应该在 2 周、4 周、8 周和 12 周时定期监测相关的化验检查。比如，长期口服复方新诺明的患者应该在上述时间点检查血常规、肌酐、血钾和谷丙转氨酶等。

假体周围感染的病原菌谱非常复杂多样，需要多种不同抗生素来针对治疗。奎奴普丁和达福普丁联用是治疗金黄色葡萄球菌感染的利器，包括 MRSA（耐甲氧西林的葡萄球菌）、屎肠球菌、耐万古霉素的肠球菌，但是对粪肠球菌却无效。利福平是治疗葡萄球菌和丙酸痤疮杆菌假体周围感染的有效药物，常作为清创、抗生素、保留假体（DAIR）以及一期置换疗法的联合辅助治疗，而环丙沙星对于革兰阴性菌有明显作用。达托霉素对于很多革兰阳性菌有效，包括耐万古霉素的金黄色葡

表 5-1　假体周围感染的推荐抗菌疗法

微生物	优先考虑的抗生素	可替代的抗生素	联合应用药物
甲氧西林敏感的金黄色葡萄球菌	头孢唑林或萘夫西林	万古霉素、达托霉素或利奈唑胺	对于 DAIR 和一期置换疗法需要联合利福平
耐甲氧西林的金黄色葡萄球菌	万古霉素	达托霉素或利奈唑胺	对于 DAIR 和一期置换疗法需要联合利福平
青霉素敏感的肠球菌	青霉素或氨苄霉素	万古霉素、达托霉素或利奈唑胺	考虑氨基糖苷抗生素
耐青霉素的肠球菌	万古霉素	达托霉素或利奈唑胺	考虑氨基糖苷抗生素
铜绿假单胞菌	头孢吡肟或美罗培南	环丙沙星或头孢他啶	考虑氨基糖苷抗生素或者氟喹诺酮类
肠杆菌属	头孢吡肟或厄他培南	环丙沙星	无
肠杆菌科	β-内酰胺类或环丙沙星		无
β溶血性链球菌	青霉素和头孢曲松		无
丙酸痤疮杆菌	青霉素和头孢曲松		无

注：除了环丙沙星和利奈唑胺，所有的抗生素均应从静脉给药开始使用。DAIR（debridement，antibiotics，and implant retention）：清创、抗生素、保留假体。

萄球菌、MRSA（耐甲氧西林的葡萄球菌）和耐万古霉素的肠球菌。青霉素和头孢曲松对于除了多乳链球菌以外的其他链球菌有效，而克林霉素可以对

厌氧菌感染患者使用。

（周一新　黄　勇）

［1］Osmon D R, Berbari E F, Berendt A R, et al. Diagnosis and management of prosthetic joint infection: clinical practice guidelines by the Infectious Diseases Society of America［J］. Clinical Infectious Diseases An Official Publication of the Infectious Diseases Society of America, 2013, 56(1): 1 - 10.

［2］Tice A D, Rehm S J, Dalovisio J R, et al. Practice Guidelines for Outpatient Parenteral Antimicrobial Therapy［J］. Clinical Infectious Diseases, 2004, 38(12): 1651.

［3］Vasoo S, Schwab J J, Cunningham S A, et al. Prosthetic Joint Infection［J］. Clinical Microbiology Reviews, 2014, 27(2): 302 - 345.

第二节　单纯抗生素抑制治疗

假体周围感染最佳的治疗方法是外科手术，包括取出感染假体、感染部位清创或组配假体置换。外科手术的目的是减少细菌数量和假体表面的生物膜，因为抗生素和宿主免疫系统无法穿透这些生物膜。然而，对于某些患者来说，取出全部或者部分的感染假体可能并不能给患者带来获益；相反，这种情况下长期的抗生素抑制疗法可以作为一种独特的抗感染方法。此方法目的在于减少感染部位的微生物大量繁殖可能给患者带来的全身毒性风险；其次在于控制感染、避免加重，从而减少伤口或者窦道的渗出。单纯抗生素抑制治疗的适应证在文献中并没有详细研究报道，也不是很为大家所知，关于单纯抗生素抑制治疗的循证医学证据也缺乏。根据2012 年美国骨科医师协会会议及 2018 年假体周围感染国际共识会议，对于慢性假体周围感染的患者，当满足以下条件时，可以考虑单纯抗生素抑制治疗。

（1）感染由低毒力致病微生物导致，且对于抗菌药物敏感。

（2）限于患者的一般状况，存在手术禁忌而无法进行手术或手术风险较高。

（3）手术无法改善患者关节的功能结果，比如既往多次治疗失败的病例。

（4）患者拒绝手术。在这类人群中，通过单纯抗生素抑制治疗假体周围感染获得了一定程度的成功。

考虑到此方法获得感染缓解或控制感染的概率较低，而长期应用抗生素会对超过 20% 的患者带来并发症，而且还需要考虑到口服生物利用度、花费、药物相互作用、疗程及治疗期间的药物监测。因此，选用此方法前需要进行多学科讨论，仔细地选择合适药物并获得患者的知情同意，最终确定治疗方案。

（周一新　黄　勇）

参 考 文 献

［1］Calabro F, Coen M, Franceschini M, et al. Hip and knee section, treatment, antimicrobial suppression: proceedings of international consensus on orthopedic infections［J］. J Arthroplasty, 2019, 34 (2s): S483 - S485.

［2］Parvizi J, Adeli B, Zmistowski B, et al. Management of periprosthetic joint infection: the current knowledge: AAOS exhibit selection

[J]. J Bone Joint Surg Am, 2012, 94(14): e104.

[3] Segreti J, Nelson J A, Trenholme G M. Prolonged suppressive antibiotic therapy for infected orthopedic prostheses [J]. Clin Infect Dis, 1998, 27(4): 711 – 713.

[4] Goulet J A, Pellicci P M, Brause B D, Salvati et al. Prolonged suppression of infection in total hip arthroplasty [J]. J Arthroplasty, 1988, 3(2): 109 – 116.

[5] Rao N, Crossett L S, Sinha R K, et al. Long-term suppression of infection in total joint arthroplasty [J]. Clin Orthop Relat Res, 2003, (414): 55 – 60.

[6] Tsukayama D T, Wicklund B, Gustilo R B. Suppressive antibiotic therapy in chronic prosthetic joint infections [J]. Orthopedics, 1991, 14(8): 841 – 844.

[7] Pradier M, Robineau O, Boucher A, et al. Suppressive antibiotic therapy with oral tetracyclines for prosthetic joint infections: a retrospective study of 78 patients [J]. Infection, 2018, 46: 39e47.

[8] Siqueira M B P, Saleh A, Klika A K, et al. Chronic suppression of periprosthetic joint infections with oral antibiotics increases infection-free survivorship [J]. J Bone Joint Surg Am, 2015, 97: 1220e32.

第三节　清创保留假体

人工关节置换术后假体周围感染（PJI）是人工关节置换术（TJA）后严重的并发症之一。除了前一节所述由于各种原因不能进行手术的患者采用单纯使用抗生素抑制进行治疗之外，对于保留原有人工关节假体还可以采用单纯切开清创的方法。清创、抗生素、保留假体（DAIR）目前仍然是临床上处理PJI的一个有效选择。尤其对于术后早期发生的PJI或者术后急性血源性的PJI患者，很多医生倾向于选择DAIR来处理。当然也有文献报道对早期急性感染或者急性血源性感染的患者进行DAIR治疗的效果并不优于晚期感染的患者。Kunutsor等的系统回顾提示，DAIR手术对于PJI的患者在不同的研究中术后效果差异比较大。Pavoni等的病例组研究提示，采用DAIR处理PJI的成功率高达91%，而Bradbury等的系列病例成功率只有18%。由于不同中心的PJI病例情况可能千差万别，并且每个患者的各种因素也各不相同，例如引起感染的细菌种类、患者发病到手术的时间、局部软组织条件，甚至包括医生经验等因素。这些都会影响DAIR手术是否可以成功治疗PJI。当然DAIR手术仍然具有手术创伤小、能保留假体以及经济负担小等优点，所以依然是临床治疗PJI的一个选择。在以下章节我们将讨论如何选择DAIR手术处理PJI、DAIR手术的技巧，以及DAIR的术后疗效。

一、DAIR手术的适应证与禁忌证

一般情况下，DAIR适合于术后早期感染或者是急性血源播散性感染的患者，同时人工关节没有发生松动，并且功能良好。对于PJI的患者进行DAIR手术处理目前尚没有明确的禁忌证，即使是晚期感染的病例成功率可能降低，进行DAIR手术处理也有一定的成功率。但目前，时效性仍然是选择DAIR手术是一个重要的参考，其中影响因素最大的就是引起感染的细菌会形成生物膜（biofilm）。一旦感染发生，细菌在很短时间内就可以形成生物膜。并且这种生物膜的细菌容易黏附在金属、聚乙烯以及骨水泥表面。在清创的过程中，这类生物膜的细菌不易被清除，同时相对于杀死游离细菌需要更高的局部抗生素药物浓度才能杀死生物膜内的细菌。这是采用DAIR治疗PJI的难点，也正是生物膜的形成，导致了晚期感染单纯进行DAIR失败率增高，这也是为什么大多数医生通常只在早期感染或者急性血源性感染的病例中实施DAIR。

DAIR手术的一般流程参见图5-1。

在患者出现假体周围感染情况时，首先尽可能明确诊断，包括检查血C反应蛋白（CRP），如有可能，需要在术前进行关节腔穿刺，做白细胞计数与分类。关节液送细菌培养以利于术后早期根据培养结果调整抗生素使用。

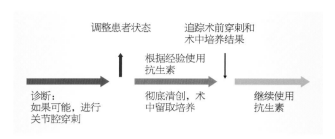

图 5-1　DAIR 手术的流程

在进行 DAIR 手术前，要尽可能调整患者状态，包括纠正水电解质失衡、备血。同时需要准备髋臼内衬或者膝关节内衬的取出工具以及新的内衬。根据 2018 年国际感染共识会（International Consensus Meeting，ICM）的讨论结果，绝大多数医生认为 DAIR 是一个紧急手术，但不是一个急诊手术，所以应该尽最大可能地完善术前准备。

DAIR 的关键在于手术中的彻底清创，术中应尽可能清除坏死组织。文献报道在清创过程中更换最配部件可以提高成功率，因此我们强烈建议，在 DAIR 过程中更换膝关节聚乙烯垫片或者髋关节内衬以及股骨头。手术中的彻底冲洗液有利于减少细菌负荷，尽管目前没有文献来证实使用多少冲洗液是合适的，但是大量的冲洗确实有助于减少细菌量并且提高 DAIR 的成功率。

细菌培养结果依然是目前抗生素选择的最佳依据，但由于 DAIR 手术比较紧急，一般情况下术前培养并不一定在手术前已经可以得到结果，所以医生团队应该及时追踪术前或者是术中的培养结果，依据细菌培养结果及时调整术后抗生素使用情况。

目前的指南推荐采用 DAIR 处理 PJI 后建议术后使用 4～6 周的抗生素继续抗感染治疗。Daver 等人的研究表明，采用口服抗生素相对于静脉抗生素可以获得同样的抗感染效果。我们的处理流程中推荐医生在清创术后使用抗生素 6 周以上，同时需要依据细菌培养结果与感染科医生共同做出针对患者的抗生素方案。

【典型病例】

患者女性，61 岁，主诉"右膝关节置换术后 1 年，突发疼痛 3 天"入院。患者 1 年前因双侧膝关节骨性关节炎行双侧人工膝关节置换术，术后恢复良好。3 天前突发膝关节疼痛，皮肤温度增高，并伴有发热，最高体温 39℃。局部查体膝关节明显肿胀，局部皮温升高，痛性活动受限。

入院后急查血常规，提示白细胞：12 000/mm³；中性粒细胞：87%；CRP 156 mg/L。膝关节穿刺可见脓性液体；关节液分析白细胞：110 000/mm³；多形核细胞：76%；关节液送检做细菌培养。

患者入院后 10 小时行膝关节切开清创，更换聚乙烯垫片，在清创过程中需要注意彻底切除坏死组织直到正常边界（图 5-2）。

术中需要去除膝关节聚乙烯垫片，充分暴露膝关节后方以便于清创（图 5-3）。

患者术后因培养尚未获得结果，使用万古霉素

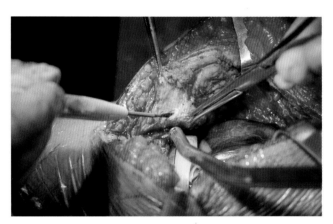

图 5-2　术中切除髌下脂肪垫部分坏死污染组织直至正常边界

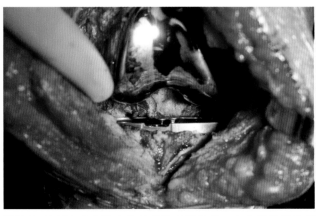

图 5-3　DAIR 术中取出膝关节聚乙烯垫片，充分暴露膝关节后方并做彻底清创

加哌拉西林抗感染治疗。术后第 3 天细菌培养结果出现阳性，为无乳链球菌，根据药敏结果停止使用万古霉素，单纯使用哌拉西林直至术后 4 周。患者术后 1 年未出现复发。

二、DAIR 手术处理 PJI 的疗效以及影响因素

由于 DAIR 手术在每个中心的例数都不是很多，并且患者自身的因素往往各不相同，包括局部软组织条件、起病时间、引起感染的细菌种类等，同时每名医生做清创的经验亦不尽相同，所以 DAIR 处理 PJI 的成功率差别较大。Kunutsor 等的系统回顾显示，DAIR 处理 PJI 的成功率在 61.4%。并且他们研究发现患者出现感染症状到进行 DAIR 手术间隔期小于 21 天的病例成功率要明显高于 21 天的病例。Qasim 等进行的另一项关于膝关节置换术后感染的患者进行 DAIR 治疗的系统回顾发现，在膝关节出现窦道的患者接受 DAIR 后成功率要明显降低。耐甲氧西林金黄色葡萄球菌（MRSA）是人工关节假体周围感染治疗中的一个难点，多个病例系列研究显示，在对 MRSA 引起的 PJI 患者采用 DAIR 进行治疗后失败率明显增高。Grammatopoulos 等的研究提示，更换髋、膝人工关节组配件是影响成功与否的独立因素，因此我们建议在进行 DAIR 的时候必须更换人工关节的组配件。

三、总结

尽管采用 DAIR 处理 PJI 的有效性不如一期翻修或者二期翻修确切，但是选择合适的患者，并且严格遵守治疗原则，DAIR 仍然是目前处理 PJI 的选项之一。

（周一新　邵宏翊）

参 考 文 献

[1] Lora-Tamayo J, Murillo O, Iribarren J A, et al. A large multicenter study of methicillin-susceptible and methicillin-resistant Staphylococcus aureus prosthetic joint infections managed with implant retention [J]. Clin Infect Dis, 2013, 56(2): 182-194.

[2] Byren I, Bejon P, Atkins B L, et al. One hundred and twelve infected arthroplasties treated with 'DAIR' (debridement, antibiotics and implant retention): antibiotic duration and outcome [J]. J Antimicrob Chemother, 2009, 63(6): 1264-1271.

[3] Triantafyllopoulos G K, Poultsides L A, Zhang W, et al. Periprosthetic knee infections treated with irrigation and debridement: outcomes and preoperative predictive factors [J]. J Arthroplasty, 2015, 30(4): 649-657.

[4] Koyonos L, Zmistowski B, Della Valle C J, et al. Infection control rate of irrigation and debridement for periprosthetic joint infection [J]. Clin Orthop Relat Res, 2011, 469(11): 3043-3048.

[5] Kunutsor S K, Beswick A D, Whitehouse M R, et al. Debridement, antibiotics and implant retention for periprosthetic joint infections: a systematic review and meta-analysis of treatment outcomes [J]. J Infect, 2018, 77(6): 479-488.

[6] Pavoni G L, Giannella M, Falcone M, et al. Conservative medical therapy of prosthetic joint infections: retrospective analysis of an 8-year experience [J]. Clin Microbiol Infect, 2004, 10(9): 831-837.

[7] Bradbury T, Fehring T K, Taunton M, et al. The fate of acute methicillin-resistant Staphylococcus aureus periprosthetic knee infections treated by open debridement and retention of components [J]. J Arthroplasty, 2009, 24(6 Suppl): 101-104.

[8] Nana A, Nelson S B, McLaren A, et al. What's new in musculoskeletal infection: update on biofilms [J]. J Bone Joint Surg Am, 2016, 98(14): 1226-1234.

[9] Grammatopoulos G, Kendrick B, McNally M, et al. Outcome following debridement, antibiotics, and implant retention in hip periprosthetic joint infection-an 18-year experience [J]. J Arthroplasty, 2017, 32(7): 2248-2255.

[10] Urish K L, DeMuth P W, Craft D W, et al. Pulse lavage is inadequate at removal of biofilm from the surface of total knee arthroplasty materials [J]. J Arthroplasty, 2014, 29(6): 1128-1132.

[11] Osmon D R, Berbari E F, Berendt A R, et al. Diagnosis and management of prosthetic joint infection: clinical practice guidelines by the Infectious Diseases Society of America [J]. Clin Infect Dis, 2013, 56(1): e1-e25.

[12] Daver N G, Shelburne S A, Atmar R L, et al. Oral step-down therapy is comparable to intravenous therapy for Staphylococcus aureus osteomyelitis [J]. J Infect, 2007, 54(6): 539-544.

[13] Qasim S N, Swann A, Ashford R. The DAIR (debridement, antibiotics and implant retention) procedure for infected total knee replacement — a literature review [J]. Sicot j, 2017, 3: 2.

第四节　一期置换

对于关节外科医生来说，髋、膝关节置换术后假体周围感染（PJI）的治疗仍十分具有挑战，治疗的目标在于完全清除感染，并进一步保留关节的功能。对于慢性假体周围感染的患者，通常需要更换假体，目前可采用一期翻修术或二期翻修术进行。Bucholz 等于 1981 年首次提出使用一期翻修术的方法治疗髋关节假体周围感染，随后 Freeman 等于 1985 年将此方法用于治疗膝关节假体周围感染，此后一期翻修术在欧洲应用较多，尤其是在德国 Endo-Klinik 中心，超过 85％ 的假体周围感染患者采用一期翻修术治疗，并取得了较好的治疗结果。目前文献报道，一期翻修术可获得与二期翻修术相近的临床结果。一期翻修术的优点在于：可以在一次手术中完成原假体取出及新假体植入的过程，减少总住院时间，降低手术并发症率和死亡率，可以早期进行功能恢复，并减少经济负担。为了达到令人满意的治疗结果，在施行一期翻修术时，需要在术前、术中及术后遵循一定的治疗原则。

一、一期置换手术的适应证与禁忌证

2018 年骨科感染国际共识会议提出一期翻修术的适应证包括以下 4 点。

（1）非免疫系统受损宿主。

（2）无全身性脓毒症。

（3）骨缺损、软组织缺损较小，可以一期闭合伤口。

（4）术前已确定致病微生物，且已知微生物抗菌药物敏感性。

相对禁忌证包括以下 5 点。

（1）严重的软组织损伤，无法直接闭合伤口。或存在复杂窦道，无法与原瘢痕一同切除。

（2）培养阴性假体周围感染，致病微生物及药敏结果未知。

（3）因各种原因，无法进行彻底的软组织及骨组织清创。

（4）因各种原因，无法进行局部抗菌治疗。

（5）没有合适的骨量留存以固定新假体。

此外，德国 Endo-Klinik 中心基于其多年应用一期翻修术治疗假体周围感染的经验，认为存在以下情况时，也不宜使用一期翻修术治疗。

（1）既往接受过 2 次或以上一期翻修术且治疗失败的患者。

（2）感染扩散到血管束或神经血管束。

（3）致病微生物对抗生素高度耐药或无合适的抗生素进行治疗。

二、术前检查

在进行手术前，应完善相关检查，包括血清学检查及影像学检查，并进行关节穿刺，以确定假体周围感染的诊断。一期翻修术前确定致病微生物种类及药敏结果至关重要，有助于指导选择合适的抗生素在术中局部应用，并在术后全身应用。穿刺前应停止使用抗生素至少 14 天，并延长微生物培养时间至 14 天，建议同时进行关节液白细胞计数、多形核细胞百分比、白细胞酯酶检查，对于特殊病例，可以进行关节液 α-防御素检查及聚合酶链式反应分析。

三、手术过程

手术的基本原则在于控制感染、防止复发、重建功能。应尽量使用上次手术的切口，并将既往瘢痕切除，如果存在窦道，应将其整合至切口中，并彻底切除。所有失活的组织及死骨均应彻底切除。术中留取 5 份标本进行微生物培养及组织病理学分析。手术治疗成功的关键不仅取决于细致清除所有异物，而且需要彻底清创，并在局部应用高剂量的抗生素，需要对膝关节后方及髋关节前、后关节囊进行彻底清创。相比于二期翻修术，一期翻修术在清创过程中需要切除更多的组织，以达到彻底清创的目的。建议使用冲洗枪对组织进行物理清创，以移除坏死的组织，并使用大量冲洗液进行冲洗，以更加充分地清除颗粒物和细菌负荷。同时使用过氧化氢、碘伏进行化学清创。

在完成清创后，使用碘伏浸泡伤口，同时所有人员重新刷手，对术野进行重新消毒及铺单，并使用一套新的无菌器械进行新假体植入术。对于髋臼侧骨缺损，可以使用钽金属或多孔金属垫块进行重建。Endo-Klinik 中心建议使用含抗生素骨水泥对假体进行固定，以持续释放抗生素，使局部维持较高抗生素浓度。对于骨水泥中添加的抗生素，应根据药敏结果，建议选择粉末状、水溶性且具有热稳定性的杀菌剂。将抗生素粉末与骨水泥粉末混合后，再与液体进行混合，抗生素最大浓度不超过骨水泥粉末重量的 10%，同时需要考虑加入抗生素的总量以防止出现系统性毒性。某些抗生素（如万古霉素超过 1.5 g/40 g 骨水泥）可能改变骨水泥的聚合行为，导致骨水泥固化过程加速。

既往研究中建议使用骨水泥型假体进行重建，并在骨水泥中额外添加抗生素。此后也有文献表明，在髋关节使用非骨水泥型假体进行重建，也可以获得较好的治疗结果。Winkler 等于 2008 年首先报道使用非骨水泥型假体进行一期翻修术，研究中纳入 37 例患者，使用含抗生素同种异体骨填补骨缺损，并在局部持续释放抗生素，3 例患者出现再感染，感染控制率为 92%。George 等的 meta 分析结果表明，在一期翻修术时使用骨水泥型假体与非骨水泥型假体的临床结果无显著性差异（感染复发率：12% vs. 14%）。然而，关于非骨水泥型假体的研究及患者数量相对较少（纳入 6 项研究共 148 例病例），其汇总结果的异质性较高（$I^2 = 77.4\%$），可能会影响最终的结果。此外，Lange 等在一项多中心前瞻性研究中，纳入 56 例髋关节假体周围感染的患者，均采用非骨水泥型假体进行一期翻修术

治疗，并在术后应用抗生素共计 12 周。在完成至少 2 年随访后，5 例出现治疗失败，再感染率为 8.9%，并认为使用非骨水泥型假体进行一期翻修术可以获得令人满意的治疗结果。近期，Ji 等报道，使用非骨水泥型假体治疗慢性髋关节假体周围感染。在术中局部使用万古霉素粉末，同时对于真菌及多重耐药微生物导致的感染，在术后进行敏感抗生素关节内直接输注，以维持局部较高的抗生素浓度。研究中共纳入 111 例患者，在完成至少 2 年随访后，99 例（89.2%）未出现再次感染。其认为在适当放宽适应证后，一期翻修术可以获得良好的治疗结果。

四、术后抗生素治疗

在一期翻修术后，建议根据术前微生物培养及药敏结果，静脉应用抗生素 10～14 天，而后口服抗生素，总时长 4～6 周，并根据术中微生物培养及药敏结果进行调整。对于葡萄球菌导致的假体周围感染，美国传染病协会建议静脉抗生素联合口服利福平 2～6 周，随后改为口服抗生素联合利福平 3 个月。

五、术后康复

术后应基于患者术中软组织、骨组织损伤情况，感染的程度及范围，以及重建方式等，制订适当的康复锻炼方案。建议患者尽早进行康复锻炼。对于膝关节翻修的患者，康复方案与初次患者基本相同，以减少肌肉运动受限、关节僵硬及关节纤维化。

六、治疗结果

感染持续存在或复发仍是一期翻修术最相关的并发症。Lange 等在纳入 36 篇文献后，报道一期翻修术再感染率为 13.1%，而二期翻修术为 10.4%。Beswick 等纳入 62 篇文献的 meta 分析报道，一期翻修术后再感染率为 8.6%，而二期翻修术后再感染率为 10.2%，结果间无统计学差异。目前，对比一期翻修术与二期翻修术临床结果的随机对照试验

正在进行中，随着相关文章的发表，可以提供更高质量的证据，得出更有说服力的结论。

七、总结

相比于二期翻修术，一期翻修术具有一些优点，在选择合适患者的条件下，可以获得与二期翻修术相近的治疗结果。治疗成功的关键在于完善的处理流程、进行术前穿刺获得病原信息、术中细致地清创，以及术后应用抗生素。

（周一新　邵宏翊）

参 考 文 献

[1] Gehrke T, Zahar A, Kendoff D. One-stage exchange: it all began here [J]. Bone Joint J, 2013, 95-b(11 Suppl A): 77-83.

[2] Buchholz H W, Elson R A, Engelbrecht E, et al. Management of deep infection of total hip replacement [J]. J Bone Joint Surg Br, 1981, 63-b(3): 342-353.

[3] Freeman M A, Sudlow R A, Casewell M W, et al. The management of infected total knee replacements [J]. J Bone Joint Surg Br, 1985, 67(5): 764-768.

[4] George D A, Konan S, Haddad F S. Single-stage hip and knee exchange for periprosthetic joint infection [J]. J Arthroplasty, 2015, 30(12): 2264-2270. doi: 10.1016/j.arth.2015.05.047.

[5] Lange J, Troelsen A, Thomsen R W, et al. Chronic infections in hip arthroplasties: comparing risk of reinfection following one-stage and two-stage revision: a systematic review and meta-analysis [J]. Clin Epidemiol, 2012, 4: 57-73. doi: 10.2147/clep.S29025.

[6] Beswick A D, Elvers K T, Smith A J, et al. What is the evidence base to guide surgical treatment of infected hip prostheses? Systematic review of longitudinal studies in unselected patients [J]. BMC Med, 2012, 10: 18.

[7] Bialecki J, Bucsi L, Fernando N, et al. Hip and knee section, treatment, one stage exchange: proceedings of international consensus on orthopedic infections [J]. J Arthroplasty, 2019, 34(2s): S421-S426.

[8] Zahar A, Webb J, Gehrke T, et al. One-stage exchange for prosthetic joint infection of the hip [J]. Hip Int, 2015, 25(4): 301-307.

[9] George D A, Haddad F S. One-stage exchange arthroplasty: a surgical technique update [J]. J Arthroplasty, 2017, 32(9s): S59-S62.

[10] Winkler H, Stoiber A, Kaudela K, et al. One stage uncemented revision of infected total hip replacement using cancellous allograft bone impregnated with antibiotics [J]. J Bone Joint Surg Br, 2008, 90(12): 1580-1584.

[11] George D A, Logoluso N, Castellini G, et al. Does cemented or cementless single-stage exchange arthroplasty of chronic periprosthetic hip infections provide similar infection rates to a two-stage? A systematic review [J]. BMC Infect Dis, 2016, 16(1): 553.

[12] Lange J, Troelsen A, Solgaard S, et al. Cementless one-stage revision in chronic periprosthetic hip joint infection. Ninety-one percent infection free survival in 56 patients at minimum 2-year follow-up [J]. J Arthroplasty, 2018, 33(4): 1160-1165.

[13] Ji B, Wahafu T, Li G, et al. Single-stage treatment of chronically infected total hip arthroplasty with cementless reconstruction: results in 126 patients with broad inclusion criteria [J]. Bone Joint J, 2019, 101-b(4): 396-402.

[14] Zahar A, Gehrke T A. One-stage revision for infected total hip arthroplasty [J]. Orthop Clin North Am, 2016, 47(1): 11-18.

[15] Anemuller R, Belden K, Brause B, et al. Hip and knee section, treatment, antimicrobials: proceedings of international consensus on orthopedic infections [J]. J Arthroplasty, 2019, 34(2s): S463-S475.

[16] Strange S, Whitehouse M R, Beswick A D, et al. One-stage or two-stage revision surgery for prosthetic hip joint infection—the INFORM trial: a study protocol for a randomised controlled trial [J]. Trials, 2016, 17: 90.

第五节　二期置换

一、二期置换术的选择

人工关节假体周围感染（PJI）是目前人工关节置换术后最严重、最可怕的并发症之一。尽管目前对于治疗 PJI 采用一期翻修还是二期翻修存在一定的争议，并且也有很多中心采用一期翻修处理 PJI，但是二期翻修仍然是大多数医生采用的治疗

PJI 的方法。尤其对于病情比较复杂、多次手术、细菌毒力比较强、局部软组织条件差以及经历过清创失败的患者，更多的医生会选择采用二期翻修术治疗假体周围感染（表 5-2）。

表 5-2　二期翻修术的相对适应证

局部因素	局部软组织条件差
	局部存在窦道
	感染时间长，骨组织骨髓炎化
患者因素	免疫能力低下
	反复感染
	系统性疾病
	复发性 PJI
细菌因素	耐药细菌 MRSA/MRSE
	多重感染细菌
	真菌
	细菌培养阴性的 PJI

二、二期置换术的流程

二期翻修术处理 PJI 在临床应用已经有将近 40 年的历史，并且取得了良好的效果。对于采用二期翻修术处理 PJI 的患者，术前应该尽可能进行穿刺，明确细菌种类，只有细菌种类明确后才能选用相应的抗生素。在明确 PJI 诊断、细菌种类后进行一期手术。尽管有报道在一期手术时可以保留部分假体，但目前主流的观点在一期手术中应该尽可能取出所有的假体、骨水泥以及死骨，并且做彻底的清创。而后在两期手术的间隔期采用相应抗生素进行抗感染治疗，同时在此期间检测 CRP、ESR 等感染指标，判断感染有无得到控制。在临床症状判断感染得到有效控制时，建议再次穿刺明确关节液白细胞计数、分类以及培养结果，通过这些检查综合判断假体周围感染有无得到有效控制。在感染得到有效控制后进行髋关节或者膝关节二期翻修手术，即关节功能重建术。Frank 等的多中心前瞻性随机对照研究显示，完成二期翻修术后延长使用抗生素对于减少术后 PJI 的复发或者再燃是有帮助的。因此建议对完成二期翻修术的患者口服相应抗生素

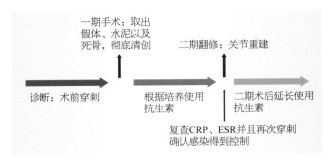

图 5-4　二期翻修手术流程

6 周。具体流程见图 5-4。

三、二期手术要点：假体取出与彻底清创

无论是髋关节或者膝关节的 PJI，要做到彻底取出假体以及清创，充分的术野显露至关重要。选择手术切口时一般要考虑原有手术切口，如果存在窦道，需要兼顾窦道的位置，如窦道离手术切口比较近，可以一并切除，如果窦道的位置远离手术切口的位置，应该由单独切口切除窦道。清创时需要切除关节周围瘢痕组织以及周围滑囊，这样不仅可以帮助关节的显露，同时也做到了污染组织的切除。术中应该再次留取培养，培养应该包括组织液的培养与组织培养。组织培养应该选取坏死组织与正常组织交界部位进行留取以提高培养阳性率。如果有条件，可以将取出的假体、骨水泥等做超声震荡后送培养，以提高细菌的检出率。一般建议术中培养至少要送 5 份以上。

在显露关节的基础上，要完整取出假体、骨水泥以及死骨。对于松动的关节，相对比较容易取出，对于固定良好的髋关节股骨侧关节，可以考虑行大转子延长截骨术进行取出，对于固定良好的髋臼侧假体，则应术前准备好相应取出工具。对于水泥型假体，则先行取出假体，而后取出水泥，在髋关节股骨取出困难时也可以考虑大转子截骨后取出。取出假体后可以获得更好的显露，此时可以需要做更为彻底的清创。术者应切除所有坏死组织直至正常组织，对于骨髓炎化的死骨也应该进行切除。术中可以通过骨皮质、骨松质渗血情况判断是健康骨组织还是坏死骨。对于髋臼内的伪膜组织可

以用刮勺进行刮除。膝关节股骨侧与胫骨的髓腔应该打通直至有渗血。

四、间隔物的选择

二期翻修术处理 PJI 的间隔期，几乎所有医生会选择使用间隔物进行临时的关节重建。间隔物可以起到在局部释放抗生素达到抗感染的目的，保持关节张力和长度，提供关节功能活动并方便二期手术时进行显露等作用。尽管制作含抗生素骨水泥间隔物可以使用不同公司的骨水泥，但是运用最多的是 Palacos（Zimmer，Warsaw，IN）高黏骨水泥。而抗生素的选择不仅仅需要关注对病原菌的作用，还需要选用的抗生素具有良好的水溶性。同时由于骨水泥混合时会发热，需要选用的抗生素具有热稳定性以及良好的释放性。由于国内妥布霉素和庆大霉素的粉剂比较难以获得，一般我们推荐在细菌培养为阳性球菌的病例中使用万古霉素，在培养为阴性杆菌的病例中使用美罗培南，而在培养为真菌的病例中使用两性霉素 B 或者氟康唑。

对于一期手术时采用活动型还是静止型间隔物，目前的研究显示，采用活动型间隔物具有更好的保留髋、膝关节功能的作用，同时并没有减少感染控制率。所以除非在有严重骨缺损、不能安装关节型间隔物的病例中采用静止型间隔物，普通的 PJI 病例中通常采用关节型间隔物。目前间隔物的制作可以采用现成模具与骨水泥进行制作，也可以直接采用假体与聚乙烯内衬而后采用骨水泥临时固定。

五、间隔期与二期手术的相关问题

在接受一期手术清创以后，除了局部置入含

抗生素的骨水泥间隔物之外，需要立即系统性地使用抗生素。此时的抗生素选择依据术前穿刺所得细菌培养结果做出选择，同时需要密切注意术中细菌培养结果，根据术中培养结果决定是否需要更换抗生素方案。大多数医生选择间隔期使用 6 周抗生素进行抗感染治疗，在此期间观察 CRP、ESR 等血清学指标是否逐步下降。而后在停止使用抗生素 2～4 周后再次复查血清学指标，对于需要准备进行第二期翻修的患者应再次进行关节穿刺，以获得更多的信息明确感染有无得到有效控制。

对于两期手术间隔时间，目前的研究提示，间隔期的时间延长，并不会带来感染复发率的下降，同时随着间隔期时间的延长，还会增加手术难度以及影响二期手术后功能的恢复。

通常情况下进行二期翻修手术的时候可以视其为一个普通的髋关节或者膝关节翻修术，但是我们强烈建议手术医生在取出间隔物后再彻底进行一次清创，如果有条件，可以再次铺单和更换手术服。在二期手术过程中，还需要再次留取关节液和组织标本进行细菌培养，以明确感染是否得到有效控制。文献提示，二期手术时细菌培养阳性的病例，发生失败的概率会增加。

六、二期翻修术的临床疗效

二期翻修术仍然是目前大多数医生治疗 PJI 的最主要方法，文献报道采用该方法可以取得很好的感染控制率，成功率可以达到 90％以上。当然在整个治疗过程中，尊重原则是成功的关键。

（周一新　邵宏翊）

参 考 文 献

[1] Kurtz S M, Lau E C, Son M S, et al. Are we winning or losing the battle with periprosthetic joint infection: trends in periprosthetic joint infection and mortality risk for the medicare population [J]. J Arthroplasty, 2018, 33(10): 3238 - 3245.

[2] Zeller V, Lhotellier L, Marmor S, et al. One-stage exchange

arthroplasty for chronic periprosthetic hip infection: results of a large prospective cohort study [J]. J Bone Joint Surg Am, 2014, 96(1): e1.

[3] Hansen E, Tetreault M, Zmistowski B, et al. Outcome of one-stage cementless exchange for acute postoperative periprosthetic

hip infection [J]. Clin Orthop Relat Res, 2013, 471(10): 3214 - 3222.

[4] Masri B A, Panagiotopoulos K P, Greidanus N V, et al. Cementless two-stage exchange arthroplasty for infection after total hip arthroplasty [J]. J Arthroplasty, 2007, 22(1): 72 - 78.

[5] Berry D J, Chandler H P, Reilly D T. The use of bone allografts in two-stage reconstruction after failure of hip replacements due to infection [J]. J Bone Joint Surg Am, 1991, 73 (10): 1460 - 1468.

[6] Ekpo T E, Berend K R, Morris M J, et al. Partial two-stage exchange for infected total hip arthroplasty: a preliminary report [J]. Clin Orthop Relat Res, 2014, 472(2): 437 - 448.

[7] Kendall R W, Duncan C P, Smith J A, et al. Persistence of bacteria on antibiotic loaded acrylic depots. A reason for caution [J]. Clin Orthop Relat Res, 1996, (329): 273 - 280.

[8] Bian T, Shao H, Zhou Y, et al. Tests for predicting reimplantation success of two-stage revision for periprosthetic joint infection: a systematic review and meta-analysis [J]. Orthop Traumatol Surg Res, 2018, 104(7): 1115 - 1123.

[9] Frank J M, Kayupov E, Moric M, et al. The mark coventry, md, award: oral antibiotics reduce reinfection after two-stage exchange: a multicenter, randomized controlled trial [J]. Clin Orthop Relat Res, 2017, 475(1): 56 - 61.

[10] Wentworth S J, Masri B A, Duncan C P, et al. Hip prosthesis of antibiotic-loaded acrylic cement for the treatment of infections following total hip arthroplasty [J]. J Bone Joint Surg Am, 2002, 84-A Suppl 2: 123 - 128.

[11] Cui Q, Mihalko W M, Shields J S, et al. Antibiotic-impregnated cement spacers for the treatment of infection associated with total hip or knee arthroplasty [J]. J Bone Joint Surg Am, 2007, 89(4): 871 - 882.

[12] Anderson J A, Sculco P K, Heitkemper S, et al. An articulating spacer to treat and mobilize patients with infected total knee arthroplasty [J]. J Arthroplasty, 2009, 24(4): 631 - 635.

[13] Emerson R H Jr, Muncie M, Tarbox T R, et al. Comparison of a static with a mobile spacer in total knee infection [J]. Clin Orthop Relat Res, 2002, (404): 132 - 138.

[14] Kusuma S K, Ward J, Jacofsky M, et al. What is the role of serological testing between stages of two-stage reconstruction of the infected prosthetic knee? [J]. Clin Orthop Relat Res, 2011, 469(4): 1002 - 1008.

[15] Zmistowski B M, Clyde C T, Ghanem E S, et al. Utility of synovial white blood cell count and differential before reimplantation surgery [J]. J Arthroplasty, 2017.

[16] Newman J M, George J, Klika A K, et al. What is the diagnostic accuracy of aspirations performed on hips with antibiotic cement spacers? [J]. Clin Orthop Relat Res, 2017, 475(1): 204 - 211.

[17] Kusuma S K, Ward J, Jacofsky M, et al. What is the role of serological testing between stages of two-stage reconstruction of the infected prosthetic knee? [J]. Clinical Orthopaedics and Related Research, 2011, 469(4): 1002 - 1008.

[18] Aali Rezaie A, Goswami K, Shohat N, et al. Time to reimplantation: waiting longer confers no added benefit [J]. J Arthroplasty, 2018, 33(6): 1850 - 1854.

[19] Tan T L, Gomez M M, Manrique J, et al. Positive culture during reimplantation increases the risk of subsequent failure in two-stage exchange arthroplasty [J]. J Bone Joint Surg Am, 2016, 98(15): 1313 - 1319.

[20] Akgun D, Muller M, Perka C, et al. A positive bacterial culture during re-implantation is associated with a poor outcome in two-stage exchange arthroplasty for deep infection [J]. Bone Joint J, 2017, 99-b(11): 1490 - 1495.

[21] Tigani D, Trisolino G, Fosco M, et al. Two-stage reimplantation for periprosthetic knee infection: influence of host health status and infecting microorganism [J]. Knee, 2013, 20(1): 9 - 18.

[22] Kraay M J, Goldberg V M, Fitzgerald S J, et al. Cementless two-staged total hip arthroplasty for deep periprosthetic infection [J]. Clin Orthop Relat Res, 2005, 441: 243 - 249.

[23] Lim S J, Park J C, Moon Y W, et al. Treatment of periprosthetic hip infection caused by resistant microorganisms using 2-stage reimplantation protocol [J]. J Arthroplasty, 2009, 24(8): 1264 - 1269.

[24] Wolf C F, Gu N Y, Doctor J N, et al. Comparison of one and two-stage revision of total hip arthroplasty complicated by infection: a Markov expected-utility decision analysis [J]. J Bone Joint Surg Am, 2011, 93(7): 631 - 639.

第六节　关节融合术

　　20 世纪早期，关节融合术就已经得到展开。早期适应证为严重的骨性关节炎/创伤性关节炎、Charcot 关节病、感染性关节炎、脊髓灰质炎和肿瘤切除后重建等引起的关节不稳定和疼痛。现在，随着脊髓灰质炎疫苗的广泛使用，结核及梅毒等引起关节严重并发症疾病早期治疗，大大减少了因这些疾病而需要进行关节融合患者的数量。面对新世纪的挑战，关节融合术更多作为假体周围感染患者，二期翻修术后失败的挽救治疗措施。二期翻修手术失败，患者经历了至少两次关节手术，反复的感染不仅仅造成关节周围软组织、骨组织的反复破坏再生，以致关节功能发生不可重建的损伤（髌韧带大范围缺损、皮肤大范围缺损），以及在局部产生难以根除的病原体聚集区，同时患者的心理及经济也面临着巨大的打击。虽然我们有多种重建力学条件的手术方式，但肌肉动力的丢失会使得重建关节意义大大减低。因而对于这些患者，关节融合术就是一种合理的选择。虽然关节融合术能为患者提供一个稳定下肢力学条件，同时创造一个更好的治疗感染的内环境，并且完全疼痛缓解，但终归膝关节融合术会造成膝关节屈伸功能的缺失，并且很大可能造成肢体短缩以及极差的生活体验，因而这并不是一种常规的治疗方式，并且这种治疗随着技术的进步而展开数量越来越少。但作为一种假体周围感染中晚期挽救手术措施，我们关节外科医师还是要有所了解。

假体周围感染术后，采用关节融合的治疗方式来治疗患者，要分为膝关节融合和髋关节融合患者两部分。相较于髋关节融合术，膝关节融合术的展开数量更多，报道内容更为完整，相较于不能屈曲的膝关节，不能屈曲的髋关节对生活带来的影响更为巨大。膝关节对于行走的影响可以通过髋关节、踝关节的活动作为代偿，而固定不动的髋关节所带来的限制很难通过腰椎的活动来补偿。

对于膝关节融合术，主要包括髓内钉固定术、钉板系统固定以及外架固定方式。主流应用为髓内固定及外架固定。既往研究外固定架相对于髓内固定来说，其感染复发率要明显减低，同时对于内固定来说，其能提供更好的稳定性，能让患者更早地下地活动，避免外固定架针道引发的感染，同时能够提供更好的下肢长度，但对于下肢力线调整来说，外固定架有着其天然的优势，同时对于极差软组织条件来说，外固定架也能很好治疗。因而在进行膝关节融合术之前，对患者评估显得尤为重要。同侧髋关节或踝关节严重病变、对侧膝关节或髋关节融合术、对侧肢体踝上截骨术、严重节段性骨缺损或严重组织损伤需广泛重建，都是膝关节融合的主要禁忌证。膝关节融合术后成功后的补偿机制是增加骨盆的倾斜度，增加同侧髋关节外展肌、同侧踝关节背屈肌的激励，而同侧髋关节和踝关节病变就会影响行走的补偿作用。同时脊柱的退行性病变的患者也不适合膝关节融合术，因为融合后在行走时骨盆会出现补偿性倾斜，这种倾斜会增加作用在腰椎的压力，使患者腰椎病变加重。

对于髋关节融合术，相对于膝关节融合术开展得更少，所采用方法多为钉板固定加同种异体骨植入，石膏托固定融合、克氏针内固定融合、外固定架固定融合相对较少使用。髋关节融合术的开展并不如膝关节融合术广泛，既往的文献报道也非常有限。在仅有的文献中，Kostuik 和 Alexander 共同报道了一个样本量为 14 的髋关节融合研究，他们所采用的就是 AO 钉板融合系统加同种异体骨植入的方法，其中只有 1 名患者出现了并发症。随着现代医疗技术的进步，髋关节融合术所带来的关节活动受限，成为这种术式进一步展开的巨大阻碍。

一、手术步骤（膝关节融合术）

1. **体位**　平卧位，患侧臀下垫高，股部施扎止血带。

2. **切口**　膝关节前正中或前内侧切口，髌旁内侧入路。

3. **清理膝关节**　切除或保留髌骨（根据术中感染情况），切除滑膜、半月板及十字韧带。尽可能保护完整的股四头肌、髌韧带、侧副韧带等结构，为以后可能的再行关节置换保留必要条件。

4. **骨端截骨**　利用全膝关节磨具，在距离股骨远端、胫骨平台各 1 cm 处，切出 2 个平整的骨松质断面。截骨角度根据患者已存在畸形、骨面缺损情况决定。

5. **融合位置**　为改善外观，更好地保留肢体长度，方便行走，还有方案为：屈膝 $0°\sim15°$，外翻 $5°\sim8°$，外旋 $10°$。

6. **固定**

（1）外固定：有简单的 Charnley 外固定器、Hoffman 外固定架、Ilizarov 外固定架等。

（2）内固定：有时可用双钢板内固定或前方张力带法固定。

（3）髓内针内固定：相对上述两种方法，此方法手术时间长、失血多，但融合率高，术后无须任何外固定，可早负重。

先将导丝穿入胫骨髓腔，直至远侧干骺端，然后用可弯钻扩大髓腔。将导丝经股骨远端向上逆行穿入，扩大髓腔，并经转子间窝穿出。臀部另做切口，做置入髓内针用。其直径应比胫骨髓腔峡部小0.5 mm，而股骨髓腔应扩大至比所选择髓内针粗1.5 mm。经臀部切口出入 Kuntscher 针，注意使针的弧度位于股骨前方，这样才能保证膝关节的屈曲、外翻位。针头露出股骨远端 2～3 cm 后，将胫骨近端与股骨远端断面对合整齐。继续将 Kuntscher 针穿至胫骨远端干骺端内。正常人胫骨位置相对股骨略偏后。穿入髓内针后，胫骨前移可能造成切口闭合困难。可切除部分胫骨前嵴，减少切口张力。

二、注意事项

对于将要进行关节融合的患者来说，术前要进行戒烟，控制内科合并症（高血压、糖尿病），同时要拍摄下肢全长 X 线片以方便对术后患肢短缩的评估。对于假体周围感染患者，融合术前的感染控制十分必要，建议先行独立手术将感染假体取出，抗生素间隔物置入，并完成术后 6 周的抗生素抗感染治疗，待血清学指标恢复正常水平，再给予患者关节融合治疗。

手术过程当中，为减轻肢体进一步短缩，建议将膝关节融合于伸直 0°位，也有部分意见认为应将关节融合为屈曲 10°～15°。这样可以更好地拥有坐位功能，改善功能，但是这样会更加短缩肢体。融合于 0°位时过度抬高骨盆，外展下肢补偿膝关节融合后下肢行走困难。

在固定后冠状面，外固定架可以将膝关节固定于理想的外翻 5°～7°，而髓内钉则通常将膝关节固定于内翻 2°～5°，这样无形中增加了髋关节内翻运动，将会增加同侧髋关节、踝关节病变可能，但 Puranen 等报道的 33 例髓内钉融合患者中，随访 2 年并未发现同侧髋关节病变。

（周一新　宋　洋）

参 考 文 献

［1］ Conway J D，Mont M A，Bezwada H P．Arthrodesis of the knee ［J］．Journal of Bone & Joint Surgery American Volume，2004，86-A(4)：835．

［2］ Matthew R，Hristo I，Andrew O，et al．Knee arthrodesis outcomes after infected total knee arthroplasty and failure of two-stage revision with an antibiotic cement spacer ［J］．JAAOS Glob Res Rev，2018，2：e077．

［3］ Giovanni B，Maria R，Tiziana A，et al．Re-infection rates and clinical outcomes following arthrodesis with intramedullary nail and external fixator for infected knee prosthesis：a systematic review and metaanalysis ［J］．BMC Musculoskeletal Disorders，（2018）19：361．

［4］ Lorenzo F，Jakub T，Costa S M J，et al．Risk factors and treatment options for failure of a two-stage exchange ［J］．Current Reviews in Musculoskeletal Medicine，2018．

［5］ Babhulkar S，Pande S．Tuberculosis of the hip ［J］．Skeletal Radiology，1998，27(1)：40－42．

［6］ Kostuik J，Alexander D．Arthrodesis for failed arthroplasty of the hip ［J］．Clin Orthop，1984，188：173－182．

［7］ Puranen J，Kortelainen P，Jalovaara P．Arthrodesis of the knee with intramedullary nail fixation ［J］．Journal of Bone & Joint Surgery American Volume，1990，72(3)：433－442．

第七节　关节切除成形术

关节切除成形术最早出现于 1928 年，Girdlestone 医师应用这种手术方式来治疗髋关节感染，因而又称为 Girdlestone 术。在 1950 年，R. G. Taylor 用此术式治疗髋关节骨性关节炎。在 1972 年，Patterson、Brown 和 Wilson 等两个团队，用此种术式治疗髋关节感染。Wilson 等报道了 100 名使用骨水泥固定的全髋关节置换患者术后出现假体松动和伤口并发症，Patterson、Brown 也报道了使用同种假体的患者，其报道的术后并发症发生率更高，其中26%的患者使用Girdlestone术式来进行治疗。Clegg提出使用Girdlestone术治疗THA感染，并且他用此种术式治疗了26例患者。他还发现在疼痛缓解和改善术后功能上Girdlestone术有很好的表现。但是也有很大的限制，包括：4~7.5 cm的短缩，不能久坐，独立行走困难。在20世纪80年代中期，在抗生素间隔物以及二期治疗出现之前，有大量的文献报道了使用Girdlestone术治疗感染性髋关节假体周围感染。

随着抗生素种类的增加，感染诊断技术的进步，以及多阶段感染治疗策略的普及，更多的医师更加青睐应用髋关节旷置术或置入含骨水泥间隔物的治疗方式控制感染，这样能够更好地为后续再次行髋关节翻修术做准备。髋关节切除成形术（Girdlestone术），由于其不能更好地控制关节感染，并且其术后关节不稳定，导致正常活动功能缺失。同时，Cornelis等在一项关于Girdlestone术后患者生活质量调查研究中发现，术后患者的生活质量和健康状况情况显著低于正常标准，并且其健康质量评分还低于截肢术后患者。因而越来越多的医师已不再将其作为一种治疗假体周围感染的手段。

（周一新　周　洋）

参考文献

[1] Taylor R G. Pseudarthrosis of the hip-joint [J]. Proceedings of the Royal Society of Medicine, 1956, 49(11): 963.

[2] Patterson F P, Brown C S. The McKee-Farrar total hip replacement. Preliminary results and complications of 368 operations performed in five general hospitals [J]. Journal of Bone & Joint Surgery American Volume, 1972, 54(2): 257 - 275.

[3] Jr W P, Amstutz H C, Czerniecki A, et al. Total hip replacement with fixation by acrylic cement. A preliminary study of 100 consecutive McKee-Farrar prosthetic replacements [J]. Journal of Bone & Joint Surgery American Volume, 1972, 54(2): 207 - 236.

[4] Clegg J. The results of the pseudarthrosis after removal of an infected total hip prosthesis [J]. Journal of Bone & Joint Surgery British Volume, 1977, 59(3): 298.

[5] Cui Q, Mihalko W M, Shields J S, et al. Antibiotic-impregnated cement spacers for the treatment of infection associated with total hip or knee arthroplasty [J]. Journal of Bone & Joint Surgery American Volume, 2007, 89(4): 871 - 882.

[6] Engesæter L B, Dale H, Schrama J C, et al. Surgical procedures in the treatment of 784 infected THAs reported to the norwegian arthroplasty register: best survival with 2-stage exchange revision, but also good results with debridement and retention of the fixed implant [J]. Acta Orthopaedica, 2011, 82 (5): 530.

[7] Cornelis M, Brenda, Pieter K, et al. Quality of life and health status after Girdlestone resection arthroplasty in patients with an infected total hip prosthesis [J]. Journal of Bone and Joint Infection, 2019, 4(1): 10 - 15.

第八节　截肢术

截肢术最早被用于治疗较为复杂的病情，诸如，危及生命的严重感染，或因大量骨缺损而不能挽救的肢体损伤，或严重的血管损伤。Fenelon等在20世纪80年代报道了11名接受截肢手术的患者。其报道，这11名手术患者，3名患者死亡，5名患者愈合良好，3名患者形成窦道，但是疼痛减轻，2名患者触痛，4名患者可以再次工作，7名患者出院后表示对手术满意，并且能继续生活。

Bucholz等采用了关节离断术，其术后随访结果显示，这种经关节离断手术更为适合用于危及生命的感染，或者是严重的血管损伤。结合既往文献报道采用截肢术治疗髋关节假体周围感染占了全部髋关节假体周围感染的0.7%~1.3%。

当膝关节假体周围感染患者由于感染原因致使采取截肢术进行治疗，我们通常在采用膝上截骨，这样可以充分切除感染部分，降低术后感染再发风险。但考虑到患者术后假肢安装的需求，因而在截肢手术时，在原膝关节以上多少距离进行手术尤为慎重。传统上在大多数膝上截肢的持续摩擦的膝关节轴心部分距离假肢套筒末端 9～10 cm，所以必须在此距离以上截骨以便于有足够的长度安装假肢。如果截骨的位置远于此位置，假体的膝关节就会比对侧的正常膝关节处在更远的位置。外观很不美观，而且当患者坐着时就显得更为明显。距离小转子远端 5 cm 以内截骨的截肢残端，安装假肢的功能就和髋关节离断一样。我们要在手术时据此来权衡截骨位置。

一、截肢术（膝关节截肢术）

1. **体位** 仰卧位。

2. **切口** 膝上的截肢，切口瘢痕应于残端后方。理想的截断平面为大转子顶端以下 25 cm。皮瓣设计应前长后短（2∶1），皮瓣切口在侧面的交点应超过截断平面。切开后，筋膜下分离，将皮瓣上翻；或分离出厚 1 cm 的股直肌瓣，在与前侧皮瓣等长处切断，随同皮瓣上翻。

3. **解除病肢** 于截断平面，结扎、切断大隐静脉。于缝匠肌下或内收肌管内分离股动静脉及隐神经，分别按照常规切断、处理。于截断平面下 2～

3 cm 处环形切断肌肉直达股骨，在预定截断平面切骨膜，锯断股骨，离断病肢。

4. **处理后侧血管、神经** 在断面的股骨与内收肌、股二头肌间分离出股深动静脉，双重结扎。再于半腱肌、半膜肌与股二头肌间分离出坐骨神经，轻度拉出，结扎营养血管后切断，任其自然回缩。

5. **缝合** 松开止血带，彻底止血。将股直肌瓣下翻，缝合于股骨后面的肌间隔或后侧筋膜。间断缝合筋膜和皮肤。近端截肢宜用胶管负压引流。

二、手术注意

（1）如果截肢平面较高，无法使用止血带，只能逐步切断肌肉与血管、神经，边切边处理。必要时可压迫腹股沟韧带中点，以控制出血。

（2）股部肌肉丰富，尤以上 1/3 截肢更为丰富，失血较多，应注意补液、补血。

（3）皮瓣松紧尤为重要，术后安装假肢，松或紧都会造成安装后并发症发生。

（4）对于大腿中段以上的截肢，术后需用夹板固定髋关节在伸直位，以防髋屈曲挛缩畸形，并早期锻炼髋过伸活动。

（周一新　宋　洋）

参 考 文 献

［1］ Fenelon G C, Von F G, Engelbrecht E. Disarticulation of the hip as a result of failed arthroplasty. A series of 11 cases ［J］. Bone & Joint Journal, 1980, 62-B(4): 441-446.

［2］ Buchholz H, Elson R, Engelbrecht E, et al. Management of deep infection of total hip replacement ［J］. Journal of Bone and Joint Surgery — British Volume, 1981, 63-B(3): 342-353.

［3］ Garvin K L, Hanssen A D. Infection after total hip arthroplasty. Past, present, and future ［J］. Journal of Bone & Joint Surgery-American Volume, 1995, 77(10): 1576-1588.

［4］ Hanssen A D, Rand J A. Evaluation and treatment of infection at the site of a total hip or knee arthroplasty ［J］. Instr Course Lect, 1999, 48(6): 111-122.

第六章

抗生素骨水泥和间隔物

第一节　骨水泥中的抗生素使用

由于担心耐药等原因，抗生素局部应用一直受到限制，仅在骨组织感染等领域较多使用。人体骨骼组织处于矿化状态，形态变化极小，一旦感染，很容易引起局部血供受限，并进一步降低通过血液循环来到骨组织中的有效抗生素浓度，最终引发感染进展。因此，虽然骨骼组织并不存在血脑屏障之类的屏障组织，但普遍认为，骨组织对于药代动力学的反应，要比中枢神经系统更差。

人工关节作为一种外源性的人工假体材料，它将在患者体内长期存留。一旦出现细菌种植，关节本身就会成为感染的危险因素。细菌定植于假体表面形成生物膜并处于固着状态，等条件成熟，它们就从生物膜中释放出来，并引起假体周围组织的感染。在这种情况下，口服或者静脉使用抗生素即使能有效作用于软组织或者骨组织内的细菌，但对于生物膜中的细菌作用十分有限。已有研究证实，细菌膜内的固着细菌其最小抑菌浓度（minimal inhibitory concentration，MIC）超过正常悬浮细菌的 1 000 倍，并且它们受生物膜保护可以有效逃离宿主的免疫反应。在这种情况下，唯有包括移除感染假体以及局部抗生素应用在内的翻修手术，才有可能彻底清创并控制感染。

除了假体翻修以外，也有学者将抗生素骨水泥应用于初次置换预防感染，并将初次置换术后假体周围感染的发生率从 7% 降到了 1%。因此，载抗生素骨水泥在翻修和初次置换病例中均广泛使用。但是，必须承认，关于初次置换抗生素骨水泥的使用至今仍存争议。目前部分学者支持在初次全髋关节置换中使用载抗生素骨水泥，而不建议在初次膝关节置换中使用载抗生素骨水泥。但关于这一点尚未有定论，我们也会在下面的章节中详细介绍。

一、抗生素的选择

载抗生素骨水泥的使用最早可以追溯到 1969 年。Buchholz 等学者在研究聚甲基丙烯酸甲酯骨水泥的过程中，发现丙烯酸树脂可以持续释放很长时间。他们据此提出"抗生素是否也同样可以从骨水泥中持续释放"的猜想并着手研究。结果发现，部分抗生素可以持续释放，而另一部分抗生素一点也不能释放。其中，庆大霉素在维持释放浓度方面表现最好。

为了持续释放有效浓度抗生素并达到控制感染或预防感染的目的，目前普遍认为，理想的抗生素需要满足以下特点。

（1）水溶性高。

（2）在骨水泥的聚合反应中热稳定性好：骨水泥聚合反应过程中，最高温度可达 60~80 ℃。

（3）不会与骨水泥或者聚合反应中间产物发生化学反应。

（4）对骨水泥的物理性能影响小。

（5）能有效地从骨水泥中释放出来。

为了监测不同抗生素从骨水泥中释放出来维持最低有效抑菌浓度的时间，曾有学者做了动物实验。他们以美国国家临床实验室标准委员会（NCCLS）规定的 MIC 为标准，结果发现，从骨水泥颗粒中释放的抗生素维持有效 MIC 的持续时间，如表 6-1 所示。

除此之外，为了对局部感染产生有效作用，对于抗生素本身，还应该满足另外一些要求。

（1）具有对阳性菌和阴性菌都有效的广谱抗菌作用。

（2）在低浓度就对细菌产生明显的抑菌和杀菌作用。

（3）出现细菌耐药性概率低。

表 6-1　动物实验提示不同载抗生素骨水泥
颗粒维持有效 MIC 时间

抗生素种类	维持 MIC 时间
头孢唑啉	14 天
环丙沙星	3 天
克林霉素	28 天
替卡西林	9 天
妥布霉素	21 天
万古霉素	3 天

（4）过敏反应概率低。

（5）人体毒性弱。

（6）与血清蛋白等因子反应差。

如果严格以上述条件作为标准，目前几乎没有抗生素能满足全部要求。一般情况下，特定感染的细菌需要选择特定的敏感抗生素。这可以通过药敏试验来确定。对于无法得到药敏数据的病例，可以参照下面表格选择（表 6-2）。

表 6-2　各种骨水泥抗生素的适用菌群

抗生素名称	常规敏感细菌	提　示
阿米卡星	铜绿假单胞菌	可以和头孢哌酮联合使用
氨苄西林	肠球菌 链球菌 厌氧菌	
头孢呋辛	葡萄球菌（MSSA，甲氧西林敏感） 链球菌	
头孢噻肟	肠杆菌	可以和庆大霉素联合使用
头孢哌酮	铜绿假单胞菌	可以和阿米卡星、庆大霉素以及妥布霉素联合使用
克林霉素	葡萄球菌 链球菌 丙酸杆菌 厌氧菌	可以和庆大霉素联合使用
庆大霉素	各种细菌	主要用于预防感染或者与其他抗生素合用
氧氟沙星	肠杆菌 铜绿假单胞菌	
万古霉素	葡萄球菌（MRSA，耐甲氧西林） 棒状杆菌	溶解性差 抑菌性差 尽量用于联合抗生素使用

在临床实践中，庆大霉素和妥布霉素因其抗菌谱广、耐热稳定性好、吸收迅速，被广泛应用于骨水泥当中。两种以上抗生素联合应用的研究不多，其中万古霉素和庆大霉素联合应用比较成熟。但随着耐药菌的增多，环丙沙星、克林霉素、多黏菌素、头孢噻肟、两性霉素、头孢唑林、替考拉宁等也开始尝试使用。根据文献报道，美国 FDA 批准了 5 种抗生素骨水泥（表 6-3）。

表 6-3　美国 FDA 批准的载抗生素骨水泥

商品名	抗生素含量（每 40 g 骨水泥）
Simplex P	1 g 妥布霉素
Palacos G	0.85 g 庆大霉素
SmartSet GHV	1 g 庆大霉素
SmartSet MHV	1 g 庆大霉素
Prostalac	1 g 万古霉素和 3.6 g 妥布霉素

曾有学者探讨抗生素对于骨水泥性能的研究。结果发现，在骨水泥 40 g 中加入抗生素超过 4 g 后，骨水泥明显黏度降低、成团困难。因此一包骨水泥（40 g）中抗生素不建议超过 4 g。如果是用于翻修手术，只能选择固态粉末状的抗生素。液态抗生素会影响骨水泥的力学性能，并产生不可预料的后果。而对于旷置手术，理想状态下应该维持骨水泥占位器周围抗生素浓度超过 MIC，直到下一次翻修假体植入。因此更应该选择持续释放时间长的抗生素。

另外，骨水泥抗生素的选择存在明显的地域差异。一般来说，欧洲使用载庆大霉素骨水泥较多，而美国和加拿大使用载妥布霉素骨水泥较多。

针对不同的病例人群，载抗生素骨水泥的临床应用各不相同。早在 1997 年，挪威国家关节置换系统就曾报道预防性使用载抗生素骨水泥对初次全髋置换病例有益。他们纳入了超过 10 000 例全髋置换病例，结果发现，总的术后感染率为 0.3%，其中使用载抗生素骨水泥组为 0.1%，而使用普通骨水泥组则高达 0.5%，是前者的 5 倍。其中超过 90% 的载抗生素骨水泥病例使用 0.5 g 庆大霉素加入 40 g 骨水泥中。2014 年，进一步大样本的系统回顾分析数据则提示，外周血系统应用抗生素联合载抗生素骨水泥，对于防治初次髋关节置换术后感染的效果最佳。因此，目前主流观点支持初次全髋关节置换常规使用载抗生素骨水泥。

关于初次膝关节置换是否常规使用载抗生素骨水泥则存在较大争议。曾有中国台湾地区学者报道包含 340 例患者的随机对照研究。他们发现，使用载抗生素骨水泥（头孢呋辛）的患者术后 26 个月内没有一例出现感染，但是使用普通骨水泥组感染发生率为 3.1%，因此他们强烈建议使用载抗生素骨水泥。而另一方面，另一项包含 3 000 例西班牙人群的随机对照研究则提示，使用载抗生素骨水泥（红霉素联合多黏菌素）并不能有效降低术后 1 年的感染发生率（1.4% vs. 1.35%）。近期有学者对 8 篇已发表文献（包含 34 664 例患者）进行了系统回顾，结果发现，与普通骨水泥相比，载抗生素骨水泥并没有降低初次膝关节置换术后感染的风险。与此同时，载抗生素骨水泥增加了潜在的经济负担。而一篇来自新西兰的包含 65 000 病例的报道则提示，使用抗生素骨水泥的初次全膝关节置换人群术后感染率甚至增加。另一篇来自美国的研究也得到了类似的结果。虽然这些作者认为这个结果可能跟术前选择感染可能性高的患者使用载抗生素骨水泥有关，但这仍一定程度增加了学术界对于膝关节置换常规使用载抗生素骨水泥的担忧。因此，关于初次膝关节置换是否常规使用抗生素骨水泥至今尚无定论，一般建议对于感染风险高的病例选择性使用。

目前已有充足的数据支持在感染翻修病例中使用载抗生素骨水泥，使用载抗生素骨水泥可以降低感染翻修病例术后复发率 50% 以上。在假体感染翻修术中，既往常规使用载氨基糖苷类（庆大霉素或者妥布霉素）抗生素骨水泥。但是随着氨基糖苷类抗生素耐药菌的增加，理论上在氨基糖苷类的基础上添加少量万古霉素会更合适。关于这一点不是绝对的，大部分学者支持尽量在药敏结果的基础上选择合适抗生素。另外，第一期旷置和第二期翻修假体植入对载抗生素骨水泥的要求也不一样。在旷置术中，建议选用治疗剂量的抗生素控制感染；而在翻修假体植入时，考虑到抗生素对于骨水泥性状的

影响，一般建议采用小剂量抗生素预防感染。

关于抗生素骨水泥局部高浓度抗生素对人体的不良作用目前不是很清楚。曾有个例报道使用庆大霉素骨水泥后出现 IV 型超敏反应，也有研究提示使用治疗剂量抗生素骨水泥后出现了肾毒性。另外，还有体外实验表明，庆大霉素浓度超过 700 mg/L 可以出现成骨细胞 DNA 总数减少；头孢唑林浓度大于 200 mg/L 可以影响细胞复制，而万古霉素大于 10 000 mg/L 可以导致细胞死亡。根据已有的文献报道，抗生素骨水泥早期均可在周围形成较高抗生素浓度，尤其对于二期翻修的治疗剂量载抗生素骨水泥周围浓度更高，因此其潜在的细胞毒性仍值得进一步的研究探讨。

二、药物剂量以及联合使用

目前，关于骨水泥中抗生素的使用剂量并没有一个明确的标准。以往的文献多是研究者的个人经验或者某些会议后的专家共识。既往相关的研究主要依赖于抗生素浓度对骨水泥物理性质的影响，而非依赖于它的治疗效果。现在通常接受的观点是，如果是用于感染的治疗，一般建议在 40 g 骨水泥中添加 3.6 g 的抗生素以保证其有效浓度；如果是用于感染预防，则建议添加较小的剂量（1 g）至 40 g 骨水泥中，以减少添加抗生素对于骨水泥力学强度的干扰。

载抗生素骨水泥的药物释放不仅仅与骨水泥的特性有关，与使用的抗生素的量也有很大关系。另外，一些研究也发现，联合使用抗生素，其局部释放的效果要明显好于单独使用一种抗生素。比方说，联合使用庆大霉素和克林霉素，其药物释放效果就要好于单独使用庆大霉素。关于其中的具体原因目前尚不清楚，有人猜想这可能和载抗生素骨水泥刚开始时在表面大量释放，引起骨水泥与体液接触面积增大有关。曾有研究表明，当表面积/体积比值从 0.24 增加到 0.30 的时候，抗生素释放可以增加 40%。

联合使用抗生素可以有效促进水溶性差的抗生素释放。以万古霉素为例，单纯的载万古霉素骨水泥的万古霉素释放量很小，Isiklar 等学者曾报道单

独载万古霉素骨水泥术后第 1 天的滑液浓度仅为 57 μm/mL。而 Hsieh 则报道，当万古霉素和氨曲南合用后，万古霉素在术后第 1 天局部峰值可以达到 1 538 μm/mL，甚至在 7 天以后仍然能维持平均 519 μm/mL。目前普遍认为，这种释放浓度的提高，一方面在于放入骨水泥中的抗生素量的增加，但另一方面氨曲南的合用明显改变了万古霉素的药代动力学特点，出现了明显的联合效果。这个结论可以在 Greene 等的研究中得到证实。Greene 等测定了联合载万古霉素和妥布霉素骨水泥的药物释放浓度。他们发现，妥布霉素的局部药物浓度要明显大于万古霉素。同时，如果增加放入骨水泥中妥布霉素的数量，妥布霉素和万古霉素的释放均明显增加；而如果增加放入骨水泥中万古霉素的数量，则没有这个效果。

联合使用抗生素同时也增强了临床疗效。曾有学者研究了不同组合抗生素的抗菌效果。结果发现，载庆大霉素和万古霉素骨水泥对于表皮葡萄球菌和 MRSA 效果最好，而载庆大霉素和替考拉宁骨水泥对粪肠球菌和金黄色葡萄球菌效果最好。另外，联合使用抗生素也可以延长抗菌作用时间。有研究表明，联合使用庆大霉素和替考拉丁相比于单纯使用庆大霉素，其抗菌作用时间明显延长。

三、总结

应用于骨水泥的抗生素种类较多，临床上应根据治疗的目的、病原菌的种类以及药敏结果选择合适的抗生素骨水泥，提高疗效。其中，联合应用抗生素可以在一定程度上提高疗效和延长药物释放时间，是一种较好的选择。

（严世贵　王　卫）

参 考 文 献

［1］Breusch S J, Malchau H. The well-cemented total hip arthroplasty ［M］. New York：Springer Verlag, 2005.

［2］Zimmerli W, Lew P D, Waldvogel F A. Pathogenesis of foreign body infection. Evidence for a local granulocyte defect ［J］. J Clin Invest, 1984, 73(4)：1191 – 1200.

［3］Gandhi R, Backstein D, Zywiel M G. Antibiotic-laden bone cement in primary and revision hip and knee arthroplasty ［J］. J Am Acad Orthop Surg, 2018, 26(20)：727 – 734.

［4］Deb S. Orthopaedic Bone Cements ［M］. London：Woodhead Publishing, 2008.

［5］Anagnostakos K, Kelm J. Enhancement of antibiotic elution from acrylic bone cement ［J］. J Biomed Mater Res B Appl Biomater, 2009, 90(1)：467 – 475.

［6］Adams K, Couch L, Cierny G, et al. In vitro and in vivo evaluation of antibiotic diffusion from antibiotic-impregnated polymethylmethacrylate beads ［J］. Clin Orthop Relat Res, 1992 (278)：244 – 252.

［7］胡汉, 刘欣伟, 田竞, 等. 抗生素 PMMA 骨水泥研究进展［J］. 创伤与急危重病医学, 2016, 4(4)：253 – 256.

［8］周勇刚, 肖逸鹏, 王岩, 等. 二期翻修在人工髋关节置换术后感染治疗中的作用［J］. 中国矫形外科杂志, 2007, 15(11)：808 – 810.

［9］Anagnostakos K. Therapeutic use of antibiotic-loaded bone cement in the treatment of hip and knee joint infections ［J］. J Bone Jt Infect, 2017, 2(1)：29 – 37.

［10］Espehaug B, Engesaeter L B, Vollset S E, et al. Antibiotic prophylaxis in total hip arthroplasty. Review of 10905 primary cemented total hip replacements reported to the Norwegian arthroplasty register, 1987 to 1995［J］. J Bone Joint Surg Br, 1997, 79(4)：590 – 595.

［11］Zheng H, Barnett A G, Merollini K, et al. Control strategies to prevent total hip replacement-related infections：a systematic review and mixed treatment comparison ［J］. BMJ Open, 2014, 4(3)：e3978.

［12］Chiu F Y, Chen C M, Lin C F, et al. Cefuroxime-impregnated cement in primary total knee arthroplasty：a prospective, randomized study of three hundred and forty knees ［J］. J Bone Joint Surg Am, 2002, 84-A(5)：759 – 762.

［13］King J D, Hamilton D H, Jacobs C A, et al. The hidden cost of commercial antibiotic-loaded bone cement：a systematic review of clinical results and cost implications following total knee arthroplasty ［J］. J Arthroplasty, 2018, 33(12)：3789 – 3792.

［14］Tayton E R, Frampton C, Hooper G J, et al. The impact of patient and surgical factors on the rate of infection after primary total knee arthroplasty：an analysis of 64, 566 joints from the New Zealand Joint Registry ［J］. Bone Joint J, 2016, 98-B(3)：334 – 340.

［15］Namba R S, Inacio M C, Paxton E W. Risk factors associated with deep surgical site infections after primary total knee arthroplasty：an analysis of 56216 knees ［J］. J Bone Joint Surg Am, 2013, 95(9)：775 – 782.

［16］Bini S A, Chan P H, Inacio M C, et al. Antibiotic cement was associated with half the risk of re-revision in 1, 154 aseptic revision total knee arthroplasties ［J］. Acta Orthop, 2016, 87(1)：55 – 59.

［17］Jiranek W A, Hanssen A D, Greenwald A S. Antibiotic-loaded bone cement for infection prophylaxis in total joint replacement ［J］. J Bone Joint Surg Am, 2006, 88(11)：2487 – 2500.

［18］Martinez-Moreno J, Merino V, Nacher A, et al. Antibiotic-loaded bone cement as prophylaxis in total joint replacement

［J］．Orthop Surg，2017，9(4)：331－341.

［19］Holtom P D，Warren C A，Greene N W，et al．Relation of surface area to in vitro elution characteristics of vancomycin-impregnated polymethylmethacrylate spacers［J］．Am J Orthop (Belle Mead NJ)，1998，27(3)：207－210.

［20］Isiklar Z U，Demirors H，Akpinar S，et al．Two-stage treatment of chronic staphylococcal orthopaedic implant-related infections using vancomycin impregnated PMMA spacer and rifampin containing antibiotic protocol［J］．Bull Hosp Jt Dis，1999，58 (2)：79－85.

［21］Hsieh P H，Chang Y H，Chen S H，et al．High concentration and bioactivity of vancomycin and aztreonam eluted from Simplex cement spacers in two-stage revision of infected hip implants：a study of 46 patients at an average follow-up of 107 days［J］．J Orthop Res，2006，24(8)：1615－1621.

［22］Greene N，Holtom P D，Warren C A，et al．In vitro elution of tobramycin and vancomycin polymethylmethacrylate beads and spacers from Simplex and Palacos［J］．Am J Orthop (Belle Mead NJ)，1998，27(3)：201－205.

［23］Anagnostakos K，Kelm J，Regitz T，et al．In vitro evaluation of antibiotic release from and bacteria growth inhibition by antibiotic-loaded acrylic bone cement spacers［J］．J Biomed Mater Res B Appl Biomater，2005，72(2)：373－378.

第二节　抗生素骨水泥的理化特性

一、药物释放的影响因素

聚甲基丙烯酸甲酯（PMMA）具有良好的材料学性质和载药性能，是目前临床上最常用于负载抗生素的骨水泥。尽管抗生素骨水泥在关节外科的广泛运用已近 40 年，但抗生素从骨水泥（PMMA）中洗脱的确切机制仍未明了，目前也没有令人满意的模型可以拟合洗脱曲线。目前普遍认为，抗生素的洗脱曲线主要包含 3 个时期。①爆发期：即曲线的初始阶段（约 24 小时内），洗脱速率快，大量抗生素被洗脱。②减速期：即曲线的中间阶段，洗脱速率逐渐下降。③终末期：即曲线的终末阶段，洗脱曲线下降至某一速度，维持稳定，趋于平直。部分学者提出抗生素可以弥散透过 PMMA 基质；另一些学者则认为抗生素是通过聚合物基质间相互连接的缝隙和气孔进行弥散的；还有人认为抗生素不能透过 PMMA 基质，其从骨水泥中释放只是一个表面弥散的过程。综合上述观点，笔者认为表面弥散和基质型弥散均影响骨水泥抗生素的释放，只是在抗生素释放的不同时期中两种机制影响程度不一样：初始阶段抗生素的快速释放主要依赖于表面弥散，而终末阶段抗生素的稳定释放则依赖于基质型弥散。

作为一个药物缓释系统，抗生素从骨水泥中释放过程的药物动力学至关重要，局部抗生素浓度必须超过最小抑菌浓度才能发挥其抗感染的作用。广泛认可的影响抗生素释放的因素有：抗生素的种类、比例及剂量，骨水泥的种类、孔隙率和表面积，骨水泥制备的方法，以及环境因素等。

一般认为，抗生素骨水泥中的抗生素含量越多，其释放就越多。但抗生素比例过大会导致骨水泥孔隙率增加、聚合反应受抑制，所以应选择合适的抗生素剂量以取得药物释放与骨水泥强度之间的平衡。所有的抗生素中以氨基糖苷类的药释性能最强，其次为万古霉素。

大多数研究者认为，骨水泥中联合使用抗生素比单一使用具有更好的洗脱表现。多种抗生素间不仅可通过合作机制提高骨水泥的孔隙率来促进抗生素的释放，而且可完善抗菌谱，并且有利于减少生物膜的形成、减少耐药菌株产生。氨基糖苷类（庆大霉素或妥布霉素）和糖肽类（万古霉素）混合能够提供最大的协同效应，增加总的释放量。Penner 等发现，体外实验中，妥布霉素和万古霉素联用与二者分别单用相比，联用时释出妥布霉素的量增加 68%，而释出万古霉素的量增加 103%。同样，体内研究也证实了这一点。Anagnostakos 等发现庆大霉素和万古霉素联用的 PMMA 珠链和间置器，释出量在达到恒量前的 7～13 天表现出色，能充分释出抗生素。此外，Cerretani 发现，亚胺培南-西司他丁也可增加万古霉素从 PMMA 中的释出量，延长万古霉素的有效释放维持时间。

　　Palacos 骨水泥最初被认为是具有最佳释放属性的骨水泥。Wahlig 首次证实，Palacos 骨水泥和庆大霉素分别是具有最佳的药动学特性的骨水泥和抗生素。Penner 发现，将妥布霉素和万古霉素载入 Palacos 骨水泥时，其药动学特性要优于载入 CMW1 或 CMW3 骨水泥时。然而也有研究表明，其他骨水泥品种的药物释放性能并不劣于 Palacos 骨水泥。Neut 比较了 6 种负载庆大霉素的骨水泥，发现 Palamed 骨水泥的药物释放性能最佳，而 Palacos 骨水泥次之。Cerretani 证明，当万古霉素单独载入骨水泥时，CMW1 骨水泥的药物释放性能优于 Palacos 和 Simplex 品牌骨水泥；而当万古霉素和亚胺培南-西司他丁共同载入骨水泥时，Palacos 和 Simplex 骨水泥表现更佳。因此，不同研究间的这些差异很可能是由不同的实验检测设备、不同的骨水泥溶剂，以及不同的制备方法所致。

　　骨水泥的表面积和孔隙率是影响抗生素释放的重要因素。研究表明，抗生素骨水泥表面积增加 40%，万古霉素的释放量可增加 20%。孔隙率决定了参加药物洗脱的液体量，其又由以下 3 个阶段所截留的气体决定：①骨水泥基质在浸润过程中截留的气体。②转入骨水泥枪内搅拌过程中所截留的气体。③在单体与多聚体基质混合起泡的过程中所截留的气体。因此，孔隙率与骨水泥制备过程的混合搅拌方式密切相关。手工搅拌在药物释放方面优于真空搅拌，因为其能更多地夹带空气以增加骨水泥的孔隙率；而市售骨水泥（预载抗生素）则优于手工抗生素骨水泥。

　　由于 PMMA 不可降解、亲水性差等原因，多项研究尝试在 PMMA 中加入可降解物质或亲水性物质，从而增加骨水泥孔隙率（即增孔剂），增加抗生素的释放。在不影响骨水泥机械强度的前提下，向其中加入乳糖、甘氨酸、木糖醇、右旋糖酐等可以促进抗生素释放，而加入纤维素则抑制抗生素释放。Kuechle 发现加入 25% 的右旋糖酐可使抗

生素的释放在第一个 48 小时提高大约 4 倍，同时使抗生素的释放持续时间从 6 天延长到 10 天。Mendez 的研究结果最为显著，其在 PMMA 中加入聚己内酯，在最初的 5 小时内释放了约 64% 的药物，2 个月后约释放了 90% 的药物。此外还发现如果加入表面活性剂，可以提高抗生素释放量 4 倍，但降低机械强度。然而迄今，有关增孔剂对 PMMA 机械性能影响的研究尚不完善，理想增孔剂及其剂量尚未确定。增加孔隙率虽可促进抗生素释放，但对骨水泥的机械稳定性有负面效应，二者需要兼顾。所以目前增孔剂的使用仍限制在关节外科的感染治疗方面，而不能用于预防内植物固定术后的感染。

　　环境因素，如骨水泥周围体液循环或溶液更新时间间隔、温度、pH、承重等，也可能影响抗生素释放。此外，超声亦可增强抗生素的局部效能，这将在下文详细阐述。

二、超声对抗生素骨水泥的促进效应

　　低频超声凭借其提高细胞组织通透性的能力被应用于在各种生物屏障中靶向控制释放药物，在抗生素骨水泥中应用也可增强抗生素的局部效能。

　　低频超声可促进抗生素骨水泥的药物释放。严世贵等在一项研究中报道了低频连续型超声（CMU）对万古霉素骨水泥中药物释放的影响。在体外实验中，制作载万古霉素的抗生素骨水泥试件，分别将质量分数为 5% 和 10% 的体外试件随机分为对照组、100 mW/cm² 超声组和 300 mW/cm² 超声组，超声组接受超声干预 30 分钟，随后观察浸泡 24 小时内药物累积浓度的变化。结果发现，体外条件下 10% 100 mW/cm² 超声组和 10% 300 mW/cm² 超声组在浸泡 24 小时后的药物释放，分别较 10% 对照组增加 71.77%、73.62%，5% 100 mW/cm² 超声组和 5% 300 mW/cm² 超声组分别较 5% 对照组增加 13.03%、23.78%。超声强度和药物载荷均显著增加骨水泥中万古霉素的释放。在体内实验中，将抗生素骨水泥植入大白兔的髋臼和股骨近端内，超声组术后予 CMU 干预，并采集关节腔引流液和新鲜尿液，测定万古霉素浓度。结果发现，体

内条件下超声组药物释放量在术后 1 天和 5 天分别较对照组高 148.18%、82.39%。因此，低频连续型超声（CMU）能促进和加快抗生素骨水泥中药物的释放。在随后的研究中，蔡迅梓等发现，低频延迟脉冲型超声（PMU）除了提高抗生素峰值浓度外，还可进一步延长最低抑菌浓度持续时间（$t_{>MIC}$），由于万古霉素的抗菌性能呈时间依赖性，因此 $t_{>MIC}$ 延长可提高抗菌疗效，并减少细菌耐药的产生。此外，脉冲型超声（PMU）还具有大功率强度和低组织损伤风险的优点，因此可能比连续型超声（CMU）更受推荐。

超声还与抗生素骨水泥间存在协同抗菌作用，上述严世贵和蔡迅梓的研究中均发现超声刺激抗生素骨水泥植入部位后可显著减少细菌密度。其机制包括：微射流直接杀菌，预防细菌黏附，使生物膜脱离内植物；微声流促进抗生素穿透细胞膜或生物膜；超声促进氧气、养分、代谢产物、离子在生物膜内的转运，提高细菌的代谢水平，增强抗生素的敏感性。Ensing 在体内研究中发现，脉冲型超声可抑制骨水泥表面的 58%～69% 的生物膜形成。

因此，超声联合抗生素骨水泥治疗有着巨大的潜力，有可能成为治疗人工关节置换术后感染的有效方法。但是，超声对人工关节-骨水泥界面、骨水泥-骨界面力学的影响，以及是否会降低植入人工关节的稳定性，仍需进一步明确。

三、抗生素骨水泥的力学性能改变

骨水泥在关节置换手术中除了固定人工关节假体外，由于其分布在假体与骨骼之间，能将假体所承载的负荷均匀有效地传递到骨骼，起到弹性缓冲的作用，所以就要求骨水泥有一定的强度来承受患者体重及更大的负荷。目前对于骨水泥力学性能的评价，有 ISO 5833 和 ASTMF 451 两个标准，在机械性质方面两者均规定了压力试验，除此之外，ISO 5833 标准还规定了四点弯曲试验，在不少研究中也将疲劳时间作为评价机械性能的一个指标。根据 ISO 标准，要求骨水泥的最低抗压强度是 70 MPa，弯曲强度为 50 MPa，弯曲绝对值为 1 800 MPa。

研究表明，混合骨水泥时加入的抗生素比例过高，会对骨水泥的力学性能产生影响。虽然在最大复合量上存在争议，但一般认为，5% 浓度（即 40 g 骨水泥中加入 2 g 抗生素）以下是可以接受的安全浓度。多种抗生素（庆大霉素、青霉素、头孢噻肟、达托霉素、万古霉素）复合骨水泥在复合浓度 5% 以下时，均不影响骨水泥的力学性能。FDA 批准的骨水泥产品中，抗生素含量在 2%～5%，经过对比，商品化的抗生素骨水泥与未添加抗生素的骨水泥相比，机械强度没有明显差异。目前，对于人工关节术后感染的治疗方式主要是二期关节翻修术，一期手术时去除原假体、彻底清创、置入抗生素骨水泥间置器或珠链，同时全身应用抗生素，待感染控制后再行二期手术植入固定假体。一期手术中置入的抗生素骨水泥间置器或珠链，由于对机械强度要求不高，为得到充分的局部抗生素释放，抗生素可用到更高浓度。文献报道抗生素与骨水泥的最大比例可达到 8 g 抗生素/40 g 骨水泥，这种抗生素骨水泥虽然强度有所下降，但仍然可以铸模和塑形。而治疗性抗生素骨水泥用于二期手术的固定假体中时，为保证力学性能，抗生素含量通常在 2.5%～5%（即 1～2 g 抗生素/40 g 骨水泥）。预防性抗生素骨水泥中的抗生素浓度则更低一些，常为 0.5～1 g 抗生素/40 g 骨水泥。

在联合多药复合的研究中，一般两种抗生素复合后对机械性能的影响不显著，仅发现庆大霉素和万古霉素联合后会降低抗弯强度。10% 的庆大霉素、1.25% 的万古霉素能显著降低复合骨水泥的弯曲强度和弯曲模量，但仍高于 ISO 5833 标准。

抗生素的成分和骨水泥的混合方法对间隔物的力学性能产生影响。加入骨水泥中的抗生素一般选择粉剂，液体抗生素虽然能够提高抗生素的洗脱，但因其对骨水泥力学性能的负面影响，不宜用于假体的安装。真空搅拌的抗生素骨水泥减少骨水泥中的孔隙从而增强机械性能，但会抑制抗生素从骨水泥中的缓释。术中手工制作的抗生素骨水泥与预载抗生素的商品化骨水泥相比，机械强度降低了 36%。

（严世贵　周辰鹤）

参 考 文 献

［1］ Lewis G. Properties of antibiotic-loaded acrylic bone cements for use in cemented arthroplasties：a state-of-the-art review ［J］. J Biomed Mater Res B Appl Biomater，2010，89B（2）：558－574.

［2］ Belt H V D，Neut D，Uges D R. Surface roughness，porosity，wettability of gentamicin-loaded bone cements and their antibiotic release ［J］. Biomaterials，2000.

［3］ Anagnostakos K，Kelm J. Enhancement of antibiotic elution from acrylic bone cement ［J］. Journal of Biomedical Materials Research Part B Applied Biomaterials，2010，90B（1）：467－475.

［4］ Penner M J，Masri B A，Duncan C P. Elution characteristics of vancomycin and tobramycin combined in acrylic bone-cement ［J］. Journal of Arthroplasty，1996，11（8）：939－944.

［5］ Cerretani D，Giorgi G，Fornara P，et al. The in vitro elution characteristics of vancomycin combined with imipenem-cilastatin in acrylic bone-cements：a pharmacokinetic study ［J］. The Journal of Arthroplasty，2002，17（5）：619－626.

［6］ Daniëlle Neut，Belt H V D，Horn J V，et al. The effect of mixing on gentamicin release from polymethylmethacrylate bone cements ［J］. Acta Orthopaedica Scandinavica，2003，74（6）：670－676.

［7］ Frutos G，Pastor J Y，Martínez N，et al. Influence of lactose addition to gentamicin-loaded acrylic bone cement on the kinetics of release of the antibiotic and the cement properties ［J］. Acta Biomaterialia，2010，6（3）：804－811.

［8］ Miller R B，Mclaren A C，Leon C M，et al. Surfactant-stabilized Emulsion Increases Gentamicin Elution From Bone Cement ［J］. Clinical Orthopaedics & Related Research，2011，469（11）：2995－3001.

［9］ Gehrke T，Alijanipour P，Parvizi J. The management of an infected total knee arthroplasty ［J］. The Bone & Joint Journal，2015，97-B（10_ Supple_ A）：20－29.

［10］ Anagnostakos K，Fink B. Antibiotic-loaded cement spacers-lessons learned from the past 20 years ［J］. Expert Review of Medical Devices，2018：17434440. 2018. 1435270.

［11］ Jiranek W A，Hanssen A D，Greenwald A S. Current concepts review：Antibiotic-loaded bone cement for infection prophylaxis in total joint replacement ［J］. Journal of Bone & Joint Surgery American Volume，2006，88（11）：2487.

［12］ Ensing G T，Roeder B L，Nelson J L，et al. Effect of pulsed ultrasound in combination with gentamicin on bacterial viability in biofilms on bone cements in vivo ［J］. Journal of Applied Microbiology，2005，99（3）：6.

［13］ Yan S，Cai X，Yan W，et al. Continuous wave ultrasound enhances vancomycin release and antimicrobial efficacy of antibiotic—loaded acrylic bone cement in vitro and in vivo ［J］. Journal of Biomedical Materials Research Part B Applied Biomaterials，2010，82B（1）：57－64.

［14］ Cai X Z，Yan S G，Wu H B，et al. Effect of delayed pulsed-wave ultrasound on local pharmacokinetics and pharmacodynamics of vancomycin-loaded acrylic bone cement in vivo ［J］. Antimicrobial Agents & Chemotherapy，2007，51（9）：3199.

［15］ 严世贵，蔡迅梓，张建良，等. 低频超声对万古霉素骨水泥药物释放的影响［J］. 中华骨科杂志，2006，26（3）：191－195.

［16］ 杨骐宁，蔡迅梓，严世贵. 抗生素骨水泥的药释特性和增效思路［J］. 中华关节外科杂志（电子版），2011（3）：66－69.

［17］ 李涛，翁习生. 抗生素骨水泥在人工关节置换术后感染中应用研究的系统性综述［J］. 中国矫形外科杂志，2014，22（20）：1868－1874.

［18］ 沈灏，王俏杰，陈云苏，等. 关节型全骨水泥间隔物治疗膝关节假体感染的中长期转归［J］. 中华关节外科杂志（电子版），2016（4）：11－16.

第三节 预防性抗生素骨水泥

一、临床循证依据

人工关节置换术后感染一直是关节外科中极其严重的并发症，一旦发生即是灾难性的，是关节外科医生所要面临的最棘手的问题之一。近年来，随着手术技术的成熟，术前和术中严格的无菌操作，以及围手术期全身性预防性抗生素的应用，人工关节置换术后深部感染的发生率明显减少，随之导致

的翻修发生率也明显下降。在过去的 20 年里，术后的感染发生率已经从 5％～10％下降到 1％～2％。人们通过各种方法对抗假体周围感染的发生，其中在术中局部应用抗生素骨水泥的方法尤为广泛，特别是在翻修手术的过程中。

在骨科领域中，应用载有抗生素的骨水泥进行预防和治疗已有超过 50 年的历史。最初，Bulchoz 和 Engelbrecht 报道在髋关节手术所用的骨水泥中加入青霉素、红霉素和庆大霉素可以使骨水泥周围

的组织中抗生素浓度明显增加，并且这局部高浓度抗生素水平的状态可以保持数月。随后，人们开始将浸有抗生素的骨水泥用于骨髓炎的治疗中。1979年，Klemm 将庆大霉素与骨水泥混合制作成骨水泥球，作为去除坏死组织后骨组织内的临时填充物。自 20 世纪 90 年代后期来，为了预防关节置换相关感染的发生，在手术中抗生素骨水泥的应用量不断增加，与此同时，人们在骨水泥制备技术和临床应用等方面也得到了巨大的改进，使得抗生素骨水泥的效果明显增加。但是，关于是否有必要在术中使用预防性抗生素骨水泥，以及何时使用预防性抗生素骨水泥等的问题上一直存在争议，有不少临床医生和研究人员对在术中预防性使用抗生素的作用存在疑问。直到 2003 年，抗生素骨水泥正式得到美国食品药品管理局（FDA）的批准可以用于临床中预防作用，这个问题上的争议才得以明显减少。

人工关节置换术、翻修术手术时间长、污染机会大、伴有假体的植入，因此术后人工关节感染的发生率较高。研究证明，当致病菌处于机体内无血运的骨组织中时，全身系统性使用抗生素通常很难使致病菌周围组织中药物浓度达到有效浓度。同时，人工关节置换手术术后一旦发生感染，致病菌可以在内植物表面形成一层细菌生物膜。细菌生物膜可以对致病菌形成保护作用，使抗生素无法达到感染灶，也是导致局部抗生素浓度无法达到有效治疗浓度的原因之一。临床研究证明，使用抗生素骨水泥可以明显提高内植物周围局部组织中抗生素的浓度，使药物浓度可以达到有效抗菌浓度。术中使用抗生素骨水泥可以有效地预防假体周围感染发生。然而，在临床应用过程中，在骨水泥中添加抗生素不仅可以作为内植物感染后的治疗手段，而且其是预防感染发生的一种重要协助手段。当然，预防术中和术后感染最重要的仍然是要保持手术室的无菌环境以及术中的各种无菌操作。

国内外多项临床研究证实，在人工关节置换中，预防性使用抗生素骨水泥可以有效地减少组织深部假体周围的感染发生率。1993 年，Josefsson 通过纳入 1 688 例患者的一项前瞻性随机对照研究来评估在全髋关节置换手术中全身性使用抗生素和局部使用庆大霉素骨水泥对假体周围感染的预防以及副作用发生的影响。通过 2 年的随访发现，全身用药组的患者中有 13 例（1.6%）病例出现深部感染，明显高于庆大霉素骨水泥组（3 例，0.4%）中的发生率。不过，这项研究也发现，全身性系统性用药可以减少术后浅表感染的发生，研究结果显示，在全身性用药组中，仅 6.0% 的病例出现浅表感染，而庆大霉素骨水泥组中有 8.6% 患者出现浅表感染。随后，研究者通过进一步研究发现，预防性抗生素骨水泥的使用对预防患有基础疾病、感染风险较大的患者感染发生的效果更佳。2002 年，Chiu FY 进行了一项验证全膝关节置换中预防性使用头孢呋辛骨水泥对术后感染作用的前瞻性随机对照研究，研究者在纳入病例中的 178 例患者的手术过程中预防性使用头孢呋辛骨水泥进行假体固定，另外 162 例使用的是不含抗生素的普通骨水泥，结果发现使用头孢呋辛骨水泥的 178 例病例中没有出现深部感染，而使用普通骨水泥的病例中有 5 例（3.1%）患者出现深部感染。在对这部分的患者进行深入研究分析后发现，研究者发现感染病例的发生可能与病例本身的基础疾病相关，普通骨水泥组中的 5 例感染患者均患有糖尿病。当这项研究中的所有糖尿病患者被排除后，研究者发现，在手术中是否使用含有抗生素的骨水泥对术后感染的发生没有任何影响。另一项纳入了更大数量的病例——10 611 例初次髋关节置换手术病例的大型临床回顾性研究也对此开展分析。研究者将所有病例分为全身性抗生素用药伴预防性抗生素骨水泥联合应用组、仅全身性应用抗生素组、仅预防性抗生素应用组和未使用抗生素组共 4 组，结果发现联合应用组和仅预防性抗生素应用组病例的 5 年感染失败率远低于未使用任何抗生素组（$P < 0.01$）。研究者得出结论，全身性使用抗生素联合预防性抗生素骨水泥能够有效预防人工关节置换后假体感染的发生。此外，另一项更大的回顾性临床研究——纳入 92 675 例病例的临床研究，也得到了类似的研究结果，局部预防性应用抗生素骨水泥对降低术后感染的发生有着重要的作用，同时研究者也发现这在人工关节初次置换与翻修手术的差异尤为明显。国内自 2004

年以来也有一些在关节置换中预防性使用抗生素骨水泥的报道。不过，目前也有研究人员认为，虽然在术中使用抗生素骨水泥能够有效预防早期手术过程中致病菌沾染所造成的感染，却不能预防术后的血源性感染。2008 年，北京大学第三医院的蔡宏等通过对 113 例在初次关节置换中使用抗生素骨水泥的病例进行随访后发现，术后无 1 例感染发生。

预防性抗生素骨水泥的应用降低人工关节置换和翻修手术感染率，但由于关节置换术术后感染率本较低，预防性使用抗生素也可能会导致增加各种副作用的产生。然而，术中常规预防性使用抗生素骨水泥可能会引起一系列问题：①术中常规使用抗生素骨水泥会引起抗生素耐药菌的产生，导致抗生素危机。②增加过敏反应的发生可能性。③抗生素可能会导致全身性毒性反应发生的机会。④在骨水泥中添加抗生素可能会导致骨水泥的力学性能发生改变，增加内植物的失败概率。在临床应用过程中，人们发现，在骨水泥中添加低剂量的抗生素很少会引起人体的毒性反应的发生，同时少量添加的抗生素对骨水泥的力学性能改变也较小。因此，人们对预防性应用抗生素骨水泥的问题主要在于抗生素引起的过敏反应和过度使用抗生素导致的细菌耐药性。

尽管目前世界范围内对预防性使用抗生素骨水泥导致过敏反应的问题认识并不足，也尚无相关临床经验报道，但是由于抗生素的广泛应用，其可能会导致的过敏反应仍然需要被重视。如果将例如头孢菌素这类过敏反应发生率较高的抗生素添加进骨水泥中作为预防作用，就很有可能导致过敏反应的发生。当抗生素骨水泥导致过敏反应发生时，医疗人员需要紧急进行一系列复杂的操作，取出已经植入的假体以及假体周围和组织中所有的骨水泥才能彻底治疗抗生素引起的过敏反应。然而，由于严重过敏反应发病较快，因此当过敏反应发生时，人们需要立即进行相关操作，才能保证患者的安全。由于可供添加的抗生素种类繁多，因此，临床医生在选择抗生素时应详细了解和掌握相应抗生素引起的过敏反应特征、发生过敏反应需要再次手术的可能性以及发生过敏反应时的抢救方案。

过度使用抗生素所导致耐药菌出现已成为一个严重的社会性问题。尽管在北美地区临床上大多数对预防性抗生素骨水泥引起的耐药菌问题集中在耐甲氧西林葡萄球菌和耐万古霉素的肠道球菌上，但是也有越来越多的证据证明庆大霉素骨水泥的预防性使用也导致了庆大霉素耐药性葡萄球菌的产生。庆大霉素耐药菌的产生所导致的首要问题是，当患者需要进行翻修手术时，骨水泥中加入庆大霉素已经无效，需要更换其他有效抗生素制备抗生素骨水泥。1989 年，Hope PG 对 91 例由凝固酶阴性葡萄球菌（CNS）引起的深部感染患者进行随访研究发现，91 例患者中有 27 例患有多种 CNS 菌株，其中许多对先前使用的抗生素有了抗药性。作者对此进行进一步研究发现，较其他种类的抗生素，在初次关节置换术中使用含有庆大霉素的骨水泥对随后的深部感染中庆大霉素耐药抗药性 CNS 菌产生的作用更为明显。在对这些患者进行亚组分析时，研究者发现，那些在初次关节置换术中就使用庆大霉素抗生素骨水泥进行预防感染的患者中 88％产生了庆大霉素耐药的 CNS；而在初次置换中使用普通骨水泥的患者中仅有 16％出现了庆大霉素耐药 CNS。同时，在使用含有庆大霉素抗生素骨水泥进行人工关节感染一期旷置手术的 72 名患者中有 13％的患者因感染复发导致失败。此外，庆大霉素耐药 CNS 感染的患者手术失败率为 21％，明显高于非庆大霉素耐药 CNS 组的病例，其失败率为 8％。抗生素耐药菌的产生与长期抗生素释放有关。细菌转移到抗生素缓释骨水泥表面最佳位置后，致病菌开始处于抗生素的不断刺激，然而当缓释释放的抗生素浓度未达到有效抑制浓度时，随着致病菌的暴露时间增加以及不断增殖，导致细胞产生对抗生素耐药的突变。有多项研究发现，骨水泥的表面适合致病菌的生长，即便在当骨水泥中混有抗生素时，有些致病菌已然可以生存。此外，Arciola 等发现当致病菌附着到聚甲基丙烯酸甲酯表面后，致病菌对抗生素的敏感性出现明显下降。有趣的是，每种不同类型的骨水泥在抑制生物膜形成方面也有不同的"有效性窗口"，这个有效性窗口与庆大霉素释放动力学并无关。尽管使用负载有庆大霉素的骨水泥确实能够减少生物膜的形成的作用，但很多致病菌仍然能够在装载庆大霉素的骨水泥上生长。这种亚抑制水平的抗生素除无法阻止细菌生长外，还可能诱导细菌产生突变抗性，这一发现为临床预防性抗生素的广泛应用提出了警示。

抗生素骨水泥的预防性使用可以有效减少人工关节置换后感染的发生，尤其是患有糖尿病等基础疾病的患者。但是，局部抗生素的使用也会导致细菌耐药性的产生和过敏反应，最终导致患者"无药可医"。因此，明确在人工关节中使用含有抗生素骨水泥在手术中的必要性，解决上述问题，避免相关问题的产生。

二、临床应用建议

在一般情况下，大部分临床医生不推荐在进行初次人工关节置换手术中使用含有抗生素的骨水泥进行假体的固定，添加的抗生素可能会引起骨水泥力学性能的下降，同时常规使用抗生素也可能会导致耐药菌的产生，引起一系列的问题。但是对于特殊情况的患者，如手术风险较大，年龄较大，患有免疫抑制、糖尿病等基础疾病，既往有假体或假体周围感染，或患有类风湿关节炎、系统性红斑狼疮等特殊疾病的患者，

在初次关节置换使用添加有抗生素的骨水泥仍是第一选择，可以减少术后深部感染的可能性。

相对于初次置换中是否在骨水泥中添加抗生素的争论，由于翻修手术的感染风险更高，所以大部分骨科临床医生推荐使用添加了抗生素的骨水泥进行假体固定。人工关节置换术后感染的翻修手术可以分为同期翻修和二期翻修两种方法。在同期翻修手术中，术者需取出原感染假体，完全去除感染灶和坏死组织，随后植入新的假体。在二期翻修手术中，术者需要将手术分为两次进行，术者第一次手术中需要完全取出原有的感染假体，清除假体周围的感染灶，随后在原假体位置置入一个临时内植物，并在第一次手术 6～8 周后再次手术，取出原临时内植物，放入永久假体。在二期翻修手术的第一次手术时，临床医生可以考虑放置临时内植物，也可以考虑不放置任何材料。抗生素骨水泥是最常见的用作二期翻修手术中占位的临时内植物，因为其具有较强的可塑性，有一定释放抗生素的能力，同时可以避免组织的收缩和维持关节内的空间，有利于第二次翻修手术的进行。

（严世贵　赵　翔）

参 考 文 献

[1] Engesaeter L, Lie S A, Espehaug B, et al. Antibiotic prophylaxis in total hip arthroplasty Effects of antibiotic prophylaxis systemically and in bone cement on the revision rate of 22 170 primary hip replacements followed 0 - 14 years in the Norwegian Arthroplasty Register [J]. Acta Orthopaedica, 2003, 74(6): 644 - 651.

[2] Albuhairan B, Hind D, Hutchinson A. Antibiotic prophylaxis for wound infections in total joint arthroplasty: a systematic review [J]. Journal of Bone and Joint Surgery — British Volume, 2008, 90-B(7): 915 - 919.

[3] Hamilton H, Jamieson J. Deep infection in total hip arthroplasty [J]. Canadian Journal of Surgery, 2008, 51(2): 111 - 117.

[4] Josefsson G, Kolmert L. Prophylaxis with systematic antibiotics versus gentamicin bone cement in total hip arthroplasty. A ten-year survey of 1 688 hips [J]. Clinical Orthopaedics and Related Research, 1993, 210 - 214.

[5] Chiu F Y, Chen C M, Lin C F J, et al. Cefuroxime-impregnated cement in primary total knee arthroplasty: A prospective, randomized study of three hundred and forty knees [J]. The Journal of Bone and Joint Surgery, 2002, 84-A(5): 759 - 762.

[6] Espehaug B, Engesaeter L B, Vollset S E, et al. Antibiotic prophylaxis in total hip arthroplasty. Review of 10 905 primary cemented total hip replacements reported to the Norwegian

arthroplasty register, 1987 to 1995 [J]. Journal of Bone & Joint Surgery British Volume, 1997, 79(4): 590 - 595.

[7] 蔡宏, 张克, 刘岩, 等. 初次人工髋关节置换中应用复合抗生素骨水泥的作用 [J]. 中国组织工程研究与临床康复, 2008, 12(26): 5059 - 5062.

[8] Hope P G, Kristinsson K G, Norman P, et al. Deep infection of cemented total hip arthroplasties caused by coagulase-negative staphylococci. [J]. Journal of Bone & Joint Surgery British Volume, 1989, 71(5): 851 - 855.

[9] Tunney M M, Ramage G, Patrick S, et al. Antimicrobial susceptibility of bacteria isolated from orthopedic implants following revision hip surgery [J]. Antimicrobial Agents and Chemotherapy, 1998, 42(11): 3002 - 3005.

[10] Taggart T, Kerry R M, Norman P, et al. The use of vancomycin-impregnated cement beads in the management of infection of prosthetic joints [J]. Journal of Bone & Joint Surgery, 2002, 84(1): 70 - 72.

[11] Arciola C R, Campoccia D, Montanaro L. Effects on antibiotic resistance of Staphylococcus epidermidis following adhesion to polymethylmethacrylate and to silicone surfaces [J]. Biomaterials, 2002, 23(6): 1495 - 1502.

第四节 治疗性抗生素骨水泥间隔物

一、引言

全关节置换术后假体周围感染往往带来灾难性的后果。植入含抗生素的聚甲基丙烯酸甲酯骨水泥已成为治疗全关节置换术部位感染的一种有用技术。使用含抗生素水泥形成的间隔物在感染部位提供高剂量的抗生素，可达到局部浓度高于仅用全身抗生素获得的浓度，对血清或尿液水平几乎没有影响。由于它们在感染部位获得高浓度的抗生素，间隔物可用于治疗从全身感染引起的骨性感染，同时避免静脉注射可能导致的潜在全身毒性。

二、治疗性抗生素骨水泥的分类及制备方式

（一）治疗性抗生素骨水泥的分类

治疗性抗生素骨水泥的分类方法有很多，目前主流的观点按照抗生素骨水泥和关节的关系，分为非关节化抗生素骨水泥（静态型；图 6-1）和关节型抗生素骨水泥（活动型；图 6-2）。

非关节型间隔物允许局部输送高浓度的抗生素，同时还能保持关节空间，利于将来的翻修。其缺点包括手术后关节活动范围有限，导致股四头肌或外展肌缩短、瘢痕形成和骨丢失。

相比之下，关节型间隔物允许更多的关节运动，并且可以在第二阶段重新植入内植物之前改善功能。尽管关节和非关节型间隔物之间的区别有些争议，但据报道，使用成形良好、装配良好的关节型间隔物，恢复软组织张力并允许更大程度的关节运动，比使用非关节型间隔物有更好的效果。

（二）治疗性抗生素骨水泥制备方法

手术中重新铺单，再次清创后行骨水泥间隔物

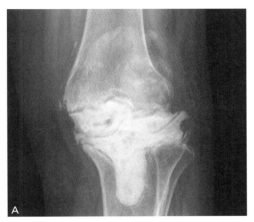

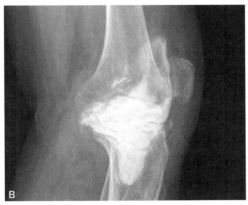

图 6-1 患者用含抗生素骨水泥手工制作的非关节化膝关节间隔物的前后正位（A）和侧位（B） X 线片

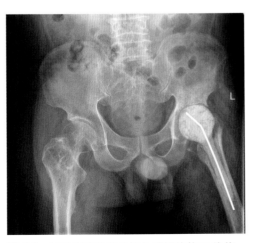

图 6-2 显示与感染相关的全髋假体的 X 线片。使用抗生素负载的聚甲基丙烯酸甲酯骨水泥和克氏针手工制作的髋关节间隔器的术后 X 线片

的制作及安装。将骨水泥与抗生素粉末混合，调和并取适量骨水泥放入目标骨部位或者磨具内，挤压合成合适的形状，去除多余骨水泥，待骨水泥硬化塑形后，取下并完成间隔物的制定。

Hanssen 和 Spangehl 提出了在骨水泥中添加高剂量抗生素粉的方法。聚甲基丙烯酸甲酯单体和粉末必须先混合在一起形成液体水泥，然后加入抗生素。保持尽可能多的大晶体完整是很重要的，这样可以形成一种更多孔的混合物来提高抗生素的洗脱率。相反，当使用预防性抗生素的骨水泥固定假体时，晶体也会削弱骨水泥。一旦形成水泥，在将其涂抹到骨头上时应小心。应在聚合后期使用水泥，以防止交叉进入骨骼，同时仍允许外科医生自由地塑造骨骼的关节表面。用于髓内插入的锥形水泥钉可使用水泥枪的喷嘴作为模具或简单地用手滚动水泥制成。

骨水泥理化性质的改变：非液态抗生素和真空搅拌   由于抗生素的加入会在水泥基质中产生额外的缺陷，因此手术室中水泥的成分和混合对抗生素释放率和间隔物的机械性能起到了一定的作用。大剂量抗生素（＞4.5 g 粉末）的加入大大削弱了骨水泥，这种水泥不应用于假体固定。由于水泥固化所需的催化剂稀释，因此通常不使用液体抗生素，因为与添加抗生素粉末相比，添加抗生素溶液会降低骨水泥强度。Seldes 等发现，向无抗生素水泥中添加液体庆大霉素后，抗压强度降低了 49%，拉伸强度降低了 46%，而添加粉末妥布霉素与对照值相比，没有显著影响。在一项研究中，与商业化制备的抗生素骨水泥相比，在骨水泥中手工混合抗生素使骨水泥的强度降低了 36%，而商业化抗生素骨水泥的强度与无抗生素骨水泥的强度没有区别。真空混合抗生素骨水泥通过降低多孔性来改善其力学性能，而在循环加载过程中，真空混合可以将骨水泥断裂发生率降低，并将射线照片上的表观多孔性降低，也可以降低抗生素洗脱率。

三、循证医学的结果

总的来说，在间隔棒中使用抗生素载药聚甲基丙烯酸甲酯骨水泥不仅能更有效地治疗假体周围感染，文献中的根除率为 90%～100%，而且还能改善功能、减轻疼痛、提高患者满意度、缩短住院时间，并降低成本。

（一）膝关节抗生素水泥间隔物的疗效研究

Meek 等回顾性分析了 47 例全膝关节置换术后感染患者在第一阶段使用关节型间隔物进行两阶段再置入的结果。平均 41 个月后，对 womac（西安大略和麦克马斯特大学骨关节炎）、oxford - 12 和 sf - 12 仪器以及满意度问卷的评估表明，使用关节型间隔物与功能和满意度评分的提高有关。2 例患者感染复发，根除率为 96%。

在一项回顾性研究中，Calton 等发现 24 例患者中 60% 的患者在全膝关节置换术后感染了非关节化间隔物，其瘢痕和囊膜收缩伴有骨丢失。平均而言，胫骨骨丢失 6.2 mm，股骨骨丢失 12.8 mm，常伴有间隔骨的内陷和移位。作者建议延髓内延长间隔物以防止移位，间隔物需足够厚度以拉紧副韧带，防止挛缩，以及需足够宽的阻滞以停留在皮质边缘并防止进入骨松质。在感染率、手术时间或功能结果方面，非关节型间隔物组与关节型间隔物组无差异。

一项对 25 个静态型和 30 个关节型间隔物的研究表明，关节型间隔物促进了再置入，与骨丢失无关。Emerson 等报道了关节型间隔器的运动范围比静态型膝间隔器大，膝关节弯曲平均值分别为 107.8° 和 93.7°，没有更高并发症发生率的证据。

Durbhakula 等报道了 24 名接受两阶段翻修治疗的患者，涉及使用真空注射硅胶模具形成的抗生素负载的关节水泥间隔物，该模具设计用于制造关节股骨和胫骨组件。有了这样一个系统，就不需要在聚乙烯接合面上使用金属，并且通过使用可重复使用的模具来降低成本，每个模具的成本大约为 300美元。Durbhakula 等报道未发现间隔物脱位、骨折或碎裂问题，感染根除率为 92%，平均为 33 个月。

Goldstein 等设计了一种低成本的全水泥系统，该系统可由大多数医院可用的仪器和用品构成。他们描述了一种技术，其中使用厚重的铝箔来形成骨解剖结构，在铝箔周围使用手工成形的水泥来防止交叉，并在中间使用一层无菌润滑剂，以便于去除铝箔。股骨髁与试验性胫骨插入物一起成形，胫骨插入物用于近似胫骨骨水泥组件的大小和厚度。作者报道了 5 名患者的早期成功率。

（二）髋关节骨水泥间隔物的疗效研究

谢长廷等在 42 名患者中使用 3 根或更多的 2.4 mm 克氏针作为模型抗生素水泥间隔棒的内骨骼，报道成功率为 95%，平均为 55.2 个月。作者将其成功归因于完全去除假体成分和骨水泥，彻底修复，在骨水泥中大剂量（8 g）的有机抗生素，以及使用红细胞沉降率和 C 反应蛋白水平来监测和判断第二阶段翻修的时间。根据 Schoellner 等的报道，具有金属内骨骼的塑模水泥杆能够承受部分承重，他在 20 N/s 的头尾负荷下用双克氏针测试了 5 个间隔棒，并在 1 550 N 的负荷下观察到了失效。作用于臀部的力大约是体重的 2.5 倍。

为了填补因移除与感染相关的成分而导致的骨缺损，Leunig 等用庆大霉素水泥制作了定制的、便宜的手模内植物，并将其放置在股骨颈或髓管区域。通过在聚合前将板和/或螺钉插入水泥中来加强内植物。虽然作者报道了 12 名患者平均 2.2 年的感染完全消除，但他们也报道了 5 处脱位和 1 处骨折，这表明设计存在缺陷。使用克氏针作为骨水泥内骨骼的优点在于，它有多种长度和直径，这使得外科医生能够制作出具有各种长度和偏移的手工假体。这项技术是一个成本效益的替代使用商用髋部间隔。

四、治疗性抗生素骨水泥的使用建议

（一）抗生素的选择和剂量

抗生素的选择仅限于那些耐热的类型，因为水泥的聚合是一种放热反应，会产生大量的热量。抗生素也必须是水溶性的，以允许扩散到周围组织，同时允许随着时间的推移逐渐释放，以达到持续的杀菌效果。最常用的抗生素包括妥布霉素、庆大霉素、万古霉素和头孢菌素。这些可以结合起来提供广谱覆盖。大多数假体周围感染涉及革兰阳性菌（金黄色葡萄球菌和表皮葡萄球菌），当病原体和抗生素敏感性明确时，应使用一种抗生素。当病原体未知时，治疗变得更加困难，可能需要联合使用抗生素来彻底根除感染。在 Koo 等的研究中，平均随访时间为 41 个月（最少 24 个月），22 例患者中有 21 例用每 40 g 水泥 2 g 万古霉素、庆大霉素和头孢噻肟治疗，感染被根除。万古霉素覆盖耐甲氧西林金黄色葡萄球菌，庆大霉素覆盖肠杆菌科和铜绿假单胞菌，头孢噻肟杀死耐庆大霉素的微生物。据报道，每 40 g 骨水泥中 8 g 抗生素曾引入的最高比例，并且仍然允许水泥成形。后续进一步专家经验显示，每 40 g 骨水泥中 4 g 抗生素是更加保守的做法。重要的是要记住，如果一次手术中使用了含抗生素的黏合剂，那么感染的细菌可能已经在高浓度的抗生素中存活下来，并且如果在间隔剂中使用相同的抗生素，那么可能具有耐药性。

真菌感染在全关节置换术中非常罕见，很难治疗。在大多数报道的病例中，致病的有机体是念珠菌。抗真菌浸渍聚甲基丙烯酸甲酯骨水泥的体外分析表明，两性霉素 B 和氟康唑在抑制区仍保持活性，而 5-氟胞嘧啶则没有作用。应用抗生素填充聚甲基丙烯酸甲酯骨水泥间隔棒，分阶段重新置入，成功地治疗了全关节置换术部位的真菌感染。

（二）全身安全问题

抗生素浸渍聚甲基丙烯酸甲酯骨水泥的安全性已被充分记录。Evans 对 44 例假体周围关节感染患者，每 40 g 一批聚甲基丙烯酸甲酯水泥使用 4 g 万古霉素和 4.6 g 妥布霉素粉末。至少 2 年的随访显示没有肾脏、前庭或听力变化。Springer 等研究了高剂量抗生素水泥随时间的全身安全性，并描述了 10.5 g 万古霉素和 12.5 g 庆大霉素的平均剂量是临床安全的，没有急性肾功能不全或其他全身副作用的证据。然而，van Raaij 等报道了 1 例急性肾功能衰竭的病例，该病例发生于一名 83 岁的妇女，在 240 g 水泥块中加入 2 g 庆大霉素，再加上 7 条同样含有庆大霉素的聚甲基丙烯酸甲酯链。血清庆大霉素水平很高。去除间隔物，最终肾功能也恢复正常。Koo 等报道了短暂的肝功能不全和骨髓抑制，Ceffa 等报道了 2 例经抗生素载药水泥间隔物治疗后的黏膜感染。我们认为，这些报道的病例代表不寻常事件。然而，外科医生必须意识到这些潜在的并发症。

五、总结

全髋关节或膝关节置换术部位的感染是一个具有挑战性的临床问题。晚期慢性感染的治疗金标准是两阶段翻修关节成形术，包括在移除假体和彻底修复后放置一个抗生素浸渍水泥间隔物，然后静脉注射抗生素和延迟第二阶段翻修全关节置换术。间隔物的选择取决于许多因素，包括骨丢失量、软组织状况、关节运动的需要、预制间隔物或成形方法的可用性以及抗生素的选择。应使用耐热、水溶性、易感的定向抗生素。在含抗生素的骨水泥中手工混合额外的抗生素是增加抗生素剂量的首选方法。先搅拌水泥，然后加入抗生素。关节型抗生素骨水泥间隔物应该是第一个选择，因为它们似乎提供了更好的功能效果。

（严世贵　王杨鑫）

参 考 文 献

[1] Durbhakula S M, Czajka J, Fuchs M D, et al. Spacer endoprosthesis for the treatment of infected total hip arthroplasty [J]. J Arthroplasty, 2004, 19(6): 760-767.

[2] Pearle A D, Sculco T P. Technique for fabrication of an antibiotic-loaded cement hemiarthroplasty (ANTILOCH) prosthesis for infected total hip arthroplasty [J]. Am J Orthop (Belle Mead NJ), 2002, 31(7): 425-427.

[3] Hanssen A D, Spangehl M J. Practical applications of antibiotic-loaded bone cement for treatment of infected joint replacements [J]. Clin Orthop Relat Res, 2004, 427(427): 79-85.

[4] Seldes R M, Winiarsky R, Jordan L C, et al. Liquid gentamicin in bone cement: a laboratory study of a potentially more cost-effective cement spacer [J]. J Bone Joint Surgam, 2005, 87(2): 268-272.

[5] Klekamp J, Dawson J M, Haas D W, et al. The use of vancomycin and tobramycin in acrylic bone cement: biomechanical effects and elution kinetics for use in joint arthroplasty. J Arthroplasty, 1999, 14(3): 339-346.

[6] Meek R M, Masri B A, Dunlop D, et al. Patient satisfaction and functional status after treatment of infection at the site of a total knee arthroplasty with use of the PROSTALAC articulating spacer [J]. J Bone Joint Surgam, 2003, 85-A(10): 1888-1892.

[7] Calton T F, Fehring T K, Griffin W L. Bone loss associated with the use of spacer blocks in infected total knee arthroplasty [J]. Clin Orthop Relat Res, 1997, 345: 148-154.

[8] Emerson R J, Muncie M, Tarbox T R, et al. Comparison of a static with a mobile spacer in total knee infection [J]. Clin Orthop Relat Res, 2002, 404: 132-138.

[9] Durbhakula S M, Czajka J, Fuchs M D, et al. Antibiotic-loaded articulating cement spacer in the 2-stage exchange of infected total knee arthroplasty [J]. J Arthroplasty, 2004, 19(6): 768-774.

[10] Goldstein W M, Kopplin M, Wall R, et al. Temporary articulating methylmethacrylate antibiotic spacer (TAMMAS). A new method of intraoperative manufacturing of a custom articulating spacer [J]. J Bone Joint Surgam, 2001, 83-A Suppl 2 Pt 2: 92-97.

[11] Hsieh P H, Chen L H, Chen C H, et al. Two-stage revision hip arthroplasty for infection with a custom-made, antibiotic-loaded, cement prosthesis as an interim spacer [J]. J Trauma, 2004, 56(6): 1247-1252.

[12] Schoellner C, Fuerderer S, Rompe J D, et al. Individual bone cement spacers (IBCS) for septic hip revision-preliminary report [J]. Arch Orthop Trauma Surg, 2003, 123(5): 254-259.

[13] Leunig M, Chosa E, Speck M, et al. A cement spacer for two-stage revision of infected implants of the hip joint [J]. International Orthopaedics, 1998, 22(4): 209-214.

[14] Koo K H, Yang J W, Cho S H, et al. Impregnation of vancomycin, gentamicin, and cefotaxime in a cement spacer for two-stage cementless reconstruction in infected total hip arthroplasty [J]. J Arthroplasty, 2001, 16(7): 882-892.

[15] Anagnostakos K, Fink B. Antibiotic-loaded cement spacers-lessons learned from the past 20 years [J]. Expert Rev Med Devices, 2018, 15(3): 231-245.

[16] Silverberg D, Kodali P, Dipersio J, et al. In vitro analysis of antifungal impregnated polymethylmethacrylate bone cement [J]. Clin Orthop Relat Res, 2002, 403: 228-231.

[17] Baumann P A, Cunningham B, Patel N S, et al. Aspergillus fumigatus infection in a mega prosthetic total knee arthroplasty: salvage by staged reimplantation with 5-year follow-up [J]. J Arthroplasty, 2001, 16(4): 498-503.

[18] Evans R P. Successful treatment of total hip and knee infection with articulating antibiotic components: a modified treatment method [J]. Clin Orthop Relat Res, 2004, 427: 37-46.

[19] Springer B D, Lee G C, Osmon D, et al. Systemic safety of high-dose antibiotic-loaded cement spacers after resection of an infected total knee arthroplasty [J]. Clin Orthop Relat Res, 2004, 427: 47-51.

[20] van Raaij T M, Visser L E, Vulto A G, et al. Acute renal failure after local gentamicin treatment in an infected total knee arthroplasty [J]. J Arthroplasty, 2002, 17(7): 948-950.

[21] Koo K H, Yang J W, Cho S H, et al. Impregnation of vancomycin, gentamicin, and cefotaxime in a cement spacer for two-stage cementless reconstruction in infected total hip arthroplasty [J]. J Arthroplasty, 2001, 16(7): 882-892.

[22] Ceffa R, Andreoni S, Borre S, et al. Mucoraceae infections of antibiotic-loaded cement spacers in the treatment of bacterial infections caused by knee arthroplasty [J]. J Arthroplasty, 2002, 17(2): 235-238.

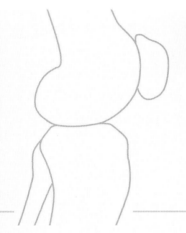

第七章

人工关节感染的治疗
——实践与思考

第一节　清创、抗生素、保留假体治疗假体周围感染

假体周围感染（PJI）是关节置换术后的严重并发症之一，也是医生最为恐惧的并发症之一。PJI的出现往往需要通过再次手术的方式来治疗，对患者的身体和心理影响较大，患者经济负担增加。早期的关节置换术后PJI的发生率达到了惊人的15％。近几年由于手术技术的提高、手术室条件的改善、围手术期管理的重视，术后PJI的发生率已经明显降低。初次关节置换术后PJI的发生率为0.1％～1％，翻修术后发生率为5％～6％。由于接受关节置换的患者数量逐年递增，使得术后感染发生的绝对数量明显增加，因此这部分患者需要引起大家的重视。

相对于Ⅰ期、Ⅱ期翻修而言，清创、抗生素、保留假体（debridement antibiotics implant retention，DAIR）治疗关节置换术后感染具有明显优势，包括手术创伤小、治疗周期短、治疗费用低、患者接受度高等。然而，DAIR能否有效控制感染一直是大家争论的焦点。不同学者之间，感染控制率的报道结果也是具有明显的差异性（21％～89％）。部分学者的研究结果发现DAIR手术能够有效控制感染，感染治愈率较高；而其他学者认为DAIR虽然比Ⅱ期翻修更加简单和方便，但其感染治愈率较低，不推荐采用DAIR来治疗PJI。

病例选择、实施要点、临床转归和病例介绍（一）

一、术前评估

在决定是否进行DAIR前，必须对患者全身情况进行评估；但是，患者合并症对于DAIR成功率的影响目前尚无定论。例如，虽然多项研究表明肥胖会增加初次髋、膝置换术后PJI的发生率，但其与DAIR失败率之间的关系并不明确，目前尚未发现BMI与DAIR失败率的相关性。另一方面，由于DAIR手术保留了假体，机体需要良好的免疫功能以清除残留的细菌，所以全身免疫功能受损会影响DAIR的预后。已有研究发现免疫抑制治疗、类风湿性关节炎以及糖尿病会导致DAIR失败率增高，但各项研究结果之间尚有差异。这可能是由于许多严重糖尿病和接受免疫抑制治疗的患者并未被纳入接受DAIR治疗，造成研究的选择偏倚所致。综上，良好的患者全身情况可增加DAIR成功率，但合并症本身并不是该手术的禁忌证。

McPherson评级（表7-1）、美国麻醉医师协会（ASA）评分以及Charlson合并症指数均可对患者的全身状况与合并症情况进行评估，此类系统可协助筛选适宜接受DAIR手术的患者。Bryan等发现，McPherson全身状况为B级和C级者，髋关节DAIR手术的失败率更高；当评级为A级时，术后4年的成功率超过90％，而C级患者仅为56％。其他研究也发现ASA评分较高者DAIR失败率较高。因此，良好的患者全身情况可增加DAIR的成功率。

假体周围良好的软组织覆盖对于成功保留假体至关重要，同时切口愈合不良可增加DAIR失败率。当存在骨缺损、软组织条件不佳，以及有异物（如移植骨和金属网片）存在时，DAIR失败率可能增加。由于手术次数增多显著影响软组织条件，反复多次清创手术者再感染率明显增加。最后，窦道形成提示慢性感染的存在，也增加DAIR失败的风险。与此同时，术后切口愈合不良的危险因素也将

表 7-1　假体周围感染 McPherson 评级系统

项目	分级	描述
感染类型	I	术后早期（<4 周）
	II	急性血源性（症状<4 周）
	III	晚期慢性（症状>4 周）
全身状况	A	无损害
	B	损害（2 个以下影响因素[a]）
	C	严重损害（>2 个影响因素[a]）或中性粒细胞绝对值<1 000/mm³、CD T 细胞计数<100/mm³、静脉毒品使用、免疫系统肿瘤
局部情况	1	无损害
	2	1～2 个损害因素[b]
	3	>2 个损害因素[b]

注：a，全身状况影响因素：年龄>80 岁、酗酒、吸烟、长期置管、慢性营养不良、糖尿病、肝功能不全、肾功能不全、肺功能障碍。b，局部情况损害因素：急性感染、多个切口、软组织缺损、皮下脓肿>8 cm²、皮肤瘘管、创伤后。

影响 DAIR 的预后；吸烟不但显著增加 PJI 的发生率，也使 DAIR 术后再感染率提高了 12 倍。综上，对于软组织条件不佳或有切口愈合不良风险的患者，应避免行 DAIR 治疗。

感染的微生物种类可能对 DAIR 预后产生影响。以金黄色葡萄球菌和链球菌为主的革兰阳性球菌是绝大多数 PJI 的元凶。许多研究报道，金黄色葡萄球菌感染者 DAIR 失败率较高，如为耐甲氧西林金黄色葡萄球菌（MRSA）感染时更为严重。Buller 等研究发现，感染耐药菌如 MRSA 和耐万古霉素肠球菌（VRE）的患者预后，较感染其他革兰阳性或阴性菌或者培养阴性者的预后差，DAIR 的 2 年成功率不到 30%。在 Sendi 等报道的病例中，2 例 DAIR 失败者均是由金黄色葡萄球菌所致的急性血源性感染。根据 Azzam 等的结果，金黄色葡萄球菌感染是 DAIR 失败的独立危险因素，风险比为 1.26～15.21。然而，也有其他研究发现，金黄色葡萄球菌感染与 DAIR 失败之间并无关联。因此，金黄色葡萄球菌所致 PJI 的 DAIR 失败风险可能更高，但并非决定是否行 DAIR 的唯一因素，也不是开展 DAIR 的绝对禁忌证。

PJI 的分类方法较多，大体上主要分为三类：①术后早期（术后 4～6 周发生）。②晚期慢性（关节置换术后 4～6 周发生，或症状持续时间 4～6 周以上）。③急性血源性（关节置换术后已较长时间，关节功能平素良好，短期内急性起病）。根据目前已报道结果，当满足其他条件时，术后早期感染与急性血源性感染者均是 DAIR 的适宜人群。Buller 等报道，起病时间超过 21 天的患者失败率增高。Grammatopolous 等发现，症状少于 6 周患者感染清除成功率高于其他患者。Triantafylopoulos 等则发现，症状超过 5 天是 DAIR 失败的独立危险因素。有学者报道，急性血源性与术后早期 PJI 在 DAIR 失败率方面无显著差异，而另一些学者则认为急性血源性感染患者复发风险高，可高达 8 倍以上。不管是什么感染类型，尽早地识别 PJI 都能够改善 DAIR 的整体预后，这才是我们的目标。对于晚期慢性感染而言，由于假体表面生物膜的形成，DAIR 疗效较差，更适宜更换假体治疗。

二、DAIR 术中处理

DAIR 的常规步骤包括关节切开、彻底清创与滑膜切除、充分灌洗、保留固定良好的假体与更换所有组配式部件。术中也可同时采取其他措施以更好地控制局部感染及清除生物膜，包括局部使用抗生素（含抗生素的链珠、海绵或抗生素粉末）、消毒剂局部冲洗（聚维酮碘、氯己定、过氧化氢溶液等）以及对假体进行物理清洗。

（一）更换组配式部件

治疗急性 PJI 时，应常规更换组配式部件。由于在硬与软材料界面之间会形成纤维素层，当保留组配式部件时，会导致感染难以控制及失败率增高。此外，保留组配式部件将限制清创范围，膝关节尤其如此。既往研究已报道，对于急性髋和膝关节 PJI，保留组配式部件的治疗成功率（0～44%）低于更换组配式部件者（53%～59%）。Grammatopolous 等报道，更换组配式部件是改善感染清除率的独立危险因素，更换部件者 10 年感染控制率为 86%，不更换者为 68%。我们建议在可能的情况下，常规更换组配式部件。

（二）滑膜切除/清创与灌洗

术中必须广泛地切除滑膜与所有感染和潜在感染组织。创面边缘需彻底清创，切除所有坏死组织及窦道。假体周围如存在脓性组织，感染的清除率将显著下降，因此如在清创过程中发现此情况，需考虑取出假体彻底翻修。同时术中需在多个部位采集样本送组织学检查与培养。

清创以后需使用大量液体（一般为 3～9 L）进行充分灌洗。目前不推荐使用关节镜下灌洗治疗急性 PJI。尽管偶有关节镜灌洗治疗成功的病例，但已有明确证据表明，关节镜灌洗的预后差于切开治疗。Byren 等报道，关节镜灌洗的成功率为 47%，而切开治疗成功率为 88%。关节镜灌洗的缺点包括无法进行彻底的清创和滑膜切除，而且无法更换组配式部件。

灌洗液可以是无菌生理盐水，也可以加入抗生素或消毒液（如聚维酮碘、氯己定、过氧化氢溶液等）。DAIR 术中使用消毒液冲洗的整体成功率可达 72%，特别是对于术后早期感染效果更好。目前尚没有一种特效灌洗液配方和灌洗技术，不同医院和不同医生的方法各异。

（三）局部使用抗生素

DAIR 术中可在局部使用含抗生素的链珠、海绵或抗生素粉末，其可在局部缓慢释放高浓度的抗生素。抗生素骨水泥链珠的优势在于可在局部组织内达到很高抗生素浓度的同时避免全身不良反应。据报道，联合使用抗生素骨水泥链珠的 DAIR 手术成功率可达 75%～100%。其缺点在于抗生素释放过快，术后 24 小时局部组织内抗生素浓度即显著下降，同时还有细菌定植及形成生物膜风险，并且需要二次手术以取出链珠。硫酸钙链珠近年来被用作传统骨水泥链珠的替代物。其费用较贵，但可吸收，因此不用二次手术取出。此外，硫酸钙链珠的抗生素释放速度较骨水泥缓慢，也更能抵抗生物膜形成。然而，Flierl 等报道，使用抗生素硫酸钙链

珠的成功率仅有 52%。硫酸钙载庆大霉素的可吸收海绵也被用于抗生素的局部释放，据报道其成功率可达 70%。其他可选择的方案还包括万古霉素粉末及载万古霉素的链珠。Riesgo 等报道，术中聚维酮碘冲洗后局部应用万古霉素粉末可将 DAIR 的成功率从 63% 提高至 83%。目前尚缺乏大型对照研究对现有的各种局部抗生素应用方法提供证据支持。

（四）术后引流

DAIR 术后建议常规留置引流管以减少无效腔形成和预防术区液体积聚。引流管应当在引流量极少时才予以拔除，一般在术后 48～72 小时。

三、预后

（一）术后抗生素使用时间

大多数研究均支持在 DAIR 术后静脉使用 6 周敏感抗生素。在一项针对 87 例 DAIR 治疗髋或膝 PJI 患者的回顾性研究中，Chaussade 等发现静脉使用 6 周与 12 周抗生素者没有显著差异，成功率均为 69%。在另一项含有 44 例膝和髋 PJI 患者的随机对照研究中，Lora-Tamayo 等报道，对于急性金黄色葡萄球菌感染，左氧氟沙星联合利福平治疗 8 周与更长疗程之间的疗效没有差异。Byren 等报道，抗生素使用时间长短并不影响复发风险，同时大部分的感染复发于停药 4 个月以内的为停药 4 个月后的 4.3 倍。

（二）联合使用利福平

由于利福平可以治疗葡萄球菌感染并能够穿透生物膜，因此其被用于治疗 PJI。根据 Zimmerli 等所做的随机对照研究的结果，利福平联合环丙沙星治疗葡萄球菌感染的成功率为 100%，而环丙沙星单独用药的成功率仅为 58%。Fiaux 等报道，DAIR 术后联合利福平治疗链球菌感染的成功率高于单药治疗。这些研究表明，抗生素联合利福平可提高感染治疗的成功率，并可避免单用利福平所致

的细菌耐药。

（三）DAIR 预后

根据感染持续时间长短、病原微生物种类、感染复发判断标准、机体自身情况以及术中/术后治疗方案的不同，不同文献所报道的 DAIR 预后大不相同。依据文献结果，DAIR 成功率从不到30%到超过80%不等，但这些文献的方法大相径庭，包括抗生素使用时间、DAIR 纳入标准（慢性感染病例、耐药菌感染）、手术方法（更换组配式部件、开放或关节镜灌洗）、抗生素局部使用方案、口服抗生素抑菌方法以及治疗失败定义等均不相同。

尽管一些研究表明关节镜灌洗对于急性膝关节 PJI 的治疗具有效果，但许多其他研究报道，与开放手术相比，关节镜灌洗的疗效较差、失败率较高。由于无法更换聚乙烯垫片，因此关节镜清创效果并不彻底，根据既往研究结果，我们并不推荐行关节镜灌洗清创。

开放性 DAIR 手术的预后文献报道差异较大。根据2011年发表的一项多中心研究结果，链球菌感染者 DAIR 成功率为35%，葡萄球菌感染者成功率仅为不到30%。在该研究中，许多治疗失败病例的感染为血源性，且症状持续时间不明，因此无法判断是否为慢性 PJI。另一项多中心研究的结果表明，即使在初次手术4周内行 DAIR 治疗，成功率也只有45%。Azzam 等报道，对于起病26天的患者，DAIR 成功率为44%，而起病14天的患者，成功率为52%。

部分研究者担心，如 DAIR 不成功，可能会增加随后二期翻修的失败率，因此对 DAIR 的意义提出质疑。Rajgopal 等报道，DAIR 联合二期翻修治疗 TKA 感染的失败率为24%，没有行 DAIR 者的二期翻修失败率为16%。但根据 Nodzo 等的结果，TKA 感染者 DAIR 及二期翻修成功率为82%，单纯二期翻修成功率为83%，并没有显著差异。

尽管 DAIR 失败率可高达50%，但其优势在于一旦成功，患者手术创伤及功能均优于二期翻修者。此外，随着手术技术的不断进步，近年来报道的 DAIR 成功率也有所提高。Grammatopoulos 等

报道的122例 PJI 患者中，单次 DAIR 手术的成功率为68%，多次 DAIR 者的成功率可达85%。Lora-Tomayo 等发现金黄色葡萄球菌所致的血源性 PJI 者失败率较高，术后早期感染者成功率为59%，急性血源性感染者成功率为45%。Fink 等也发现，术后早期感染较急性血源性感染患者的成功率高（82% vs. 57%）。感染起病时间也是影响预后的重要因素，但清创的最佳时间目前尚有争议。目前公认的是，DAIR 只适用于急性感染患者，长期慢性感染者应避免进行 DAIR 手术。Koyonos 等发现，对于慢性血源性感染者，DAIR 的成功率仅为21%。

（四）是否需使用抗生素长期抑菌治疗

Siqueria 等报道了 PJI 患者长期口服抗生素抑菌治疗的疗效，其中包括206例 DAIR 患者及162例二期翻修患者。接受长期抗生素治疗（至少6个月的口服抗生素）的 DAIR 患者5年无感染率为64.7%，而未接受长期抑菌治疗的 DAIR 患者为30.4%。Bryan 等报道，在使用抗生素长期抑菌的情况下，髋关节 PJI 的 DAIR 成功率可达83%，同时急性血源性与术后早期感染者治疗成功率无显著差异。该研究提示 DAIR 患者长期口服抗生素抑菌治疗以预防复发的必要性，但 Byren 等发现，DAIR 术后如进行长期抑菌治疗，停药后感染复发率是没有长期治疗者的4倍。以上结果表明，长期抗生素抑菌治疗有助于改善 DAIR 预后，但可能需要终身用药以维持疗效。

四、总结

现有文献在 DAIR 纳入标准、治疗失败定义、术中和术后处理方案等方面均有较大不同，因此难以在其基础上制订确定的标准化诊疗方案，但以下共识目前被大家普遍接受：

（1）尽可能缩短感染起病与治疗的时间窗，将其控制在3~4周之内。

（2）选择免疫力良好的患者进行 DAIR 手术。

（3）耐药菌株所致的感染疗效差于敏感菌株。

（4）关节切开、彻底清创、充分灌洗，尽可能更换所有组配式部件。

（5）局部抗生素使用的最佳方法尚不明确。

（6）针对具体细菌制订单独的抗生素应用方案，例如葡萄球菌感染时联合使用利福平。

（7）静脉使用抗生素 6～8 周，延长使用时间并不改善预后。

（8）当可能时，长期甚至终身口服抗生素抑菌治疗。

【病例分析】

（1）病史简介：患者，男性，82 岁，因"右膝关节置换术后 4 个月，感冒后发热伴右膝疼痛肿胀 3 天"入院。患者 4 个月前因右膝重度骨关节炎于我科行右侧全膝关节置换（total knee arthroplasty，TKA），使用后交叉韧带保留型假体；术后切口愈合良好，关节功能可，无明显疼痛，6 周时右膝伸直 0°，屈曲 135°。入院前 3 天，患者受凉感冒后发热，最高体温 38.5 ℃，数小时后自感右膝关节疼痛不适，并出现右膝关节红肿、皮温增高、疼痛、活动受限症状，呈进行性加重；于当地医院就诊，静脉输注头孢类抗生素后症状有所缓解。为求进一步诊治，来我院。

（2）既往病史：患者有 2 型糖尿病病史 18 年，3 年前开始使用胰岛素治疗，但未正规监测，血糖控制不佳；有高血压病史 10 年，血压控制在 150/70 mmHg 左右。

（3）查体：右膝较对侧肿胀、皮肤发红，未见窦道（图 7-1）；皮温高，内外侧关节间隙压痛，浮髌试验（＋）；右膝因疼痛惧动。

实验室检查（括号内为正常参考值）：WBC 计数：6.39×10^9/L（3.5×10^9/L～9.5×10^9/L），中性粒细胞百分比 N%：74.9%（40%～75%），CRP：203 mg/L（0～8 mg/L），ESR：48 mm/h（0～15 mg/L），PCT：0.29 ng/mL（0～0.05 ng/mL），IL-6：203 pg/mL（0～3.4 pg/mL）。

X 线片：右膝人工关节假体在位，未见松动移位表现（图 7-2）。

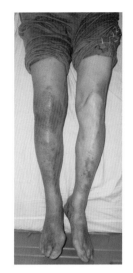

图 7-1　入院时右膝红肿明显

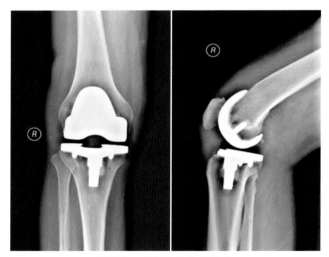

图 7-2　入院膝关节 X 线片

（4）诊断：右膝人工关节置换术后假体周围感染（急性血源性）。

（5）治疗方案：自入院开始即监测血糖，并使用胰岛素（三餐前短效胰岛素，联合晚上 22 点长效胰岛素）严格控制空腹血糖在 10 mmol/L 以下。入院后立即行右膝关节穿刺，抽出淡血性微混关节液送细菌涂片、细菌培养及药敏试验。完善各项术前检查后于入院后第 3 天（起病第 6 天）行右膝关节清创及更换胫骨平台聚乙烯垫片。术中见膝关节液呈淡血性，未见明显脓液。髌上囊、髌骨周围、髁间、内外侧间室部分滑膜充血及瘢痕增生，局部增生较重。股骨、胫骨假体及垫片位置良好，无松

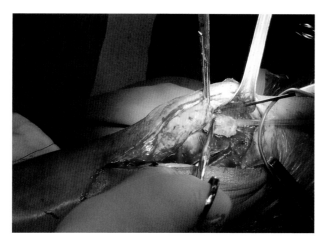

图 7-3 切除髌上囊滑膜组织

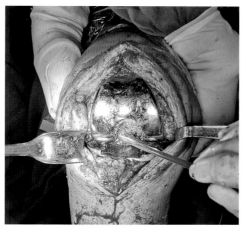

图 7-5 取出胫骨聚乙烯垫片，切除后交叉韧带

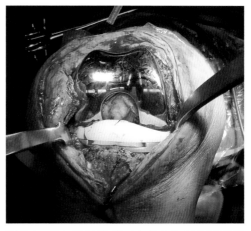

图 7-4 后交叉韧带表面大量炎性组织及脓性
渗出物

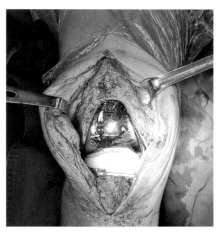

图 7-6 清创完成，更换 14 mm 胫骨聚
乙烯垫片

动表现，周围关节内可见少量炎性肉芽组织。分别取髌上囊、髁间窝及内外侧间室滑膜组织送细菌培养及药敏试验。经滑膜外袖套状将整个滑膜层完全切除，彻底清除坏死及瘢痕等组织（图 7-3）。顺利取出原胫骨聚乙烯垫片，见关节后方滑膜及瘢痕组织增生较明显，用刮匙及咬骨钳反复搔刮、清理后方增生的滑膜及瘢痕组织。由于后交叉韧带表面及内侧副韧带前份内表面大量炎性组织及脓性渗出物附着（图 7-4），为彻底清创，切除后交叉韧带及内侧副韧带前份（图 7-5）。过氧化氢冲洗后，使用大量生理盐水（5 L）脉冲冲洗。置入新的活动平台聚乙烯垫片，因切除后交叉韧带及内侧副韧带前份，为维持稳定性，使用 14 mm 厚垫片代替原 12 mm

厚垫片。测试屈伸间隙平衡及稳定性好（图 7-6）。关节腔内置入万古霉素 1 g。关节外侧放置引流管 1 根，术后 24 小时拔除。

术前关节液及术中多部位滑膜组织细菌培养结果均提示甲氧西林敏感金黄色葡萄球菌，术后静脉使用万古霉素 500 mg q8 h 6 周，停药后未使用口服抗生素。

（6）结果：术后患者右膝红肿、疼痛情况逐渐减轻直至消失，查体未见明显前后向及内外侧不稳。血糖控制情况可，各项炎症指标均呈进行性下降（图 7-7）。第 6 周结束后停用抗生素，患者未诉右膝再次发生红肿、疼痛等情况。目前已随访半年，无复发。

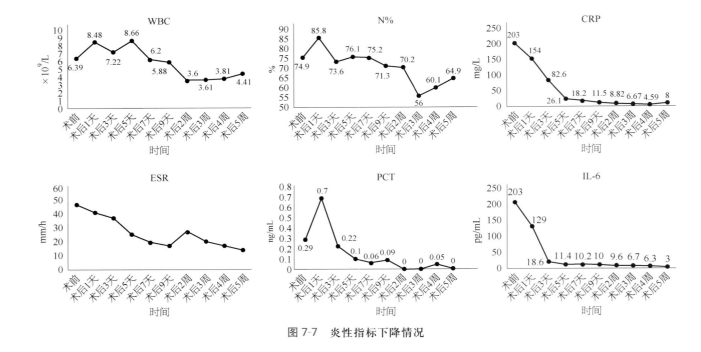

图 7-7　炎性指标下降情况

（黄　伟）

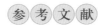

[1] Buller L T, Sabry F Y, Easton R W, et al. The preoperative prediction of success following irrigation and debridement with polyethylene exchange for hip and knee prosthetic joint infections [J]. J Arthroplast, 2012, 27(6): 857-864.

[2] Fink B, Schuster P, Schwenninger C, et al. Standardized regimen for the treatment of acute postoperative infections and acute hematogenous infections associated with hip and knee arthroplasties [J]. J Arthroplast, 2017, 32(4): 1255-1261.

[3] Sendi P, Lotscher P O, Kessler B, et al. Debridement and implant retention in the management of hip prosthetic joint infection: outcomes following guided and rapid treatment at a single centre [J]. Bone Joint J, 2017, 99-B(3): 330-336.

[4] Siqueira M B, Saleh A, Klika A K, et al. Chronic suppression of periprosthetic joint infections with oral antibiotics increases infection free survivorship [J]. J Bone Joint Surg Am, 2015, 97(15): 1220-1232.

[5] Qasim S N, Swann A, Ashford R. The DAIR (debridement, antibiotics and implant retention) procedure for infected total knee replacement-a literature review [J]. SICOT J, 2017, 3: 2.

[6] Azzam K A, Seeley M, Ghanem E, et al. Irrigation and debridement in the management of prosthetic joint infection: traditional indications revisited [J]. J Arthroplast, 2010, 25(7): 1022-1027.

[7] Lora-Tamayo J, Murillo O, Iribarren J A, et al. REIPI group for the study of prosthetic infection. A large multicenter study of methicillin-susceptible and methicillin-resistant Staphylococcus aureus prosthetic joint infections managed with implant retention [J]. Clin Infect Dis, 2013, 56(2): 182-194.

[8] Triantafyllopoulos G K, Poultsides L A, Zhang W, et al. Periprosthetic knee infections treated with irrigation and debridement: outcomes and preoperative predictive factors [J]. J Arthroplast, 2015, 30(4): 649-657.

[9] Bryan A J, Abdel M P, Sanders T L, et al. Irrigation and debridement with component retention for acute infection after hip arthroplasty: improved results with contemporary management [J]. J Bone Joint Surg Am, 2017, 99(23): 2011-2018.

[10] Gardner J, Gioe T J, Tatman P, et al. Can this prosthesis be saved?: implant salvage attempts in infected primary TKA [J]. Clin Orthop Relat Res, 2011, 469(4): 970-976.

[11] Koyonos L, Zmistowski B, Della Valle C J, et al. Infection control rate of irrigation and debridement for periprosthetic joint infection [J]. Clin Orthop Relat Res, 2011, 469(11): 3043-3048.

[12] Chaussade H, Uckay I, Vuagnat A, et al. Antibiotic therapy duration for prosthetic joint infections treated by debridement and implant retention (DAIR): similar long-term remission for 6 weeks as compared to 12 weeks [J]. Int J Infect Dis, 2017, 63: 37-42.

[13] Grammatopoulos G, Kendrick B, McNally M, et al. Outcome following debridement, antibiotics, and implant retention in hip periprosthetic joint infection-an 18-year experience [J]. J Arthroplast, 2017, 32(7): 2248-2255.

[14] Flierl M A, Culp B M, Okroj K T, et al. Poor outcomes of irrigation and debridement in acute periprosthetic joint infection with antibiotic-impregnated calcium sulfate beads [J]. J

Arthroplast，2017，32(8)：2505－2507.

[15] ZImmerli W，Trampuz A，Ochsner P E. Prosthetic joint infections [J]. N Engl J Med，2004，351(16)：1645－1654.

[16] Choi H R，von Knoch F，Zurakowski D，et al. Can implant retention be recommended for treatment of infected TKA? [J]. Clin Orthop Relat Res，2011，469(4)：961－969.

[17] Chung J Y，Ha C W，Park Y B，et al. Arthroscopic debridement for acutely infected prosthetic knee：any role for infection control and prosthesis salvage [J]. Arthroscopy，2014，30(5)：599－606.

[18] Waldman B J，Hostin E，Mont M A，et al. Infected total knee arthroplasty treated by arthroscopic irrigation and debridement [J]. J Arthroplast，2000，15(4)：430－436.

[19] Byren I，Bejon P，Atkins B L，et al. One hundred and twelve infected arthroplasties treated with DAIR [J]. J Antimicrob Chemother，2009，63(6)：1264－1271.

[20] Geurts J A，Janssen D M，Kessels A G，et al. Good results in postoperative and hematogenous deep infections of 89 stable total hip and knee replacements with retention of prosthesis and local antibiotics [J]. Acta Orthop，2013，84(6)：509－516.

[21] Tintle S M，Forsberg J A，Potter B K，et al. Prosthesis retention，serial debridement，and antibiotic bead use for the treatment of infection following total joint arthroplasty [J]. Orthopedics，2009，32(2)：87.

[22] Kuiper J W，Brohet R M，Wassink S，et al. Implantation of resorbable gentamicin sponges in addition to irrigation and debridement in 34 patients with infection complicating total hip arthroplasty [J]. Hip Int，2013，23(2)：173－180.

[23] Riesgo A M，Park B K，Herrero C P，et al. Vancomycin povidone-iodine protocol improves survivorship of periprosthetic joint infection treated with irrigation and debridement [J]. J Arthroplast，2018，33(3)：847－850.

[24] Lora-Tamayo J，Euba G，Cobo J，et al. Prosthetic joint infection group of the Spanish Network for research in infectious diseases-REIPI. Short-versus long-duration levofloxacin plus rifampicin for acute staphylococcal prosthetic joint infection managed with implant retention：a randomized clinical trial [J]. Int J Antimicrob Agents，2016，48(3)：310－316.

[25] Jacqueline C，Caillon J. Impact of bacterial biofilm on the treatment of prosthetic joint infections [J]. J Antimicrob Chemother，2014，69(Suppl 1)：i37－i40.

[26] Zimmerli W，Widmer A F，Blatter M，et al. Role of rifampin for treatment of orthopedic implant-related staphylococcal infections：a randomized controlled trial. Foreign-body infection (FBI) study group [J]. JAMA，1998，279(19)：1537－1541.

[27] Fiaux E，Titecat M，Robineau O，et al. Outcome of patients with streptococcal prosthetic joint infections with special reference to rifampicin combinations [J]. BMC Infect Dis，2016，16(1)：568.

[28] Odum S M，Fehring T K，Lombardi A V，et al. Irrigation and debridement for periprosthetic infections：does the organism matter? [J]. J Arthroplast，2011，26(6 suppl)：114－118.

[29] Fehring T K，Odum S M，Berend K R，et al. Failure of irrigation and debridement for early postoperative periprosthetic infection [J]. Clin Orthop Relat Res，2013，471(1)：250－257.

[30] Sherrel J C，Fehring T K，Odum S，et al. Fate of two-stage reimplantation after failed irrigation and debridement for periprosthetic knee infection [J]. Clin Orthop Relat Res，2011，469(1)：18－25.

[31] Nodzo S R，Boyle K K，Nocon A A，et al. The influence of a failed irrigation and debridement on the outcomes of a subsequent 2-stage revision knee arthroplasty [J]. J Arthroplast，2017，32(8)：2508－2512.

病例选择、实施要点、临床转归和病例介绍（二）

下面将从国内外相关文献、笔者自身经验和临床病例等多个角度来分析 DAIR 治疗 PJI 成功的关键点。

一、病例选择

综合分析各家对于 DAIR 技术疗效褒贬不一的原因在于，对于病例的选择存在偏差。DAIR 疗效较差、术后感染复发率较高的情况，往往是术前患者的选择存在问题，没有选择合适的病例。对于 DAIR 技术而言，何为"合适"的患者？综合分析，主要需要考虑患者感染的时间、感染的部位、细菌的种类和其他综合因素。上述四点也是 DAIR 手术能够成功的关键因素。

（一）感染的时间

感染的时间决定着治疗方式的选择和预后的效果。一旦患者出现感染的症状，应尽早处理，防止感染由急性期转为慢性。早期感染或急性血源性感染，细菌尚未在假体表面形成生物膜，此时采用 DAIR 方法进行彻底清创、更换垫片并持续性冲洗创面，配合敏感抗生素静脉使用，可明显提高 DAIR 的成功率。如感染已经发展为晚期，细菌已经在假体表面形成生物膜，且关节周围滑膜已经因为持续性炎性反应形成纤维瘢痕，此时再行 DAIR 手术来试图保留假体，则成功率明显降低（表 7-2）。Tsukayama 对于 PJI 的分型中，将其分为 Ⅰ～Ⅳ型，其中 Ⅱ 型为术后早期感染（感染发生在术后

4 周内），Ⅲ型为术后血源性感染，Ⅳ型为术后晚期感染（感染发生在术后 4 周以后）。就该分型而言，DAIR 手术的最佳对象是Ⅱ型和Ⅲ型患者。同时，根据既往的文献报告结果，感染时间超过 4 周的患者，行 DAIR 手术的成功概率明显降低。因此，从感染时间而言，DAIR 手术的最佳适应证是感染发生后越早越好，最迟不要超过 4 周，否则手术成功率明显降低。

表 7-2   既往文献报道感染时间和 DAIR 手术成功率的关系

	患者数量	感染时间（周）	治愈数量	成功率（%）
Burger（1991）	39	14.3	7	18
Mont（1997）	24	10<4，14>26	20	83
Segawa（1999）	41	30<4，11>4	24	59
Deirmengian（2003）	31	104	11	35
Chiu（2007）	40	73.7	12	30

（二）感染的部位

感染的部位也是影响 DAIR 手术成功的重要因素。浅表感染、关节囊外的感染采用 DAIR 手术效果较好，因为此时并没有大量的细菌深入关节内，假体容易保留。而深部感染、以关节囊内假体周围为主的感染，应用 DAIR 技术则成功率明显降低。Rasul 等报道了 15 例应用 DAIR 技术治疗 PJI 的临床资料，总体的成功率仅为 60%，但其中的 6 例浅表感染患者均获得治愈，成功率为 100%。Van Kleunen 等随访了 18 例采用 DAIR 技术治疗 PJI 的患者，其中 5 例为膝关节置换，13 例为髋关节置换。结果发现，80% 的浅表感染患者获得成功治愈，证明了 DAIR 技术在浅表感染患者中应用时具有肯定的效果。

（三）细菌的种类

对于感染的治疗，术前通过关节腔穿刺抽液做细菌培养，能够明确感染细菌的种类和药敏结果，对于感染的成功治疗是十分有帮助的。然而，目前细菌培养的阳性率仍然较低，即便使用带培养皿的血培养瓶来收集标准，阳性率也只能达到 70% 左右。因此，抗生素往往需要根据临床医生的经验来使用。文献报道，对于 PJI 的患者，如为单一细菌感染，则 DAIR 手术的成功率较高；且单一细菌如为 G+ 的金黄色葡萄球菌，DAIR 效果较好，因为对于对金黄色葡萄球菌敏感的万古霉素几乎已经成为 PJI 患者抗生素选择的标配。如果为多重细菌感染，特别是合并多耐细菌感染，如 MRSA、VRE、耐碳青霉烯的鲍曼不动杆菌（CRAB）等，如行 DAIR 手术，则成功率明显降低。同时，极少数患者可能合并真菌感染，在治疗上会非常棘手，感染控制率明显降低。但合并真菌感染的患者往往是反复手术、感染时间较长的 PJI 患者，往往倾向于采用二期翻修治疗感染，而很少选择 DAIR。

（四）其他综合因素

其他因素主要包括假体的位置和有无窦道形成。行 DAIR 手术的患者，术前需要进行详细的影像学检查，明确假体有无松动和移位。如假体已经出现移位，或骨水泥界面已有透亮线等提示假体可能松动的征象，则不建议行 DAIR 手术，需要改为假体取出。行 DAIR 的患者一般不会合并窦道形成。如感染已经形成窦道，则提示感染时间较长、感染位置较深，并且穿破皮肤的窦道往往造成引起多重细菌感染，因此不建议对合并窦道形成的患者行 DAIR 手术。

因此，综合上述四大方面的影响因素，最"合适"开展 DAIR 手术的患者对象为：感染时间较短，最长不超过 4 周，属于术后早期感染（Tsukayama Ⅱ型）或急性血源性感染（Tsukayama Ⅲ型）的类型；感染以浅表感染为主，不大累积阔筋膜深层或假体周围；感染以单一细菌为主，最好术前能够明确细菌类型和药敏结果；假体没有出现移位和松动；没有窦道形成。如能够完全符合上述条件，则 DAIR 手术的成功概率会大幅度增加。如仅仅符合部分条件，则需要根据临床经验，决定是否采用 DAIR 手术来治疗 PJI。如患者基本不符合上述条件，行 DAIR 的手术成功率会大大降低，建议改行二期翻修手术。

二、实施要点

DAIR 手术实施要点主要包括：彻底清创；更换摩擦界面；术后抗生素冲洗液持续冲洗；根据术中培养结果使用抗生素；清创手术可能需要多次进行；如失败，及时转成分期手术。

（一）彻底清创

一般选择原切口入路，尽量避免使用其他切口以免造成皮肤缺血坏死。彻底暴露关节腔和假体，注意韧带附着点避免撕脱。清创前再次抽取关节液或坏死组织并送细菌培养。清创一定要彻底，应将坏死组织彻底清理干净，避免遗留死角（图 7-8）。

对于髋关节，清创时需要将髋关节脱位，将股骨头取下后，彻底清理髋臼的前方（图 7-9）。根据经验，大部分髋关节 PJI 的细菌主要累及髋臼侧。初次 THA 时可以使用骨蜡将股骨颈截骨断面封闭，一方面可以抑制髓腔内出血，另一方面可以避免细菌进入股骨髓腔。对于膝关节，清创时应该保留重要的膝关节结构，如内外侧副韧带等，避免因为过度情况而造成膝关节不稳。膝关节的后方是清创的难点，应将垫片取下来，然后充分暴露膝关节后方并彻底清创，重点是股骨髁的后角和胫骨平台后方。清创完成后，应用碘伏、过氧化氢和生理盐水反复冲洗创面（图 7-10）。有条件的单位可使用脉冲冲洗器。冲洗完毕后使用干净的无菌单重新铺单，同时更换手套，所有器械应用碘伏擦洗一遍。

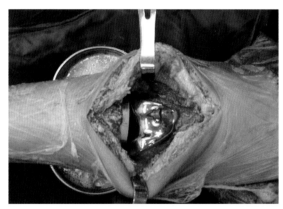

图 7-8　膝关节 PJI 患者，术中彻底清创，清除所有坏死组织

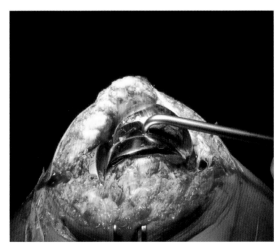

图 7-9　术中取下聚乙烯衬垫，利用骨钩牵开股骨髁，充分暴露膝关节后方并清创

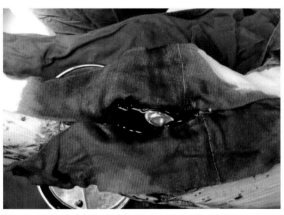

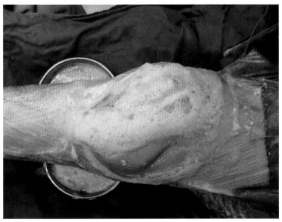

图 7-10　术中清创完毕后，使用碘伏、过氧化氢反复冲洗创面

（二）更换摩擦界面

摩擦界面的更换更加有利于感染的控制。对于髋关节而言，需要更换股骨头和髋臼内衬。对于膝关节而言，虽然股骨和胫骨假体因为牢固固定不能更换，但聚乙烯衬垫应该更换，可降低感染细菌的数量，避免聚乙烯衬垫表面细菌残留而造成术后感染复发。

（三）抗生素冲洗液持续冲洗

清创完毕后，应安置冲洗管和引流管，开始术后持续冲洗。冲洗管和引流管应遵循"对角线"原则，使得冲洗液从冲洗管内流出，在关节腔内循环后从引流管内排出。避免冲洗管和引流管放置在一起，使得冲洗液从冲洗管内流出后直接流入引流管，而没起到冲洗关节腔的目的。冲洗管和引流管在置入时应该用丝线打结密封皮肤的穿刺口并牢固固定管子，以免术后冲洗液从皮肤穿刺口流出而增加二次感染风险。冲洗的时间一般在2周以内，部分患者可延长至术后1个月。冲洗液中可加入适量的抗生素，增加抗感染能力。一般冲洗管和引流管放置时间不能过长，以免造成二次感染。拔管的条件是：患者疼痛症状和伤口红肿明显缓解，复查炎性指标明显降低，取冲洗液送细菌培养连续3次均为阴性。拔管时应先拔进水管，出水管保留1~2天后，确认无浑浊分泌物或其他坏死组织流出后再拔出，以确保关节腔内的彻底引流。

（四）根据术中培养结果使用抗生素

术中取关节液、脓液或组织进行细菌培养是十分重要的。应该多次、多部位取细菌培养。关节液或脓液取标本时应该装入血培养瓶内，这样能够提高培养的阳性率。术中的细菌培养结果与术前关节腔穿刺培养的结果相一致，则能够基本明确细菌的种类。如细菌培养结果尚不清楚，可根据经验使用抗生素。由于关节置换后PJI大部分情况下以金黄色葡萄球菌为主，因此经验性使用抗生素的搭配往往是万古霉素联合一种广谱抗生素，如左氧氟沙星、莫西沙星或二代头孢。如细菌培养和药敏结果已经明确，则需要根据结果更换敏感抗生素。某些情况下可能会遇到多重耐药菌感染的情况，往往会使用亚胺培南、替加环素等强力抗生素。部分患者可能会合并革兰阴性菌感染，如大肠埃希菌、阴沟肠杆菌等，需要使用针对革兰阴性菌敏感的抗生素，如莫西沙星、亚胺培南等。

（五）失败后的处理

DAIR手术可以多次进行，如术后患者感染控制效果不佳，伤口仍旧红肿，炎性指标下降不明显，则需要再次行DAIR。如感染反复控制不佳，则应早期转成分期手术。尤其对于多关节置换的患者，如其中一个关节出现感染而行DAIR手术，如术后感染控制不佳，应及早转为二期翻修，以免其他关节出现继发性感染。

三、临床转归

DAIR手术后患者的临床转归各家文献报道结果不一致。对于髋关节置换而言，Aboltins等在2013年对19例PJI的患者进行DAIR手术治疗，随访2年的结果发现，感染治愈率为88%。Mohamed等采用DAIR技术对26例髋关节PJI患者进行治疗，其中16例为初次THA，10例为翻修。平均随访时间为6.6年。结果显示感染的治愈率为77%。作者认为DAIR技术对于THA术后急性感染和血源性感染是有效的。Westberg等在2012年发表的研究结果对38例THA术后感染进行DAIR治疗，随访4年。其中27例患者获得了临床治愈，术后Harris评分达到86分。作者认为对于THA术后早期PJI是十分有效的。对于膝关节置换而言，Mont、Deirmenqian和Chiu等分别对24例、31例和40例TKA术后PJI患者进行DAIR控制感染，随访时间为3~4年，均获得了较为满意的感染治愈率。作者总结认为对于TKA术后早期的、非金黄色葡萄球菌感染的PJI，DAIR技术是十分有效的。上述临床研究均获得了DAIR技术的正面疗效，术后感染的控制率为70%~80%。

然而对于DAIR技术在PJI的控制方面仍有部

分的负面报道。Schoifet 等对 31 例 TKA 术后 PJI 患者进行 DAIR 治疗，平均随访时间为 8.8 年。结果提示术后感染的复发率高达 77%。作者认为感染持续的时间和细菌的类别是造成感染无法有效控制的主要原因。Rand 等对 377 例 TKA 术后 PJI 的患者进行 DAIR 治疗的回顾性研究。结果发现仅 110 例患者通过 DAIR 技术保留了假体，成功率不到 30%。Silva 在 2002 年对 567 例 PJI 的患者进行分组治疗研究，共分为假体取出组和 DAIR 组，随访时间为 4 年。研究结果显示，假体取出组的 37 例患者，共 33 例成功将感染治愈，成功率为 89.2%。而 DAIR 组的 530 例患者，仅 173 例患者感染得到控制，治愈率仅 32.6%。两组之间在感染的控制率方面存在明显的差异。作者认为，感染的有效控制与感染时间、细菌类别和患者身体状况均有相关性，感染时间过长、细菌耐药度高和患者自身抵抗力差等因素，会导致 DAIR 手术的失败，并最终转为二期翻修手术。Deirmenqian 等对 31 例 TKA 术后 PJI 的患者进行治疗，随访时间为 4 年。结果显示，采用 DAIR 手术治疗后的失败率高达 65%，其中对于金黄色葡萄球菌感染的患者，失败率更是高达 92%。

上述正反两派的研究结果，也恰恰说明了 DAIR 手术对于患者选择是十分严格的，同时也提示手术适应证的把握在术后控制感染的成功率方面起到了关键作用。只有掌握了严格的手术适应证，选择了合适的患者，DAIR 手术才能最大化地发挥其作用。

笔者所在医院曾经对 2005 年 1 月至 2011 年 12 月，采用 DAIR 方法治疗 TKA 术后 PJI 的 9 例患者进行随访。9 例患者中，女性 7 例，男性 2 例，平均年轻 57 岁，BMI 25.9。根据 Tsukayama 分型，6 例为早期感染（<4 周），2 例为慢性感染（>4 周），1 例为急性血源播散性感染。术前常规检查 ESR、CRP，所有病例术前均行关节穿刺或分泌物细菌培养，术中常规行关节液细菌培养和组织病理检查。术中根据情况更换聚乙烯衬垫。平均 25.1 个月的随访结果显示，7 例患者感染治愈，假体成功保留。2 例慢性感染患者术后感染复发，经多次 DAIR 治疗后仍无法有效控制感染，转成二期翻修后感染治愈。DAIR 总体的感染治愈率为 77.8%，与国内外研究报告结果相似。

笔者自己对于 DAIR 手术的经验在于：①感染后越早清创越好，拖得越久感染控制率越低。②手术中需要彻底清创，对于 THA 需要在脱位的情况下，将股骨头取下，清理髋臼前方和股骨颈截骨面。对于 TKA 需要将聚乙烯垫片取出，清理膝关节后方和股骨后髁。③有条件的情况下尽量更换摩擦界面，THA 可更换股骨头，TKA 可更换聚乙烯垫片。④术后保持冲洗管和引流管通畅，冲洗量至少>6 000 mL/d，冲洗时间至少到冲洗液完全清凉，连续 3 次冲洗液细菌培养结果阴性。拔管时先拔进水管，后拔出水管。术后抗生素静脉使用时间需要超过 6 周，后改为口服继续使用 6 周。整个治疗期间需要予以营养支持，保证患者 Hb、ALB 的指标正常或稍高。一旦失败，立即改为翻修手术，特别是对于多个关节置换的患者。

【典型病例】

（1）病史介绍：患者，女性，28 岁。因"左侧髋部骨折术后 13 年，左侧髋部反复疼痛 13 年，加重 10 个月"入院。患者 13 年前因为"左侧股骨颈骨折"行左髋内固定手术，术后因"骨折不愈合"再次行"内固定取出＋植骨术"。

（2）入院后查体：左大腿上段外侧可见 16 cm 手术瘢痕，局部无感染征象。左髋屈曲 30°，伸直 0°，外展 30°，内外旋活动明显受限。辅助检查 CRP 5.21 mg/L（正常参考值<5 mg/L），ESR 21 mm/h（正常参考值 21 mm/h）。X 线片可见左侧股骨颈骨折改变，骨折处无骨性连接，可见骨小梁中断，髋关节间隙消失，骨小梁模糊（图 7-11）。

（3）术前考虑诊断：①左侧股骨颈陈旧性骨折不愈合。②左侧股骨颈骨折术后。

（4）排除感染情况下行左侧全髋关节置换术。术中发现左侧髋关节大量瘢痕形成，股骨近端明显硬化，同时可见第二次手术时的植骨块。植骨块呈灰白色，硬化明显（图 7-12）。术中清理髋部瘢痕组织和硬化骨后，顺利完成 THA。术后复查 X 线片，假体位置令人满意（图 7-13）。

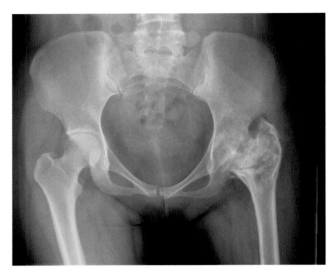

图 7-11　术前 X 线片显示，左侧股骨颈骨折术后，股骨颈仍存在不愈合表现，股骨头内骨小梁模糊，髋关节间隙消失

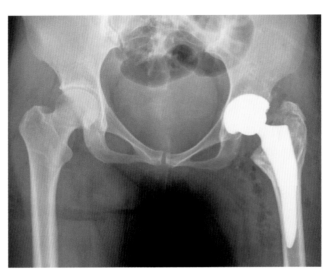

图 7-13　初次 THA 术后 X 线片，显示假体位置良好

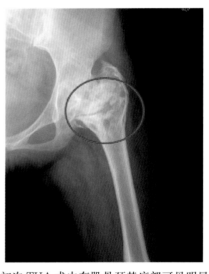

图 7-12　初次 THA 术中在股骨颈基底部可见明显骨硬化，同时可见第二次手术时的植骨块，呈灰白色，硬化明显

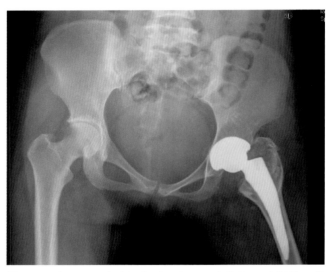

图 7-14　术后出现感染征象后，急诊入院并行 X 线摄片。结果显示，假体未见松动移位，未见骨膜反应

术后第六天患者开始出现左大腿中下段红肿热痛的感染征象，术后第八天出现发热，最高温度为 39 ℃，随即到我院急诊科就诊。急诊入院后查体：左大腿中下段、手术切口以下膝关节以上局部压痛明显，皮温升高，叩痛及压痛明显。左髋屈曲 80°，伸直 0°，外展 40°，屈伸髋关节时可诱发疼痛。入院后辅助检查提示：CRP 96.2 mg/L，ESR 81 mm/h。X 线片提示假体位置良好，未见松动和移位，未见骨膜反应（图 7-14）。

急诊入院后考虑诊断为左侧全髋关节置换术后

感染复发（Tsukayama Ⅱ型）。考虑到患者感染发现较为及时，感染时间不长，故急诊行 DAIR 手术。术中发现左髋瘢痕大量形成，原手术切口皮下至阔筋膜全层水肿，阔筋膜外层可见约 10 mL 血性浑浊液体。关节腔内可见大量淡血性浑浊积液。股骨近端大转子处骨质灰白坚硬，硬化明显。术中关节脱位较为困难，未取出内衬和股骨头。

术后培养结果提示阴沟肠杆菌（革兰阴性杆菌），根据药敏结果予以左氧氟沙星联合哌拉西林他唑巴坦静脉抗感染治疗，同时予以庆大霉素稀释液持续关节腔冲洗。反复取冲洗液培养结果均提示阴沟肠杆菌，冲洗 4 天后静脉改为亚胺培南抗感染，15 天后根据药敏结果加用莫西沙星。冲洗管保留时间为术后 1 个月，其间反复复查 ESR 和 CRP 均明显下降，冲洗液最后连续两次细菌培养结果阴性后拔除。

术后患者左髋红肿热痛的感染症状完全缓解，体温恢复正常，左髋关节功能完全恢复，可扶助行器下地行走。术后 1 个月复查 ESR 21 mm/h，CRP 6.91 mg/L，术后 3 个月复查 ESR 26 mm/h，CRP 1.41 mg/L。感染成功治愈。

（5）笔者经验：目前由于手术技术的提高、手术时间的缩短以及手术创伤的减轻，关节置换术后早期的感染比例已经逐年下降。由于皮肤、黏膜损伤，或身体抵抗力下降所造成的急性血源性感染的比例逐年升高。对于该类患者，早期采用 DAIR 治疗，可以有效地提高成功率。对于既往有手术史的患者，有文献报道，即便没有感染的征象，术中常规取关节液进行细菌培养的阳性率仍然很高。因此，对于既往有手术史，特别是进行了内植物植入或大块植骨的患者，关节置换术后需要延长抗生素使用时间，避免局部感染复发。同时，需要小心革兰阴性菌感染的可能性，切忌整齐划一使用针对革兰阳性菌的万古霉素，而需要使用广谱的、对革兰阴性菌同样有效的抗生素，如左氧氟沙星和莫西沙星等。

（沈　彬）

参 考 文 献

［1］ Van Kleunen J P, Knox D, Garino J P, et al. Irrigation and debridement and prosthesis retention for treating acute periprosthetic infections ［J］. Clin Orthop Relat Res, 2010, 468 (8)：2024 - 2028.

［2］ Klouche S, Lhotellier L, Mamoudy P. Infected total hip arthroplasty treated by an irrigation-debridement/component retention protocol. A prospective study in a 12-case series with minimum 2 years follow-up ［J］. Orthop Traumatol Surg Res, 2011, 97(2)：134 - 138.

［3］ Westberg M, Grogaard B, Snorrason F. Early prosthetic joint infections treated with debridement and implant retention：38 primary hip arthroplaties prospectively recorded and followed for median 4 years ［J］. Acta Orthop, 2012, 83(3)：227 - 232.

［4］ Sukeik M, Patel S, Haddad F S. Aggressive early debridement for treatment of acutely infected cemented total hip arthroplasty ［J］. Clin Orthop Relat Res, 2012, 470(11)：3164 - 3170.

［5］ Aboltins C, Dowsey M M, Peel T, et al. Early prosthetic hip joint infection treated with debridement, prosthesis retention and biofilm-active antibiotics：functional outcomes, quality of life and complications ［J］. Intern Med J, 2013, 43(7)：810 - 815.

［6］ Aboltins C A, Page M A, Buising K L, et al. Treatment of staphylococcal prosthetic joint infections with debridement, prosthesis retention and oral rifampicin and fusidic acid ［J］. Clin Microbiol Infect, 2007, 13(6)：586 - 591.

［7］ Fehring T K, Odum S M, Berend K R, et al. Failure of irrigation and debridement for early postoperative periprosthetic infection ［J］. Clin Orthop Relat Res, 2013, 471(1)：250 - 257.

［8］ Gardner J, Gioe T J, Tatman P. Can this prosthesis be saved?：implant salvage attempts in infected primary TKA ［J］. Clin Orthop Relat Res, 2011, 469(4)：970 - 976.

［9］ Koyonos L, Zmistowski B, Della Valle C J, et al. Infection control rate of irrigation and debridement for periprosthetic joint infection ［J］. Clin Orthop Relat Res, 2011, 469(11)：3043 - 3048.

［10］ Cobo J, Miguel L G, Euba G, et al. Early prosthetic joint infection：outcomes with debridement and implant retention followed by antibiotic therapy ［J］. Clin Microbiol Infect, 2011, 17(11)：1632 - 1637.

［11］ Azzam K A, Seeley M, Ghanem E, et al. Irrigation and debridement in the management of prosthetic joint infection：traditional indications revisited ［J］. J Arthroplaty, 2010, 25(7)：1022 - 1027.

［12］ Tintle S M, Forsberg J A, Potter B K, et al. Prosthesis retention, serial debridement, and antibiotic bead use for the treatment of infection following total joint arthroplasty ［J］. Orthopedics, 2009, 32(2)：87.

［13］ Bradbury T, Fehring T K, Taunton M, et al. The fate of acute methicillin-resistant staphylococcus aureus periprosthetic knee infections treated by open debridement and retention of components ［J］. J Arthroplasty, 2009, 24(6 Suppl)：101 - 104.

［14］ Byren I, Bejon P, Atkins B L, et al. One hundred and twelve infected arthroplasties treated with "DAIR"（debridement, antibiotics and implant retention）：antibiotic duration and outcome ［J］. J Antimicrob Chemother, 2009, 63(6)：1264 - 1271.

［15］ Kurtz S M, Ong K L, Schimier J, et al. Future clinical and economics impact of revision total hip and knee arthroplasty ［J］. J Bone Joint Surg Am, 2007, 89(Suppl 3)：144 - 151.

第二节　人工膝关节置换术后感染一期翻修

全膝关节置换术后感染是一个灾难性的并发症，不仅给患者带来多重的手术打击，而且耗费了巨大的医疗资源。由于膝关节位置表浅，周围缺少大量的肌肉和软组织覆盖，感染治疗起来非常困难。文献报道用于治疗 TKA 术后感染的医疗资源消耗是初次 TKA 的 3～4 倍，也是无菌性松动翻修的 2 倍。虽然目前采用很多预防措施，但初次手术感染发生率仍在 1％～2％，因此如何更加合理、有效地治疗全膝关节置换术后感染是骨科医师亟待解决的一个难题。

病例选择、实施要点、临床转归和病例介绍（一）

虽然二期翻修术仍是治疗膝关节置换术后晚期感染的金标准，但是越来越多的文献报道了一期翻修的成功率与二期翻修相似，甚至优于二期翻修术。与二期翻修术相比，一期翻修术的优点是只需一次手术、住院时间缩短、治疗费用降低、骨丢失减少、瘢痕少、术后关节功能恢复较好等。因此，下面重点阐述一期翻修手术的原理。

一、病例选择

近几年，慢性假体周围感染的一期翻修手术越来越流行，越来越多的证据支持该最佳治疗方案的可行性。许多研究报道了一期翻修的优越性，尤其在严格一期翻修的手术指征的前提下，文献报道了一期翻修手术有更高的感染治愈率。Haddad 等在 2015 年报道了在严格的手术指征的前提下采用一期翻修手术治疗 28 例慢性膝关节假体周围感染的患者，至少 3 年随访的患者复发率为零。这组病例按照新 2018 版共识的提议在患者选择、感染部位、微生物学上准确地进行了匹配。德国的 ENDO-Klinik 的研究结果，该研究并没有将耐药菌因素当作绝对的手术禁忌证，在大量的感染患者（85％的感染翻修患者）的一期翻修手术的长期随访中，得到了可靠的临床结果。Jenny 等的早期一组 47 例一期翻修患者随访 3 年的临床结果，尽管该组病例中有大量的局部窦道形成的患者（43％），但是仍然获得了 87％的感染治愈率。在术后复发的患者中，只有 2 例患者术前合并有窦道形成。

因此，在选择合适的患者前提下，通常可以获得可靠的感染治愈率，我们也总结并推荐了一期翻修术的适应证以及相对禁忌证。

（一）适应证

1. 宿主／局部　①无免疫力低下。②无全身菌血症。③最低限度的骨缺损或者软组织缺损能够一期关闭切口。

2. 病原学　①术前单一病原菌感染。②明确敏感抗生素治疗。

（二）相对禁忌证

①培养阴性，致病菌的敏感性不可知。②合并有窦道以及脓液。③耐药菌感染。④多重细菌感染或者真菌感染。⑤无论任何原因致无法局部使用抗生素。

（三）禁忌证

①严重的软组织缺损导致关节或者切口无法闭合、伸膝装置受损。②无论任何原因致无法进行骨或软组织的彻底清创术。③无可靠的骨床，不能安装新的假体。④持续或反复发作病原菌不明确的顽

固性膝关节感染。⑤患有自身免疫系统疾病或免疫能力很低、败血症。

二、实施要点

（一）术前

在翻修术前能准确培养鉴定出病原菌，使用广谱敏感的抗生素对提高翻修手术成功率至关重要。传统的细菌培养方法阳性率较低，建议采用 BacT/ALERT 3D 血培养瓶，该瓶是一个密闭的营养丰富的细菌增殖系统，与外界不相通，没有污染机会（图 7-15）。由于生物膜的存在，常规 3～5 天的培养，阳性率不高，可适当延长培养时间至 2 周，真菌甚至需延长到 3～4 周。一般 7～10 天内第一个培养出的细菌通常就是致病菌。具体培养的注意事项如下：①培养前停抗生素 2 周。②术前抽取关节液和术中获得的关节腔液体、多处组织（3～5 处）一并送培养。③用不同培养基同时进行需氧和厌氧培养。④建议采用 BacT/ALERT 3D 血培养瓶，该瓶密闭，与外界不相通，没有污染机会。⑤对 3～5 天内无菌生长的样本，可延长培养时间至 2 周，真菌可延至 3～4 周，如果培养阴性则采用碳青霉烯类联合万古霉素进行广谱覆盖治疗。

（二）术中

1. **体位**　患者取仰卧位，患侧大腿近端预制止血带，常规不适用驱血带，患肢抬高、屈膝后止血带充气。

2. **手术入路及显露**　皮肤切口沿用原来的手术切口入路进入，可适当延长（图 7-16），如果已经有 2 个以上的手术瘢痕，应尽量选择外侧的切口，因为膝关节内侧的表浅血供更丰富一些。切除原有皮肤切口瘢痕及窦道。

关节囊切口一般采用内侧髌旁切口，慢性感染后关节囊增厚明显，需要将增厚的部分关节囊削除，切除伸膝装置下方增生瘢痕组织，以便于翻转髌骨，显露膝关节。切勿强行翻转髌骨造成髌腱撕脱，否则将极大地影响术后膝关节功能，必要时可以在胫骨结节内侧髌韧带处锚入钉子，以防髌韧带撕脱。如果仍然显露困难，可以进行股四头肌肌腱的广泛松解如 V-Y 成形术、snip 技术、胫骨结节截骨等。

3. **机械清创、去除假体**　清创要更为激进！完全清除坏死组织、滑膜，所有人工关节假体、骨水泥、缝线等异物材料，切除增生、挛缩的瘢痕组织，可最大限度恢复关节的功能，更为重要的是可保证血中和关节腔中抗生素能"覆盖关节腔周围所有组织"，以消灭残留的病原微生物。

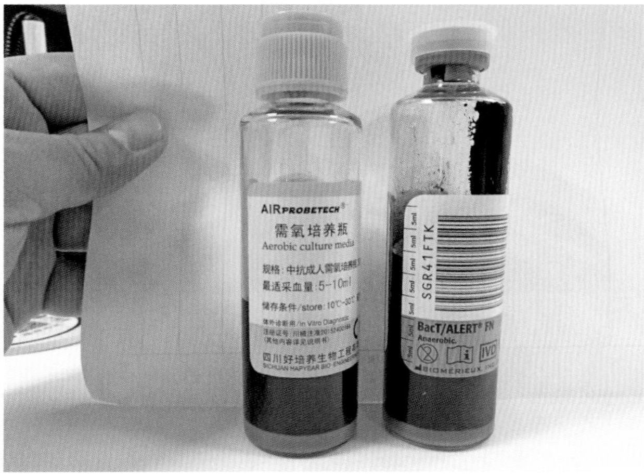

图 7-15　法国梅里埃生物技术公司 BacT/ALERT 3D 血培养瓶（厌氧，需氧）

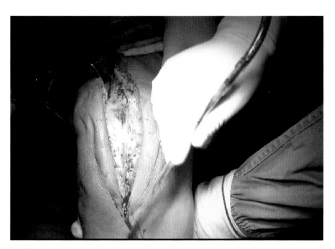

图 7-16　翻修术沿原来的手术切口入路进入，适当延长

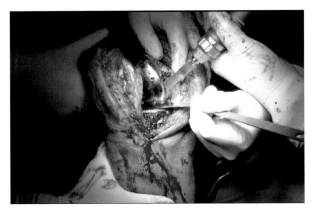

图 7-17   矢状锯对股骨假体骨水泥与假体界面进行分离

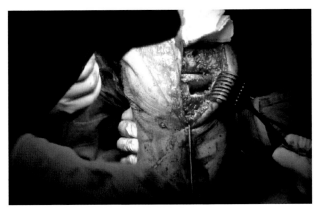

图 7-18   用斯氏针斜行钻入胫骨假体平台下方，将其敲击顶出

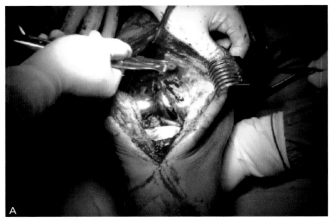

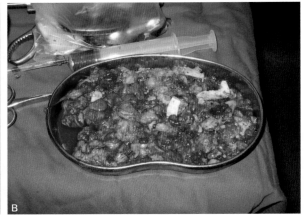

图 7-19   一期翻修清创更为"激进"。A. 完全清除坏死组织、滑膜、增生的炎性瘢痕组织，直至正常的肌肉、肌腱和前后关节囊；B. 去除的坏死组织、缝线等异物

我们倾向于去除假体的顺序一般是聚乙烯垫片、股骨、胫骨。显露清楚后，应该仔细检查假体、骨水泥与骨的界面，即使术前 X 线片已经提示假体明显松动，也应该仔细地用相应的器械（如骨刀、线锯、往复锯等）将假体与骨水泥界面进行分离（图 7-17），这样可以避免骨量的过多丢失。在敲打股骨假体的时候要沿着股骨纵向敲击，避免股骨髁骨折。分离胫骨假体平台界面后，可用 1 枚斯氏针斜行钻入平台下方，将其敲击顶出，可避免骨折，最大限度保留骨质（图 7-18）。堵塞股骨、胫骨髓腔的骨水泥可以先不去除，等冲洗消毒后再去除，以免污染髓腔。

与二期翻修术相比，一期翻修清创需要更为"激进"。完全清除坏死组织、滑膜、增生的炎性瘢痕组织，直至正常的肌肉、肌腱和前后关节囊（图

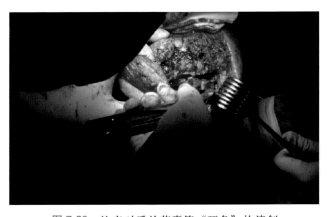

图 7-20   注意对后关节囊等"死角"的清创

7-19）。要求去除所有骨水泥、缝线等异物材料，特别是在去除假体后注意再次对残余病灶，尤其是后关节囊等"死角"的清创（图 7-20）。切除增生、挛缩的瘢痕组织，消灭残留的病原微生物。

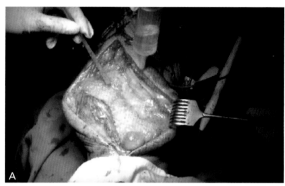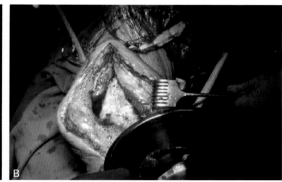

图 7-21 清创后对创面冲洗、"消毒"。A. 过氧化氢浸泡；B. 黏膜碘浸泡

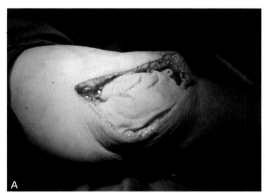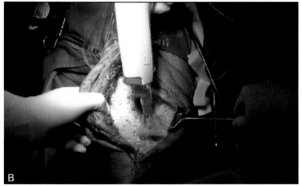

图 7-22 A. 伤口内填塞黏膜碘伏纱布，更换手术器械、手套，重新消毒铺单；B. 大量生理盐水脉冲冲洗

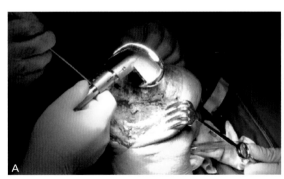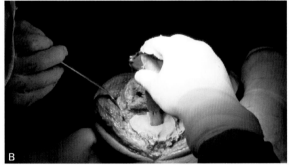

图 7-23 采用带延长柄髁限制型假体。A. 安放股骨假体；B. 安放胫骨假体

4. 冲洗、"消毒"等化学清创 伤口大量生理盐水冲洗，此时不主张使用脉冲，避免将感染病灶冲入深部组织。再次仔细清除残留坏死组织及异物，黏膜碘、过氧化氢分别浸泡3分钟后再次大量生理盐水冲洗干净（不少于3 000 mL）（图7-21）。然后，伤口内填塞黏膜碘伏纱布，更换手术器械、手套，重新消毒铺单（图7-22），脉冲冲洗伤口，一般3 L左右。

5. 植入新的假体 根据不同的情况选择合适的假体，除非骨缺损不严重且内外侧稳定性良好，一般需采用带延长柄髁限制型假体（图7-23）。通过股骨以及胫骨的髓腔作为参照，恢复正常的下肢力线。正确处理骨缺损，保留健康的骨质，重建的关节线应该尽量接近其原来的解剖位置，小的骨缺损尽量用抗生素骨水泥填充而减少异体骨和金属垫块的使用，避免异物过多（图7-24）。大的缺损考虑

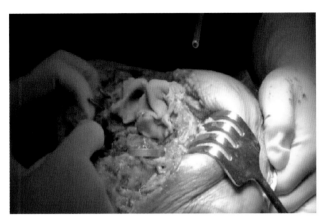

图 7-24   小的骨缺损用抗生素骨水泥填充

研究显示同时对这两种抗生素耐药极其罕见。静脉抗生素一般应用为 2 周左右，没有证据支持静脉抗生素需用到 6 周，静脉停药后仍需继续口服敏感抗生素或广谱抗生素 2~3 个月。口服抗生素一般选择利福平（革兰阳性球菌敏感）与左氧氟沙星（革兰阴性杆菌敏感）联用，抗生素使用时间长短根据 CRP、ESR 是否正常决定。术后膝关节腔内局部穿刺注射敏感广谱抗生素（通常为万古霉素，0.5 g 溶于 10 mL 生理盐水），每天一次，共 2 周左右，真菌感染或者耐药菌感染，根据病情可能需要延长至术后 4 周（图 7-25）。穿刺前需先抽出关节腔内积液，送生化检查，以确定治疗是否有效，协助改变治疗的方案。

金属垫块，CONE 或 SLEEVE 可保证关节的稳定性。在固定假体前分别在胫骨、股骨髓腔内倒入 0.5 g 敏感抗生素（一般是万古霉素粉剂）。关闭切口前大量生理盐水脉冲冲洗（不少于 3 000 mL）后，关节腔内撒入 1 g 敏感抗生素（一般是万古霉素粉剂）。局部关节内直接应用敏感抗生素可大幅提高假体周围局部抗生素浓度，杀灭残余生物膜细菌，但选择局部应用的抗生素应具有细胞内杀菌作用、细胞毒性小、组织穿透性差、持续时间长的特点，例如万古霉素。放置引流管（术后夹闭 24 小时后打开）后关闭切口，加压包扎。

2. 术后康复锻炼   术后 1 周主要是患侧下肢肌肉的等长收缩锻炼，CPM 机活动膝关节，1 周后逐步主动开始膝关节屈伸锻炼。

3. 术后随访   术后需要规律、足量、全程口服敏感抗生素，CRP、ESR 和 D-二聚体是判定治疗效果和预后的重要参数，出院后 2 周、6 周、3 个月、6 分月、1 年随访，复查患者的 X 线片、CRP、ESR、D-二聚体和血常规。1 年后，每年随访 1 次。

（三）术后

1. 术后抗生素的使用   静脉抗生素应根据药敏结果选择敏感抗生素静点，如培养阴性则采用碳青霉烯类抗生素静点，局部万古霉素与碳青霉烯类间隔 12 小时交替使用，可覆盖绝大多数相关病原菌，

三、临床转归

很多研究评估了一期翻修术和二期翻修术治疗假体周围感染（PJI）的疗效。其中，大多数的研究认为二期翻修术相比于一期翻修术更能够降低感

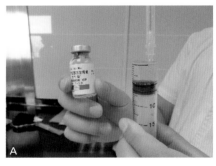
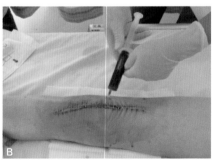
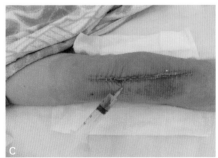

图 7-25   膝关节腔内局部穿刺注射敏感广谱抗生素。A. 万古霉素，0.5 g 溶于 10 mL 生理盐水；B. 穿刺前需先抽出关节腔内积液；C. 注入万古霉素溶液

染的复发率。但是，通过分析这些研究结果的价值，我们很难解释这些结果在患者的并发症、抗生素的使用、治疗方案以及假体周围感染的定义、临床成功与失败的多样性等方面存在的差异。

在北美，二期翻修术治疗假体周围感染仍然占据主流并有大量的文献支持。然而，没有明确的证据表明二期翻修术在成功率、感染清除率以及患者满意度上优于一期翻修术。另外，在一些预后观察的研究中，尤其是欧洲的文献，阐述了一期翻修手术的众多优势。

基于这些研究以及患者的随访时间，一期翻修术的成功率为75%～95%。相比于文献中报道的二期翻修术再感染率（9%～20%）而言，一期翻修术的效果是可期的。而且，如果方法得当，一期翻修能够避免多次手术带来的并发症，同时，在降低住院天数和手术费用以及早期功能锻炼等方面体现出了优势。另一个优势在于，降低了术后全身性抗生素的使用时间，减少了长期使用抗生素的不良反应。

尽管一期翻修术有不错的成功率，但是，我们要清楚地意识到其成功取决于严格的患者纳入标准以及特殊的手术计划与治疗策略。比如：术前明确关节液中的细菌是非常有必要的，这决定了术后局部或者全身性使用抗生素的治疗方案。同时，经过一期翻修术而失败的患者，往往是没有明确的病原菌或者缺乏敏感抗生素。存在广泛感染的患者也不适用一期翻修手术。

除了严格的患者的选择标准，一丝不苟的手术技术也是必需的。比如：激进的软组织清创术，仔细清除残留的骨水泥以及所有的内植物，再植入假体时使用抗生素骨水泥，特殊的术后抗生素的应用方案，这些都是一期翻修术成功的重要因素。在比较一期和二期的回顾性研究中，按照上述标准选择性行一期翻修的患者的结果更优异。

在最近的两篇meta分析报道了一期翻修与二期翻修在治疗髋关节、膝关节置换术后假体周围感染的再感染率没有统计学差异。但是，这些结果有局限性，因为研究的质量并不高。目前，关于对照这两种治疗的高质量的研究是匮乏的。

Wolf等用马尔科夫模型进行治疗决策树分析，尽管目前二期翻修的复发率客观上是降低的，但是相比于二期翻修手术，一期翻修手术在提高患者的生存质量上存在可能的优越性。在此项研究中，相比于一期翻修手术具有可预测的低病死率，二期翻修的高病死率是其直接的劣势。同时，一期翻修所带来的其他的优势也是二期翻修所不能解决的，比如二期翻修感染复发、假体再植入的时间、很长的康复时间。足够等级的随机临床试验来解决这个问题是复杂而充满挑战的，在这项工作完成之前，孰好孰坏的争论会一直持续下去。

根据目前现有的证据，在假体周围感染的治疗上，一期翻修手术可以作为二期翻修的替代方案而且可以得到与二期翻修相同的临床结果。然而，并不是所有的假体周围感染的患者都适合一期翻修手术。严格仔细的术前计划和手术技术对取得好的结果非常重要。在未来，前瞻、随机、足够等级的多中心实验去验证一期或者二期翻修在治疗假体周围感染的各自的优越性是非常必要的。所以，在此项研究完成之前，一期与二期的争论是不会停止的。

四、病例介绍

【典型病例1】

（1）病史介绍：患者，女性，66岁，以"右膝人工关节置换术后15个月，疼痛并反复流脓半年"入院。15个月年前因右膝重度骨性关节炎行人工全膝关节置换术，7个月前出现"流感"样症状，6个月前出现患膝疼痛并出现窦道。查体：右膝前方见一长约15 cm陈旧性手术瘢痕，瘢痕远端原窦道已闭，色素沉着明显（图7-26），膝关节局部肿胀并皮温较高，KSS评分44分，功能评分50分。术前CRP：14.8 mg/L，ESR：61 mm/h。影像学检查提示假体松动（图7-27）。

入院后行关节腔穿刺，抽出15 mL脓液，送细菌培养。培养结果为缓慢葡萄球菌，万古霉素、利福平及利奈唑安为主要敏感药物。

（2）对于感染诊断明确后，拟行一期翻修手术，

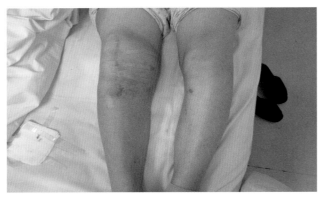

图 7-26   术前右膝明显肿胀，可见窦道瘢痕术前膝关节正侧位

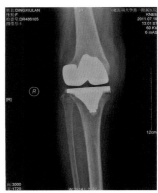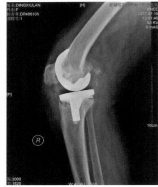

图 7-27   术前患膝正侧位

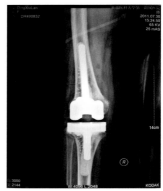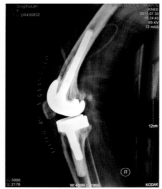

图 7-28   术后 X 线片

根据患者术前的影像学检查，考虑骨缺损的程度，准备髁限制型膝关节假体，以及相应的假体取出工具，术中再次抽取脓液进行培养，以确定病原菌（术后培养亦为缓慢葡萄球菌）。取出假体后，进行彻底清创：任何可疑的滑膜、瘢痕、增生软组织、骨组织均需要被清除，再用黏膜碘及过氧化氢反复浸泡、冲洗后，重新铺巾，切口周围消毒，更换手

术器具后，安放 LCCK 假体，关闭关节囊前关节腔内撒入万古霉素粉剂，并放置引流管。

（3）术后，患者开始常规的康复训练，引流管于术后 4 天拔除（24 小时引流量少于 50 mL）。复查 X 线片提示假体位置良好且稳定（图 7-28）。下肢血管 B 超检查未见异常。术后静脉给予万古霉素，10 天后改为口服敏感抗生素 2 周。1 个月后复查 ESR 明显降低，CRP 已降至正常。术后 3 个月复查时，患者已正常行走，膝关节周围无发热、疼痛，活动范围 0°～100°，KSS 评分为 90 分，功能评分 90 分。

【典型病例 2】

（1）病史介绍：患者，男性，69 岁，以"左膝人工关节置换术后疼痛两年，加重伴肿胀半年"收入院。于 2 年前因双膝骨性关节炎行双膝人工关节置换手术。术后左膝即出现疼痛，半年前左膝疼痛症状加重，局部形成包块，皮肤皮温较高，伴有活动时疼痛及夜间痛。查体发现左膝关节肿胀，局部皮肤无破损，可触及包块，皮温较高（图 7-29），左膝屈曲达 90°，周围压痛，KSS 评分 54 分，功能评分 65 分。术前 X 线片假体周围骨质破坏严重，假体松动（图 7-30）。术前 CRP：17.3 mg/L，ESR 40 mm/h。

入院后行关节腔穿刺，抽出脓液送细菌培养。培养结果为表皮葡萄球菌，对万古霉素、利福平及左氧氟沙星均敏感。

（2）对于感染诊断明确后，行一期翻修手术，根据患者术前的影像学检查，考虑骨缺损的程度，准备髁限制型膝关节假体，假体取出工具，术中取软组织行病理检查。取出假体后，进行彻底清创：需要清除所有可疑的滑膜、瘢痕、增生软组织、骨组织等（图 7-31）。再用黏膜碘及过氧化氢反复浸泡、冲洗后，重新铺巾，切口周围消毒，更换手术器具后，安放 DePuy TC3 假体，因患者骨缺损严重，股骨侧使用数枚克氏针支撑固定（图 7-32）。关闭关节囊前在关节腔内撒入万古霉素粉剂，并放置引流管。

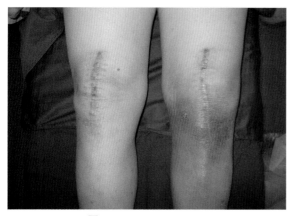

图 7-29　局部皮肤情况

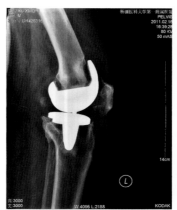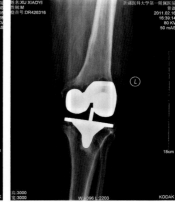

图 7-30　术前 X 线片

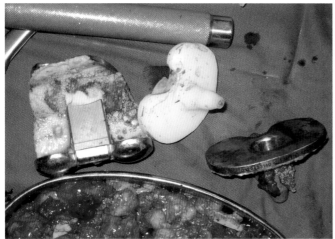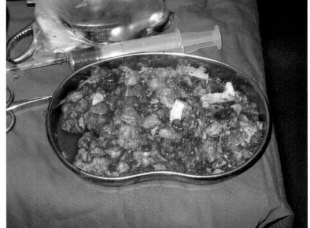

图 7-31　清除所有可疑的滑膜、瘢痕、增生软组织、骨组织等

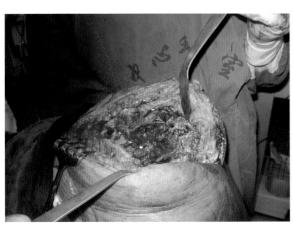

图 7-32　用克氏针支撑固定

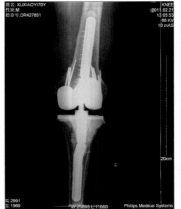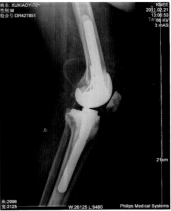

图 7-33　术后 X 线片

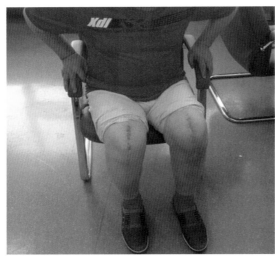
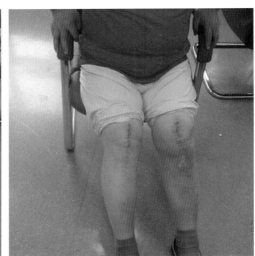

图 7-34　术后 3 个月关节功能

（3）术后，患者开始常规的康复训练，引流管于术后 3 天拔除（24 小时引流量少于 50 mL）。复查 X 线片提示假体位置良好且稳定（图 7-33）。下肢血管 B 超检查未见异常。术后静脉给予万古霉素 10 天后改为口服敏感抗生素 2 周。1 个月后复查 CRP：2.29 mg/L，ESR 6 mm/h。术后 3 个月复查时，患者正常行走，膝关节周围无发热、疼痛，活动范围 0°～100°，KSS 评分为 90 分。功能评分 90 分（图 7-34）。

【典型病例 3】

（1）病史介绍：患者，男性，72 岁，以"右膝人工关节置换术后 10 年，右膝肿痛 1 个月"收入院。患者 10 年前因右膝重度骨性关节炎行人工全膝关节置换术，1 个月前出现肺部炎症后，膝关节逐步出现疼痛，患者随后在其他医院行关节镜下清创术，术后膝关节肿疼症状加重。查体：右膝前方见一长约 15 cm 及两个 1 cm 手术瘢痕，膝关节局部肿胀，皮温稍高，周围压痛（图 7-35）。KSS 评分 38 分，功能评分 50 分。术前 CRP：169 mg/L，ESR：140 mm/h。术前影像学检查提示假体松动（图 7-36）。

（2）入院后行关节腔穿刺，抽取脓液送细菌培养。培养结果为热带假丝酵母，对抗真菌药物（如伊曲康唑、伏立康唑、氟康唑）均敏感。

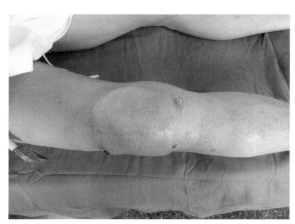

图 7-35　术前膝关节局部

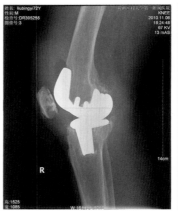
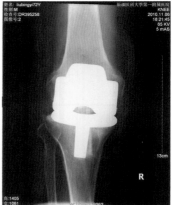

图 7-36　术前 X 线检查可见假体明显松动

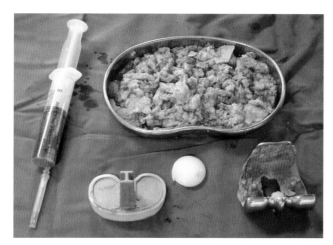

图 7-37 术中去除的感染组织、假体、培养脓液

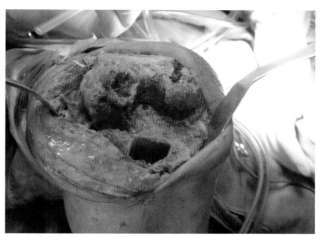

图 7-38 假体取出后骨缺损严重

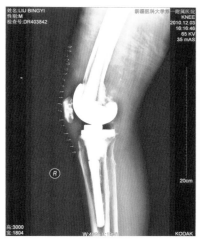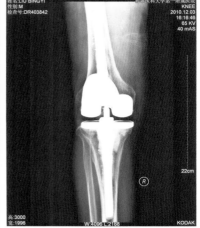

图 7-39 术后 X 线片

感染诊断明确，拟行一期翻修手术，去除假体彻底清创后，同期安放新的关节假体，术中再次抽取脓液进行培养（与术前培养相同）。取出假体后，进行彻底清创（图 7-37）。再用黏膜碘及过氧化氢反复浸泡、冲洗后，重新铺巾，切口周围消毒，更换手术器具，假体取出后骨缺损较重（图 7-38），准备髁限制型膝关节假体，股骨侧及胫骨侧均使用延长杆，用混入万古霉素的骨水泥安放假体，术后常规放置引流管。

（3）术后，患者开始常规的康复训练，24 小时引流量少于 50 mL 时拔除引流管。复查 X 线片提示假体位置良好，稳定（图 7-39）。下肢血管 B 超检查未见异常。术后静脉给予抗真菌药物 2 周。术后 1 周复查 ESR：45 mm/h，CRP：17.4 mg/L。术后 4 周时出现低热，膝关节肿胀、局部皮温升高，活动时自觉疼痛，ESR：75 mm/h，CRP：50 mg/L，考虑为真菌感染复发，属术后早期感染，给予关节腔抽取积液并注射抗真菌药物连续 4 周（图 7-40）。术后 4 个月时复查 CRP：5.67 mg/L，ESR：25 mm/h。患肢功能良好，局部无红肿、发热、压痛（图 7-41），再次复查 X 线片见假体位置良好，周围无透亮带（图 7-42）。

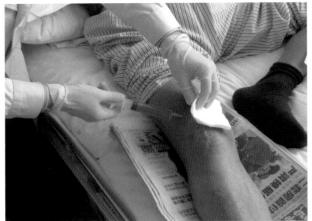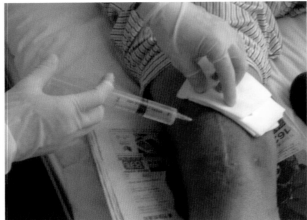

图 7-40　注射抗真菌药物

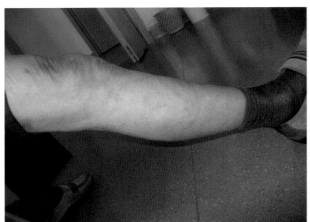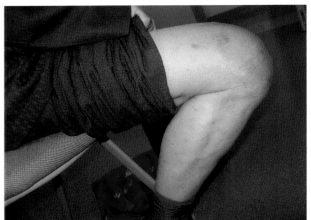

图 7-41　术后 4 个月患膝功能

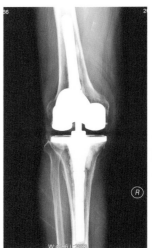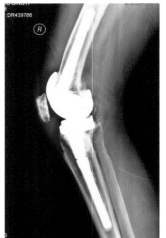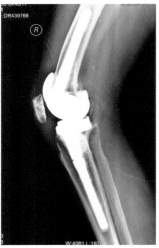

图 7-42　术后 4 个月膝关节正侧位 X 线片

（张晓岗）

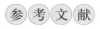

［1］ Nagra N S, Hamilton T W, Ganatra S, et al. One-stage versus two-stage exchange arthroplasty for infected total knee arthroplasty: a systematic review ［J］. Knee Surgery, Sports Traumatology, Arthroscopy, 2016, 24: 3106 - 3114.

［2］ Leonard H A C, LiddLe A D, Burke Ó, et al. Single- or two-stage revision for infected total hip arthroplasty? A systematic review of the literature ［J］. Clinical Orthopaedics and Related Research ®, 2014, 472: 1036 - 1042.

［3］ Haddad F S, Sukeik M, Alazzawi S. Is single-stage revision according to a strict protocol effective in treatment of chronic knee arthroplasty infections? ［J］. Clinical Orthopaedics and Related Research ®, 2015, 473(1): 8 - 14.

［4］ Jenny J Y, Barbe B, Gaudias J, et al. High infection control rate and function after routine one-stage exchange for chronically infected TKA ［J］. Clinical Orthopaedics & Related Research ®, 2013, 471(1): 238 - 243.

［5］ Valérie Zeller, Marmor S, Leclerc P, et al. One-stage exchange arthroplasty for chronic periprosthetic hip infection: results of a large prospective cohort study ［J］. The Journal of Bone and Joint Surgery, 2014, 96(1): e1.

［6］ Klouche S, Leonard P, Zeller V, et al. Infected total hip arthroplasty revision: one- or two-stage procedure? ［J］. Orthopaedics & Traumatology-Surgery & Research, 2012, 98(2): 144 - 150.

［7］ Hansen E, Tetreault M, Zmistowski B, et al. Outcome of one-stage cementless exchange for acute postoperative periprosthetic hip infection ［J］. Clinical Orthopaedics & Related Research ®, 2013, 471(10): 3214 - 3222.

［8］ Winkler H, Stoiber A, Kaudela K, et al. One stage uncemented revision of infected total hip replacement using cancellous allograft bone impregnated with antibiotics ［J］. The Journal of Bone and Joint Surgery British Volume, 2008, 90: 1580 - 1584.

［9］ Raut V V, Siney P D. One-stage revision of total hip arthroplasty for deep infection ［J］. Clinical Orthopaedics and Related Research, 1995, (321): 202 - 207.

［10］ Wroblewski BM. One-stage revision of infected cemented total hip arthroplasty ［J］. Clinical Orthopaedics and Related Research, 1986, (211): 103 - 107.

［11］ Haddad F S, Sukeik M, Alazzawi S. Is single-stage revision according to a strict protocol effective in treatment of chronic knee arthroplasty infections? ［J］. Clinical Orthopaedics and Related Research ®, 2015, 473(1): 8 - 14.

［12］ Choi H R, Kwon Y M, Freiberg A A, et al. Comparison of one-stage revision with antibiotic cement versus two-stage revision results for infected total hip arthroplasty ［J］. The Journal of Arthroplasty, 2013, 28(8): 66 - 70.

［13］ Wolf M, Clar H, Friesenbichler J, et al. Prosthetic joint infection following total hip replacement: results of one-stage versus two-stage exchange ［J］. International Orthopaedics, 2014, 38(7): 1363 - 1368.

［14］ Engesæter L B, Dale H, Schrama J C, et al. Surgical procedures in the treatment of 784 infected THAs reported to the Norwegian Arthroplasty Register ［J］. Acta Orthopaedica, 2011, 82: 530 - 537.

［15］ Cooper H J, Della Valle C J. The two-stage standard in revision total hip replacement ［J］. The Bone & Joint Journal, 2013, 95-B: 84 - 87.

［16］ Azzam K, McHale K, Austin M, et al. Outcome of a second two-stage reimplantation for periprosthetic knee infection ［J］. Clinical Orthopaedics and Related Research, 2009, 467: 1706 - 1714.

［17］ Haleem A A, Berry D J, Hanssen A D. Mid-term to long-term followup of two-stage reimplantation for infected total knee arthroplasty ［J］. Clinical Orthopaedics and Related Research, 2004, 35 - 39.

［18］ Castellani L, Daneman N, Mubareka S, et al. Factors associated with choice and success of one- versus two-stage revision arthroplasty for infected hip and knee prostheses ［J］. HSS Journal ®, 2017, 13: 224 - 231.

［19］ Gehrke T, Zahar A, Kendoff D. One-stage exchange ［J］. The Bone & Joint Journal, 2013, 95-B: 77 - 83.

［20］ Zahar A, Gehrke T A. One-Stage revision for infected total hip arthroplasty ［J］. Orthopedic Clinics of North America, 2016, 47: 11 - 18.

［21］ Nagra N S, Hamilton T W, Ganatra S, et al. One-stage versus two-stage exchange arthroplasty for infected total knee arthroplasty: a systematic review ［J］. Knee Surgery, Sports Traumatology, Arthroscopy, 2016, 24: 3106 - 3114.

［22］ Kunutsor S K, Whitehouse M R, Blom A W, et al. Re-infection outcomes following one- and two-stage surgical revision of infected hip prosthesis: a systematic review and meta-analysis ［J］. PLoS One, 2015, 10: e0139166.

［23］ Kunutsor S K, Whitehouse M R, Lenguerrand E, et al. Re-infection outcomes following one- and two-stage surgical revision of infected knee prosthesis: a systematic review and meta-analysis ［J］. PLoS One, 2016, 11: e0151537.

［24］ Wolf C F, Gu N Y, Doctor J N, et al. Comparison of one and two-stage revision of total hip arthroplasty complicated by infection: a markov expected-utility decision analysis ［J］. The Journal of Bone and Joint Surgery-American Volume, 2011, 93: 631 - 639.

病例选择、实施要点、临床转归和病例介绍（二）

假体周围关节感染（PJI）很少见，发生率一般为0.5%～2%，但始终是关节外科医生最大的挑战。二期翻修是假体周围感染的金标准，在第一次手术移除感染的假体并彻底的清创，然后置入含有抗生素骨水泥的临时间隔器，术后进行抗感染治疗，在感染被完全控制后再进行第二次手术，移除临时的间隔器，重新植入新的假体以重建关节功能。但是二期翻修耗时长，患者在置入间隔器期间可能导致关节僵硬，尤其是对于膝关节感染的患者更是如此，从而会影响翻修术后的关节功能。

一期翻修和二期翻修不同，其强调一期彻底清创并进行关节重建。1981 年，德国汉堡 Endo-KLININK 医院的 H. W. Bucholz 教授首先报道了一期翻修在假体周围感染的应用，越来越多的关节科医生会选择给患者进行一期翻修，目前的观点认为，无论是细菌感染还是真菌感染，在有效的抗生素治疗下进行一期翻修也是一种合理的选择。但是对于一期翻修病例的选择和手术中彻底的清创是非常重要的。下面主要对膝关节 PJI 一期翻修的病例选择、实施要点和临床转归进行介绍。

一、病例选择

目前阶段，不同医院和医生对于病例选择的要求是不同的，其选择标准具有争议。例如患者局部长期的窦道流脓，代表感染时间长或者细菌毒力强，其预后较差。Haddad 采用二期翻修治疗了 50 例假体周围感染的患者，其中有 20 例伴有慢性窦道流脓，术后平均随访 5.8 年，其感染控制率为 92％。Raut 采用一期翻修治疗了 57 例这类患者，术后平均随访 7.3 年。7 名患者需要再次手术，但在最终的随访时，感染控制率仍然可以达到 86％。

综合目前发表的文献，对于一期翻修的病例选择方案主要如下。

（一）适应证

（1）能够明确感染的细菌种类。患者术前通过关节腔穿刺取脓液进行细菌培养，窦道形成后难以抽出脓液，可以在无菌的条件下取窦道的分泌液或者关节腔穿刺进行关节腔冲洗，采用冲洗液进行细菌培养。并且多次细菌可培养出相同的病原菌，能够确认患者的感染是由此细菌导致。

（2）能够找到敏感的抗生素。对引起感染的细菌进行抗生素药物敏感试验，确认所培养出的细菌有敏感的抗生素可供治疗。

（3）患者一般情况良好，能够接受一期清创、膝关节翻修手术，同时能接受术后多次关节腔注射抗生素甚至再次清创手术。

（二）禁忌证

（1）未能找到明确的病原体。通过多次规范化的细菌培养未能找到病原菌。

（2）病原体毒力高或多重耐药。

（3）患者有明显的免疫抑制，免疫功能低下。

（4）继发于脓毒血症的急性失代偿性患者。

（5）膝关节局部窦道面积大，皮肤和软组织情况差，重要结构如股四头肌腱或者髌韧带受累，可能需要皮瓣移植或者异体肌腱移植处理的患者。

（6）相对禁忌证可能是一般情况差的患者，如存在心功能衰竭、肝功能或者肾功能衰竭。

二、实施要点

（一）术前准备

对每位患者都必须进行个体情况评估。参与评估的包括骨科医生、感染控制中心的医生和细菌室的微生物专家。患者在术前要进行全面的术前检查，包括一系列血清学和微生物检测，特别是 ESR、CRP、IL-6 和 PCT，这些检查可以帮助明确诊断，同时根据检查结果的变化可以评价目前治疗手段的有效性。通过生物标本的细菌培养确定致病病原体，并确定其对不同抗生素的敏感性。通过术前的评估以确定是否可以接受一期翻修手术。

（二）膝关节假体取出和清创

膝关节假体的取出和清创是一期翻修手术是否成功的关键，其原则是：在彻底清创的基础上尽量保存重要的解剖结构和保留骨量，尽量达到外科边界切除。通过将所有受污染的组织切除，从而创建出一个无菌区，以便立即植入新的假体，重建关节功能。清创包括物理清创和化学清创。物理清创是指采用手术刀、电刀、刮匙等工具彻底切除或者刮除感染和坏死组织；化学清创是指利用过氧化氢、稀释络合碘等化学试剂杀灭残留的细菌。先进行物理清创，再进行化学清创。

患者取仰卧位，大腿近端放置止血带，建议不要驱血后再给止血带充气，这可能造成局部感染的血行传播。常规皮肤消毒铺巾。采用原有的前正中切口和髌旁内侧入路，尽可能利用原来的切开瘢痕并采用梭形切口将其彻底切除。对于已有窦道的患者，应将窦道完整切除直至周围正常组织。对于髌上囊、股四头肌腱和髌韧带下方的瘢痕要尽量切除，以方便显露关节腔和翻转髌骨。

在充分显露关节腔后，要对所有感染的软组织和骨骼进行机械清创和切除。清创应该循序渐进、不能遗漏，遵循从膝关节前方到后方、从近端到远端的原则进行。首先进行膝关节前方的清创，要进行彻底的滑膜切除术，包括髌上囊、内外侧沟，可以灵活采用电刀、刮匙以及钝头咬骨钳等工具进行清创。胫骨和股骨骨膜如有感染也应该予以清除，对于内外侧副韧带应在保证彻底切除坏死组织的前提下尽量保留。髌骨表面如有感染和骨质破坏，应同时予以刮除。其切除的边界以显露出股四头肌的肌膜、关节囊壁层、股四头肌腱、内外侧副韧带为边界，彻底清楚关节腔前方的感染和坏死的组织。然后取出膝关节垫片，采用往复锯、骨刀等假体取出工具取出假体，要沿骨-水泥界面进行操作，动作轻柔，尽量保留骨量。假体取出后，对股骨和胫骨表面进行清创，清除其表面的骨水泥和坏死骨质，直至见到正常的骨松质，对于股骨侧和胫骨侧开髓点的骨水泥如果和骨质结合紧密可以先不去除，待到化学清创完成后再去除，可避免感染沿髓腔进行扩散。胫骨和股骨清创完成后，撑开关节间隙，对膝关节后方进行清创，同样要彻底切除股骨和胫骨后方以及后方关节囊表面的感染和坏死组织。可以多利用刮匙清除胫骨后方、股骨后髁及其后方的坏死组织，对于后关节囊表面的清创，由于

关节囊后方有重要的血管和神经，清创的动作要轻柔，可以先切除表面的坏死组织，然后利用刮匙和咬骨钳清除后关节囊表面的坏死组织，直至看到健康的关节囊为止。在极少情况下，关节囊可能被全层侵犯，感染突破关节囊进入关节囊外，也应对关节囊外的组织进行清创。在第一机械清创完成后，应按照清创的顺序进行重复清创2~3次，直至膝关节周围的皮肤、软组织和骨组织都无明显的感染和坏死组织。如果不能保证清创彻底，应更改为二期翻修。

即使在术前以及培养出病原菌，在机械清创的过程中仍然要取标本进行细菌培养，从而比对证实术前培养出的病原菌的真实性。术中要取关节腔内的液体、浅层和深层的感染组织样本、骨水泥-骨界面之间的感染组织样本，并立即送往微生物室进行细菌培养。一般要送6个以上的样本，这些样本应取自不同的部位，要能代表整个膝关节区域。3个样本进行需氧培养，另3个样本进行厌氧培养。目前认为从3个或3个以上的独立样本中分离出同一种微生物已被证明具有高度的感染预测能力（敏感性65%；特异度99.6%），怀疑结核感染的患者还要进行结核菌培养，真菌感染一般在常规的培养基上可以培养出。对于关节腔内的液体要用血培养基进行培养，对于组织有条件的情况下要进行研磨、超声裂解进行培养。同时组织的分子生物学的检测也可作为病原菌的检测手段之一，其敏感性和特异性较高，但目前阶段分子生物学对于细菌的鉴定不如细菌培养。需要进一步发展物种识别技术来改进致病微生物的识别。

在机械清创完成后，进行化学清创。首先用大量0.9%的温盐水（6 L以上）通过低压脉冲冲洗整个手术区域，然后用过氧化氢浸泡伤口，生理盐水冲洗干净，此步骤重复2~3遍。最后用生理盐水稀释的聚维酮碘水浸泡伤口（保证有效碘浓度>1%，浸泡时间>15分钟），伤口内部可以用纱布填塞，单层缝合伤口，松止血带。

（三）关节假体的再次植入

再次对患侧下肢消毒铺单，更换所有手术器

械，再次上止血带，拆除伤口缝线，抽吸出伤口内的聚维酮碘，取出填塞的纱布，取出清创时未取出的封闭髓腔的骨水泥，再次用大量 0.9% 的温盐水（6 L 以上）通过低压脉冲冲洗整个手术区域，准备膝关节假体的再次植入。

翻修假体的植入先处理胫骨平台，根据所选用的假体不同，操作方法有所不同，由于清创后整个膝关节的软组织松弛，一般需要选用髁限制型膝关节假体，侧副韧带损伤严重的甚至需要使用铰链膝关节假体。对于有骨缺损的部位，采用相应的垫块修复骨缺损，推荐使用延长杆提高假体的稳定性。一般先重建胫骨平台，然后重建屈曲间隙和伸直间隙，试模确认假体位置良好、软组织平衡以及髌骨轨迹良好后安装假体。

安装假体的骨水泥建议每 40 g 骨水泥加入 2 g 万古霉素，建议先将骨水泥粉末和液体单体混合 30 秒后再加入抗生素，从而提高抗生素的洗脱率。

伤口内放置引流管，逐层缝合伤口。

（四）手术后处理

术后常规进行功能锻炼，引流管在 24 小时引流量小于 50 mL 时拔除，但在关节腔内注射万古霉素时应夹管超过 4 小时。

术后的抗生素治疗方案根据美国传染病学会（IDSA）假体感染诊断及治疗指南进行。术后药敏试验敏感的静脉抗生素 ＋ 口服利福平（300～450 mg，bid）治疗 2～6 周，然后继续使用利福平 ＋ 相应的口服抗生素治疗 3 个月。可以和利福平同时使用的口服抗生素包括环丙沙星或左氧氟沙星，若患者对上述喹诺酮类药物有不良反应，则可以考虑使用复方新诺明、米诺环素、多西环素、口服第一代头孢菌素、抗葡萄球菌青霉素。若利福平因为过敏等原因不能使用，则推荐继续使用培养药敏敏感的静脉抗生素治疗 4～6 周，直到患者 ESR 和 CRP 恢复到正常水平。手术后早期可以每天关节腔内注射万古霉素 0.5 g，根据 CRP、滑液细胞计数和滑液的浑浊度决定治疗时间，在 CRP 明显下降后改为隔天一次，平均注射天数为 14 天。

三、临床转归

膝关节一期翻修的感染控制率是可以接受的，Haddad FS 采用一期翻修治疗了 28 例膝关节假体周围感染的患者，平均随访 6.5 年，无感染复发，感染控制率 100%。Raut 采用一期翻修治疗了 57 例这类患者，术后平均随访 7.3 年。7 名患者需要再次手术，但在最终的随访时，感染控制率仍然可以达到 86%。曹力等采用一期翻修治疗了 111 例假体周围感染患者，平均随访 58 个月，99 例患者感染得到控制，感染控制率为 89.2%。其他还有很多的研究结果显示，最低的感染控制率为 73.1%（表7-3）。对于复发的患者，可以采取再次清创一期翻修或者采用二期翻修的方法进行处理。也有部分年龄大的患者，所感染细菌毒力低、骨质破坏不严重，关节功能好，抗生素治疗有效，亦可以在其感染复发时采用抗感染治疗，使其暂时得到控制，患者带菌生存。

表 7-3　不同文献报道的一期翻修的感染复发率

研究	病例数	感染控制率（%）	随访年限（年）
曹力（2019）	111	89.2	4.8
Haddad FS（2015）	28	100	6.5
Singer（2012）	63	95	3
Buechel（2004）	22	90.9	10.2
Sofer（2005）	15	93	1.5
Silva（2002）	37	89.2	4
吕厚山（1997）	8	87.5	1.7
Raut（1994）	57	86	7.3
Goksan and Freeman（1992）	18	88.8	5
von Foerster（1991）	104	73.1	6.3

在手术后功能方面，由于一期翻修植入了新的假体，术后患者可以立即开始功能锻炼，术后恢复快，避免了膝关节僵硬，与二期翻修比较可以获得更好的膝关节功能。Haddad FS 的研究显示一期翻修在术后 2 年的 KSS 评分平均为 88 分，一期翻修 KSS 评分为 76 分，两者比较有统计学差异（表 7-4）。

表 7-4　一期翻修和二期翻修术后 2 年功能评分
比较（数据来自 Haddad FS）

	一期翻修	二期翻修	P
病例数	28	74	
感染复发数	0	5	<0.02
术前 KSS 评分	32	31	<0.02
术后 2 年 KSS 评分	88	76	<0.01

四、病例介绍

【典型病例 1】

（1）病史介绍：患者，男性，71 岁。左膝关节置换术后 2 年，膝关节肿胀、疼痛不能行走入院。

（2）入院检查：ESR：59 mm/h，CRP：63.2 mg/L，IL-6：137.1 pg/mL，PCT：0.16 ng/mL。入院后膝关节穿刺，穿刺液淡黄色、浑浊，细菌培养显示为金黄色葡萄球菌，药敏结果显示只对青霉素 G 耐药。入院诊断为左膝关节置换术后假体周围感染。术前 X 线片如图 7-43 所示。

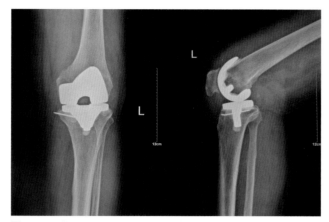

图 7-43　术前 X 线片。图片显示股骨假体无明显松动，胫骨假体位置不良，前倾，胫骨平台内侧可见克氏针和大块骨水泥，水泥和骨界面可见透亮线

（3）患者入院后通过术前评估认为细菌毒力不强，一般情况良好，假体无明显骨缺损，患者同意一期翻修。做好术前准备后，患者在神经阻滞麻醉下行左膝关节置换术后感染一期翻修，切开伤口可见膝关节内大量淡黄色浑浊液体，予以彻底清创、取出假体后，大量过氧化氢、盐水冲洗伤口，稀释聚维酮碘浸泡伤口，重新消毒铺巾（图 7-44）。采

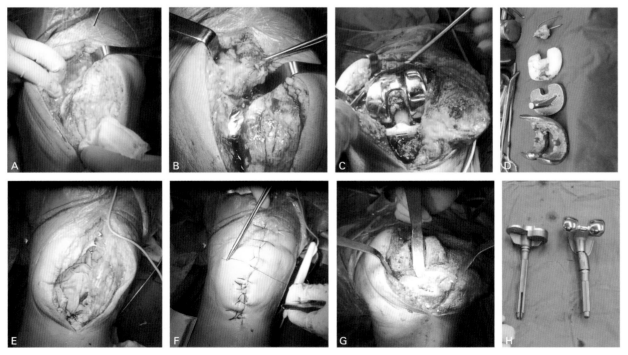

图 7-44　患者术中情况。A. 伤口切开可见大量淡黄色浑浊液体；B. 髌上囊滑膜切除彻底清创；C. 术中可见原有假体情况；D. 取出的假体；E. 清创完成，过氧化氢冲洗后用稀释聚维酮碘浸泡伤口；F. 对清创完成伤口单层缝合，重新消毒铺巾；G. 清创完成后伤口情况；H. 待安装的新假体

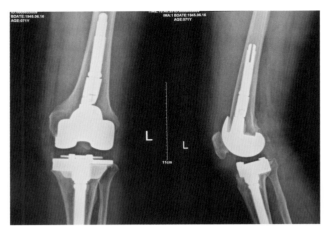

图 7-45 术后 X 线片，胫骨力线恢复，假体位置良好

用髁限制性假体翻修，胫骨内侧缺损予以 5 mm 垫块修复，胫骨、股骨加延长杆，使用限制性内衬。

（4）患者术中所取生物标本培养细菌培养结果和术前相同，根据药敏结果采用半衰期长的头孢曲松静脉使用抗感染，关节腔内前 3 天每天注射万古霉素 0.5 g，术后 1 天、3 天复查各项炎性指标下降明显，关节腔注射万古霉素改为隔日一次，继续静脉使用头孢曲松。术后 2 周，复查炎性指标为 ESR：43 mm/h，CRP：23.9 mg/L，IL-6：32.31 pg/mL，PCT：0.05 ng/mL，予以出院，出院予以口服左氧氟沙星＋利福平 3 个月。术复查 X 线片如图 7-45 所示，患者伤口愈合良好，拆线出院，可扶助行器行走，ROM：0°～90°。

（5）患者末次复查显示膝关节无红肿，行走活动良好，ROM：0°～100°，各项炎性指标为 ESR：

13 mm/h，CRP：2.36 mg/L，IL-6：28.84 pg/mL，PCT：0.02 ng/mL，均正常。末次复查 X 线片见图 7-46。

【典型病例 2】

（1）病史介绍：患者，女性，76 岁，患者因双侧膝关节置换术后 1 年，右膝关节肿胀、疼痛，局部皮温高，行走活动疼痛入院。

（2）入院检查：ESR：90 mm/h，CRP：11.9 mg/L，IL-6：19.84 pg/mL，PCT：0.03 ng/mL。入院后行膝关节穿刺，穿刺液淡红色、浑浊，细菌培养显示为黏质沙雷菌，药敏结果显示对所有抗生素不耐药。术前 X 线片显示左膝关节胫骨平台周围透亮线，假体松动（图 7-47），入院诊断为右膝关节置换术后假体周围感染。

（3）患者入院后经评估适合一期翻修，于是行右膝关节一期翻修术，术中彻底清创，取出原有假体，重新植入髁限制性假体，股骨、胫侧加延长杆、限制性垫片（图 7-48）。

（4）患者继续予以敏感抗生素治疗，关节腔内注射万古霉素 2 周，术后 2 周出院，出院前查 ESR：54 mm/h，CRP：15.39 mg/L，IL-6：2.93 pg/mL，PCT：0.05 ng/mL。出院时 X 线片见图 7-49，出院后继续左氧氟沙星＋利福平口服 3 个月。

（5）患者出院后功能恢复良好，可自主活动，ROM：0°～110°。多次复查炎性指标正常。但患者术后 3 年觉右膝关节行走时疼痛，活动度正常，回

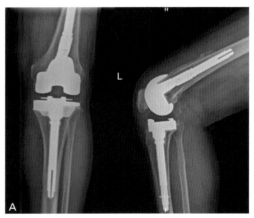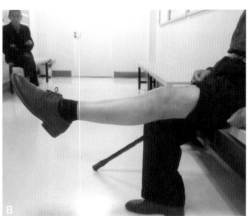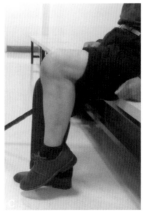

图 7-46 患者末次复查情况。A. 术后 2 年 X 线片，假体位置良好，无松动；B. 末次复查主动伸直到 0°；C. 末次复查主动屈曲到 100°

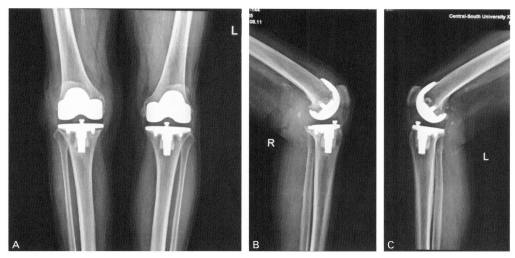

图 7-47　术前 X 线片。A. 术前双侧正位片，可见右侧胫骨平台内外侧出现透亮线，假体松动；B. 右侧侧位片可见胫骨平台后方透亮线；C. 左侧侧位片正常

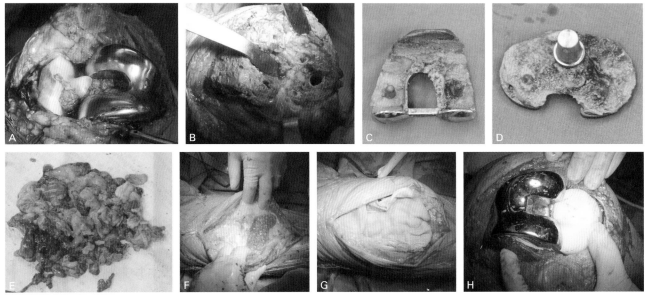

图 7-48　一期翻修术中情况。A. 膝关节打开后情况；B. 假体取出后情况；C、D. 所取出膝关节假体；E. 清创所切除的坏死组织；F. 过氧化氢浸泡；G. 稀释聚维酮碘浸泡伤口；H. 再次植入的假体

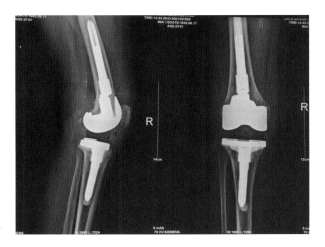

图 7-49　一期翻修术后 X 线片

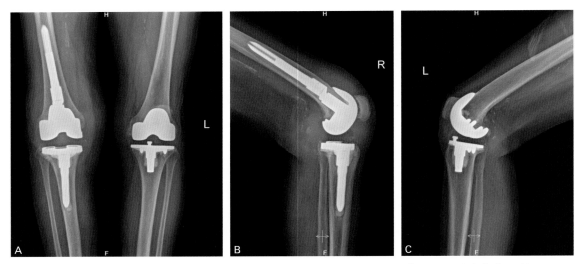

图 7-50　复查 X 线。A. 双侧正位 X 线；B. 右侧侧位 X 线，可见胫骨延长杆周围透亮线；C. 左侧侧位 X 线

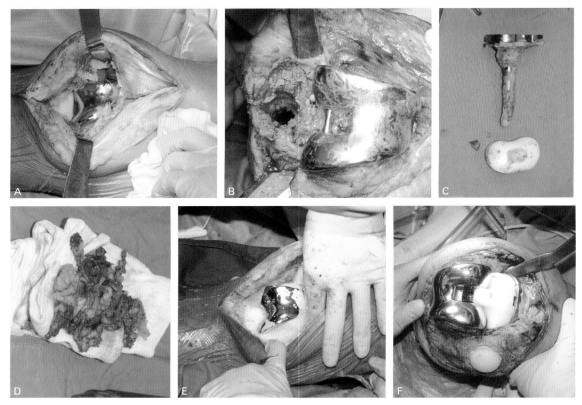

图 7-51　第二次保留股骨假体一期翻修术。A. 伤口切开后可见大量的坏死组织；B. 取出胫骨假体后可见胫骨表面大量感染和坏死组织；C. 取出的胫骨假体和垫片；D. 切除的感染和坏死组织；E、F. 继续过氧化氢、稀释聚维酮碘浸泡伤口，再次植入假体

院复查 ESR：115 mm/h，CRP：34.92 mg/L，IL－6：29.65 pg/mL，PCT：0.09 ng/mL。再次穿刺发现淡红色浑浊关节液，细菌培养结果为山羊葡萄球菌，不耐药。复查 X 线发现侧位 X 线胫骨延长杆周围出现透亮线（图 7-50），诊断考虑患者膝关节感染复发。

（6）患者入院后考虑为感染复发，但患者全身情况良好，细菌毒力弱，胫骨平台松动，股骨假体无明显异常，再次行保留股骨假体的一期翻修术（图 7-51），术中确认股骨无明显松动，假体-水泥-

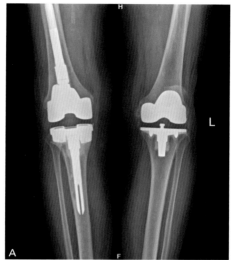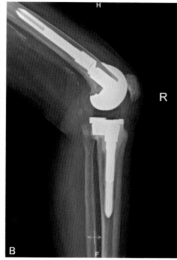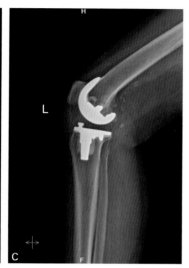

图 7-52 第二次保留股骨假体一期翻修术后 X 线片

骨界面结合良好，彻底清创后取出胫骨假体，发现延长杆骨水泥整体取出，明确感染和松动出现在胫骨侧，继续对胫骨髓腔进行彻底清创，重新安装胫骨假体和垫片，胫骨侧选用更长的延长杆、内外侧加用垫块修复骨缺损，继续使用限制性垫片，髌骨在清创完成后表层骨质缺损多也进行了置换。

（7）手术后继续静脉注射敏感抗生素，这次将膝关节注射万古霉素延长到术后 3 周，术后发现炎性指标持续下降。第 3 周出院时复查炎性指标：ESR：29 mm/h，CRP：8.42 mg/L，IL-6：4.36 pg/mL，PCT：0.04 ng/mL。患者术后复查 X 线片假体位置良好。术后复查 X 线片假体位置良好（图 7-52），出院后继续利福平＋左氧氟沙星抗炎 3 个月。最近复查显示各项炎性指标皆正常，患者可自行行走，膝关节 ROM：0°～90°。

（胡懿郃 谢 杰）

参 考 文 献

[1] Peersman G, Laskin R, Davis J, et al. Infection in total knee replacement: a retrospective review of 6 489 total knee replacements [J]. Clin Orthop Relat Res, 2001, 392: 15.

[2] Blom A W, Brown J, Taylor A H, et al. Infection after total knee arthroplasty [J]. J Bone Joint Surg (Br), 2004, 86-B: 688.

[3] Buchholz H W, Elson R A, Engelbrect E, et al. Management of deep infection of total hip replacement [J]. J Bone Joint Surg (Br), 1981, 63(3): 342.

[4] George D A, Konan S, Haddad F S. Single-stage hip and knee exchange for periprosthetic joint infection [J]. The Journal of Arthroplasty, 2015, 30(12): 2264-2270.

[5] Ji B, Zhang X, Xu B, et al. Single-stage revision for chronic fungal periprosthetic joint infection: an average of 5 years of follow-up [J]. The Journal of arthroplasty, 2017, 32(8): 2523-2530.

[6] Kuiper J W P, Rustenburg C M E, Willems J H, et al. Results and patient reported outcome measures (PROMs) after one-stage revision for periprosthetic joint infection of the hip: a single-centre retrospective study [J]. J Bone Jt Infect, 2018, 3(3): 143-149.

[7] Parvizi J, Gehrke T, Chen A F. Proceedings of the international consensus on periprosthetic joint infection [J]. Bone Joint J 2013; 95-B(11): 1450.

[8] Haddad F S, Muirhead-Allwood S K, Manktelow A R, et al. Two-stage uncemented revision hip arthroplasty for infection [J]. J Bone Joint Surg (Br), 2000, 82(5): 689.

[9] Raut V V, Siney P D, Wroblewski B M. One-stage revision of infected total hip replacements with discharging sinuses [J]. J Bone Joint Surg (Br), 1994, 76-B(5): 721.

[10] Lichstein P, Gehrke T, Lombardi A, et al. One-stage vs two-stage exchange [J]. J Arthroplasty, 2014, 29: 108.

[11] Oussedik S I, Dodd M B, Haddad F S. Outcomes of revision total hip replacement for infection after grading according to a standard protocol [J]. J Bone Joint Surg (Br), 2010, 92-B(9): 1222.

[12] Del Arco A, Bertrand M L. The diagnosis of periprosthetic infection [J]. Open Orthop J, 2013, 7: 178.

[13] Del Pozo J L, Patel R. Clinical practice. Infection associated with prosthetic joints [J]. N Engl J Med, 2009, 361(8): 787.

[14] Parvizi J, Jacovides C, Antoci V, et al. Diagnosis of periprosthetic joint infection: the utility of a simple yet unappreciated enzyme

［J］. J Bone Joint Surg Am, 2011, 93(24): 2242.

［15］ George D A, Haddad F S. Surgical management of periprosthetic joint infections: two stage exchange ［J］. J Knee Surg, 2014, 27: 279.

［16］ Hart W J, Jones R S. Two-stage revision of infected total knee replacements using articulating cement spacers and short-term antibiotic therapy ［J］. J Bone Joint Surg (Br), 2006, 88(8): 1011.

［17］ George D A, Khan M, Haddad F S. Periprosthetic joint infections in total hip arthroplasty: prevention and management ［J］. Br J Hosp Med, 2015, 76(1): 12 - 17.

［18］ Fink B, Makowiak C, Fuerst M, et al. The value of synovial biopsy, joint aspiration and C-reactive protein in the diagnosis of late peri-prosthetic infection of total knee replacements ［J］. J Bone Joint Surg (Br), 2008, 90-B: 874.

［19］ Spangehl M J, Masri B A, O'Connell J X, et al. Prospective analysis of preoperative and intra-operative investigations for the diagnosis of infection at the sites of two hundred and two revision total hip arthroplasties ［J］. J Bone Joint Surg Am, 1999, 81-A: 672.

［20］ Atkins B L, Athanasou N, Deeks J J, et al. Prospective evaluation of criteria for microbiological diagnosis of prosthetic-joint infection at revision arthroplasty. The OSIRIS Collaborative Study Group ［J］. J Clin Microbiol, 1998, 36(10): 2932.

［21］ Rak M, Barlič-Maganja D, Kavčič M, et al. Comparison of molecular and culture method in diagnosis of prosthetic joint infection ［J］. FEMS Microbiology Letters, 2013, 343(1): 42 - 48.

［22］ Amin T J, Lamping J W, Hendricks K J, et al. Increasing the elution of vancomycin from high-dose antibiotic-loaded bone cement: a novel preparation technique ［J］. J Bone Joint Surg Am, 2012, 94: 1946 - 1951.

［23］ Osmon D R, Berbari E F, Berendt A R, et al. Diagnosis and management of prosthetic joint infection: clinical practice guidelines by the Infectious Diseases Society of America ［J］. Clin Infect Dis, 2013, 56(1): 1 - 10.

［24］ Ji B, Wahafu T, Li G, et al. Single-stage treatment of chronically infected total hip arthroplasty with cementless reconstruction: results in 126 patients with broad inclusion criteria ［J］. Bone Joint J, 2019, 101-B(4): 396 - 402.

［25］ Haddad F S, Sukeik M, Alazzawi S. Is single-stage revision according to a strict protocol effective in treatment of chronic knee arthroplasty infections? Symposium: 2014 Knee Society Proceedings ［J］. Clin Orthop Relat Res, 2015, 473: 8 - 14.

［26］ Singer J, Merz A, Frommelt L, et al. High rate of infection control with one-stage revision of septic knee prostheses excluding MRSA and MRSE ［J］. Clin Orthop Relat Res, 2012, 470: 1461 - 1471.

［27］ Buechel F F, Femino F P, D'Alessio J. Primary exchange revision arthroplasty for infected total knee replacement: a long-term study ［J］. Am J Orthop, 2004, 33: 190 - 198.

［28］ Sofer D, Regenbrecht B, Pfeil J. Early results of one-stage septic revision arthroplasties with antibiotic-laden cement. A clinical and statistical analysis in German ［J］. Orthopade, 2005, 34: 592 - 602.

［29］ Silva M, Tharani R, Schmalzried T P. Results of direct exchange or de bridement of the infected total knee arthroplasty ［J］. Clin Orthop Relat Res, 2002, 404: 125 - 131.

［30］ 吕厚山, 寇伯龙, 林建浩, 等. 人工全膝关节置换术后深部感染的一期假体再置换［J］. 中华外科杂志, 1997, 7, 35: 456 - 458.

［31］ Goksan S B, Freeman M A. One-stage reimplantation for infected total knee arthroplasty ［J］. J Bone Joint Surg Br, 1992, 74: 78 - 82.

［32］ von Foerster G, Kluber D, Kabler U. Mid-to long-term results after treatment of 118 cases of periprosthetic infections after knee joint replacement using one-stage exchange surgery ［J］. Orthopade, 1991, 20: 244 - 252.

第三节　二期翻修治疗膝关节置换术后假体周围感染

全膝关节置换越来越多，在解决疼痛改善功能的同时，由于植入了异物材料也带来感染的风险。全膝关节置换感染（PKJI）是少见但非常严重的并发症，也是全膝关节翻修的主要原因。随着人工关节置换数量的逐年增加，感染病例也在不断增长。假体周围感染的治疗包括手术和抗生素治疗。具体手术方式和抗生素的选择取决于感染发病的时机、微生物的种类、关节和假体的条件、软组织包被情况以及患者自身身体条件等。在临床工作中，PKJI病例往往辗转多家医院，当我们面对这类患者时已形成慢性 PKJI。因此，治疗上经常需要去除假体后再植入新假体，而二期翻修目前仍是这一治疗方式的金标准。

一、PKJI 二期翻修手术适应证和病例选择

针对膝关节置换术后假体周围感染二期翻修，其适应证包括：①初次膝关节假体关节置换后感染。②感染症状、体征持续时间较长或反复发作病例。③软组织条件不满意、存在窦道、水肿、软组织深

部广泛脓肿形成的患者。④严重感染，包括多种病原体混合感染、革兰阴性菌感染、致病菌毒力强广泛耐药的感染和病原菌不明确的感染，如感染病原体为难治性的肠球菌、耐甲氧西林金黄色葡萄球菌、耐喹诺酮的铜绿假单胞菌的患者。⑤经过DAIR治疗，甚至是一期再置换失败的患者。⑥易感染人群，如糖尿病、风湿性疾病、全身免疫力减退，以及合并有慢性肺部、泌尿系感染的患者。⑦双侧同时PJI患者。

对于慢性PKJI的病例选择，2018年国际共识提出：对于患者存在有系统性的败血症、大量合并症、耐药菌感染，培养阴性的感染和不良软组织覆盖条件的情况，一期翻修可能不是一个良好的选择。这也提示二期翻修手术的适应证和病例选择范围更加广泛。

二、二期翻修的实施要点

二期翻修的总体过程包括：①一期手术彻底清创＋去除植入假体＋植入含抗生素骨水泥的间隔体。②间隔期采用针对病原进行确定性抗菌治疗。③感染控制后植入新的假体。以下就上海交通大学附属第六人民医院采用全骨水泥关节型间隔体在慢性PKJI二期翻修的实施要点做简单介绍。

（一）术前准备

术前准备包括：初次置换的假体工具和后交叉替代假体试样；各种翻修工具；脉冲冲洗枪；消毒石蜡油；合适的骨水泥；需要在骨水泥中添加的抗生素。

间隔物分为静态间隔物和可活动性间隔物，一般采用可活动性间隔物，其优势在于间歇期可无痛活动及负重，维持伸膝机制，防止关节强直，维持韧带张力，减少骨量丢失，部分病例可选择不再行翻修手术，可增加患者满意度。按制作材料分为金属-聚乙烯、骨水泥-聚乙烯、骨水泥-骨水泥间隔物。其中造模的骨水泥-骨水泥间隔物的优势在于：关节面形态好；利于抗生素选择：可以选择调整抗生素的剂量；可以混合采用多种抗生素；可以添加

诸如两性霉素等抗真菌药；利于抗生素释放：抗生素骨水泥表面积大，骨水泥中抗生素总量大；在全骨水泥间隔物中制作出凸轮结构有良好活动，不使用任何感染假体。

鉴于此，上海交通大学附属第六人民医院骨科于2004年开始采用活动性抗生素骨水泥（3 g万古霉素＋0.5～1 g庆大霉素/40 g骨水泥，GV方案）间隔物治疗膝关节假体周围关节感染患者，但是在临床实践中，越来越多面临培养术前培养阴性、革兰阴性杆菌和混合感染病例增加，耐药菌患者增加，真菌感染的PJI患者数量增加，这使得感染更难以控制。因此近年来我们采用了新的抗生素骨水泥方案（VMA方案）（表7-5）。VMA方案相较于GV方案有广泛的病原覆盖和更好的PJI感染控制率，VMA方案适用于包括第一期术前培养阴性在内的大部分患者（结核PJI患者除外）。

表7-5　骨水泥中VMA抗生素添加方案（每40 g骨水泥）

感染情况	万古霉素V (g)	美罗培南M (g)	两性霉素A (g)
革兰阳性菌感染，无窦道	2.5	0.5	/
革兰阴性菌感染，无窦道	0.5	2.5	/
革兰阳性菌，有窦道	3	1	/
革兰阴性菌，有窦道	1	3	/
真菌感染，无窦道	0.5	0.5	0.15
真菌感染可疑，有窦道	1	1	0.1
革兰阳性合并革兰阴性菌（混合）感染或培养阴性	2	2	/
真菌合并革兰阳性菌	1.5	0.5	0.1
真菌合并革兰阴性菌	0.5	1.5	0.1

（二）切口入路

切口入路取原膝关节皮肤入路，并切除窦道周围皮肤（图7-53A）。切开皮肤及皮下后用粗针头穿刺关节腔，抽取液体注入血培养瓶（图7-53B）。关节腔切开采用内侧髌旁入路。暴露的过程要保护髌

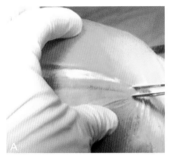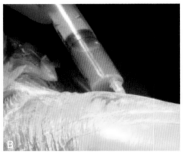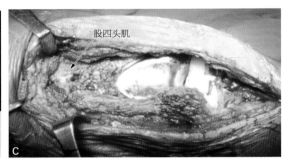

图 7-53　A. 双刀片切开皮肤；B. 穿刺抽取脓液；C. 股四头肌腱斜切术

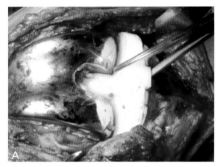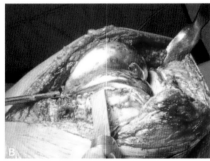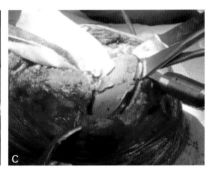

图 7-54　A. 垫片取出；B. 股骨假体的骨刀松解（骨刀在骨水泥和假体之间）；C. 胫骨假体骨刀松解（三把骨刀）

韧带，清除关节内瘢痕，清理内外侧沟，尝试外移髌骨，外旋胫骨。活动度较差的患者暴露困难，膝关节髌骨无法外移，应先在关节伸直位切除前方滑膜和瘢痕，清除内外侧沟的瘢痕，松解内侧平台，如此时屈膝髌骨外移仍困难，强行屈膝外翻髌骨可能造成髌韧带撕裂，则行股直肌腱近端斜切术（snip），外移髌骨，暴露关节腔（图 7-53C）。斜切后可在半屈位暴露垫片，采用骨刀分离垫片和胫骨基座，取出垫片后暴露和随后的操作都很方便。

（三）假体取出

假体取出采用骨刀和骨膜起子取出胫骨垫片（图 7-54A），已松动的股骨假体采用抓持器取出，如假体固定良好，用薄骨刀打入股骨假体和骨水泥层之间，使假体松动再用抓持器取出或用骨刀击出（图 7-54B）。胫骨侧牢固固定假体可先用三把薄骨刀打入假体和骨水泥层之间，松解固定假体后再取出假体（图 7-54C），注意骨刀需沿骨水泥和假体间击入，而非骨水泥和骨组织之间，以免造成更多骨丢失。取下的假体放入特定器皿中，送微生物室行超声裂解液细菌培养。

（四）彻底清创

关节腔清创和松解采用咬骨钳清理炎症感染滑膜和假膜组织，分别送术中冷冻、病理和组织培养。清除所有残留的骨水泥，包括胫骨龙骨底和股骨固定桩的骨水泥。采用过氧化氢冲洗，碘伏浸泡，生理盐水脉冲冲洗关节腔。松解后方关节囊，增加暴露，利于间隔物安放。根据取下假体大小，一般采用活动性骨水泥间隔器。

（五）间隔器制作

选择制作骨水泥间隔时所使用的试样，试样假体均采用 PS 假体。采用非抗生素骨水泥铸模，当骨水泥处于面团期，用股骨试样假体压出阴模并在完全固化前取出试样假体（图 7-55A）。在试样表面需要涂覆消毒石蜡油，以防止试样与骨水泥粘连。在完全固化前将试样取出，以防骨水泥固化后无法取出试样。同样方法完成胫骨假体阴模的制备（图 7-55B）。制成膝关节骨水泥阴模备用（图 7-55C）。

将抗生素粉末和骨水泥粉末充分混匀，加入单体液体，混合搅拌至面团期。将骨水泥置入阴模

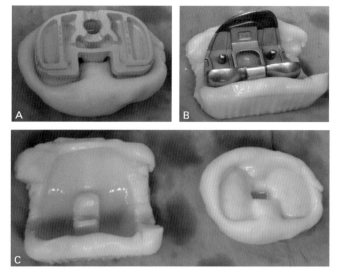

图 7-55　A. 胫骨阴模压制；B. 股骨阴模压制；C. 制成后的骨水泥阴模

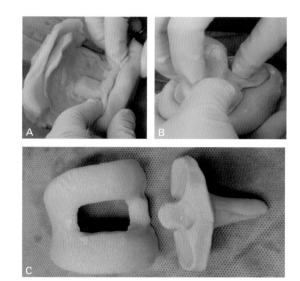

图 7-56　A. 股骨间隔物制作；B. 胫骨间隔物制作；C. 制作后的组合形态

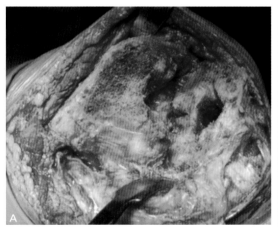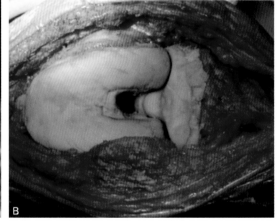

图 7-57　A. 清创后的骨面渗血；B. 骨水泥固定间隔物

内，压制出股骨假体形态间隔物，去除多余的骨水泥，待其完全固化前自阴模中取出（图 7-56A），股骨间隔物制作前后径和左右径不能太大，胫骨间隔物不能太厚，这会导致关节活动度差。而稍薄一些的胫骨间隔物可以在固定时用抗生素骨水泥加厚，以平衡关节张力和活动度。同样方法制作胫骨骨水泥间隔物，胫骨下端做出骨水泥短柄，内置克氏针（图 7-56B），制成抗生素骨水泥间隔物备用（图 7-56C）。

（六）安装骨水泥间隔体

采用过氧化氢冲洗，碘伏浸泡和脉冲冲洗共完成 2 次（图 7-57A）。重新铺巾，换新的手术器械。

将间隔物置入骨端，检测关节的屈伸活动状况（图 7-57B）。混合抗生素和骨水泥粉末后加入单体，混合搅拌至面团后期，用于固定。首先把胫骨间隔物用抗生素骨水泥固定在胫骨近端，以此来确定解剖位置，并维持关节线。然后用抗生素骨水泥把股骨间隔物固定在股骨远端，骨缺损以抗生素骨水泥填充，膝关节屈膝位待骨水泥固化。

检查关节侧副韧带的张力和完整性，检查关节的活动度（图 7-58）和稳定性以及髌骨轨迹。处理髌骨（修整髌骨，周围去神经化），必要时行外侧支持带松解术。以 1 号可吸收线缝合关节囊，关节腔内放置负压引流 1 枚，全层缝合皮肤。

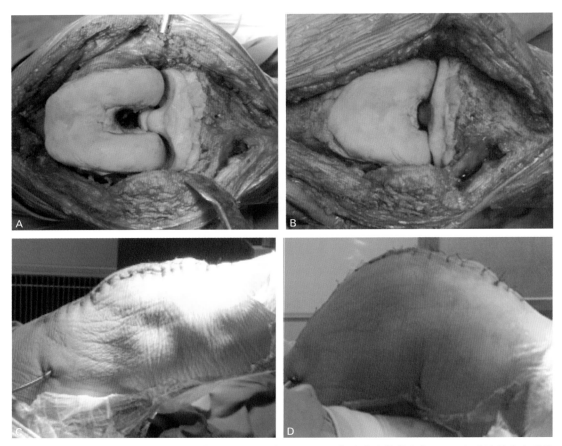

图 7-58　A. 术中膝关节弯曲位；B. 术中膝关节屈曲情况；C. 术后膝关节伸直位；D. 术后膝关节弯曲位

（七）术后康复及相关治疗

在术后立即开始主动和被动关节活动。采用助步器辅助，逐步增加膝关节的活动和部分负重。当 4 周后根据情况允许患者部分或全部负重。根据术中培养确定的感染病原菌和药敏试验结果，调整抗生素使用类型。在一期手术后，持续使用 2 周静脉抗生素和后续 4 周口服抗生素，根据微生物种类和药敏试验结果可适当调整抗生素使用时间。结核 PJI 患者一般需联用抗生素，使用时间可根据感染科专家意见延长至 6 个月甚至 2 年；真菌 PJI 可沿用至 12～24 周。实验室检查包括了白细胞计数、ESR、CRP。临床以及实验室检查支持感染控制达 4 周以上，可以考虑进行二期翻修术。

（八）感染控制评估

1. 二期手术前需评估　①再植入假体之前需要明确是否控制感染。感染控制的证据是停用抗生素后每隔 2 周测 CRP、ESR，直至连续 3 次炎症指标正常。术中判定能否植入假体除了直视下判定有无局部感染的存在之外，需同时做组织的冰冻切片病理检查辅助参考，如仍有尚未控制的感染，则需取出间隔物，再行清创＋间隔体去除＋新间隔体植入。②评估骨缺损及关节情况，由于间隔物取出后往往遗留大量的骨缺损，同时常有侧副韧带功能缺陷，需准备更高限制性的假体，如 LCCK（图 7-59）或铰链膝关节。需要为可能存在的骨缺损准备金属垫块或骨小梁金属增强块，一般不采用同种异体骨植骨。术前备齐各种翻修工具。需要准备含抗生素的骨水泥用于假体的固定。

值得注意的是，有文献指出在翻修术前停用抗生素 2 周（antibiotic holiday）来验证感染控制情况并无足够证据支持，但大多研究都采用这种方法来验证感染的控制情况。

如果出现间隔器脱位情况，除非间隔器导致皮肤坏死、软组织或骨进展性的破坏，不需要间隔器翻修或取出。

如果换作出现软组织缺损严重的情况，在一期术中即行皮瓣移植可改善感染控制率，可让患者早期活动加快康复。

2. 二期手术　二期手术切口入路取前次手术切口，常规采用内侧髌旁入路进入关节腔。切开皮肤及皮下后用粗针头穿刺关节腔，抽取液体注入血培养瓶送微生物鉴定。进入关节腔后，首先进行软组织充分松解：松解髌上囊，分开伸膝装置与股骨前方的粘连，清除内外侧沟瘢痕组织，内侧松解至半膜肌止点，外侧松解伸膝装置与外侧沟之间的粘连，以利于髌骨向外侧翻转或简单外移（图7-60）。显露过程中，最重要的是要注意保护伸膝装置，遇

到显露困难的病例，切勿暴力操作以免造成伸膝装置撕裂，若仍无法实现髌骨向外翻转或良好显露时，可考虑选择股四头肌近端斜切（见前述）、V-Y股四头肌翻转成形或胫骨结节截骨，一般情况下采用股四头肌近端斜切即可实现良好显露，并在胫骨结节置钉保护髌韧带。

间隔物取出的顺序一般是先取股骨间隔物，然后是胫骨间隔物。如果没有牢固固定，则间隔物取出较方便，也不会造成更多的骨缺损。如果间隔物取出有困难，可以用骨刀和锤子将其击碎，分块取出（图7-61A）。残留骨水泥取出时可以用硬骨刀凿成碎块（图7-61B），用咬骨钳或刮匙轻柔去除骨水泥碎片。最后清理骨松质表面，脉冲水枪冲洗骨面，完成骨面准备（图7-61C）。

去除骨水泥间隔物后，在进行骨面准备的同时，

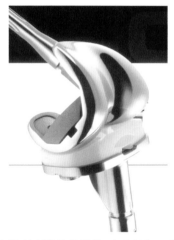

图7-59　高限制型膝关节假体（LCCK），常用的膝关节翻修假体

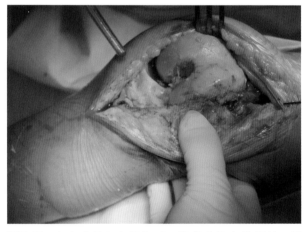

图7-60　经充分软组织松解后，髌骨允许向外翻转，清楚显露膝关节内的间隔物

图7-61　A. 牢固固定的间隔物取出困难时，可以用骨刀和锤子将其击碎，分块取出；B. 胫骨髓腔内残留的骨水泥可以用骨刀凿成碎块，然后用咬骨钳或刮匙轻柔取出骨水泥碎片；C. 间隔物取出、冲洗准备完毕的股骨和胫骨端骨松质表面，可见两侧严重的骨缺损

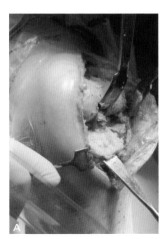
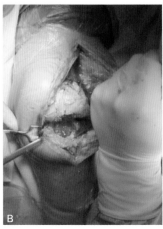
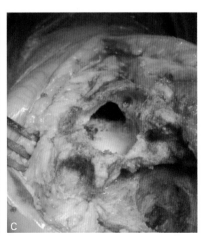

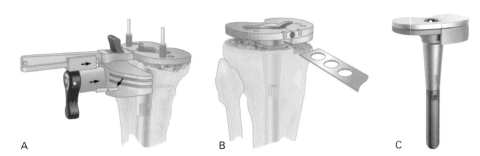

图 7-62　胫骨平台内侧骨缺损采用金属垫块重建。A. 在髓内定位杆或平台试模上安装内侧平台阶梯状截骨导板；B. 在平台试模上组装相应的垫块试模，试行安装以检查截骨面是否与试模匹配，必要时可以用徒手截骨的方法进行微调直至两者匹配；C. 组装好内侧金属垫块并带有延长杆的平台假体

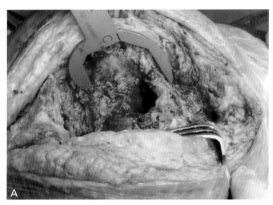 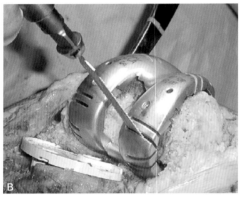

图 7-63　A. 测量股骨假体的大小，由于股骨后髁往往存在骨缺损，实际要用的假体通常比测量值大；B. 股骨假体试模上带有截骨槽，以此为导向对后髁骨缺损进行处理，使其更加匹配所需使用的金属垫块

需要对感染控制程度进行进一步评价。若术中未发现脓液、明显的炎症组织，还需要进一步做滑膜组织和假膜的冰冻切片病理学检查，但术中白细胞计数结果是否影响再植入存在争议。通常感染的评估在术前已经完成，我们目前不以术中冰冻结果作为再植入的标准。

再确认感染控制之后，常采用三步法翻修技术：重建胫骨平台，重建屈膝稳定性，重建伸膝稳定性。重建胫骨平台，胫骨面的确立同时影响到屈曲和伸直间隙。平台应与胫骨纵轴垂直并考虑旋转定位和后倾。如果试样无法与胫骨面吻合则需要采用偏心的髓内杆。存在骨缺损时需要选择垫块（图 7-62）或抗生素骨水泥填充，植骨在这类病例不适合。

平衡屈膝间隙，需要考虑的问题包括关节线的高度、股骨假体的大小、股骨假体的旋转位置。通常关节线的位置在外上髁下方 2.5 cm、内上髁下方 3.0 cm、腓骨头上方 1.5 cm。由于翻修手术中股骨后髁往往存在骨缺损，因此通常需要使用大一号假体加垫块以恢复关节线的位置（图 7-63）。假体的旋转定位需要参考髁上线，也可以参考重建的平台结合两侧组织的张力来判断股骨假体旋转定位。

平衡伸直间隙需要确定关节线的高度。如果出现反屈，需要增加股骨假体远端的垫块（图 7-64）。

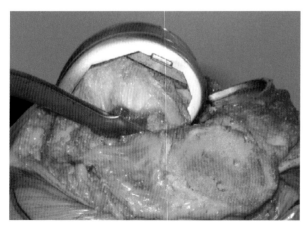

图 7-64　股骨远端骨缺损及膝关节伸直间隙的平衡通过假体远端金属垫块来解决

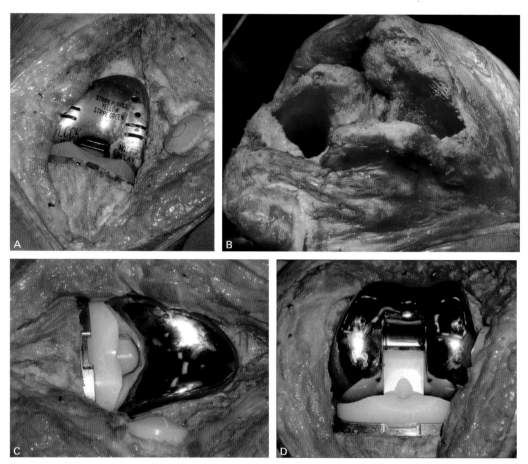

图 7-65　A、B. 试装假体，然后用脉冲冲洗骨面；C、D. 用含抗生素的骨水泥安装假体，待骨水泥固化后，再次检查屈身间隙平衡，关节稳定

如果有伸直受限且术前存在屈曲挛缩则要松解后方组织，否则需考虑增加远端切骨，但应同时注意关节线位置的改变。软组织平衡中决定稳定的因素包括软组织的完整性，假体的限制性，关节和肢体（髋和踝）的对线。注意不能通过过度切骨来纠正畸形。后方结构处于张力时会产生稳定的假象，因此伸膝时难以检测副韧带的稳定性。如果伸直位内外副韧带无法平衡、屈膝间隙过大、平衡困难等情况，需要使用限制性假体；如果切除瘢痕后关节极度不稳定或伸屈间隙差异过大则使用旋转铰链假体。完成平衡后行假体试装，清理和脉冲冲洗骨面，使用抗生素骨水泥固定和安装假体，检查伸屈活动（图 7-65）。

在术后立即开始主动和被动关节活动。术后血栓管理常规使用物理及药物措施预防。术后根据患者实际情况逐步增加膝关节的活动和部分负重。根据一期手术培养确定的感染病原菌和药敏试验结果，预防性

使用抗生素，持续使用 5~7 天。门诊持续随访，随访检查项目包括 ESR、CRP 测定，膝关节症状及临床疼痛和功能评分，常用的生活质量评分表包括 SF-36、WOMAC 评分、KSS 评分等。术后随访计划为 6 周、3 个月、6 个月、12 个月，最终每 12 个月随访 1 次。

三、二期翻修的临床转归

PKJI 二期翻修由于存在多种临床结局，因此临床转归的判别方法目前没有统一的标准。根据《骨骼肌肉系统感染国际共识（2018）》的转归评判方法，感染控制结果可分为 4 层（表 7-6）。

由于该评判的标准虽然涵盖所有的转归结局，但亚组较多，分析复杂，临床应用尚无大宗病例报道，对于转归病例分析实用性有待商榷。

根据 2018 年国际感染共识，尽管 TJA 术者是

表 7-6　感染控制结果评判方法

分层	标　　准
T1	感染控制，无须进一步抗生素治疗
T2	抗生素抑制治疗下感染控制
T3	需要再次手术/翻修/或患者保留间隔器（存在 A～F 六个亚组）
A	PJI 根治性翻修后感染控制大于 1 年
B	清创术（包括 DAIR 术）后感染控制大于 1 年（不包括截肢、旷置、融合）
C	PJI 根治性翻修后感染控制小于一年
D	清创术（包括 DAIR 术）后感染控制小于 1 年（不包括截肢、旷置、融合）
E	截肢、旷置、融合术后感染控制
F	间隔器保留
T4	患者死亡（分为 A、B 亚组）
A	PJI 术后 1 年内死亡
B	PJI 术后大于 1 年后死亡

否需要每年行一定量 PJI 翻修手术来降低患者 PJI 发生率缺乏文献支持，有文献指出术者对 PJI 发生的关心程度越高，PJI 手术治疗越多，其关节置换术后转归的结果越好。此外，PJI 的治疗需要多学科合作，PJI 治疗量提高，经验丰富，治疗流程标准化，可改善患者转归。

二期翻修失败的危险因素包括：窦道、混合感染、耐药菌感染、全身因素（糖尿病、高龄等）等。回顾性分析根据上海交通大学附属医院 2004～2016 年膝关节二期翻修随访结果，纳入 62 例慢性膝关节 PJI 患者，平均随访时间 5.7 年，总体感染控制率达 81.0%。膝关节假体二期翻修感染控制率低于髋关节二期翻修。近 5 年的二期翻修成功率高于 5 年前，这与多年来微生物检测技术提升、抗生素用药经验增加以及手术技术改进有关。同时，感染复发和控制失败主要发生于一期手术后的间隔期，间隔期的存在使临床医生对病例感染清创和药物使用的正确性在植入新假体前有第二次评估的机会，减少新假体再植入后失败的概率。二期翻修失败的患者面临多种选择，根据患者身体情况与意愿，治疗方式包括再行二期翻修术、截肢、旷置、长期服用抗生素抑制治疗等。治疗最终的目标是达到医患双方都满意的结果（图 7-66）。

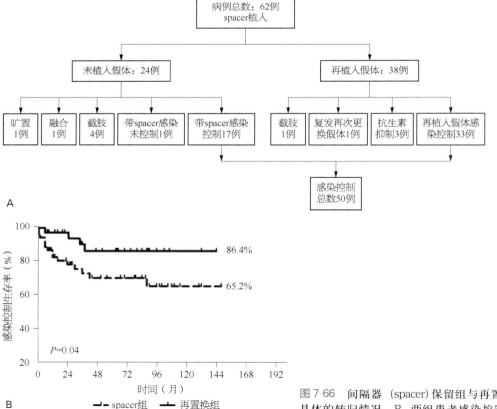

图 7-66　间隔器（spacer）保留组与再置换组转归的对比。A. 患者具体的转归情况；B. 两组患者感染控制的生存曲线

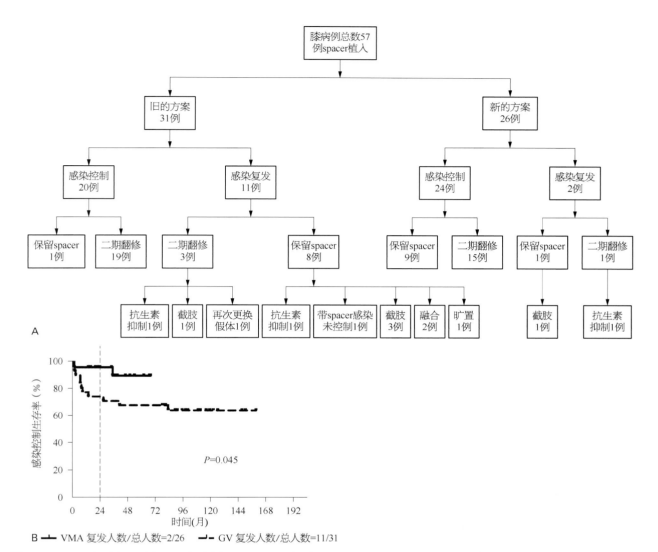

图 7-67　GV 方案（庆大霉素＋万古霉素）与 VMA 方案（万古霉素＋美罗培南＋两性霉素）转归的对比。A. 患者具体的转归情况；B. 两组患者感染控制的生存曲线

不同骨水泥间隔器内抗生素用药方案的转归对比：统计随访时间达 2 年的患者，排除随访不足 2 年的患者，纳入采用旧方案（庆大霉素加万古霉素；GV 方案）的患者 31 例，VMA 方案患者 26 例，共 57 位患者。对比患者转归，VMA 方案优于 GV 方案（P＜0.05）（图 7-67）。值得注意的是，尽管这些抗生素应用方式为局部应用，仍应关注患者的肝肾功能情况。

总之，二期翻修仍是治疗 PKJI 金标准，但需要有规范方案；病原诊断是治疗成功的重要前提，正确的抗生素应用是治疗成功的重要保障；可活动间隔物为二期手术提供有利条件；采用目前的规范方案将明显提高感染控制率。

四、病例介绍

【典型病例 1】　一期置换术后间隔物感染复发

（1）病例资料：患者，男性，59 岁，左膝 OA 在外院行 TKA 术后 2 年关节肿胀后窦道形成 6 个月，流出液呈黄脓色，清创引流术后效果欠佳入院。ESR 25 mm/h，CRP 15.3 mg/L。脓液穿刺培养为多抗生素耐药的 MSSA，真菌 G 试验 107.9 pg/L，X 线片显示假体周围透亮线（图 7-68），三相骨扫描显示假体周围感染可能性大。

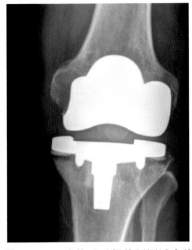

图 7-68　X 线片显示假体周围透亮线

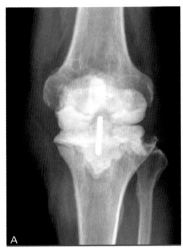
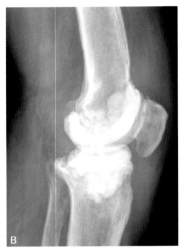

图 7-69　spacer 植入术后膝关节正侧位片

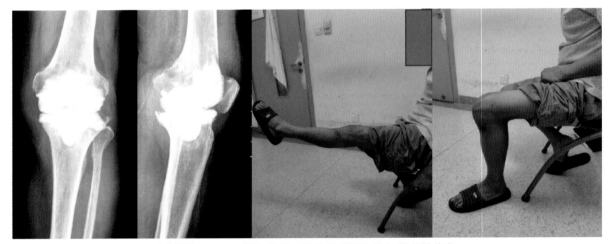

图 7-70　spacer 翻修术后，膝关节正侧位片与患者活动度

（2）诊疗过程：考虑术前培养结果为 MSSA，真菌 G 试验高但非决定性证据。术前抗生素准备方案为万古霉素＋庆大霉素抗生素骨水泥。一期清创＋去除假体＋spacer 植入，GV 方案制备 spacer。术中假体超声、组织培养结果为 MSSA，另有一组织培养结果为角膜假丝酵母菌，术后嘱患者口服抗 MSSA 与真菌药物，术后摄 X 线片（图 7-69）。

（3）一期手术结果：3 个月后复查 CRP、ESR 仍高，考虑感染复发。穿刺培养结果为角膜假丝酵母。

（4）处理：二期再次行清创＋spacer 翻修，术中根据 VMA（两性霉素＋万古＋美平）方案制备抗生素骨水泥。

（5）第二次手术结果：spacer 翻修术后 17 个月患者感染控制，活动度良好（图 7-70）。患者暂选择保留 spacer，定期随访，择期进行二期置换手术。

（6）病例总结：应该尽可能术前探索病原线索，穿刺液二代测序，按照窦道形成病例的处理原则准备抗生素，再次手术清创及重新植入新的间隔物，感染复发的原因除清创的彻底性外往往与抗生素使用的针对性和病原是否明确有关。

【典型病例 2】

（1）病例资料：TKA 术后窦道形成，培养阴性，术前 X 线片如下（图 7-71A）。

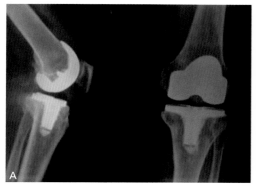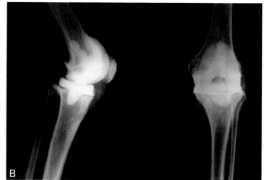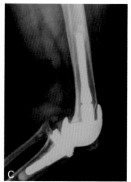

图 7-71　A. 术前膝关节正侧位片；B. 一期术后膝关节正侧位片；C. 膝关节假体再植入术后 6 年随访，膝关节侧位片

（2）诊疗经过：行清创假体取出，根据 GV 方案制备抗生素骨水泥 spacer 置入（图 7-71B）。术后 4 个月感染控制，行间隔物取出，膝关节翻修术。随访 6 年感染控制，未见假体松动（图 7-71C），功能良好。随访 12 年感染控制良好。

（3）病例总结：根据临床实践，对窦道存在的培养阴性患者，早期的 GV 方案对大多数患者也有效，但随着真菌 PJI 患者、耐药的革兰阴性菌患者、翻修量的增加，复发患者增多。VMA 方案较 GV 方案效果更好。增加各类微生物检出率、检出速度与准确率，提供更为详尽的微生物耐药谱。应用正确的治疗方式，可以减少抗生素耐药，减少患者住院费用，提高患者的感染控制率，是一个长期的目标。

【典型病例 3】

（1）病历资料：患者，男性，61 岁。当地县医院行关节镜术后 5 个月，当地医院行 TKA 术后 3 个月发生感染，窦道形成（图 7-72），保守治疗 2 年（换药、对症治疗等）。膝关节 PJI 后 2 年外省窦道分泌物培养：深红沙雷菌＋大肠埃希菌。外省行假体取出＋spacer 置入（spacer 内抗生素方案不详）。spacer 置入术后 2 个月，再发红肿热痛，出现窦道，用头孢哌酮＋舒巴坦效果不佳。外院窦道培养光滑念珠菌。spacer 置入术后 4 个月，因膝关节 PJI 复发至我院就诊。

（2）外院诊治的反思：骨关节炎患者行关节镜治疗的疗效存疑。关节镜手术后 2 个月行 TKA 为

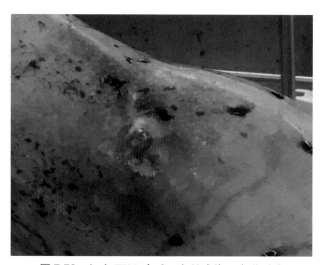

图 7-72　初次 TKA 术后 3 个月感染，窦道形成

本次 PJI 发生的危险因素。窦道培养结果，特别是浅表的窦道培养结果并不可靠。在 PJI 的诊治中，来自窦道浅表擦拭的培养结果表现出与深部培养的低一致性，因此获得这种培养物的价值是有限的。这些培养结果可能会对假体周围关节感染（PJI）的治疗产生误导。正确的做法是采取更多的术前关节穿刺培养和术中培养。此外窦道形成之后，采取保守治疗效果不佳，对于有条件的患者应尽早采取手术治疗措施，以保留更多骨量，提高患者功能及生活质量，提高治疗成功率。spacer 置入术后复发，针对有治疗条件、有根治愿望的患者，仍应采取手术方案。值得一提的是，手术成功的决定性因素建立在培养结果的可靠性上。

（3）我院诊治经过：术前 ESR 72 mm/h（正常 ＜33 mm/h）；CRP 20.30 mg/L（正常＜10 mg/L）。

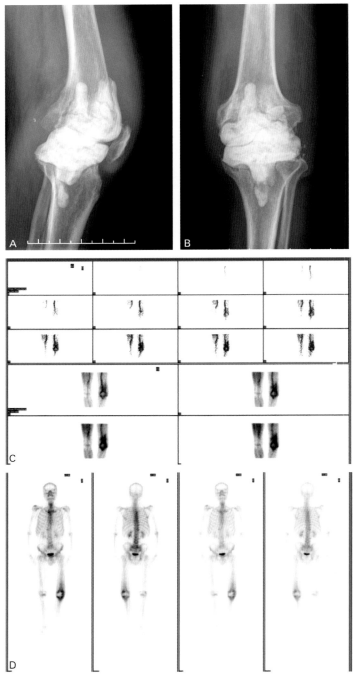

图 7-73　A、B. 术前 X 线片显示外院非活动性骨水泥间隔器植入术后正侧位片，可见骨溶解；C、D. 三相骨扫描显示假体周围感染

真菌 G 试验 74.7 pg/mL。术前 X 线片、三相骨扫描显示假体周围感染（图 7-73）。术前穿刺培养阴性。

术中采用 VMA 抗生素骨水泥二期翻修方案（图 7-74A-D）。术中假体超声裂解液、关节液、组织送培养。术中取组织送病理。

术后第二日行被动活动、换药等处理（图 7-74E、

F）。术中假体超声裂解液、关节液血培养、组织培养第二日结果为光滑假丝酵母菌。术后抗霉菌药物使用 12 周后停药复查 3 次 CRP 和 ESR 正常。术后近一年我院复查，关节活动度欠佳，为改善功能与生活质量，取出 spacer、假体再植入术（图 7-75）。术后 1 年随访，感染控制，功能良好。

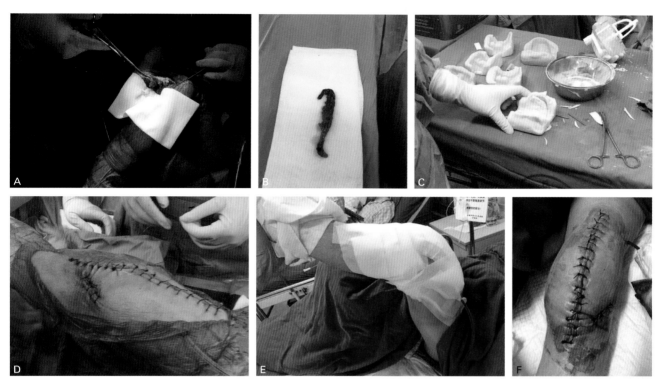

图 7-74　A. 术中彻底清创——髓腔内彻底清创，清出长条状可疑感染组织；B. 术中髓腔内可疑感染灶；C. 根据 VMA 方案制备活动性抗生素骨水泥；D. 切除窦道瘢痕；E. 术后第二日活动度，被动屈膝 75°；F. 术后第二日换药，患者主动伸直 0°

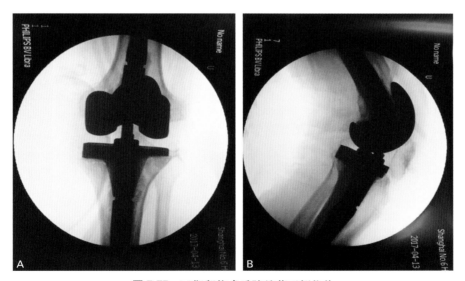

图 7-75　二期翻修术后膝关节正侧位片

（沈　灏　王　津）

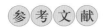

［1］ Zimmerli W, Trampuz A, Ochsner P E. Prosthetic-joint infections ［J］. New England Journal of Medicine, 2005, 352（1）: 95 - 97.

［2］ Osmon D R, Berbari E F, Berendt A R, et al. Diagnosis and management of prosthetic joint infection: clinical practice guidelines by the Infectious Diseases Society of America ［J］. Clinical Infectious Diseases An Official Publication of the Infectious Diseases Society of America, 2013, 56（1）: e1 - e25.

［3］ Shen H, Zhang X, Jiang Y, et al. Intraoperatively-made cement-on-cement antibiotic-loaded articulating spacer for infected total knee arthroplasty ［J］. The Knee, 2010, 17（6）: 407 - 411.

［4］ Voleti P B, Baldwin K D, Lee G C. Use of static or articulating spacers for infection following total knee arthroplasty a systematic literature review ［J］. The Journal of Bone and Joint Surgery, 2013, 95（17）: 1594 - 1599.

［5］ Wang Q J, Shen H, Zhang X L, et al. Staged reimplantation for the treatment of fungal peri-prosthetic joint infection following primary total knee arthroplasty ［J］. Orthopaedics & Traumatology: Surgery & Research, 2015, 101（2）: 151 - 156.

［6］ Ries M D, Haas S B, Windsor R E. Soft-tissue balance in revision total knee arthroplasty ［J］. Journal of Bone & Joint Surgery, American Volume, 2003, 85（7000）: S38.

［7］ Fitzgerald S J, Hanssen A D. Surgical techniques for staged revision of the chronically infected total knee arthroplasty ［J］. Surgical Technology International, 2011, xxi: 204 - 211.

［8］ Harwin S F, Banerjee S, Issa K, et al. Tubercular Prosthetic Knee Joint Infection ［J］. Orthopedics, 2013, 36（11）: e1464 - e1469.

［9］ Pérez-Jorge, Concepción, Valdazo-Rojo, María, Blanco-García, Antonio, et al. Mycobacterium tuberculosis as cause of therapeutic failure in prosthetic joint infections ［J］. Enfermedades Infecciosas y Microbiología Clínica, 2014, 32（3）: 204 - 205.

［10］ Parvizi J, Ghanem E, Azzam K, et al. Periprosthetic infection: are current treatment strategies adequate? ［J］. Acta Orthopaedica Belgica, 2008, 74（6）: 793 - 800.

［11］ Wang C J, Hsieh M C, Huang T W, et al. Clinical outcome and patient satisfaction in aseptic and septic revision total knee arthroplasty ［J］. Knee, 2004, 11（1）: 45 - 49.

［12］ Barbarić K, Aljinović A, Dubravcić D I, et al. Patient satisfaction after revision hip arthroplasty or resection hip arthroplasty due to periprosthetic infection ［J］. Collegium Antropologicum, 2014, 38（2）: 605 - 610.

［13］ Ip D, Yam S K, Chen C K. Implications of the changing pattern of bacterial infections following total joint replacements ［J］. Journal of Orthopaedic Surgery（Hong Kong）, 2005, 13（2）: 125 - 130.

［14］ Tan T L, Kheir M M, Tan D D, et al. Polymicrobial periprosthetic joint infections: outcome of treatment and identification of risk factors ［J］. Journal of Bone & Joint Surgery-american Volume, 2016, 98（24）: 2082 - 2088.

［15］ Ramamohan N, Zeineh N, Grigoris P, et al. Candida glabrata infection after total hip arthroplasty ［J］. Journal of Infection, 2001, 42（1）: 74 - 76.

［16］ Azzam K, Parvizi J, Jurigkind D, et al. Microbiological, clinical, and surgical features of fungal prosthetic joint infections: a multi-institutional experience ［J］. Journal of Bone & Joint Surgery, American Volume, 2009, 91 Suppl 6（6）: 142 - 149.

［17］ Geng L, Xu M, Yu L, et al. Risk factors and the clinical and surgical features of fungal prosthetic joint infections: a retrospective analysis of eight cases ［J］. Experimental and Therapeutic Medicine, 2016, 12: 991 - 999.

［18］ Pappas P G, Kauffman C A, Andes D R, et al. Clinical practice guideline for the management of candidiasis: 2016 update by the Infectious Diseases Society of America ［J］. Clinical Infectious Diseases, 2015, 62（4）: 409.

［19］ Wolff Iii L H, Parvizi J, Trousdale R T, et al. Results of treatment of infection in both knees after bilateral total knee arthroplasty ［J］. Journal of Bone & Joint Surgery-american Volume, 2003, 85（85-A）: 1952 - 1955.

［20］ Lau A C, Howard J L, Macdonald S J, et al. The effect of subluxation of articulating antibiotic spacers on bone defects and degree of constraint in revision knee arthroplasty ［J］. The Journal of Arthroplasty, 2016, 31（1）: 199 - 203.

［21］ Mcpherson E J, Patzakis M J, Gross J E, et al. Infected total knee arthroplasty; two-stage reimplantation with a gastrocnemius rotational flap ［J］. Clinical Orthopaedics and Related Research, 1997, 341（341）: 73 - 81.

［22］ Fink B, Schuster P, Schwenninger C, et al. A standardized regimen for the treatment of acute postoperative infections and acute hematogenous infections associated with hip and knee arthroplasties ［J］. Journal of Arthroplasty, 2017, 32（4）: 1255 - 1261.

［23］ Koyonos L, Zmistowski B, Della Valle C J, et al. Infection control rate of irrigation and debridement for periprosthetic joint infection ［J］. Clin Orthop Relat Res, 2011, 469: 3043 - 3048.

［24］ Should draining wounds and sinuses associated with hip and knee arthroplasties be cultured? ［J］. The Journal of Arthroplasty, 2013, 28（8）: 133 - 136.

［25］ Cuñé J, Soriano A, Martínez J C, et al. A superficial swab culture is useful for microbiologic diagnosis in acute prosthetic joint infections ［J］. Clinical Orthopaedics & Related Research, 2009, 467（2）: 531 - 535.

［26］ Ravi B, Jenkinson R, Austin P C, et al. Relation between surgeon volume and risk of complications after total hip arthroplasty: propensity score matched cohort study ［J］. BMJ, 2014, 348（may23 1）: g3284 - g3284.

［27］ Ravi B, Croxford R, Hollands S, et al. Patients with rheumatoid arthritis are at increased risk for complications following total joint arthroplasty ［J］. Arthritis & Rheumatism, 2013, 66（2）: 254 - 263.

［28］ Yan, Hoi C, Arciola, et al. Team approach: the management of infection after total knee replacement ［J］. JBJS Reviews, 2018, 6（4）: e9.

第四节　人工髋关节置换术后感染一期翻修

全髋关节置换后感染是一个灾难性的并发症，不仅给患者带来多重的手术打击，而且耗费了巨大的医疗资源。大量的髋关节置换手术在基层医院完成，感染后往往被误诊，经历多次手术史以及长时间的抗生素治疗后，感染治疗起来非常困难。虽然目前采用很多预防措施，但初次手术感染发生率仍为 1%～2%，因此如何更加合理有效地治疗全髋关节置换术后感染是骨科医师亟待解决的一个难题。

病例选择、实施要点、临床转归和病例介绍（一）

虽然二期翻修术仍是治疗髋关节置换术后晚期感染的金标准，但是越来越多的文献报道了一期翻修的成功率与二期翻修相似，甚至优于二期翻修术。与二期翻修术相比，一期翻修术的优点是只需一次手术、住院时间缩短、治疗费用降低、骨丢失减少、瘢痕少、术后关节功能恢复较好等。因此，本部分内容重点阐述一期翻修手术的原理。

一、病例选择

近几年，慢性假体周围感染的一期翻修手术越来越流行，越来越多的证据支持该最佳治疗方案的可行性。许多研究报道了一期翻修的优越性，尤其在严格一期翻修手术指征的前提下，文献报道了一期翻修手术有更高的感染治愈率。早在 2010 年，Oussedik 等在严格选择手术适应证的前提下行髋关节一期翻修手术，取得了相似的感染治愈率。德国 Endo-Klinik 的研究显示（该研究并没有将耐药菌因素当作绝对的手术禁忌证），在大量的感染患者（85% 的感染翻修患者）的一期翻修手术的长期随访中，得到了可靠的临床结果。Jenny 等的早期一组 47 例一期翻修患者随访 3 年的临床结果，尽管该组病例中有大量的局部窦道形成的患者（43%），但是仍然获得了 87% 的感染治愈率。在术后复发的患者中，只有 2 例患者术前合并有窦道形成。

因此，在选择合适的患者前提下，通常可以获得可靠的感染治愈率，我们也总结并推荐了一期翻修术的适应证以及相对禁忌证。

（一）适应证

1. 宿主/局部　①无免疫力低下。②无全身菌血症。③最低限度的骨缺损或者软组织缺损能够一期关闭切口。

2. 病原学　①术前单一病原菌感染。②明确敏感抗生素治疗

（二）相对禁忌证

①培养阴性，致病菌的药物敏感性不可知。②合并有窦道以及脓液。③耐药菌感染。④多重细菌感染或者真菌感染。⑤无论任何原因的无法局部使用抗生素。

（三）禁忌证

①严重的软组织缺损导致关节或者切口无法闭合。②无论任何原因的无法进行骨或软组织的彻底清创术。③无可靠的骨床，不能够安装新的假体。④持续或反复发作病原菌不明确的顽固性髋关节感染。⑤患有自身免疫系统疾病或免疫能力很低、败血症。

二、实施要点

(一) 术前

在翻修术前能准确培养鉴定出病原菌并使用广谱敏感的抗生素对提高翻修手术成功率至关重要。传统的细菌培养方法阳性率较低，建议采用 BacT/ALERT 3D 血培养瓶，该瓶是一个密闭的营养丰富的细菌增殖系统，与外界不相通，没有污染机会 (图 7-76)。可适当延长培养时间。延长培养时间有标本被污染的可能，但一般 7～10 天内第一个培养出的细菌通常就是致病菌。培养的注意事项：①培养前停抗生素 2 周。②术前抽取关节液 (可在 B 超引导下进行) 和术中获得的关节腔液体、多处组织 (3～5 处) 一并送培养。③用不同培养基同时进行需氧和厌氧培养。④建议采用 BacT/ALERT 3D 血培养瓶，该瓶密闭，与外界不相通，没有污染机会。⑤对 3～5 天内无菌生长的样本，可延长培养时间至 2 周，真菌可延至 3～4 周，如果培养阴性则采用碳青霉烯类联合万古霉素进行广谱覆盖治疗。

(二) 术中

1. **体位**　患者常规取侧卧位，前后固定牢靠，避免倾斜，腋下软垫保护避免神经压伤。

2. **手术入路及显露**　皮肤切口沿用原来的后外侧手术切口入路进入，可适当延长 (图 7-77)。后外侧手术切口入路操作简单，对外展肌干扰少，对股骨髋臼均能提供良好显露，而且切口方便进一步延伸扩大进行大转子延长截骨、处理骨折。应注意切除原有皮肤切口瘢痕及窦道。

慢性感染后软组织下方可能有窦道，需要完全切除。清理瘢痕组织，游离部分皮下皮瓣，利于缝合。关节囊增厚明显，需要将增厚的关节囊切除，充分显露松解后，才能脱位髋关节，切除后方瘢痕和关节囊时，注意保护坐骨神经。部分患者合并严重的骨质疏松或者髋臼骨缺损合并髋臼内陷，此时需要做大转子延长截骨来更好的显露，并能够协助取出股骨假体，避免不必要的骨折发生。

3. **机械清创、去除假体**　清创要更为激进！完全清除坏死组织、滑膜，所有人工关节假体、骨水泥、缝线等异物材料，切除增生、挛缩的瘢痕组织，可最大限度恢复关节的功能，更为重要的是可保证血中和关节腔中抗生素能"覆盖关节腔周围所有组织"，以消灭残留的病原微生物。

不同于膝关节假体的取出，髋关节的类型以及固定的方式比较多，我们需要注意是骨水泥假体还是非骨水泥假体，了解假体设计非常重要，我们要根据不同的假体选择不同的假体取出方案。同时，我们要准备特殊的骨刀或者超声刀取出股骨髓腔中残留的骨水泥，以及远端的骨水泥塞。

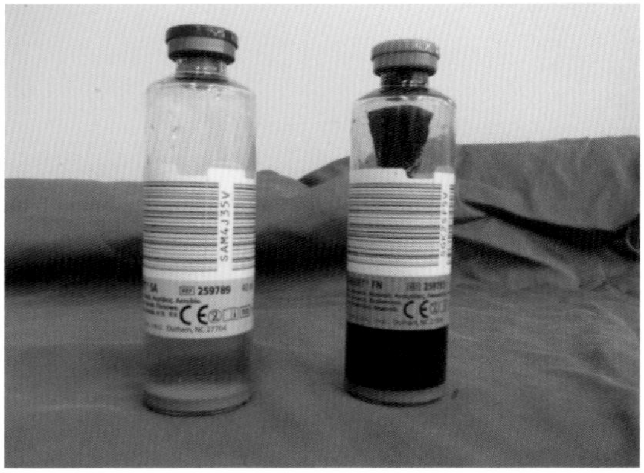

图 7-76　法国梅里埃生物技术公司 BacT/ALERT 3D 血培养瓶 (厌氧，需氧)

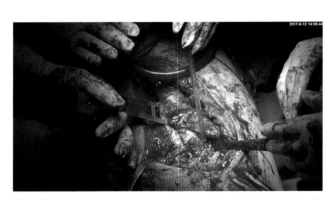

图 7-77　后外侧切口方便进一步延伸扩大进行大转子延长截骨、处理骨折

对于髋臼侧假体的取出，首先在术前明确髋臼的固定方式、假体类型和辅助固定装置（螺钉、突起、侧翼等）。其次术前要准备好相应的器械。取出生物固定髋臼可能用到的器械如下：内衬取出、假体特殊取出器械、螺丝钉或磨钻等。螺钉取出：改锥、环钻等。分离骨与假体：磨钻、弯骨刀及旋转骨刀 Explant。抓持取出：通用及专用取出工具（撬杆及钳等）。髋臼假体内陷或者螺钉较多凸向盆腔时，要在术前血管造影下，了解假体、骨水泥、螺钉与血管的位置，避免术中损伤大出血。

与二期翻修术相比，一期翻修清创需要更为"激进"。完全清除窦道、坏死组织、滑膜、增生的炎性瘢痕组织，直至正常的肌肉、肌腱（图7-78）。要求去除所有假体、骨水泥、螺钉、缝线等异物材料，特别是在去除假体后注意再次对残余病灶，尤其是前方以及窦道处等"死角"的清创。切除增生、挛缩的瘢痕组织，消灭残留的病原微生物。

4. 冲洗、"消毒"等化学清创 伤口大量生理盐水冲洗，注意此时不主张使用脉冲，因为此阶段创面仍然残留存在感染细菌，使用脉冲冲洗可能将感染病菌冲入深部组织造成扩散。冲洗后再次仔细清除残留坏死组织及异物，黏膜碘、过氧化氢分别浸泡3分钟后再次大量生理盐水冲洗干净（不少于3 000 mL）（图7-79）。然后，伤口内填塞黏膜碘伏纱布，更换手术器械、手套，重新消毒铺单（图7-80）。脉冲冲洗伤口，一般3 L左右。

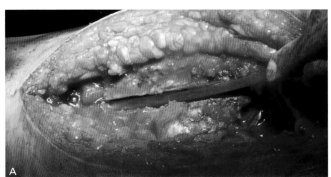
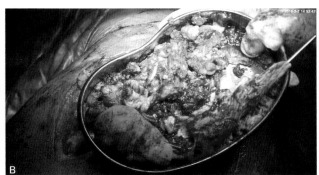

图 7-78 一期翻修清创更为"激进"。A. 完全清除坏死组织、滑膜、增生的炎性瘢痕组织，直至正常的肌肉、肌腱；B. 去除的假体、缝线、坏死组织等异物

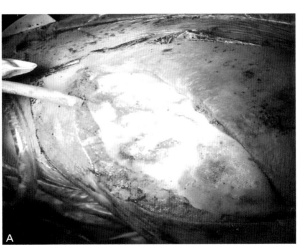
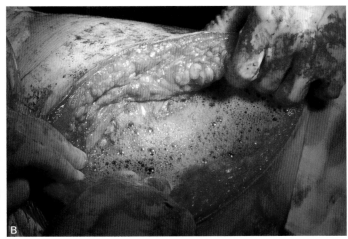

图 7-79 清创后对创面冲洗、"消毒"。A. 过氧化氢浸泡；B. 黏膜碘浸泡

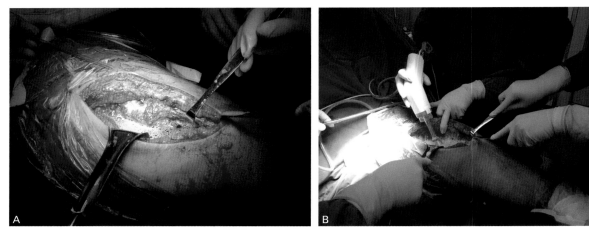

图 7-80　A. 伤口内填塞黏膜碘伏纱布，更换手术器械、手套，重新消毒铺单；B. 大量生理盐水脉冲冲洗

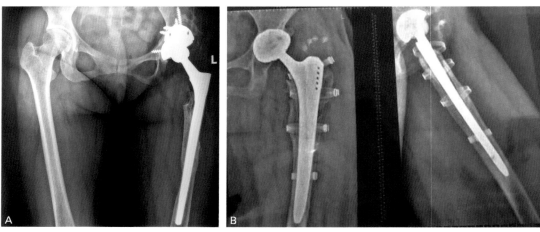

图 7-81　股骨假体的选择，远端固定的锥形柄

5. 植入新的假体　根据不同的情况选择合适的假体，学者主张的一期翻修应尽量选择骨水泥假体，目的是消灭无效腔和骨水泥中的抗生素可以局部释放。但我们通常选用非骨水泥的全髋关节假体，这是因为研究表明，如果残留有细菌，骨水泥中添加的抗生素只是在植入假体后开始数天对于小数量的细菌起到预防作用，但不能最终避免细菌黏附定植，也无法防止形成生物膜或清除已形成的生物膜。若感染复发失败，骨水泥取出耗费时间并且对骨质额外损伤的风险高；长期随访结果表明，无菌翻修术中使用骨水泥型假体的结果差于非骨水泥型假体。

评估骨缺损的情况，具体的假体的选择需要根据术中股骨的骨量以及支撑的部位决定，一般选择

锥形柄重建（图 7-81）。原因如下：

（1）锥形柄由于其上宽下窄的锥形设计，只要其中远端 1/3 与宿主骨髓腔紧密压配或有可靠三点锚固，就可获得可靠的稳定性，对骨缺损的"容忍度"较高。

（2）锥形柄如果最终需要取出时，由于其上宽下窄的的形状通常不需要太大困难即可取出。

（3）THA 感染翻修时，Paprosky Ⅲ型以上股骨骨缺损并不多见，因此锥形柄可以适用于大多数感染翻修患者。

（4）锥形柄与股骨之间有间隙，便于我们局部应用的抗生素到达髓腔及假体柄周围，杀灭残余细菌，防止其在假体表面黏附定植形成生物膜。

对于髋臼侧，正确处理骨缺损，保留健康的骨质，重建的髋关节的旋转中心，应该尽量接近其原来的解剖位置，小的骨缺损可以选择初次手术的髋臼杯并加上螺钉固定。大的缺损考虑大杯、金属加强块、cup-in-cup、cup-on-cup 等方式保证髋臼的稳定性（图 7-82），存在骨盆不连续的患者，可以采用 cup-cage 技术等（图 7-83）。在固定假体前分别在髋臼、股骨髓腔内倒入 0.5 g 敏感抗生素（一般是万古霉素粉剂）。关闭切口前大量生理盐水脉冲冲洗（不少于 3 000 mL）后，关节腔内撒入 0.5 g 敏感抗生素（一般是万古霉素粉剂）。局部关节内直接应用敏感抗生素可大幅提高假体周围局部抗生素浓度，杀灭残余生物膜细菌，但选择局部应用的抗生素应具有细胞内杀菌作用、细胞毒性小、组织穿透性差、持续时间长的特点，例如万古霉素。放置术后局部用药的三通管和引流管（术后夹闭 24 小时后打开）后关闭切口，加压包扎（图 7-84）。

（三）术后

1. 术后抗生素的使用　　静脉抗生素应根据药敏结果静脉滴注敏感抗生素，如培养阴性则静脉滴注碳青霉烯类抗生素，局部万古霉素与碳青霉烯类间隔 12 小时交替使用，可覆盖绝大多数相关病原菌，研究显示同时对这两种抗生素耐药极其罕见。静脉抗生素一般应用为 2 周左右，研究显示没有证据支持静脉抗生素需用到 6 周，静脉停药后仍需继续口服敏感抗生素或广谱抗生素 2～3 个月。口服抗生素一般选择利福平（革兰阳性球菌敏感）与左氧氟沙星（革兰阴性杆菌敏感）联用，抗生素使用时间长短根据 CRP、ESR 是否正常决定。术后髋关节腔内局部穿刺注射敏感广谱抗生素（通常为万古霉素，0.5 g 溶于 15～20 mL 生理盐水），每天一次，共 2 周左右，真菌感染或者耐药菌感染，根据病情可能需要延长至术后 4 周（图 7-85）。注射前需先抽出关节腔内积液，送生化检查，确定治疗是否有效，协助改变治疗的方案。

2. 术后康复锻炼　　术后 2 周主要是切口愈合、局部炎症控制阶段，不主张做剧烈活动，术后负重锻炼需要根据术中股骨以及髋臼侧重建的方式决定，

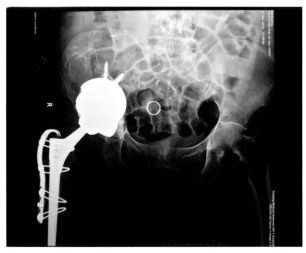

图 7-82　髋臼巨大的缺损采用多杯重建髋臼的旋转中心

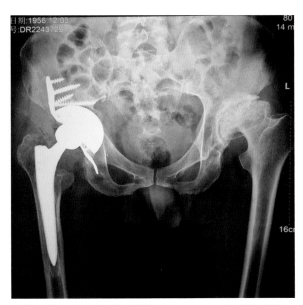

图 7-83　在骨盆不连续患者中 cup-cage 技术的使用

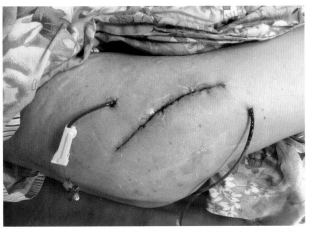

图 7-84　术后放置引流管以及局部药物注射用的三通管

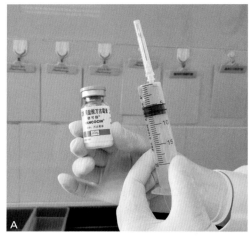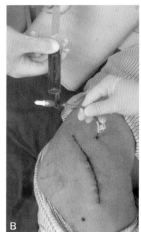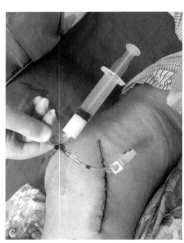

图 7-85　髋关节腔内局部注射敏感广谱抗生素。A. 万古霉素， 0.5g 溶于 10～15mL 生理盐水；B. 注射前需先抽出关节腔内积液；C. 注入万古霉素溶液

卧床时间在 4 周到 12 周不等。

3. 术后随访　术后需要规律、足量、全程口服敏感抗生素，CRP、ESR 和 D - 二聚体是判定治疗效果和预后的重要参数，出院后 2 周、6 周、3 个月、6 个月、1 年随访，复查患者的 X 线片、CRP、ESR、D - 二聚体和血常规。1 年后，每年随访一次。

三、临床转归

很多研究评估了一期翻修术和二期翻修术治疗假体周围感染（PJI）的疗效。其中，大多数的研究认为二期翻修术相比于一期翻修术更能够降低感染的复发率。但是，通过分析这些研究结果的价值，我们很难解释这些结果在患者的并发症、抗生素的使用、治疗方案以及假体周围感染的定义、临床成功与失败的多样性等方面存在的差异。

在北美，二期翻修术治疗假体周围感染仍然占据主流并有大量的文献支持。然而，没有明确的证据表明二期翻修术在成功率、感染清除率以及患者满意度上优于一期翻修术。另外，在一些预后观察的研究中，尤其是欧洲的文献，阐述了一期翻修手术的众多优势。

基于这些研究以及患者的随访时间，一期翻修术的成功率为 75%～95%。相比于文献中报道的二期翻修术患者的再感染率（9%～20%）而言，一期翻修术的效果是可期的。而且，如果方法得当，一期翻修能够避免多次手术带来的并发症，同时，在降低住院天数和手术费用以及早期功能锻炼等方面体现出了优势。另一个优势在于，降低了术后全身性抗生素的使用时间，减少了长期使用抗生素的不良反应。

尽管一期翻修术有不错的成功率，但是，我们要清楚地意识到其成功取决于严格的患者纳入标准以及特殊的手术计划与治疗策略。比如：术前明确关节液中的细菌是非常有必要的，这决定了术后局部或者全身性使用抗生素的治疗方案。同时，经过一期翻修术而失败的患者，往往是没有明确的病原菌或者缺乏敏感抗生素。存在广泛感染的患者也不适用一期翻修手术。

除了严格的患者的选择标准，一丝不苟的手术技术也是必需的，比如：激进的软组织清创术，仔细清除残留的骨水泥以及所有的内植物，再植入假体时使用抗生素骨水泥，特殊的术后抗生素的应用方案，这些都是一期翻修术成功的重要因素。在比较一期和二期的回顾性研究中，按照上述标准选择性地行一期翻修的患者的结果更优异。

在最近的两篇 meta 分析报道了一期翻修与二期翻修在治疗髋关节、膝关节置换术后假体周围感染的再感染率没有统计学差异。但是，这些结果有局限性，因为研究的质量并不高。目前，关于对照这两种治疗的高质量的研究是匮乏的。

Wolf 等用马尔科夫模型进行治疗决策树分析，尽管目前二期翻修的复发率客观上是降低的，但是相比于二期翻修手术，一期翻修手术在提高患者的生存质量上存在可能的优越性。在此项研究中，相比于一期翻修手术具有可预测的低病死率，二期翻修的高病死率是其直接的劣势。同时，一期翻修所带来的其他的优势也是二期翻修所不能解决的，比如二期翻修感染复发、假体再植入的时间、很长的康复时间。足够等级的随机临床试验来解决这个问题是复杂而充满挑战的，在这项工作完成之前，孰好孰坏的争论会一直持续下去。

根据目前现有的证据，在假体周围感染的治疗上，一期翻修手术可以作为二期翻修的替代方案而且可以得到与二期翻修相同的临床结果。然而，并不是所有的假体周围感染的患者都适合一期翻修手术。严格仔细的术前计划和手术技术对取得好的结果非常重要。在未来，前瞻、随机、足够等级的多中心实验去验证一期或者二期翻修在治疗假体周围感染的各自的优越性是非常必要的。所以，在此项研究完成之前，一期与二期的争论是不会停止的。

四、病例介绍

【典型病例 1】

（1）病史介绍：患者，女性，69 岁，以"左侧髋关节置换术后 14 年，局部窦道伴流脓 8 个月"入院。于 1994 年因左侧股骨头缺血性坏死，接受左髋人工关节置换术，双下肢不等长出现跛行，无疼痛等不适。20 年后行右髋置换后双下肢不等长恢复，跛行改善。3 年后无明显诱因出现左髋部原切口周围包块伴发热住院治疗，完善检查后给予局部热敷等对症处理，症状未缓解，包块逐渐变大并伴有发热，再次住院诊断为左髋关节置换术后假体周围感染，在外院行感染清创＋VSD 负压引流术，住院期间给予静脉抗生素抗感染治疗（具体药物不详），术后观察 14 天后行 VSD 取出＋清创缝合术，术后切口愈合良好，出院后未服用药物。出院 3 天后再次出现左侧髋部术区窦道伴流脓，患者在家自行换药处理无好转再次住院，给予静脉抗生素抗感染治疗并给予术区清洁换药，未行手术治疗。换药 40 余天未见好转，仍有窦道伴有流脓，患者出院后在家自行换药处理，感染愈发严重遂来我院治疗，门诊局部抽取标本送检培养阴性。查体可见左侧髋部后外侧长约 18 cm 手术瘢痕，切口处可见长约 2 cm 皮肤窦道伴淡黄色流脓。局部皮肤发红，皮温较高（图 7-86）。左侧腹股沟区中段压痛（＋）及左髋大转子叩击痛（＋）。左下肢绝对长度 73 cm，相对长度 84 cm；右下肢绝对长度 73 cm，相对长度 83 cm。Harris 评分 54 分。术前 X 线片可见股骨近端骨缺损及髋臼上缘有部分骨质吸收（图 7-87）。术前 CRP：28.6 mg/L，ESR：68 mm/h，D-二聚体：353 ng/mL。

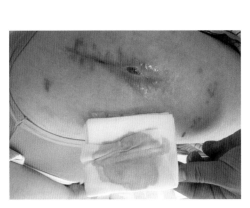

图 7-86　切口局部窦道及流脓

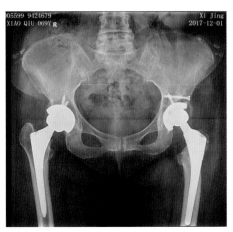

图 7-87　术前 X 线片

鉴定结果：表皮葡萄球菌　　　　　　　　耐药类型：耐甲氧西林凝固酶阴性葡萄球菌

耐药表型检测结果：
ICR试验　　　　　　　Neg
头孢西丁筛选试验　　　Pos

抗生素	KB(mm)	MIC	结果解释	MIC/KB折点	抗生素	KB(mm)	MIC	结果解释	MIC/KB折点
青霉素		0.12	R		苯唑西林		>4.0	R	≤2 ≥4
庆大霉素		≤0.5	S	≤1 ≥16	利福平		≤0.5	S	≤1 ≥4
环丙沙星		≤0.5	S	≤1 ≥4	左氧氟沙星		≤0.12	S	≤1 ≥4
莫西沙星		≤0.25	S	≥4	复方新诺明		≤0.5/9.5	S	≤2 ≥4
克林霉素		≤0.25	S	≤0.5 ≥4	红霉素		≤0.25	S	≤0.5 ≥8
呋喃妥因		1.0	S	≥8	万古霉素		2.0	S	≤4 ≥32
四环素		2.0	S	≥16	替加环素		0.25	S	≤0.5

说明：S＝敏感，R＝耐药，I＝中敏　　　　　　　　表皮葡萄球菌 耐甲氧西林凝固酶阴性葡萄球菌

结果评价：苯唑青霉素耐药的葡萄球菌对除头孢洛林外所有β-内酰胺类抗生素均耐药。

图7-88　细菌培养结果

（2）入院后行B超引导下关节腔穿刺，未抽出关节液。术中抽出脓液送细菌培养，培养结果为表皮葡萄球菌（耐甲氧西林凝固酶阴性葡萄球菌），对万古霉素、利福平及左氧氟沙星均敏感（图7-88）。

（3）对于感染诊断明确后，虽然术前并没有得到细菌培养结果，但依旧决定行一期翻修手术，选择全身静脉用药＋髋关节局部抗生素给药方案。静脉用药选择万古霉素，局部用药在细菌未培养出来前选择万古霉素（早上）＋亚胺培南西司他丁钠（下午）局部注射方案达到革兰阳性及阴性菌的全覆盖，后期根据细菌培养结果静脉用药不调整，局部用药调整为万古霉素，每日注射1次。根据患者术前的影像学检查，考虑骨缺损的程度，准备合适的假体，术中髋臼侧拔出假体后骨质无明显缺损，选择钽金属臼杯即可解决；股骨侧近段外侧有较大骨质缺损，故决定行Wagner SL翻修柄进行处理，术中可见大转子下骨缺损区较大，我们放置了股骨柄后选择彻底清创后从髋臼侧磨磋下来的骨泥进行局部自体骨植骨（图7-89）。术中可见拔出假体彻底清创后用黏膜碘及过氧化氢反复浸泡、冲洗后，重新铺巾，切口周围消毒，更换手术器具后，安放假体，在放置假体前髋臼底部及髓腔内均撒入万古霉素，关闭关节囊前关节腔内撒入万古霉素粉剂，并放置术区引流管及关节腔注射管各一根（图7-90）。术后抗生素静脉使用2周，局部使用抗生素根据每日抽取关节液生化检查结果中的白细胞计数及多核细胞百分比来决定是否停药（一般连续3日白细胞计数低于1000可考虑停用局部抗生素并拔管）。

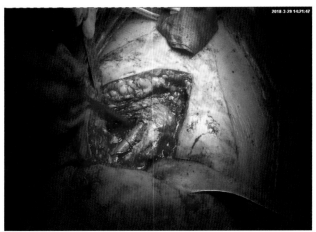

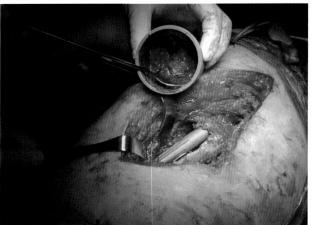

图7-89　术中股骨近端缺损自体骨植骨

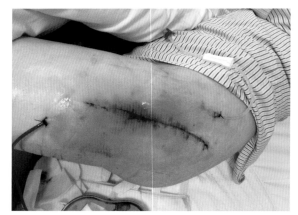

图7-90　术中引流管的放置，下方为术区引流管，上方为注射管

（4）术后，患者因股骨近端缺损较大建议卧床1个月，1个月后视X线片情况决定是否下床活动。术区引流管于术后第2天拔除。复查X线片提示假体位置良好，稳定（图7-91）。下肢血管B超检查

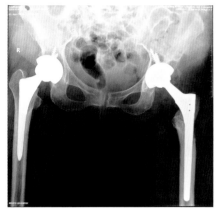

图 7-91　术后 X 线片

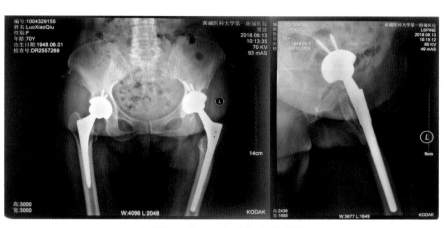

图 7-92　术后 4 个月复查 X 线片

未见异常。1 个月后复查 CRP：14.2 mg/L，EAR：35 mm/h，D-二聚体：938 ng/mL；3 个月后复查 CRP：12.8 mg/L，ESR：28 mm/h，D-二聚体：785 ng/mL；6 个月后复查 CRP：12 mg/L，ESR：30 mm/h，D-二聚体：450 ng/mL。1 个月后患者开始下床活动。术后 6 个月复查时，患者正常行走，髋关节周围无发热、疼痛，活动范围 0°～90°（图 7-92）。生活完全自理，Harris 评分为 89 分。

【典型病例 2】

（1）病史介绍：患者，女性，37 岁，以"右髋人工关节置换术后 6 年，疼痛不适 4 个月"入院。患者于 6 年前因右侧股骨头缺血性坏死在当地医院行右髋人工关节置换术，术后恢复良好。4 个月前无明显诱因出现右髋部疼痛伴跛行，在当地医院拍片考虑假体松动，建议手术治疗。近 4 个月来患者疼痛及跛行逐渐加重，需扶拐行走。查体可见右髋部后外侧长约 16 cm 手术瘢痕，局部皮肤无红肿及窦道。右下肢绝对长度 80 cm，相对长度 90 cm；左下肢绝对长度 80 cm，相对长度 95 cm。右髋部大转子叩击痛（＋），屈曲可达 80°。Harris 评分：48 分。术前 X 线片可见螺旋臼松动移位，股骨柄周缘可见骨吸收表现（图 7-93），术前 CRP：1.2 mg/L，ESR：18 mm/h，D-二聚体：573 ng/mL。

（2）入院后行 B 超引导下关节腔穿刺，未抽出关节液。术中抽出关节液送细菌培养，未培养出细菌，对于该患者术前病史、查体、实验室检查以及 X 线片检查均未能明确显示假体周围感染的证据，考虑假体松动。但是术中发现关节液浑浊，同时伴有滑膜炎性增生表现，螺旋臼及股骨柄均松动较为

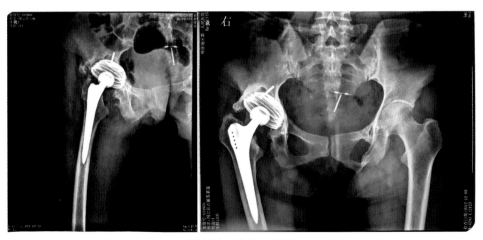

图 7-93　术前 X 线片

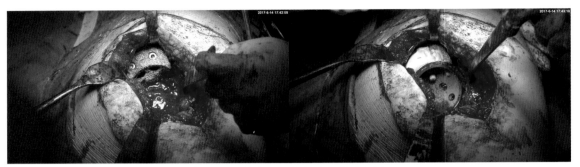

图 7-94　术中垫块修复髋臼骨缺损区

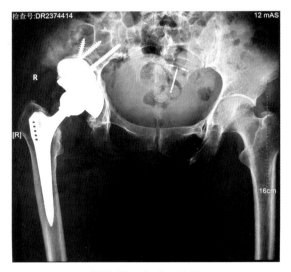

图 7-95　术后 X 线片

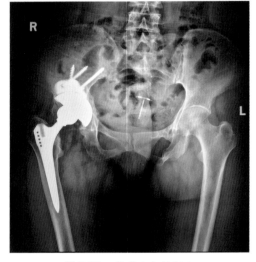

图 7-96　术后 9 个月复查

容易取出。在髋臼底部及股骨髓腔内可见较厚的类似脓苔样组织，考虑假体周围感染性松动（低毒力感染）可能性大。髋臼的前后壁及上壁均有不同程度的缺损，术中使用垫块填充修补（图 7-94）。股骨侧近端部分骨质丢失，同时考虑患者经济条件，选择 SL 柄翻修。术中拔出假体彻底清创后用黏膜碘及过氧化氢反复浸泡、冲洗后，重新铺巾，切口周围消毒，更换手术器具后，安放假体，在放置假体前髋臼底部及髓腔内均撒入万古霉素，关闭切口前关节腔内撒入万古霉素粉剂。术后抗生素静脉使用 1 周，出院后建议患者口服左氧氟沙星片及利福平 1 个月。

（3）术后，患者髋臼侧缺损较大建议卧床 1 个月，1 个月后视 X 线片情况决定是否下床活动。术区引流管于术后第 2 天拔除。复查 X 线片提示假体位置良好，稳定（图 7-95）。下肢血管 B 超检查未见异常。1 个月后患者开始下床活动，复查 CRP：1.75 g/L，ESR：17 mm/h；3 个月后复查 CRP：1 mg/L，ESR：6 mm/h；9 个月后复查 CRP：1.15 mg/L，ESR：4 mm/h，D-二聚体：365 ng/mL。术后 9 个月复查时，患者正常行走，髋关节周围无发热、疼痛，活动范围 0°～100°（图 7-96）。生活完全自理，Harris 评分为 84 分。

【典型病例 3】

（1）病史介绍：患者，女性，74 岁，以"左髋关节置换术后 9 年，左髋部疼痛伴活动受限 7 个月"入院。患者早年因左髋骨关节炎在外院行关节置换，9 年后出现明显诱因左髋部疼痛并伴有活动受限，主要表现为"启动痛"，活动后疼痛感加重。疼痛逐渐加重持续 7 个月，需口服止痛药物。因左髋剧烈疼痛，活动受限，在当地医院拍片显示左

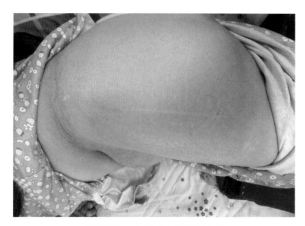

图 7-97　术前术区局部情况

髋关节置换术后假体松动遂来我院治疗。查体可见左髋部后外侧长约 15 cm 手术瘢痕，局部皮肤无红肿及窦道（图 7-97）。双下肢等长。左髋部大转子叩击痛（＋），腹股沟中点压痛（＋），因左髋疼痛明显活动受限。Harris 评分：33 分。术前 X 线片股骨侧松动明显，髋臼也出现松动（图 7-98）。术前 CRP：83 mg/L，ESR：50 mm/h，D－二聚体：2 675 ng/mL。

（2）入院后行 B 超引导下关节腔穿刺（图 7-99），抽出 14 mL 黄色浑浊关节液。术中抽出关节液培养得到戈登链球菌（图 7-100），万古霉素、左氧氟沙星有效。

（3）患者术前诊断明确，细菌明确，故行一期翻修。患者髋臼侧缺损不大，无须特殊处理。股骨柄松动明显，拔出假体彻底清创后用黏膜碘及过氧化氢反复浸泡、冲洗后，重新铺巾，切口周围消毒，更换手术器具后，股骨中段以上均出现不同程度缺损，同时很容易在放置翻修柄磨锉时穿出，导致股骨骨折，透视观察磨锉方向。在放置假体前髋臼底部及髓腔内均撒入万古霉素，关闭关节囊前关

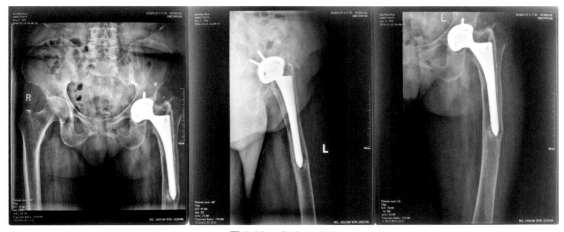

图 7-98　术前 X 线片

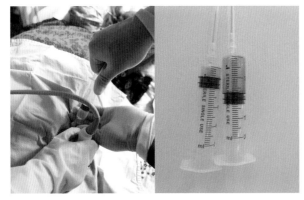

图 7-99　入院后 B 超引导下穿刺

鉴定结果：　戈登链球菌

抗生素	KB(mm)	MIC	结果解释	MIC/KB折点	抗生素	KB(mm)	MIC	结果解释	MIC/KB折点
青霉素	26		S	≥20	—	头孢曲松	28		S	≥27	≤24
头孢噻肟	28		S	≥28	≤25	左旋氧氟沙星	20		S	≥17	≤13
克林霉素	22		S	≥19	≤15	红霉素	14		R	≥21	≤15
万古霉素	20		S	≥17	—					

说明：S = 敏感，R = 耐药，I = 中敏　　　戈登链球菌血培养阳性
注：0056944947
评价：戈登链球菌对氟曲南、多粘菌素B、粘菌素、泰啶酸天然耐药

图 7-100　术前细菌培养结果

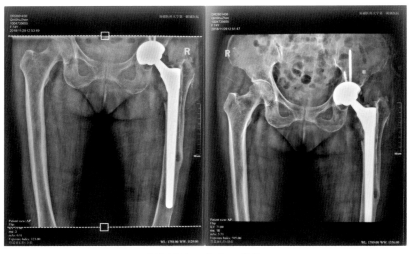

图 7-101　术后 X 线片

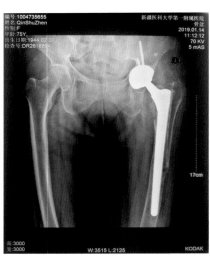

图 7-102　术后 1 个月复查

节腔内撒入万古霉素粉剂，同时放置术区引流管以及注射管。术后抗生素静脉使用 2 周，局部用药根据关节液生化结果决定是否停药拔管（白细胞计数低于 1 000/μL）。出院后建议患者口服左氧氟沙星片及利福平 3 个月。

（4）术后，患者股骨近段缺损较为明显，建议卧床 1 个月，防止股骨中段骨折。术区引流管于术后第 2 天拔除。复查 X 线片提示假体位置良好，稳定（图 7-101）。下肢血管 B 超检查未见异常。1 个月后患者开始下床活动，复查 CRP：5.97 g/L，ESR：30 mm/h，D-二聚体：803 ng/mL。术后 1 个月复查时，患者开始扶拐行走，髋关节周围无发热、疼痛，活动范围 0°～90°，X 线片显示假体骨长入良好（图 7-102）。Harris 评分为 80 分。

五、总结

（1）髋关节置换术后假体周围感染是灾难性的并发症，对每一例在术后出现疼痛的 THA 病例均应考虑存在感染的可能性，直到能排除该可能性为止。

（2）手术前应获得包括 ESR、CRP、D-二聚体水平、关节液分析结果、完整的病史资料结合患者的体征、影像检查、实验室检查明确诊断。

（3）感染发生的时间是决定保留还是去除假体的关键因素。

（4）即使怀疑假体周围感染的可能性、再次手术的患者，激进的清创也是有必要的。

（5）寻找致病菌及确定其敏感抗生素是手术成功的重要条件。

（6）每一例假体周围感染的治疗都需要被区别对待，做好充分的术前准备、富有经验的主刀医生、成熟的团队、有责任心的医师、术后护理和康复等一系列条件是保证手术成功的条件。

（曹　力）

参考文献

［1］Nagra N S, Hamilton T W, Ganatra S, et al. One-stage versus two-stage exchange arthroplasty for infected total knee arthroplasty: a systematic review［J］. Knee Surgery, Sports Traumatology, Arthroscopy, 2016, 24: 3106 - 3114.

［2］Leonard H A C, Liddle A D, Burke Ò, et al. Single- or two-stage revision for infected total hip arthroplasty? A systematic review of the literature［J］. Clinical Orthopaedics and Related Research®, 2014, 472: 1036 - 1042.

［3］Oussedik S I S, Dodd M B, Haddad F S. Outcomes of revision total hip replacement for infection after grading according to a standard protocol［J］. Journal of Bone and Joint Surgery-British Volume, 2010, 92-B: 1222 - 1226.

［4］Jenny J Y, Barbe B, Gaudias J, et al. High infection control rate and function after routine one-stage exchange for chronically infected TKA [J]. Clinical Orthopaedics and Related, 2013, 471: 238 – 243.

[5] Zeller V, Lhotellier L, Marmor S, et al. One-stage exchange arthroplasty for chronic periprosthetic hip infection: results of a large prospective cohort study [J]. The Journal of Bone and Joint Surgery American Volume, 2014, 96: e1.

[6] Klouche S, Leonard P, Zeller V, et al. Infected total hip arthroplasty revision: one- or two-stage procedure? [J]. Orthopaedics & Traumatology: Surgery & Research, 2012, 98: 144 – 150.

[7] Hansen E, Tetreault M, Zmistowski B, et al. Outcome of One-stage Cementless Exchange for Acute Postoperative Periprosthetic Hip Infection [J]. Clinical Orthopaedics and Related Research®, 2013, 471: 3214 – 3222.

[8] Winkler H, Stoiber A, Kaudela K, et al. One stage uncemented revision of infected total hip replacement using cancellous allograft bone impregnated with antibiotics [J]. The Journal of Bone and Joint Surgery British Volume, 2008, 90: 1580 – 1584.

[9] Raut V V, Siney P D, Wroblewski B M. One-stage revision of total hip arthroplasty for deep infection. Long-term followup [J]. Clinical Orthopaedics and Related Research, 1995: 202 – 207.

[10] Wroblewski B M. One-stage revision of infected cemented total hip arthroplasty [J]. Clinical Orthopaedics and Related Research, 1986: 103 – 107.

[11] Haddad F S, Sukeik M, Alazzawi S. Is single-stage revision according to a strict protocol effective in treatment of chronic knee arthroplasty infections [J]. Clinical Orthopaedics and Related Research®, 2015, 473: 8 – 14.

[12] Choi H R, Kwon Y M, Freiberg A A, et al. Comparison of one-stage revision with antibiotic cement versus two-stage revision results for infected total hip arthroplasty [J]. The Journal of Arthroplasty, 2013, 28: 66 – 70.

[13] Wolf M, Clar H, Friesenbichler J, et al. Prosthetic joint infection following total hip replacement: results of one-stage versus two-stage exchange [J]. International Orthopaedics, 2014, 38: 1363 – 1368.

[14] Engesæter L B, Dale H, Schrama J C, et al. Surgical procedures in the treatment of 784 infected THAs reported to the Norwegian Arthroplasty Register [J]. Acta Orthopaedica, 2011, 82: 530 – 537.

[15] Cooper H J, Della Valle C J. The two-stage standard in revision total hip replacement [J]. The Bone & Joint Journal, 2013, 95-B: 84 – 87.

[16] Azzam K, McHale K, Austin M, et al. Outcome of a second two-stage reimplantation for periprosthetic knee infection [J]. Clinical Orthopaedics and Related Research, 2009, 467: 1706 – 1714.

[17] Haleem A A, Berry D J, Hanssen A D. Mid-term to long-term followup of two-stage reimplantation for infected total knee arthroplasty [J]. Clinical Orthopaedics and Related Research, 2004: 35 – 39.

[18] Castellani L, Daneman N, Mubareka S, et al. Factors associated with choice and success of one- versus two-stage revision arthroplasty for infected hip and knee prostheses [J]. HSS Journal®, 2017, 13: 224 – 231.

[19] Gehrke T, Zahar A, Kendoff D. One-stage exchange [J]. The Bone & Joint Journal, 2013, 95-B: 77 – 83.

[20] Zahar A, Gehrke T A. One-stage revision for infected total hip arthroplasty [J]. Orthopedic Clinics of North America, 2016, 47: 11 – 18.

[21] Nagra N S, Hamilton T W, Ganatra S, et al. One-stage versus two-stage exchange arthroplasty for infected total knee arthroplasty: a systematic review [J]. Knee Surgery, Sports Traumatology, Arthroscopy, 2016, 24: 3106 – 3114.

[22] Kunutsor S K, Whitehouse M R, Blom A W, et al. Re-infection outcomes following one- and two-stage surgical revision of infected hip prosthesis: a systematic review and meta-analysis [J]. PLoS ONE, 2015, 10: e0139166.

[23] Kunutsor S K, Whitehouse M R, Lenguerrand E, et al. Re-infection outcomes following one-and two-stage surgical revision of infected knee prosthesis: a systematic review and meta-analysis [J]. PLoS One, 2016, 11: e0151537.

[24] Wolf C F, Gu N Y, Doctor J N, et al. Comparison of one and two-stage revision of total hip arthroplasty complicated by infection: a markov expected-utility decision analysis [J]. The Journal of Bone and Joint Surgery-American Volume, 2011, 93: 631 – 639.

病例选择、实施要点、临床转归和病例介绍（二）

一期翻修术治疗假体周围感染具有一些潜在的优点，包括在一次手术过程中完成假体取出及新假体植入、降低手术并发症率和病死率、可以早期进行功能恢复及减少经济负担。

一、病例选择

对于髋关节假体周围感染，在满足适当条件的情况下可采用一期翻修术治疗。2018 年 ICM 会议得出了以下共识。

假体周围感染一期翻修术的适应证包括：①非免疫系统受损宿主。②无全身性脓毒症。③骨缺损、软组织缺损较小，可以一期闭合伤口。④术前已确定致病微生物，且已知微生物抗菌药物敏感性。

相对禁忌证包括：①严重的软组织损伤，无法直接闭合伤口；或存在复杂窦道，无法与原瘢痕一同切除。②培养阴性假体周围感染，致病微生物及药敏结果未知。③因各种原因，无法进行彻底的软组织及骨组织清创。④因各种原因，无法进行局部抗菌治疗。⑤没有合适的骨量留存以固定新假体。

此外，Gehrke 等认为以下情况也不宜进行一期翻修术：①既往接受过 2 次或以上一期翻修术且治疗失败的患者。②感染扩散到神经血管束。③致病微生物对抗生素高度耐药或无合适的抗生素进行治疗。

对于非骨水泥型全髋关节置换术后急性感染，也可以采用一期翻修术的方法进行治疗。对于此类患者，髋臼和股骨假体可能并没有充足的时间完成骨整合。这不仅有助于取出原假体，不会造成严重的骨丢失，同时还允许在清创后植入初次类型的假体。而一期翻修术成功的主要原则和关键之一是术前对致病微生物进行鉴定，以协助选择假体再植入时骨水泥中的抗生素。对于非骨水泥型翻修手术，并不使用骨水泥，近期一些医生使用其他方法在关节局部提高抗生素浓度，包括将抗生素添加到同种异体骨，或局部使用抗生素粉末等。

二、实施要点

手术目的是在一次手术过程中清除感染，并恢复关节功能。在计划实施一期翻修手术前，应进行关节穿刺，确定致病微生物及其药敏属性。在穿刺前应至少停止应用抗生素 14 天，并且应当延长培养时间。根据微生物培养及药敏结果，咨询药理科医师选择合适的抗生素在术中进行局部应用，以达到较高的局部浓度。同时，确定术后全身应用的抗生素种类及时间。

在手术时，需要切除先前的瘢痕，如果存在窦道，也应一并切除。细致地移除所有原假体及骨水泥，尽量减少不必要的骨损失，此外还需对周围软组织及骨组织进行广泛清创，可能需要对髋关节前、后关节囊进行彻底清创。所有无血运的骨组织、软组织、滑膜、关节囊均需要彻底切除。在手术区域留取 5～6 份组织样本，进行微生物培养及组织病理学分析。建议使用脉冲冲洗枪对组织进行物理清创，以移除坏死的组织，并使用大量冲洗液进行冲洗，可以更加充分地清除颗粒物和细菌负荷。使用过氧化氢、碘伏进行化学清创。相比于二期翻修术，一期翻修术通常需要切除更多的组织，以达到彻底清创的目的。

在完成清创后，使用碘伏浸泡伤口，同时所有人员重新刷手，对术野进行重新消毒及铺单，并使用一套新的无菌器械进行新假体植入术。可以使用钽金属或多孔金属垫块填补骨缺损。推荐使用含抗生素骨水泥对假体进行固定，以持续释放抗生素，使局部维持较高抗生素浓度。对于骨水泥中添加的抗生素，应根据药敏结果，建议选择粉末状态，水溶性且耐热的杀菌剂。将抗生素粉末与骨水泥粉末混合后，再与液体进行混合，抗生素最大浓度不超过骨水泥粉末重量的 10%，同时需要考虑加入抗生素的总量以防止出现系统性毒性。某些抗生素（如万古霉素）可能改变骨水泥的聚合行为，导致骨水泥固化过程加速。当使用非骨水泥型假体时，可以选择在自体骨松质中添加万古霉素，或直接将抗生素粉末添加至假体周围。此外，还可在骨与假体界面添加可吸收的万古霉素硫酸钙颗粒，文献报道其可在术后 30 天维持局部较高的万古霉素浓度，并在 3 个月时完全吸收。可以留置引流管以预防术后早期血肿形成，但应在术后 24 小时内拔除，以保持局部的抗生素浓度。

近期有文献报道，新假体植入时可使用非骨水泥型假体。Zeller 等在一项前瞻性研究中纳入 157 例髋关节假体周围感染的患者，并行一期翻修术治疗，新假体使用非骨水泥型假体或骨水泥型而不额外添加抗生素，术后静脉应用抗生素 4～6 周，而后口服抗生素，共计 12 周。在至少 2 年的随访中，仅 8 例患者出现再次感染。

在一期翻修术后，建议根据术前微生物培养及药敏结果，静脉应用抗生素 10～14 天，而后口服抗生素，总时长 4～6 周，并根据术中微生物培养及药敏结果进行调整。对于葡萄球菌导致的假体周围感染，美国传染病协会建议静脉抗生素联合利福平 2～6 周，随后改为口服抗生素联合利福平 3 个月。

三、临床转归

已有许多研究评估一期翻修术与二期翻修术治

疗假体周围感染的疗效，其中部分研究表明，与一期翻修术相比，二期翻修术后感染复发率较低，然而各个研究中患者合并症、细菌种类、治疗方法、对于假体周围感染、临床治疗成功及失败的定义不尽相同，其结果之间的比较较为困难。

也有部分文献提示一期翻修术与二期翻修术可获得相似的治疗结果，感染控制率为 70%~100%。Lange 等在纳入 36 篇文献后，报道一期翻修术再感染率为 13.1%，而二期翻修术为 10.4%。Beswick 等纳入 62 篇文献的 meta 分析报道，一期翻修术后再感染率为 8.6%，而二期翻修术后再感染率为 10.2%，结果间无统计学差异。

George 等的一项 meta 分析在比较髋关节假体周围感染一期翻修术与二期翻修术治疗效果的同时，比较了使用骨水泥型与非骨水泥型假体进行关节重建的临床结果，汇总结果显示一期翻修术与二期翻修术临床结果无显著性差异（感染复发率：12% *vs.* 9%）。同时，在一期翻修术时使用骨水泥型假体与非骨水泥型假体的临床结果也无显著性差异（感染复发率：12% *vs.* 14%）。然而，关于非骨水泥型假体的研究及患者数量相对较小（纳入 6 项研究共 148 例病例），其汇总结果的异质性较高（$I^2=77.4\%$），可能会影响最终的结果。

此外，Lange 等在一项多中心前瞻性研究中，纳入 56 例髋关节假体周围感染的患者，均采用非骨水泥型假体进行一期翻修术治疗，并在术后应用抗生素共计 12 周。在经过至少 2 年随访后，5 例出现治疗失败，再感染率 8.9%。提示使用非骨水泥型假体进行一期翻修术可以获得令人满意的治疗结果。

目前，对比一期翻修术与二期翻修术临床结果的随机对照试验正在进行中，随着相关试验结果的发表，可以对此问题补充高等级的证据，得出更加令人信服的结论。

四、病例介绍

【典型病例 1】

（1）病史介绍：患者，女性，86 岁，主因"左侧髋关节置换术后 30 年，左髋外侧皮肤隆起、切开后 20 天"就诊。患者 30 年前行左侧全髋关节置换术，16 年前行左侧全髋关节翻修术，术后恢复好。20 天前，左侧髋部外侧皮肤出现隆起，直径约 15 cm，就诊于外院，行切开引流术，同时给予抗生素治疗。切口持续渗出，每日换药。现为进一步治疗就诊。既往高血压 10 余年，无其他慢性疾病，既往史、个人史无特殊。

查体可见左侧髋关节外侧切口瘢痕，周围可见红肿，切口中段可见直径约 0.5 cm 窦道，伴有分泌物，无特殊臭味，伴皮温升高。

辅助检查：CRP 13.3 mg/L，ESR 17 mm/h。

（2）于 2018 年 7 月 12 日行软组织清创术。术中于窦道处打入造影剂，C 臂机透视下见造影剂弥散于股外侧肌间隙，未进入关节腔，遂行软组织清创术。术中切除窦道及周围坏死皮肤，切口长约 10 cm，切除坏死组织，并留取微生物培养及组织病理学检查，冲洗后缝合。

术中微生物培养结果为屎肠球菌、醋酸钙不动杆菌。病理结果为，窦道底部组织：坏死物及炎性肉芽组织，局灶钙化，中性粒细胞＞5 个/HPF。窦道坏死组织：炎性肉芽组织及坏死物，中性粒细胞＞50 个/HPF。

术后静脉应用头孢呋辛钠 1 周，随后口服左氧氟沙星 4 周。

（3）患者术后定期换药，于 2018 年 8 月切口处再次出现一肿物，后破溃形成窦道，持续渗出，再次就诊（图 7-103）。

查体：左髋关节稍肿胀，切口正中可见一 5 cm× 5 cm 大小肿物，破溃形成窦道，伴有脓性分泌物流出，无特殊气味，皮温稍高。左髋部活动受限，左侧"4"字征（＋），双侧 Thomas 征（＋），双下肢屈伸髋肌力 Ⅳ 级，屈伸膝肌力约 Ⅴ 级，双侧臀中肌肌力 Ⅳ 级。左髋关节活动度，前屈 90°，后伸 5°，外展 5°，内收 0°，内旋 5°，外旋 5°。右侧髋关节活动度，前屈 100°，后伸 10°，外展 15°，内收 15°，内旋 10°，外旋 10°。

术前辅助检查：CRP 3.79 mg/L，ESR 51 mm/h。

于 2018-9-16 行左髋关节一期翻修术，术中局部应用万古霉素。

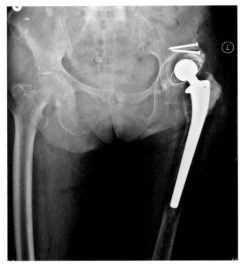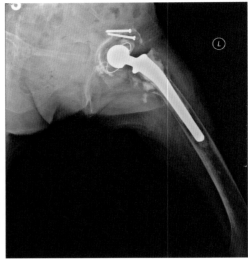

图 7-103　术前 X 线片

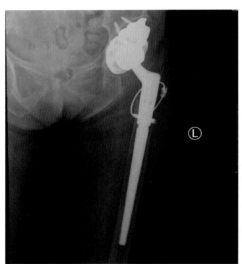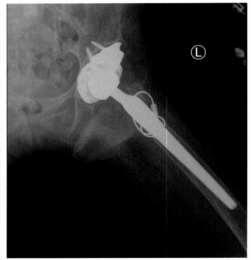

图 7-104　术后随访 X 线片

术后静脉注射万古霉素联合头孢哌酮舒巴坦＋口服利福平 2 周，随后口服左氧氟沙星＋利福平 4 周。

术后随访 7 个月，无感染复发（图 7-104）。

【典型病例 2】

（1）病史介绍：患者，男性，41 岁，主因"右侧髋关节置换术后 11 年，疼痛伴活动受限 3 个月"就诊。患者 2007 年因双侧股骨头坏死行双侧全髋关节置换术，2014 年出现双侧髋关节感染，行静脉抗生素治疗，右髋疼痛缓解，左髋疼痛不缓解。就诊于外院，行左侧髋关节二期翻修术，左髋病情仍不缓解，1 年前就诊于我院，行左侧髋关节二期翻修术，术后恢复好。3 个月前出现右髋疼痛，伴活动受限，逐渐加重，遂就诊。既往丙型肝炎病史 11 年，规律监测肝功能及口服药物治疗。2005 年因左膝关节化脓性关节炎，外院行分次切开及关节镜手术。其余既往史及个人史无特殊。

查体：右髋关节后外侧可见手术切口瘢痕，表面皮肤无破溃，局部无红肿热痛，未见明显畸形（图 7－105）。右髋关节腹股沟区、臀区、大转子区、大腿近端压痛（＋），明显活动受限。右侧"4"字征（＋），右侧 Thomas 征（＋），右侧 Trendelenburg 征（＋），右侧髋周肌力 V 级。

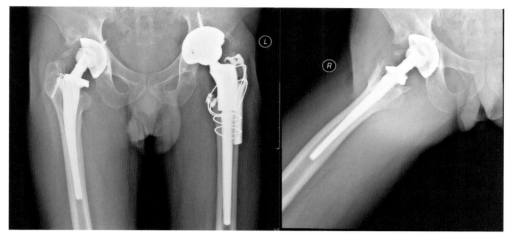

图 7-105　术前 X 线片

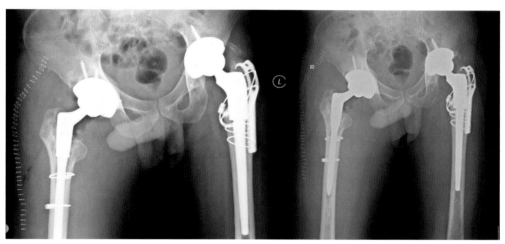

图 7-106　术后 X 线片

辅助检查：CRP 23.4 mg/L，ESR 20 mm/h。

（2）于 2018 年 8 月 21 日行右髋关节一期翻修术，术中穿刺液检查，性状砖红色混浊，白细胞计数 124 015/mm³，白细胞多核 90％。白细胞酯酶试纸试验＋＋。留取关节液及假体周围组织行微生物培养及组织病理学检查，并行一期翻修术，术中局部应用万古霉素。

术后微生物培养结果为金黄色葡萄球菌（甲氧西林敏感），术后常规病理回报，髋关节假体周围组织：纤维素性渗出，滑膜组织瘢痕瘤样纤维组织增生，陈旧性出血，组织细胞增生，灶性炎细胞浸润（以浆细胞及淋巴细胞浸润为主）。中性粒细胞＞5 个/HPF。

术后静脉应用万古霉素 3 天，随后根据药敏结果改为静脉应用头孢唑林钠＋口服利福平 11 天，随后口服左氧氟沙星＋利福平 4 周。术后随访，无感染复发（图 7-106）。

（周一新　邵宏翊）

参 考 文 献

［1］Bialecki J，Bucsi L，Fernando N，et al. Hip and knee section，treatment，one stage exchange：proceedings of international consensus on orthopedic infections［J］. J Arthroplasty，2019，34 (2s)：S421－S426.

［2］Gehrke T，Zahar A，Kendoff D. One-stage exchange：it all began here［J］. Bone Joint J，2013，95-b(11 Suppl A)：77－83.

［3］ Hansen E, Tetreault M, Zmistowski B, et al. Outcome of one-stage cementless exchange for acute postoperative periprosthetic hip infection ［J］. Clin Orthop Relat Res, 2013, 471(10): 3214 - 3222.

［4］ Winkler H, Stoiber A, Kaudela K, et al. One stage uncemented revision of infected total hip replacement using cancellous allograft bone impregnated with antibiotics ［J］. J Bone Joint Surg Br, 2008, 90(12): 1580 - 1584.

［5］ George D A, Konan S, Haddad F S. Single-stage hip and knee exchange for periprosthetic joint infection ［J］. J Arthroplasty, 2015, 30(12): 2264 - 2270.

［6］ Zahar A, Webb J, Gehrke T, et al. One-stage exchange for prosthetic joint infection of the hip ［J］. Hip Int, 2015, 25(4): 301 - 307.

［7］ Zahar A, Gehrke T A. One-stage revision for infected total hip arthroplasty ［J］. Orthop Clin North Am, 2016, 47(1): 11 - 18.

［8］ Zeller V, Lhotellier L, Marmor S, et al. One-stage exchange arthroplasty for chronic periprosthetic hip infection: results of a large prospective cohort study ［J］. J Bone Joint Surg Am, 2014, 96(1): e1.

［9］ Anemuller R, Belden K, Brause B, et al. Hip and knee section, treatment, antimicrobials: proceedings of international consensus on orthopedic infections ［J］. J Arthroplasty, 2019, 34(2s):

S463 - S475.

［10］ Lange J, Troelsen A, Thomsen R W, et al. Chronic infections in hip arthroplasties: comparing risk of reinfection following one-stage and two-stage revision: a systematic review and meta-analysis ［J］. Clin Epidemiol, 2012, 4: 57 - 73.

［11］ Beswick A D, Elvers K T, Smith A J, et al. What is the evidence base to guide surgical treatment of infected hip prostheses? systematic review of longitudinal studies in unselected patients ［J］. BMC Med, 2012, 10: 18.

［12］ George D A, Logoluso N, Castellini G, et al. Does cemented or cementless single-stage exchange arthroplasty of chronic periprosthetic hip infections provide similar infection rates to a two-stage? A systematic review ［J］. BMC Infect Dis, 2016, 16 (1): 553.

［13］ Lange J, Troelsen A, Solgaard S, et al. Cementless one-stage revision in chronic periprosthetic hip joint infection. Ninety-one percent infection free survival in 56 patients at minimum 2-year follow-up ［J］. J Arthroplasty, 2018, 33(4): 1160 - 1165.

［14］ Strange S, Whitehouse M R, Beswick A D, et al. One-stage or two-stage revision surgery for prosthetic hip joint infection — the INFORM trial: a study protocol for a randomised controlled trial ［J］. Trials, 2016, 17: 90.

第五节　人工髋关节置换术后感染二期翻修病例选择、实施要点、临床转归和病例介绍

一、二期髋翻修的病例选择

随着关节置换技术的成熟与推广，初次关节置换的数量逐年增加，与之相应的假体周围感染的患者亦逐渐增加。假体周围感染是关节置换术后最恐惧的并发症，给患者及医生带来极大的痛苦，患者不仅要经过再次甚至多次手术，还要经过漫长的抗生素治疗，精神及经济上都要面临巨大的压力。据文献报道，美国每年治疗假体感染的费用，从2001年的3.2亿美元增长至2009年的5.66亿美元，平均治疗每例感染的费用约6万美元。髋关节置换术后假体周围感染的发生率报道不一，Mayo Clinic报道的初次全髋关节置换术后发生感染的概率约为1.3%，而对于髋关节翻修术后感染的概率更高，可达3.2%。而美国特种外科医院（Hospital for Special Surgery）报道的初次关节置换感染的概率

约为0.39%，翻修术后感染率约为0.97%。可见，不同的医疗机构，在关节置换术后及翻修术后，感染的发生率存在差异。如果使用更严格的定义，现单一专科医院报道的全关节置换术后的感染率为0.6%～0.9%。

根据假体周围感染治疗中假体的处理方式，目前有保留假体、更换假体以及去除假体三种治疗方式。

（1）保留假体包括：①长期抗生素压制，保留假体。②清创、灌注冲洗保留假体（I&D）。③二期I&D，保留假体。④部分假体保留。

（2）更换假体包括：①一期再置换。②二期再置换。

（3）去除假体包括：①切除成形术。②关节融合术。③截肢手术。

更换假体是目前多数外科医生接受和采取的治疗措施，但究竟采取一期翻修还是二期翻修，目前

无随机前瞻性研究的报道，所以无法做对比研究的荟萃分析，只有综述，文献中一期和二期翻修的方法差别很大，结果也有区别。据挪威注册中心报道的 784 例 THA 术后感染病例，其中 283 例行二期翻修，192 例行一期翻修，在至少 2 年的随访过程中，二期翻修的假体在位率为 92％，一期为 88％，并且一期翻修后再感染率的风险是二期的 2 倍。Matthias Welf 等报道的 92 例患者中，除了 McPherson Ⅰ A1（早期术后感染，无系统性合并症，局部无损害）的，一期翻修结果优于二期外，二期感染清除率（94.5％）要明显高于一期感染清除率（56.8％），并且作者认为深部感染的手术方式应取决于标准化的分级系统。

一期翻修具体只需要一次手术、住院时间短、治疗费用较低、瘢痕少、术后关节功能恢复较好等优势。但是，与二期翻修不同，一期翻修并不是在感染控制稳定的情况下实施的，所以有不能彻底清除感染的隐患，其治疗效果存在争议，文献报道也结果不一，因此目前并未被广泛应用，仅在欧洲部分医院应用较多。Qussedik 在 2010 年总结了一期翻修的禁忌证：

（1）致病菌因素：①多重耐药菌。②混合感染。③少见的共生菌。④少见的耐药菌及致病菌不明。

（2）患者因素：①免疫功能低下。②共存的感染灶。③全身性疾病。④再发的感染。

（3）局部因素：①明显的骨缺损。②使用骨水泥重建。③软组织条件明显欠佳。④周围血管疾病。

而 Hanssen 将这些指标用于 THA 术后感染，只有 11％符合，Parvizi 医院过去 5 年只有 3.2％适合。在选择合适患者的前提下，像处理肿瘤一样彻底去除所有可疑组织，髋关节可能将大转子去掉，影响稳定，这样的手术方式，术后功能会好吗？可见一期翻修适应证具有狭窄性。我们认为影响一期翻修感染控制成功率的重要因素很多，包括清创质量、细菌培养的阳性率、假体选择、抗生素的使用方法和患者自身条件等。然而，针对上述因素制订严格科学的治疗方案并遵循它，一期翻修同样可以取得与二期翻修相似甚至更高的成功率。以德国汉堡 Endo Clinik 医院为代表，该院 30 多年来对超过 85％的全髋关节置换术（THA）后感染患者均采用抗生素骨水泥型假体行一期翻修，取得了与二期翻修相似的成功率。Winkler 等采用非骨水泥型假体，辅以抗生素浸渍的同种异体骨松质移植，也取得了 92％的感染控制率。一期翻修的适应证和禁忌证与二期翻修基本相似，但相同条件下如果患者不能耐受多次手术则更适于选择一期翻修，而对于患者有自身免疫系统疾病或免疫能力低下的患者应慎重考虑，可视为一期翻修的相对禁忌证，必要时应选择二期翻修。

二期翻修是目前推崇和应用最广泛的方法，被认为是治疗晚期慢性人工全髋关节置换术后感染的"金标准"。二期翻修治愈率较高，文献随访报道可达 90％。缺点是需取出关节做关节成形，手术难度加大，治疗时间长，费用上升，若间隔时间较长还会造成软组织挛缩、骨丢失，术后功能恢复欠佳。目前对于手术时机的选择即二期翻修手术时间及抗生素使用时间还存在争议。两次手术间隔时间过短，感染可能未被完全控制，间隔时间过长，虽可降低感染复发风险，却延长治疗时间，增加患者痛苦和治疗费用，术后功能恢复也不理想。一般认为清创取出假体后静脉应用 6 周抗生素后再二期翻修可以获得满意疗效。

目前认为二期翻修适应证包括：①晚期慢性人工全髋关节置换术后感染，周围软组织条件可。②未及时处理的术后早期深部或急性血源性感染（超过 4 周）。③病原体对药物敏感。④医疗条件能满足手术需要。⑤能耐受多次手术。

二期翻修治疗髋关节感染的主要禁忌证包括：①持续或反复的病原菌不明确的顽固性髋关节感染。②髋关节周围软组织广泛受损及严重骨质缺损，翻修已经不可能恢复功能。

笔者认为，一期翻修报道的数量和接受的人还少，应该在少数专科医院由经验丰富的医生做，目前对比一期翻修与二期翻修的感染控制率都是在不公平的前提下进行的。如果在同等条件下对比，二期翻修感染控制率要明显高，大多数医生应该选择二期翻修，成功率高，失败后还可以二期翻修，而一期翻修失败后往往需要二期翻修，如果一期翻修失败，出现医疗纠纷的概率将会提高，因此医生在选择手术方案的时候，应该量力而行。

二、二期翻修的实施要点

（一）假体取出

在采用二期翻修治疗髋关节假体周围感染时，假体的取出也存在诸多争议。是否完全去除所有内植物？骨水泥是否要彻底清除？固定骨折的钢板、钩子及钛缆是否需要去除？研究报道的结果也有差异。

众所周知，在行全膝关节置换前，体内有内植物是假体周围感染的危险因素。体内试验也证实，细菌更容易在骨科假体材料表面形成细菌膜。Manrique 等研究表明，部分或全部保留硬件能够增加假体周围感染的趋势，但和对照组相比没有统计学差异。尽管证实去除所有的假体材料最有益处，为控制感染，切除组织及内植物的程度仍未可知。因保留内植物造成的感染控制失败往往归咎于残留的细菌。在很多保留假体清创的病例里，去除假体及其他内植物造成的损害过大，因此保留部分假体。在 Ekpo TE 和 Trebse R 报道的 19 个病例里，保留骨水泥固定或非骨水泥固定的股骨假体，其中有 17 个感染得到了控制。

除了金属内植物，保留骨水泥的结果也是有争议的。McDonald 等报道的 7 个保留聚甲基丙烯酸甲酯水泥的患者中，有 3 个复发感染。而在 75 个彻底清除骨水泥的患者中，仅有 8 个复发感染（$P<0.01$）。但是，也有证据证实，在治疗感染时，保留骨水泥是安全而有效的。

在假体周围骨折中，保留钢板、钩子以及钛缆的情况经常发生。有证据证明，在处理感染时，保留内植物，骨折也可以成功愈合。Berkes 等证实，71%（121 个中的 86 个）的患者经过清创、保留假体、应用细菌敏感的抗生素压制，骨折成功愈合，但是保留髓内钉等装置，具有较高的失

败率（$P<0.01$）。Rightmire 等研究证实，68%（69 例中的 47 例）的骨折感染的患者，保留假体清创取得了成功。看到这些结果时，临床上需要重视骨折感染和与关节腔相通的假体周围骨折感染之间的区别。

当保留部分假体组件时，利福平应该成为抗生素治疗方案的一部分，尤其是对葡萄球菌感染。Zimmerli 等通过随机、安慰剂对照及双盲的实验证实，当保留假体时，环丙沙星-利福平组获得了 100%的成功率（12/12），而环丙沙星-安慰剂组仅有 58%（7/12）的成功率。此外，Trebse 等也证实了额外应用利福平可以提高成功率。

我们认为，为了降低潜在的感染风险，治疗假体周围感染需要去除所有感染的组织及假体，很多微生物能够在内植物表面形成生物膜，因此，所有置入体内的外界材料，包括骨水泥及所有硬件，均应该切除，以更好的治疗感染。但是，在去除这些外界置入的材料时，应该平衡对周围组织的损害程度，术前计划应该充分考虑这些因素。

（二）清创、浸泡、翻台、换手术衣

假体取出后，充分显露髋臼及股骨，以髋臼为中心，按照前、后、上、下的顺序，彻底清除可疑感染及坏死组织，同时切除瘢痕化的软组织，直至创面渗血，保证术后系统性应用抗生素的局部血药浓度。股骨侧的清创，按照前、后、内、外的顺序依次清创。清创的首要原则是彻底，称之为"地毯式"清创。对于术中可疑感染组织，应常规送术中冰冻切片，观察每高倍显微镜下中性粒细胞计数，以进一步验证感染的诊断的正确性。有条件的可以送组织培养，送培养过程要保证避免污染，从而影响术后抗生素的选择。

彻底清创后，用过氧化氢充分浸泡，保证每个腔隙清洗到位，然后用 3 000 mL 的生理盐水冲洗。待冲洗干净后，再次检查创面，清除遗漏的可疑感染组织。之后用碘伏浸泡 2 次，并用生理盐水彻底冲洗。第三次碘伏浸泡时，关节腔充分填塞纱布及棉垫，主刀、第一助手及台上护士更换手术衣及手套，采用第二套手术器械。第二助手和第三助手分

别脱掉两副手套中的外层手套，1人用碘伏充分浸透的棉垫，先消毒足踝部，另外1人提起已消毒的足部，由消毒者彻底消毒手术区域。消毒完成后，由台上护士及第一助手再次铺单，铺单顺序同初次手术，彻底覆盖原来的手术单。原来第一次使用的手术刀、吸引管及冲洗枪等器械，同其他手术器械一样，彻底摒除，全部采用新的手术器械，然后再次使用过氧化氢、盐水冲洗。

（三）占位器选择、制作及安装

最早关于负载抗生素骨水泥占位器的使用是1994年由Masri等提出的，占位器有以下几个优点：①可以负载抗生素，提高局部抗生素浓度。②可以活动走路。③最大限度地减少软组织挛缩。④保证肢体长度。⑤有助于二期假体再植入。占位器的种类包括静态型占位器及活动型占位器（图7-107）。关于选择何种类型的占位器，目前还存在争议。除以下几种情况外，笔者建议使用活动型占位器：严重骨质疏松、髋关节外展机制受到损害导致脱位及假体周围骨折风险增高以及软组织严重缺损，限制活动以促进伤口愈合的患者。关节型的占位器可以使取出假体后的患者获得更好的活动度和更少的功能受限，应该尽可能使用。

髋关节占位器有以下几种类型：手工制作、商购预制、术中模具定制（商业、非商业）、高压灭菌的假体部件（图7-108）。

压模式关节型抗生素骨水泥占位器的制作：我们设计的占位器压模器（专利号：ZL 2007 2 0141561.9）由金属制成，可以反复消毒应用，有大、中、小三种型号可供选择，其设计主要由部分两块金属模块，两者由铰链相连，每部分又由两块组成，易于占位器固化后的取出（图7-109）。

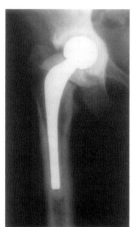
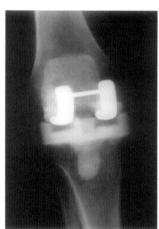
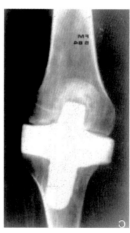
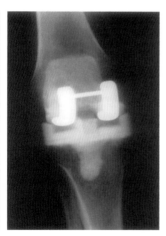

图 7-107　静态型占位器及活动型占位器

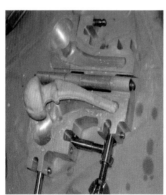
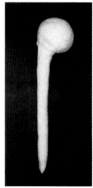
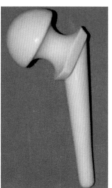
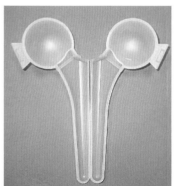
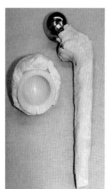

图 7-108　髋关节占位器

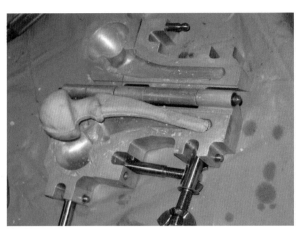

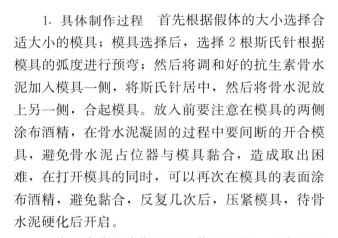

图 7-109　关节型占位器压模器及制作的关节型占位器

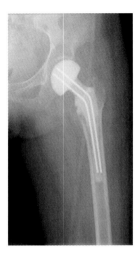

图 7-110　左髋使用加入 2 根钢针的占位器植入

1. **具体制作过程**　首先根据假体的大小选择合适大小的模具；模具选择后，选择 2 根斯氏针根据模具的弧度进行预弯；然后将调和好的抗生素骨水泥加入模具一侧，将斯氏针居中，然后将骨水泥放上另一侧，合起模具。放入前要注意在模具的两侧涂布酒精，在骨水泥凝固的过程中要间断的开合模具，避免骨水泥占位器与模具黏合，造成取出困难，在打开模具的同时，可以再次在模具的表面涂布酒精，避免黏合，反复几次后，压紧模具，待骨水泥硬化后开启。

骨水泥占位器内斯氏针的作用是起一个支柱的作用，用来加强占位器的强度，避免占位器折断，特别是在颈部。我们在早期使用中曾遇到过占位器折断的病例，这是因为当时置入的斯氏针直径较细；目前我们建议置入直径 2.5 mm 以上的斯氏针 2 根（图 7-110）。

2. **骨水泥中抗生素的选择和配制比例**　目前大多数研究用 Palacos 骨水泥，有学者证实 Palacos 骨水泥比其他骨水泥释放出的抗生素多，这可能与它的孔隙率高有关；我们使用的占位器是使用 Palacos G 的抗生素骨水泥制成的。

液体抗生素会显著降低骨水泥的力学强度，目前加入骨水泥的抗生素必须是粉剂。掺和抗生素选用头孢菌素类、青霉素 G、氨基糖苷类和糖肽类，考虑到抗菌谱及对常见细菌敏感因素，后两者最为常用。骨关节感染患革兰阳性球菌感染率较高，大多数对万古霉素敏感，结合使用妥布霉素可以增加万古霉素的释放，国外通常要加入妥布霉素。而国内无法找到粉剂的妥布霉素。因此我们的占位器单选用万古霉素作为掺和抗生素，把需要妥布霉素的剂量让给万古霉素，所以增加了万古霉素的剂量。另外，Palacos G 骨水泥中含有庆大霉素。除了患者既往有明确的对负载的抗生素有严重的不良反应，一般在占位器中使用抗生素没有明确的禁忌证。

抗生素骨水泥占位器中的抗生素浓度越高，在局部释放的抗生素就越多，时间也越持久，每 40 g 骨水泥中加入至少 3.6 g 妥布霉素粉剂和 1 g 万古霉素，是有效释放动力学以及在局部持续释放有治疗作用的抗生素浓度所必需的。有学者向每 40 g 骨水泥中加入 8 g 抗生素，是骨水泥能聚合的极限，还有学者报道每 40 g 骨水泥中加入 10～12 g 抗生素后仍可聚合成团。但我们在临床中发现当每 40 g 骨水泥中加入的抗生素到 8 g 后，骨水泥的黏度明显下降，呈砂粒状，难以成团，很难制作成稳定牢固的占位器。为此，我们试验了多种浓度，我们发现掺入万古霉素浓度低时，二期翻修感染控制不理想，而使用万古霉素浓度过高时，无法制成占位器，最后我们选择向 40 g 骨水泥中加入万古霉素 6 g 为最佳浓度，在临床使用中无 1 例发生抗生素引起的副作用，而且二期翻修时感染均被控制，符合二期翻修的标准。这也证实了我们采用的抗生素浓度是安全有效的。基于此，近年来市场上有一种硅胶制成的占位器模子，将抗生素骨水泥注入里面，然后切开硅胶模，取出假体，但是使用这种模子，往往骨水泥中无法加入足够的抗生素，如果加到15%的万古霉素时（我们测定的最佳浓度），将无法注入模子，即使勉强注入部分进去，也不是均匀的，影响强度。如果万古霉素浓度不够，将影响其感染的控制率，我们临床中常见有的医生也采用了二期翻修，也使用了抗生素骨水泥占位器，而翻修清创多次也没有控制感染，其原因是多方面的，是否彻底清创是一个主要因素，而占位器中抗生素浓度不够也是很重要的因素。所以这种硅胶占位器模子不是很利于二期翻修的使用。如果患者感染致病菌为革兰阴性菌，可以在占位器中加入亚胺培南1～2 g。对于多重耐药细菌感染，如耐甲氧西林金黄色葡萄球菌（MRSA）及耐甲氧西林表皮葡萄球菌（MRSE），一般占位器中放万古霉素即可，但是如果是耐万古霉素感染的细菌，如耐万古霉素肠球菌（VRE）或多重耐药的革兰阴性杆菌感染，应该根据细菌的药敏试验结果做出个性化的抉择。强烈建议咨询微生物学专家或感染疾病专家。

在特殊情况下，股骨髓腔内感染的范围很大，如需要使用加长柄的占位器，以增加控制感染的范围，我们的占位器模子尾部有个加成柄的设计，可以在骨水泥未干时，在尾部置入延长克氏针，待骨水泥固化后，使用骨水泥包裹克氏针，在压模器柄远端压铸成型（图7-111）。而使用硅胶占位器模子就无法达到这个目的。

如果患者髋臼原来有内陷或突入盆腔时，可以先使用接近硬化时的抗生素骨水泥植入髋臼中，使用大于占位器头直径的股骨头假体将植入髋臼内的抗生素骨水泥塑造成内壁光滑的臼，与占位器头形成关节，避免占位器的头突入盆腔中。

待占位器固定牢固后，与初次关节置换不同，关节翻修因为其手术本身的复杂性，失血量较多，容易出现切口并发症和血肿形成，因此我们建议在翻修中使用闭式负压引流，该措施可能会促进切口

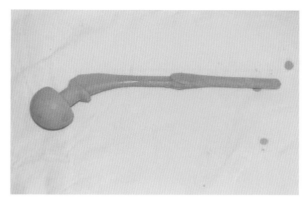

图 7-111　　加长的占位器

愈合和获得更好的功能效果。当然，负压引流在一定程度上会造成局部关节腔抗生素的流失，但这可能仅是抗生素总洗脱量的一小部分。当引流去除后，占位器的洗脱水平会继续在局部保持有效的水平。

占位器植入术后，诸多机械性并发症可能会出现，常见的是占位器断裂和脱位，严重影响患者的功能以及后期的假体植入。占位器断裂常见原因是术中克氏针或者斯氏针选择过细，股骨近端支撑骨的缺失，大转子延长截骨（ETO）取感染假体，以及占位器植入后不稳也被认为是占位器断裂的主要原因。预防占位器断裂，可在骨水泥占位器内加入金属支撑物来增加占位器强度，或者对于大转子延长截骨（ETO）取感染假体的患者，植入占位器后，常规用钢丝、钛缆、捆绑带和异体骨板固定，再用抗生素骨水泥固定近端，来增强占位器的稳定性，降低占位器的微动而造成的占位器断裂。占位器脱位根据脱位部位分为股骨侧脱位和髋臼侧脱位。股骨侧脱位大多为占位器未牢固固定在股骨近端，但占位器头部仍在髋臼里，可引起髋关节疼痛和术侧下肢短缩，该类型的脱位比较少见，解决的方法为加强股骨近端占位器的固定。髋臼侧的脱位较为常见，为占位器头部从髋臼侧脱位，引起髋部疼痛、髋关节活动受限和术侧下肢短缩，严重者可引起坐骨神经麻痹症状。常见的原因为占位器前倾角较小和严重髋臼骨缺损，其次患者依从性差、占位器头臼不匹配（头太小）、占位器头部的几何形状（头颈比，偏心距）、关节周围软组织丢失（臀

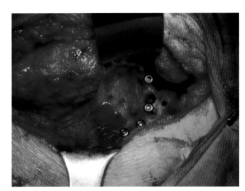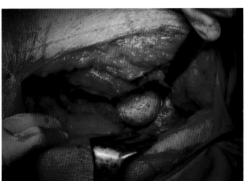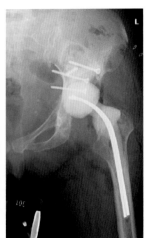

图 7-112　防止占位器脱位的方法

中肌缺失）、占位器近端固定不牢、初次置换为水泥柄等因素易引起术后脱位。所以，在制作占位器时，尽可能选择预制型和模具压制型占位器，设计上头颈比在部分承重允许的前提下尽可能的大，偏心距尽量和原感染假体相近，长度至少要满足能够植入股骨髓腔深度＞60 mm。对于存在骨缺损的患者，因尽可能地填补缺损，髋臼侧上方骨缺损都可以运用螺钉骨水泥技术临时修补缺损（图 7-112），髋臼内壁缺损手工捏制髋臼占位器植入内壁，阻止占位器突入骨盆。

当占位器脱位时，是否有必要翻修或复位脱位的占位器？除非占位器紧贴皮肤并伴有即将发生的坏死或溃疡，导致严重的、逐渐丧失的重要软组织或骨骼、神经血管损害或患者明显疼痛和残疾，否则脱位或断裂的抗生素骨水泥占位器可安全放置到明确的第二阶段手术。

（四）二次手术间抗生素使用、假体植入时间及条件

占位器植入术后常规静脉给予抗生素治疗，抗生素的选择应该根据药敏试验结果，如术前未明确细菌，则常规应用左氧氟沙星和万古霉素，以覆盖最常见的凝固酶阴性葡萄球菌和金黄色葡萄球菌。左氧氟沙星剂量为 0.5 g/次（1 次/日），万古霉素剂量为 1 g/次（2 次/日），共静脉应用 6 周，期间同时口服利福平 0.45 g/次，1 次/日；待静脉抗生素使用

到规定疗程后，改为口服左氧氟沙星片（0.1 g/次，1 次/日）和利福平 6 周，用药疗程共 12 周，停药 2 周后复查 ESR、CRP。由于万古霉素的毒副作用，用药期间注意定期监测肝功能及肾功能，同时监测炎症指标，描绘动脉曲线，以便二期翻修判断感染控制效果。

对于翻修的理想间隔时间仍有争论，从 1 个月到 1 年均有报道。一期清创到二期翻修间隔时间太短，感染复发率高，效果差。间隔时间太长，虽然减少了感染复发的机会，但延长了整个治疗时间，增加了患者的经济负担与痛苦，一般认为二期翻修的条件是感染完全控制，关节周围瘢痕软化，周围软组织恢复较好的弹性，便于术中暴露，至少需要 3 个月。在早期，我们尝试过按照国外文献报道，在第一次术后 6 周进行二期翻修，但是这 2 例患者在二期翻修时感染的控制不理想，后来我们就延长到了 3 个月。我们认为间隔 3 个月进行二期翻修比较合适。在使用关节型抗生素占位器后，我们间隔 3 个月进行二期翻修，手术更好操作，出血较少，手术操作时间短。并且在停止应用抗生素 2 周后进行翻修，一方面停药后临床可能失败的病例因为停止抗生素而变得有症状，从而得以识别；另一方面在翻修时可以避免因为抗生素应用而造成的假阴性结果。

在翻修前需要明确感染是否控制。手术前应进行全面的检查评估。在翻修前必须检测血常规和CRP，有条件还要检测 IL-6。IL-6 和 CRP 都是

检测感染是否控制的一个有效敏感的指标，虽不是特异的，前者意义更大。ESR 和 CRP 稳定在正常水平和稍微偏高均是允许的。

我们的经验是假体取出占位器植入后根据细菌培养和药敏试验结果静脉用敏感抗生素 6 周后，再口服抗生素 6 周，停止应用抗生素 2 周，检测 ESR、CRP 及 IL-6 等感染控制指标，然后决定是否翻修，这样结果可靠，治愈率高。如果植入占位器 3 个月后，检查的炎性指标不正常，或仍然有局部症状，可以做关节腔穿刺，做关节液的白细胞计数和分类检测。通过一次清创也有可能没有完全控制感染，二期翻修时，术中冰冻切片和 MSIS 标准对于判断预后是有帮助的，如果术中冰冻提示感染，这种情况下还可以再做一次彻底清创，重新植入抗生素骨水泥占位器，这种情况最多见的是原来的细菌感染控制了，而出现了霉菌感染，或原来就是霉菌感染，第一次没有认识到，或没有培养出霉菌，而用药不敏感，没有控制住霉菌感染。在二次清创植入占位器时更要严格做细菌培养和药敏试验。

（五）第二次手术的操作、假体选择

1. 假体选择　二期翻修假体再植入时，究竟是选择骨水泥固定的假体还是非骨水泥固定的假体？这两者对翻修术后感染治疗的成功率有无影响？目前，尚无证据证明这两种固定方式对翻修术后的成功率有影响，但是固定方式的不同，可能会影响假体的使用寿命。

当前，根据文献报道，一期翻修及二期翻修治疗髋关节假体周围感染均获得了良好的治疗效果。暂且不考虑采用何种手术方式，假体再植入时，选择什么样的假体固定方式（水泥/非水泥）仍不清楚。当治疗感染翻修时，外科医生面临两个目标：控制感染和稳定的固定。水泥固定有很多优点，如获得即刻稳定（不考虑骨质）、能负载抗生素及抗真菌药物以及固定大块同种异体移植物等。当然，骨水泥固定存在一定的缺陷，如需要硬化，有时关节周围有限的骨质，迫使需要采用更长的柄，使得水泥进入远离关节的原始骨松质。如果再次感染，给下次手术造成更大的技术难度，从而造成更大的

病损。非水泥固定假体的主要优点在于长期的生物固定，再次感染时假体易取出且病损较小以及更好的恢复生物力学，并且在翻修手术中，非水泥固定的假体在位率远远高于水泥固定。

但是，就感染治愈率而言，并无文献支持一种固定方式优于另外一种固定方式，而且没有数据指导假体再植入时，骨水泥中抗生素的选择及剂量。目前，关于二期假体再植入时假体固定技术的文献较少，质量偏低，并且都是单中心回顾性研究，仅有一部分文章详细描述了假体植入的过程以及是否应用骨水泥。并且在不同的研究中，治疗成功的定义、抗生素释放装置以及手术处理的其他方面，均存在异质性。至今，仍然缺乏随机对照实验来解释该问题。总之，非水泥固定的髋关节是最流行的固定方式，成功率在 83%～95%，相比而言，当纳入水泥固定的膝关节时，水泥固定假体也有相对不错的结果，成功率在 76%～93%，但是非水泥及混合固定正在成为主流。

如果使用水泥固定的假体，骨水泥中负载抗生素是否能增加感染控制率也不得而知。氨基糖苷类和糖肽是已知的两组同样适合掺入骨水泥的抗生素，这两种抗生素组合能增加抗菌谱，并且能促进抗生素的释放，因骨科中最常见的细菌是葡萄球菌，所以万古霉素是最佳选择，尤其是对耐药的菌株。一般来说，低剂量负载抗生素的骨水泥定义为每 40 g 聚甲基丙烯酸甲酯中放置的抗生素小于或等于 4 g，这种浓度的骨水泥适合用于假体再植入，因为更高浓度的抗生素骨水泥会影响骨水泥的力学特性。如果骨水泥中负载抗生素对感染的治愈有益，下一步的研究应该集中在抗生素的选择及剂量上。

笔者认为，骨水泥假体与非骨水泥假体的使用，首先应根据患者的骨量与骨质，如患者骨量充足，骨质较好，可以首选非骨水泥固定假体（图 7-113）；如患者骨质较差，骨量较少，为获得术后的即刻稳定，骨水泥假体是不错的选择（图 7-114）。

2. 是否可以使用其他金属内植物　在髋关节二期翻修时，经常遇到各种类型的骨缺损，当存在骨缺损时，能否使用钽等金属加强块？金属内植物的使用，是否会影响假体周围感染治疗的效果？

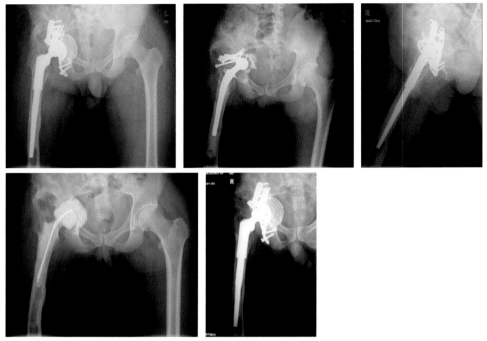

图 7-113　非骨水泥假体

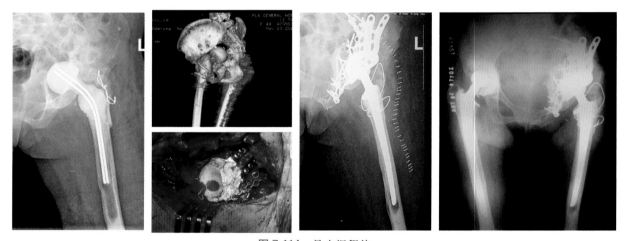

图 7-114　骨水泥假体

目前还存在争议。微生物与骨科内置金属之间的关系一直是研究和讨论的热点。Sheehan 等通过兔子模型的动物实验研究发现，与钛金属相比，金黄色葡萄球菌更容易在不锈钢表面附着。钽涂层的骨小梁金属，目前在髋关节翻修中比较流行。由于骨小梁金属的生物活性及骨长入特性，钽金属在初次及翻修手术中目前均广泛应用，因为其具有良好的早期临床效果。除此之外，甚至有学者认为，钽金属可能有助于抵抗感染。Schildhauer 等提出，与纯商业钛或钛合金以及钽金属涂层的不锈钢相比，

金黄色葡萄球菌在纯钽金属上生长要远远慢于前两者，但是对于表皮葡萄球菌却无此特性，表皮葡萄球菌在这三者之间的黏附是相似的。在一项临床回顾性研究中，研究者使用钽或钛金属材料的假体进行髋关节翻修，其中 144 个患者因感染翻修。在钽金属假体翻修组，因后续感染失败的发生率是 3.1%（2/64），而在钛金属假体组，失败率高达 17.5%（14/80），$P = 0.006$。这些临床结果提示，钽金属可能在因感染而行的髋关节翻修中，具有一定的抵御感染的作用。但是在 Harrison 及其同事最

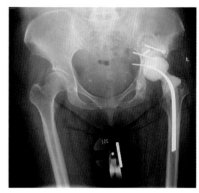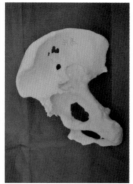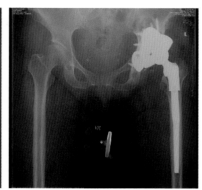

图 7-115　钽块重建骨缺损

近的一项研究认为，就抵抗金黄色葡萄球菌及表皮葡萄球菌在钽金属和钛金属的定植方面，两者之间无明显差异。

钽金属在髋臼骨缺损重建作用的早期及中期结果得到了肯定，并且在髋关节翻修中发生感染的概率要低于钛金属，但是否能降低感染率仍不确切，需要在此领域进一步的研究。笔者在临床中经常使用钽或钛金属块重建骨缺损，患者获得了良好的功能，感染也达到了有效控制（图 7-115）。

3. 是否可以使用异体骨及合成骨　除了使用金属加强块重建骨缺损外，异体骨与合成骨也是较好的骨缺损重建材料。Aulakh 等对比了合成骨与异体骨在髋关节翻修中的长期临床效果，结果显示在术后 13 年，采用异体骨重建骨缺损的患者，假体在位率可达 84%，使用合成骨的患者，假体在位率可达 82%，两者之间没有差别。并且与术前相比，髋关节评分均明显提高，异体骨组患者的评分高于合成骨组。在笔者的临床经验中，无论是异体骨还是合成骨，均可应用于骨缺损重建，并且可获得良好的功能，感染也能得到有效的控制。具体可参考后文的特殊病例。

（六）假体植入术后抗生素使用

二期假体植入术后常规静脉给予抗生素治疗，抗生素的选择应与占位器植入术后相同，如二期手术术中培养出其他细菌，则根据药敏试验结果进行更改。抗生素的疗程与占位器植入术后有差异，在假体植入术后，左氧氟沙星和万古霉素共静脉应用

4 周，其间同时口服利福平；待静脉抗生素使用到规定疗程后，改为口服左氧氟沙星片和利福平 8 周，用药疗程共 12 周，应用药物剂量与第一次相同。同样，用药期间注意定期监测肝功能及肾功能，同时监测炎症指标，描绘动脉曲线，以便复查时判断感染控制效果。

三、二期翻修的转归

（一）成功率、成功的标准及影响成功的因素

总体来说，二期翻修具有较高的成功率。据挪威注册中心报道，二期翻修的假体在位率为 92%，Matthias Welf 等研究二期感染清除率可达 94.55%，Mayo Clinic 对二期翻修治疗髋关节假体周围感染的长期结果进行研究，2 年再感染率低于 10%，而 5 年再感染率为 14%，10 年和 15 年的再感染率也保持在 15%。可见，虽然不同中心报道的结果有差异，但大多数研究表明，二期翻修的成功率高达 90%，并且长期治疗效果可靠。

对于真菌引起的假体周围感染，虽然文献报道的成功率不尽相同，且治愈率普遍低于其他常见细菌，但其二期翻修治疗真菌假体周围感染的临床效果仍然优于一期翻修以及保留假体的清创。在 Azzam K 报道的 31 例真菌感染患者中，有 29 例采用了切除假体，其中 19 例假体再植入，最终仅有 9 例获得了成功。在笔者所在的解放军总医院，目前报道的 18 例采用二期翻修治疗的感染真菌的患者

中，有 13 例获得了成功。与其他细菌引起的假体周围感染，真菌造成的感染更隐匿，并且往往混合其他细菌感染，二期翻修后，单纯的抗真菌治疗效果往往较差，联合其他广谱抗生素可以取得比较理想的治疗效果。

假体周围感染的治疗没有成功或失败的二分结果，更常见的是成功或者失败的梯度。因此，结果报告工具已经分为四个层次，每个层次包含不同程度的成功或失败。治疗 PJI 的结果报告如下：

（1）第一层：无持续的抗生素治疗，感染得到控制。

（2）第二层：抗生素压制治疗，感染得到控制。

（3）第三层：需要再次手术和/或翻修和/或保留占位器（根据再次手术的类型，可以分为 A、B、C、D、E、F 五个亚组）。

A：初次 PJI 治疗到无菌性翻修＞1 年。

B：初次 PJI 治疗到有菌性翻修（包括 DAIR）＞1 年（除外截肢、旷置和融合）。

C：初次 PJI 治疗到无菌性翻修＜1 年。

D：初次 PJI 治疗到有菌性翻修（包括 DAIR）＜1 年（除外截肢、旷置和融合）。

E：截肢、旷置和融合。

F：保留占位器。

（4）第四层：死亡（分为 A 和 B 两个亚组）。

A：初次 PJI 治疗到死亡＜1 年。

B：初次 PJI 治疗到死亡＞1 年。

该结果报告工具旨在对行 PJI 治疗的患者进行综合评估。因此，每个患者仅能被分到某单一层级中，所有层级中的患者比例之和应该是 100%。感染共识工作组建议所有报告 PJI 治疗结果的出版物都包括一个表格，该表格列出分配到每个等级和具有某些等级中某个亚组的患者数量。同时他们也建议将结果层分为以下三类：成功、次要原因的失败和因 PJI 的失败。分配到第一层级和第二层级的患者，代表感染控制而不再进行再次手术，被认为是成功的结果。由于并非所有患者都是因 PJI 才会有成功或失败的结果，因此第三 B、三 D 和四 B 级是与 PJI 无关的次要原因的失败。最后，等级三 A、三 C、三 E、三 F 和四 A 被认为是与 PJI 直接或间接相关的失败。

影响二期翻修结果的因素很多，血液透析、肥胖、既往多次手术史、糖尿病、皮质类固醇治疗、低蛋白血症、免疫抑制、风湿病、凝血障碍、多重耐药菌或真菌引起的感染、女性、有心脏病史、细菌培养阴性等都是治疗失败的因素。也有研究表明，混合感染、需要软组织覆盖的情况、初次置换与第一次翻修之间有超过 4 次手术也是失败的危险因素。

（二）二期翻修失败后的治疗方法

二期翻修失败的患者再次接受二期翻修术一般效果不佳，但如果患者全身情况好，能耐受手术，且患者对功能要求较高，细菌可以控制，同时患者有足够的骨量和软组织覆盖，大多数尝试再次二期翻修。再次二期翻修失败似乎取决于患者状态和肢体情况。因此，在决定是否让患者接受再翻修时，医生应该考虑患者的内科合并症和期望值。第三或第四次的再翻修结果是不乐观的。作者的原则是不超过 3 次，3 次失败就放弃。

二期翻修失败的患者，如果患者状态及肢体情况好，可再次二期翻修，如果二期翻修再失败，第三或第四次的再翻修结果是不乐观的，长期抗生素压制、关节融合、切除假体旷置甚至截肢可作为挽救性的治疗策略。对于高风险的患者或不适合重建的患者，长期抗生素可作为一种选择。截肢主要是用于威胁生命的感染或严重的骨缺失以及血管损伤。而对于可以耐受手术的患者，且骨量及软组织能够提供支持，旷置和关节融合也可以作为挽救性措施。

四、特殊病例

【典型病例 1】

（1）病史简介：患者，男性，53 岁。因"右侧髋关节置换术后流脓 4 年"入院。患者 2012 年因外伤致右股骨头粉碎性骨折，于外院行"右侧人工关节置换术"，术后患者出现右髋活动后疼痛，休息后减轻，于北京某医院就诊，诊断为"右侧髋关节置换术后松动"，行"右髋人工关节翻修术"。2012 年 10 月，患者伤口处出现囊性包块，于当地医院输万古霉素后包块消失，停止输液后包块反复出现，溃破后又脓液流出。2014 年 1 月患者于当地医院行翻修术，术后患者再次出现右髋关节渗液、流脓，不慎摔倒后致假体周围骨折，再次行翻修术，术后伤口仍然反复流脓，于当地医院行细菌培养，结果显示：草绿色链球菌。2016 年 3 月 27 日患者于我院门诊穿刺行细菌培养，结果显示：金黄色葡萄球菌。

患者既往合并糖尿病（二甲双胍、格列吡嗪控制，血糖控制可）、高血压、丙型肝炎、梅毒等病史。

（2）入院体格检查：双下肢等长，右髋外侧及后外侧分别见长约 20 cm 和 30 cm 长手术瘢痕，后外侧伤口中段可见窦道形成，流出大量黄色脓液。右髋肿胀，右侧腹股沟轻压痛，左髋关节正常。右髋关节被动活动度：屈髋 90°，伸 0°，内收 20°，外展 30°，内旋 15°，外旋 15°，右髋"4"字试验阳性，Thomas 征阴性，直腿抬高试验阴性大转子周围叩击痛，双下肢肌张力正常，肢体远端感觉、血运正常。Harris 评分 44 分。

（3）实验室检查：ESR：64 mm/h，CRP：4.42 mg/L，IL‑6：17.75 pg/mL，丙型肝炎抗体测定：阳性，梅毒特异性抗体：阳性。乙型肝炎病毒核心抗体：阳性。

（4）影像学检查：结果见图 7-116～图 7-119。

（5）诊断：右髋人工关节翻修术后感染。

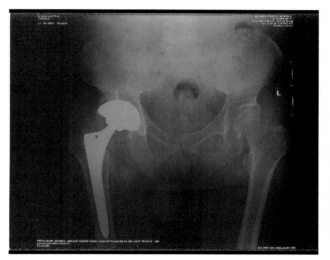

图 7-116　第一次翻修术后（注：初次置换术前及初次置换术后 X 线片缺失）

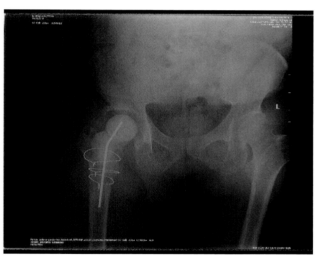

图 7-117　第二次翻修占位器植入术后

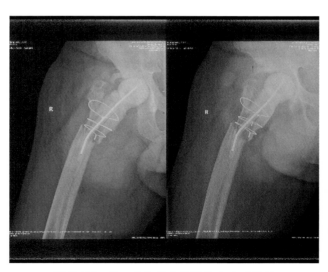

图 7-118　第二次翻修占位器植入术后骨折

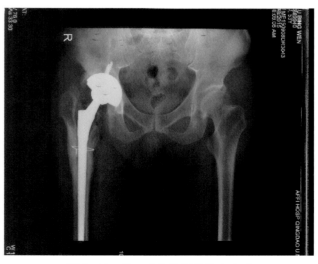

图 7-119　第二次翻修假体植入术后

（6）手术方案：取出假体，彻底清创，放置占位器。

（7）诊疗过程分析：患者入院后完善 ESR、CRP 及 IL－6 检查，均支持感染的诊断。但究竟是草绿色链球菌感染还是金黄色葡萄球菌感染，术前外院及我院培养结果不一致。2016 年 4 月 29 日进行了假体取出，占位器植入（图 7-120），术中留取关节液进行细菌培养。2016 年 5 月 1 日细菌培养显示：凝固酶阴性葡萄球菌＋草绿色链球菌，真菌培养阴性。2016 年 5 月 3 日细菌培养显示：金黄色葡萄球菌，真菌培养阴性。术中培养结果证实术前外院及我院门诊培养均准确，该患者为多细菌感染。占位器植入术后，我们根据抗生素的药敏试验结果，常规静脉给予抗生素治疗。左氧氟沙星剂量为 0.5 g/次（1 次/日），万古霉素

剂量为 1 g/次（2 次/日），共静脉应用 6 周，其间同时口服利福平 0.45 g/次（1 次/日）；待静脉抗生素使用到规定疗程后，改为口服左氧氟沙星片（0.1 g/次，1 次/日）和利福平 6 周，用药疗程共 12 周，停药 2 周后复查 ESR、CRP。当患者按照医嘱执行完抗生素输注方案后，2016 年 8 月 4 日再次来我院门诊复查，发现如图 7-121 所示的窦道，证明此治疗方案无效。考虑可能存在其他细菌感染。因此术前 2016 年 8 月 9 日我们再次给予穿刺培养，2016 年 8 月 12 日结果显示：白色念珠菌。诊断明确后，我们再次给予清创，更换占位器（图 7-122），占位器中除了加入 6 g 万古霉素外，还加入 0.6 g 伏立康唑及 1.5 g 两性霉素 B。2016 年 8 月 21 日术中关节液培养显示：白色念珠菌。再次证实患者合并有真菌感染。术后按照伏立康

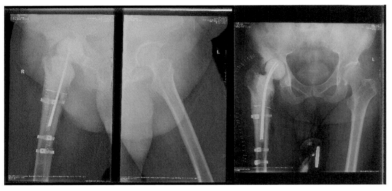

图 7-120　第三次翻修第一次占位器植入术后

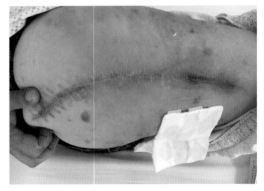

图 7-121　第三次翻修第一次占位器植入术后皮肤窦道形成

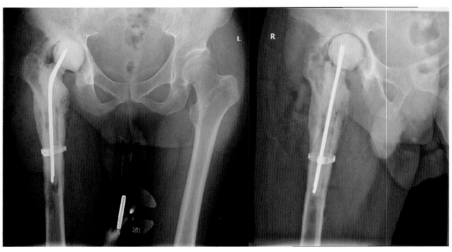

图 7-122　第三次翻修第二次占位器植入术后

唑（340 mg，2 次/天）、利奈唑胺（300 mL，2 次/天）以及左氧氟沙星注射液（0.5 g，1 次/天）的输液方案共输注 6 周，停止静脉输注后改为口服左氧氟沙星片（0.5 g，每天 1 次）＋氟康唑胶囊（200 mg，每天 1 次），共口服 6 周。其间全程口服利福平 12 周。2017 年 1 月 2 日患者再次来门诊复查，ESR、CRP、IL－6 均降至正常，皮肤无窦道，

2017 年 1 月 9 日我们进行了假体植入（图 7-123）。术后冰冻显示：计数 10 个高倍视野，中性粒细胞平均计数＜5 个/HPF，并且术中关节液培养显示无细菌生长，证明感染基本控制。术后我们按照上次治疗方案，改为静脉输注 4 周，口服 8 周。

（8）结果：术后患者 2 年复查，均未复发或再感染，步态基本恢复正常（图 7-124）。

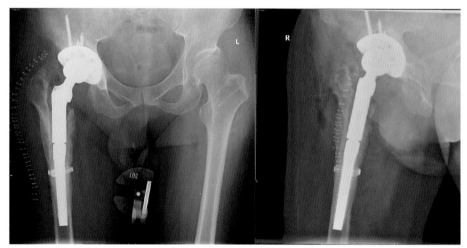

图 7-123　第三次翻修假体植入术后

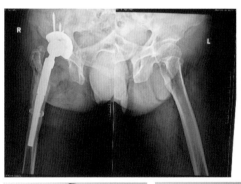
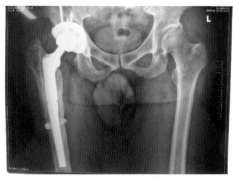

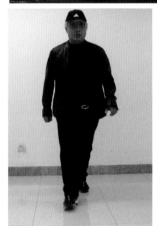
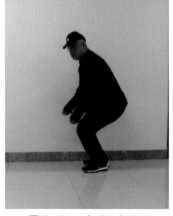
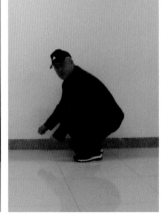

图 7-124　术后 2 年复查

【典型病例2】

(1) 病史简介：患者，男性，20岁。因"左髋部外伤伴疼痛跛行2年"入院。患者2010年因车祸致"骨盆多发性骨折、左髋臼骨折"，于当地医院行"骨折切开复位内固定术治疗"，骨折术后5个月扶拐下地部分负重行走，下地4个月后不慎摔倒，致左股骨干骨折，在当地医院行骨折切开复位内固定术，术后3个月扶拐下地行走。2011年4月，复查X线发现提示左侧股骨头坏死。2012年6月在当地医院行左股骨、左骨盆内固定取出术。2012年7月完全负重行走，感左髋轻度疼痛及跛行，行走明显受限，随时间推移，上述症状加重，门诊以"左侧股骨头坏死"收入院。

2013年9月30日于我院行左髋人工关节置换术。

2013年10月17日（术后2周），切口愈合欠佳，入院查：ESR，16 mm/h，CRP，0.952 mg/L，IL-6，8.27 pg/mL，行切口清创探查缝合术，术中取下陶瓷头及内衬消毒，消毒后重新安装，术中留取关节液培养，2013年10月25日培养结果：大肠埃希菌。2013年10月28日出院。

2013年11月7日（术后5周），患者伤口再次出现渗液，入院查：ESR，22 mm/h，CRP，1.35 mg/L，IL-6，11.37 pg/mL，均升高。住院输液亚胺培南西司他丁钠（1 g/6 h，输注5天）。2013年12月5日出院，出院时切口愈合良好，继续口服莫西沙星1周。

2015年9月22日（术后2年），左髋关节轻度疼痛，切口瘢痕处红肿及轻度胀痛，当地骨扫描提示股骨假体周围浓聚。2015年9月19日左髋关节穿刺：关节液白细胞满视野。入院查：ESR，38 mm/h，CRP，1.95 mg/L，IL-6，24.7 pg/mL，均升高。2015年10月2日细菌培养结果：大肠埃希菌。2015年10月9日关节液常规：白细胞计数：42.25×10^9/L。

患者无合并疾病，对磺胺类药物及先锋类药物过敏，吸烟史2年，饮酒史2年。身高190 cm，体重99 kg，BMI 27.4。

(2) 入院体格检查（二期安放假体前）：跛行步态，双下肢不等长，左髋部可见长约10 cm、15 cm、18 cm手术切口瘢痕，左腹股沟可见长约10 cm手术瘢痕，左小腿可见10 cm×15 cm大小植皮后瘢痕。左大腿前侧可见10 cm×10 cm手术瘢痕。皮肤无溃疡、窦道、水泡及分泌物。双下肢无静脉曲张、皮肤感觉及血运良好，足背动脉搏动正常。左/右髋：左侧腹股沟中点有压痛，髋关节周围叩击痛明显。右侧正常。左侧"4"字实验：阳性，Thomas征：阳性。髋关节活动度：左侧（屈）90°-（伸）0°；（内收）20°-（外展）20°；（内旋）0°-（外旋）10°双下肢肌力正常。髋关节Harris评分：左侧41.4分。

(3) 实验室检查：ESR，38 mm/h，CRP，1.95 mg/L，IL-6，24.7 pg/mL，均升高。2015年10月2日细菌培养结果：大肠埃希菌。2015年10月9日关节液常规：白细胞计数：42.25×10^9/L。

(4) 影像学检查：见图7-125～图7-128。

(5) 诊断：左髋关节置换术后感染。

(6) 手术方案：因为患者在术后短期就出现切口愈合不良伴急性感染（图7-129），所以早期行保留假体清创，抗生素压制。从短期效果来看，感染症状得到控制。术后2年患者再次出现左髋关节感染症状，炎症指标及细菌培养结果均提示大肠埃希菌感染，结合临床症状和临床检查，可以诊断为假体周围慢性感染。对于慢性感染，我们首选二期翻修。首先彻底清创，取出假体，使用抗生素。骨水泥占位器维持局部的软组织张力和给局部提供高浓度的抗生素。术后正规抗生素治疗，等二期进行翻修。

二期假体再植入时，患者骨缺损严重，髋臼呈椭圆形，上缘骨质较好，后下缘骨质差且缺损严重，在后下缘安放钽金属块重建缺损，且臼杯无前倾安放，髋臼杯与钽块之间使用负载抗生素的骨水泥固定。生物臼杯植入后，臼杯与髋臼底未完全贴附，臼底使用人工骨填充技术，从而重建ⅢB型骨缺损髋臼，取得较好的临床效果。

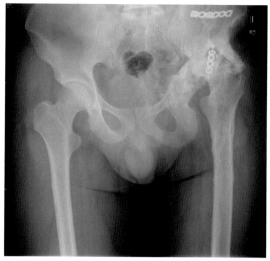
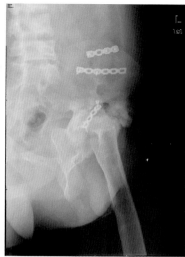

图 7-125　初次置换术前 X 线

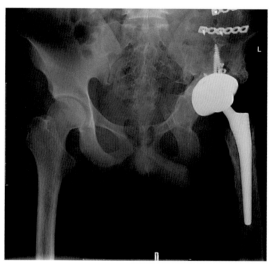
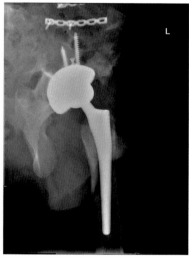

图 7-126　初次置换术后 X 线

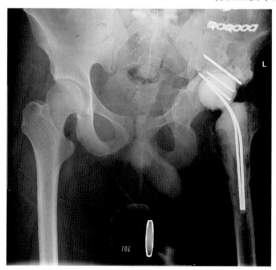
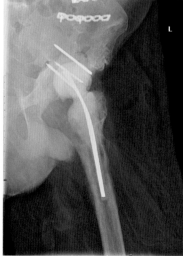

图 7-127　占位器植入术后 X 线

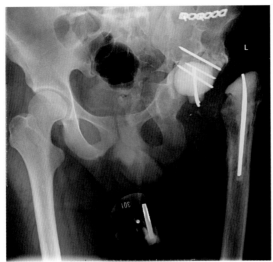
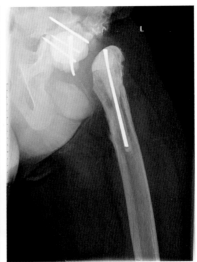

图 7-128　二期翻修假体植入术前 X 线

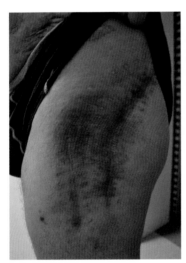
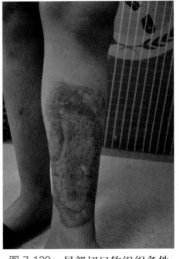
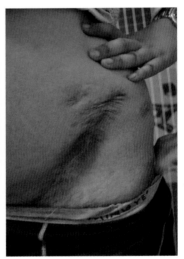

图 7-129　局部切口软组织条件

（7）诊疗过程分析：患者在术后短期就出现切口愈合不良伴急性感染，所以早期行保留假体清创，抗生素压制。从短期效果来看，感染症状得到控制。术后 2 年患者再次出现左髋关节感染症状，炎症指标及细菌培养结果均提示大肠埃希菌感染，结合临床症状和临床检查，可以诊断为假体周围慢性感染。对于慢性感染，我们首选二期翻修。由于诊断明确，我们在术前输液：万古霉素（1 g，2 次/天），亚胺培南西司他丁钠（1 g，2 次/天），输液 2 周，以更好地控制感染，将感染灶局限化。

2015 年 10 月 9 日行左髋清创、假体取出、占位器植入术。首先彻底清创，取出假体，使用抗生素骨水泥占位器，我们在 100 g 骨水泥加入 10 g 万古霉素＋2 g 亚胺培南＋3 g 美罗培南。骨水泥占位器维持局部的软组织张力和给局部提供高浓度的抗生素。术后正规抗生素治疗，术后输液：万古霉素（1 g，2 次/天），亚胺培南西司他丁钠（1 g，2 次/天），阿米卡星（0.2 g，3 次/天），术后输液共 6 周。术后住院期间同时应用抗真菌药物 1 周，预防真菌感染，等待二期翻修。

2016 年 6 月 20 日，占位器植入术后 9 个月，入院 ESR，4 mm/h，CRP，0.891 mg/L，IL－6，4.54 pg/mL，均正常，达到二期再植入假体的条件。于是在 2016 年 6 月 29 日行二期假体植入（图 7-130），术中冰冻平均 4 个/高倍视野，再次证明感染得到控制。由于术中髋臼过大，后下缘去缺损较重，后下方安置 64 mm 钽块，钽块和外杯之间骨水泥填充（骨水泥中放万古霉素 1 g＋美罗培南 0.5 g），髋臼与外杯之间空隙使用 15 mL 注射状硫酸钙填充（图 7-131）。出院后输液万古霉素＋左氧氟沙星＋阿米卡星共 4 周，后改口服左氧＋利福平 12 周。

（8）结果：术后患者 2 年复查，均未复发或再感染（图 7-132）。

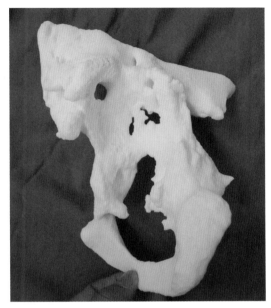

图 7-130　二期翻修假体植入术前 3D 打印模型

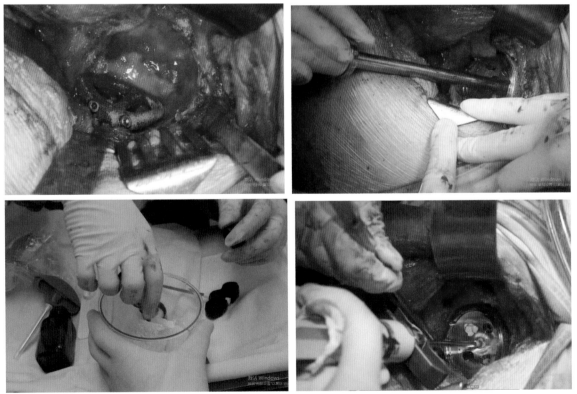

图 7-131　钽块及人工骨重建ⅢB 型骨缺损

【典型病例3】

（1）病史简介：患者，男性，44岁。因"右髋多次占位器植入术后疼痛8个月"入院。患者2008年因"双侧股骨头坏死"行双侧THA，后出现不明原因右髋关节感染。2012年6月至2013年8月于外院先后行三次右髋占位器植入术，2013年12月，患者切口近端再次出现渗液，并逐渐形成与关节腔相通的窦道。2014年1月入院穿刺，关节液白细胞数4 140/L，细菌培养：金黄色葡萄球菌。患者既往体健，无合并疾病。身高180 cm，体重85 kg，BMI 26.2。

（2）入院体格检查：跛行步态，双下肢等长，右侧髋关节近端皮肤窦道形成，淡黄色液体渗出，皮肤颜色正常，皮温正常。双侧无下肢静脉曲张，双下肢皮肤感觉及血运良好，足背动脉搏动正常。双侧无髋内翻或髋外翻畸形。左右两侧膝及踝关节活动正常，无关节强直。髋关节活动度：右侧（屈）80°-（伸）10°；（内收）20°-（外展）10°；（内旋）0°-（外旋）10°双下肢肌力正常。髋关节Harris评分：右侧46.4分。

（3）实验室检查：ESR，44 mm/h，CRP，4.83 mg/dL，IL-6，36.7 pg/mL，均升高。2014年1月4日细菌培养结果：金黄色葡萄球菌。2014年1月21日关节液常规：白细胞数：4 140/L。

（4）诊断：右髋关节占位器植入术后感染。

（5）手术方案：占位器取出，清创，再次占位器植入术。

（6）诊疗过程分析：患者入院前已经经过三次清创，占位器植入术（图7-133），但是感染仍未得

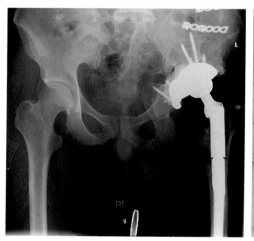
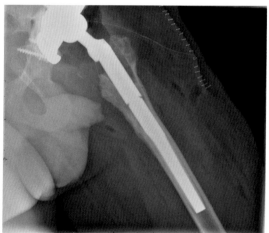

图 7-132　二期翻修假体植入术后 X 线

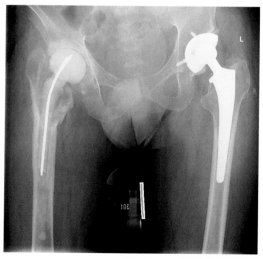
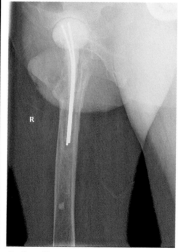

图 7-133　我院占位器植入术后 X 线

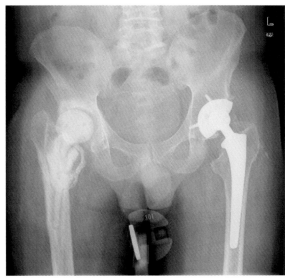
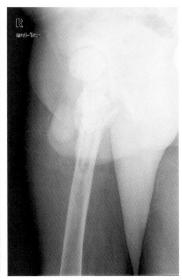

图 7-134　外院第三次占位器植入术后 X 线

到控制。清创是否彻底？细菌是否耐药？占位器中药物浓度及种类是否正确？术后抗生素的选择是否正确？这些都是成功的关键。仔细追问患者病史，患者前三次占位器植入（图 7-134），细菌培养结果均显示阴性，术中占位器抗生素仅用 2 支万古霉素，并且术后仅静脉使用二代头孢抗生素 2 周，这些可能是失败的原因。考虑这些因素，我们决定再次行清创、置入占位器。因为术前穿刺，已培养出金黄色葡萄球菌，所以我们在安放占位器时，在 80 g 骨水泥中放置 12 g 万古霉素，提高局部抗生素释放浓度。经过彻底的、地毯式的清创之后浸泡冲洗，安装占位器。术后静脉使用左氧氟沙星（0.5 g/次，1 次/天）和万古霉素（1 g/次，2 次/天），共静脉应用 6 周，其间同时口服利福平（0.45 g/次，1 次/天）；待静脉抗生素使用到规定疗程后，改为口服左氧氟沙星（0.1 g/次，1 次/天）和利福平 6 周，用药疗程共 12 周，停药 2 周后复查 ESR、CRP。

　　患者 2014 年 6 月 3 日再次入院查 ESR（4 mm/h）、CRP（0.317 mg/dL）和 IL-6（4.09 pg/mL），均正常。于是决定行二期假体再植入。术中彻底清创，送可疑感染组织做冰冻显示：中性粒细胞计数 <5 个/HPF，再次证实感染得到控制，于是行假体植入（图 7-135）。假体植入术后继续静脉使用抗

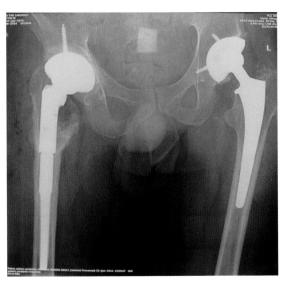

图 7-135　假体植入术后 X 线

生素，左氧氟沙星和万古霉素共静脉应用 4 周，其间同时口服利福平；待静脉抗生素使用到规定疗程后，改为口服左氧氟沙星片和利福平 8 周，用药疗程共 12 周，应用药物剂量同第一次相同。

　　通过此病例，我们认为，彻底的、地毯式清创是第一位的，残留任何可疑的感染灶都是感染复发的原因；其次，争取培养出细菌，不知道细菌种类，治疗成功率较低，如果不知道细菌，但是有窦道，那么患者多数是多细菌感染，这时应该经验性使用双抗生素；第三就是选择敏感的抗生素，占位

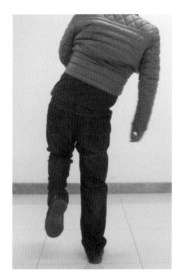

图 7-136 假体植入术后 2 年复查

器中抗生素的浓度一定要充足，否则局部释放的抗生素浓度随引流液流出，也会迅速降低，达不到局部高抗生素浓度的作用；最后，选择敏感的抗生素，足量、足疗程、正确给药是关键。

（7）结果：术后患者 2 年复查，均未复发或再感染（图 7-136）。

【典型病例 4】

（1）病史简介：患者，男性，33 岁。因股骨近端骨巨细胞瘤而行右侧全髋关节置换术后疼痛 3 年加重半年而入院。患者术后持续疼痛，并伴有夜间静息痛，疼痛主要局限在大腿部分。入院检查 ESR及 CRP 均增高。X 线检查显示股骨柄近端与股骨皮质之间有连续的透光线，中段可见局限骨溶解区，并且有骨膜反应（图 7-137）。

（2）诊断：右股骨肿瘤假体全髋关节置换术后慢性感染。

（3）手术方案：因为患者在术后短期就出现股骨假体柄部的透光线及局限性的骨溶解，同时出现骨膜反应，结合临床症状和临床检查，可以诊断为假体周围慢性感染。对于慢性感染，我们首选二期翻修。首先彻底清创，取出假体，使用抗生素骨水泥占位器维持局部的软组织张力和给局部提供高浓度的抗生素。术后正规抗生素治疗，等二期进行翻修。二期翻修采用生物髋臼固定，股骨选择异体骨-

假体复合物（APC）技术。

（4）诊疗过程分析：在第一次清创取假体植入抗生素骨水泥占位器术中，将髋臼假体及股骨假体取出，小心彻底取出股骨远端髓腔内的骨水泥，进行正规彻底清创。因为股骨近端骨缺损较长，使用常规占位器不能达到确切的固定，可能失去占位器的作用。所以我们在常规占位器的基础上，延长了占位器的远端，而延长部分的外径一定要小于股骨远端髓腔的内径，调整插入股骨远端髓腔的长度，使占位器复位后，患肢与对侧肢体等长。使用少部分抗生素骨水泥固定插入髓腔部分的近端柄，获得了很好的占位器固定（图 7-138）。

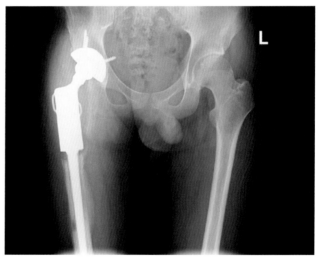

图 7-137 股骨肿瘤假体柄周围骨溶解，并有骨膜反应

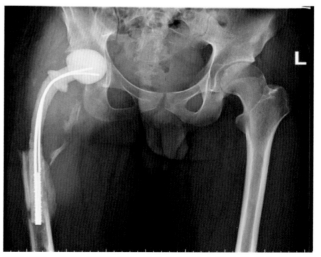

图 7-138 成功采用特制加长抗生素骨水泥占位器维持关节周围软组织的张力

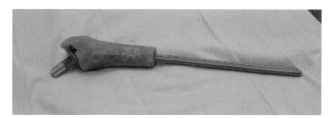

图 7-139　在手术边台上制成 APC 假体复合物

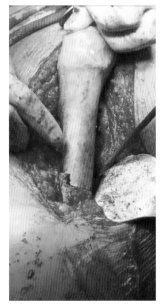

图 7-140　在 APC 远端及自体股骨近端相应部位做出阶梯状增加假体的旋转稳定性

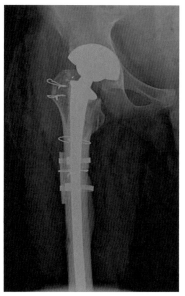

图 7-141　　APC 技术翻修术后

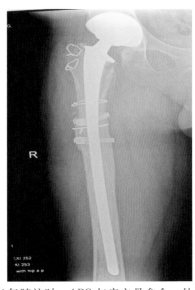

图 7-142　4 年随访时，APC 与宿主骨愈合，外侧异体支撑植骨有骨重建和骨整合

经过正规抗生素治疗，3 个月后进行二期翻修。在二期翻修前，根据带标尺的 X 线片选择与患者对侧股骨大小接近、长短稍长于股骨近端缺损长度的异体股骨近端，处理后进行钴照射备用。在二期翻修时取出占位器，彻底清创。因为髋臼骨缺损不严重，选择生物髋臼植入，因为初始稳定非常好，未使用螺丝钉固定，选择陶瓷内衬。

因为患者年轻，希望为患者提供更多的骨量，我们选择 APC 技术。在手术台的边台上，制作 APC 假体。选择 300 mm 长的 SP Ⅱ 解剖型骨水泥假体，根据近端骨缺损的长度，使用 SP Ⅱ 假体锉在异体骨髓内锉出相应的形态，用骨水泥加假体固定到异体骨上（图 7-139）。然后在异体骨远端及自体股骨近端相应部位做出阶梯状增加假体的旋转稳定性（图 7-140）。然后用预防剂量的抗生素骨水泥固定 APC 的远端柄，等骨水泥固化后，在 APC 与

股骨交界处外侧使用异体结构植骨，增加异体骨愈合的速度和强度。在异体骨大转子部钻孔固定臀中肌残端，选择 36 mm Delta 股骨头增加髋关节的稳定性和假体的耐磨性（图 7-141）。

（5）结果：术后 2 周扶双拐下地，3 个月弃拐。正规抗生素治疗，静脉抗生素 4 周，口服抗生素 8 周。随访 4 年感染没有复发，步态正常。APC 与宿主骨愈合，外侧异体支撑植骨有骨重建和骨整合（图 7-142）。

骨水泥固定 APC 假体后，用异体结构植骨增加异体骨愈合的速度和强度，在异体骨大转子部钻孔固定臀中肌残端，选择 36 mm Delta 股骨头增加髋关节的稳定性和假体的耐磨性。

（周勇刚）

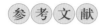

[1] Pulido L, Ghanem E, Joshi A, et al. Periprosthetic joint infection: the incidence, timing, and predisposing factors [J]. Clinical Orthopaedics & Related Research, 2008, 466(7): 1710 - 1715.

[2] Phillips J E, Crane T P, Noy M, et al. The incidence of deep prosthetic infections in a specialist orthopaedic hospital: a 15-year prospective survey [J]. Journal of Bone & Joint Surgery British Volume, 2007, 89(2): 281 - 282.

[3] Engesæter L B, Dale H, Schrama J C, et al. Surgical procedures in the treatment of 784 infected THAs reported to the Norwegian Arthroplasty Register: best survival with 2-stage exchange revision, but also good results with debridement and retention of the fixed implant [J]. Acta Orthopaedica, 2011, 82 (5): 530 - 537.

[4] Wolf M, Clar H, Friesenbichler J, et al. Prosthetic joint infection following total hip replacement: results of one-stage versus two-stage exchange [J]. International Orthopaedics, 2014, 38(7): 1363 - 1368.

[5] Huerta A, Arjona E, Portoles J, et al. A retrospective study of pregnancy-associated atypical hemolytic uremic syndrome [J]. Kidney International, 2018; 93(2): 450 - 459.

[6] Gracia E, A. Fernández, Conchello P, et al. Adherence of Staphylococcus aureusslime-producing strain variants to biomaterials used in orthopaedic surgery [J]. International Orthopaedics, 1997, 21(1): 46 - 51.

[7] Ekpo TE, Berend K R, Morris M J, et al. Partial two-stage exchange for infected total hip arthroplasty: a preliminary report [J]. Clinical Orthopaedics & Related Research, 2014, 472(2): 437 - 448.

[8] Trebse R, Pisot V, Trampuz A. Treatment of infected retained implants [J]. The Journal of Bone and Joint Surgery British Volume, 2005, 87(2): 249 - 256.

[9] Mcdonald D J, Fitzgerald R H, Ilstrup D M. Two stage reconstruction of a total hip arthroplasty because of infection [J]. The Journal of Bone and Joint Surgery, 1989, 71(6): 828 - 834.

[10] Lieberman J R, Callaway G H, Salvati E A, et al. Treatment of the infected total hip arthroplasty with a two-stage reimplantation protocol [J]. Clinical Orthopaedics and Related Research, 1994, & NA; (301): 205 - 212.

[11] Berkes M, Obremskey W T, Scannell B, et al. Maintenance of hardware after early postoperative infection following fracture internal fixation [J]. JBJS, 2010, 92(4): 823 - 828.

[12] Rightmire E, Zurakowski D, Vrahas M. Acute infections after fracture repair [J]. Clinical Orthopaedics & Related Research, 2008, 466(2): 466 - 472.

[13] Zimmerli W, Widmer A F, Blatter M, et al. Role of rifampin for treatment of orthopedic implant — related staphylococcal infections a randomized controlled trial [J]. JAMA, 1998, 279 (19): 1537 - 1541.

[14] Bori G, Navarro G, Morata L, et al. Preliminary results after changing from two-stage to one-stage revision arthroplasty protocol using cementless arthroplasty for chronic infected hip replacements [J]. The Journal of Arthroplasty, 2018, 33(2): 527 - 532.

[15] Engh C A, Glassman A H, Griffin W L, et al. Results of cementless revision for failed cemented total hip arthroplasty [J]. Clinical Orthopaedics and Related Research (1976 - 2007), 1988, 235 (235): 91 - 110.

[16] Moreland J R, Bernstein M L. Femoral revision hip arthroplasty with uncemented, porous-coated stems [J]. Clinical Orthopaedics and Related Research, 1995, (319): 141 - 150.

[17] Fehring T K, Calton T F, Griffin W L. Cementless fixation in 2-stage reimplantation for periprosthetic sepsis [J]. Journal of Arthroplasty, 1999, 14(2): 175 - 181.

[18] Lawrence J M, Engh C A, Macalino G E, et al. Outcome of revision hip arthroplasty done without cement [J]. The Journal of Bone and Joint Surgery, 1994, 76(7): 965 - 973.

[19] Barrack R L, Folgueras A J. Revision total hip arthroplasty: the femoral component [J]. Journal of the American Academy of Orthopaedic Surgeons, 1995, 3(3): 79 - 85.

[20] Wechter J, Comfort T K, Tatman P, et al. Improved survival of uncemented versus cemented femoral stems in patients aged [J]. Clinical Orthopaedics and Related Research, 2013, 471(11): 3588 - 3595.

[21] Edwards P K, Thomas K, Fehring M D. Are cementless stems more durable than cemented stems in two-stage revisions of infected total knee arthroplasties? [J]. Clinical Orthopaedics & Related Research ®, 2014, 472(1): 206 - 211.

[22] Konstantinos A. Therapeutic use of antibiotic-loaded bone cement in the treatment of hip and knee joint infections [J]. Journal of Bone and Joint Infection, 2017, 2(1): 29 - 37.

[23] Sheehan E, Mckenna J, Mulhall K J, et al. Adhesion of Staphylococcus to orthopaedic metals, an in vivo study [J]. Journal of Orthopaedic Research, 2004, 22(1): 39 - 43.

[24] Issack P S. Use of porous tantalum for acetabular reconstruction in revision hip arthroplasty [J]. The Journal of Bone and Joint Surgery, 2013, 95(21): 1981 - 1987.

[25] Levine B, Sporer S, Della Valle C J, et al. Porous tantalum in reconstructive surgery of the knee: a review [J]. The Journal of Knee Surgery, 2007, 20(03): 185 - 194.

[26] Schildhauer T A, Robie B, Muhr G, et al. Bacterial adherence to tantalum versus commonly used orthopedic metallic implant materials [J]. Journal of Orthopaedic Trauma, 2006, 20(7): 476 - 484.

[27] Tokarski A T, Novack T A, Parvizi J. Is tantalum protective against infection in revision total hip arthroplasty? [J]. Bone and Joint Journal, 2015, 97-B(1): 45 - 49.

[28] Harrison P L, Harrison T, Stockley I, et al. Does tantalum exhibit any intrinsic antimicrobial or antibiofilm properties? [J].

Bone & Joint Journal, 2017, 99-B(9): 1153 - 1156.

[29] Gao Z, Li X, Du Y, et al. Success rate of fungal peri-prosthetic joint infection treated by 2-stage revision and potential risk factors of treatment failure: a retrospective study [J]. Medical Science Monitor International Medical Journal of Experimental & Clinical Research, 2018, 24: 5549 - 5557.

[30] Azzam K, Parvizi J, Jurigkind D, et al. Microbiological, clinical, and surgical features of fungal prosthetic joint infections: a multi-institutional experience [J]. Journal of Bone & Joint Surgery, American Volume, 2009, 91 Suppl 6(6): 142 - 149.

[31] Aulakh T S, Jayasekera N, Kuiper J H, et al. Long-term clinical outcomes following the use of synthetic hydroxyapatite and bone graft in impaction in revision hip arthroplasty [J]. Biomaterials, 2009, 30(9): 1732 - 1738.

第六节　人工关节感染治疗失败后的挽救性手术

感染是关节置换术后的灾难性并发症，临床表现主要包括疼痛、肿胀、窦道形成、患肢功能丧失等。初次关节置换术后感染率为 0.3%～2.3%，翻修术发生率更高，有文献报道感染发生率高达 10%。假体周围感染在诊断和治疗上均面临着巨大困难，不但增加患者经济负担，而且增加死亡风险。针对临床上面临的难题，美国骨科医师学会在 2011 年发布了髋、膝关节假体感染诊断指南，美国髋、膝关节外科医师学会在 2018 年发布了骨骼肌肉感染国际共识，目前对于关节置换术后感染主要治疗方法包括抗生素抑制疗法、保留假体清创灌洗术、一期或二期翻修、关节切除成形术（关节旷置术）、关节融合术和截肢术。对于治疗方案的选择，主要取决于患者的一般情况、致病菌、感染时间及程度、骨质情况以及软组织条件等。对于大部分患者，保留假体清创灌洗和一期/二期翻修能够达到治疗感染和重建关节功能的效果，但是对于部分难以控制的持续局部感染或危及生命的感染，需要采用关节旷置术、关节融合术或截肢术等挽救性手术治疗方案。

一、关节切除成形术

关节切除成形术（关节旷置术）既可以作为关节置换术感染治疗失败后不再进行关节假体植入重建的最终治疗方案，同时也可以作为关节置换术感染二期翻修术或关节融合术的间隔期治疗方案。关节旷置术是指旷置近端和远端关节末端，同时清除全部瘢痕组织、滑膜以及异物，包括金属异物、缝线、假体组件以及骨水泥。关节切除后的空间可以填充抗生素骨水泥，以提供初始稳定性，解决肢体短缩，也可以用粗缝线将骨端暂时对合，以便获得最大稳定性，术后用管型石膏固定下肢 6 个月，对于同时合并严重的多关节类风湿关节炎等疾病并且行走明显受限患者，关节切除成形术是较理想的手术方案，不但有利于感染控制，而且可以让患者屈髋或屈膝就坐，但是因关节稳定性不佳，站立位轻中度疼痛，术后关节功能不良。

对于关节置换术后感染采取挽救性关节切除成形术，主要适应证包括关节置换术后由多重耐药菌/毒性强的细菌或真菌引起的假体周围局部持续慢性感染且反复治疗无效，或并存有严重骨量丢失、软组织覆盖不足的假体周围感染，或危及生命的感染。对于患者的一般情况差，病情不允许反复手术者也可以进行关节切除成形术。

尽管关节切除成形术治疗假体周围感染的治愈率很高，但前提条件是采取有效措施封闭假体取出以及坏死骨清除后的残留无效腔。如果残留无效腔，其间隙将由积血充填，后者是清创术后创面残余少量细菌的理想培养基，最终会导致感染治疗失败。为了消除感染造成的骨缺损以及假体取出后形成的巨大无效腔，根治无效腔内的潜在感染，许多学者认为在无效腔内植入有活力的软组织皮瓣封闭无效腔是理想的解决方案。带血供的软组织瓣充填不但能够有效避免术后形成无效腔和感染灶，而且改善感染区域的血流供应，丰富的血液供应一方面改善感染局部的组织状况，增强局部防御机制，另一方面能够使术后静脉输注的抗生素有效地达到清创后的软组织及骨创面，从而提高感染治愈率。

（一）髋关节切除成形术

髋关节切除成形术由英国骨科医生 GirdLestone 首先报道，因而也称为 GirdLestone 切除术或股骨头颈切除术，能够治疗多种髋关节相关疾病。在充填感染所致骨缺损以及假体取出后的残余腔隙方面，臀中肌、腹直肌和股外侧肌都是髋关节 GirdLestone 手术最常用的肌瓣选择措施。由于臀中肌是最重要的维持髋关节稳定的肌肉，因此采用臀中肌肌瓣封闭关节切除成形术后无效腔会影响髋关节外展功能。腹直肌肌瓣很容易获得，有研究采用腹直肌进行关节切除成形术后填塞封闭无效腔，但是腹直肌肌瓣切除后将影响患者腹壁强度，因此该种手术的远期效果未知。髋关节切除成形术封闭无效腔的最好的选择是股外侧肌肌瓣，一方面是因为股外侧肌肌瓣容易获取，并且在大多数情况下近端血管不会被以前的手术所破坏，可以保持清创后创面组织内的良好血供，另一方面可以避免进一步损伤臀中肌，保留一定的髋外展功能，此外股外侧肌游离充填清创术后残留的腔隙，仍然能够保留股四头肌保持良好的功能。

髋关节切除成形术在治疗假体周围感染方面具有良好的临床疗效（图 7-143），文献报道感染控制率为 86%～100%。在一项关于髋关节置换术失败后 120 例慢性感染的研究中，Suda 和 Hepperd 评估了髋关节切除成形术在控制感染方面的临床疗效，所有患者均采用游离股外侧肌肌瓣充填清创及假体取出后残留腔隙，并使用铆钉将股外侧肌肌瓣固定在髋臼缘上，结果所有患者感染均得到控制。临床上，关节置换术后假体周围感染病例在治疗方面，感染的控制重于关节功能的重建。尽管髋关节切除成形术后患者临床功能较差，但是能够控制感染，并且能够使患者获得长期的疼痛缓解，此外，由于髋关节周围肌肉等软组织丰富，仍然能够维持一定程度的稳定及下肢负重活动功能，因此该手术方案是髋关节置换术后感染治疗失败后的重要挽救措施，但是需要严格控制适应证，仅能用于少数感染不能控制或者不能接受反复手术病例。

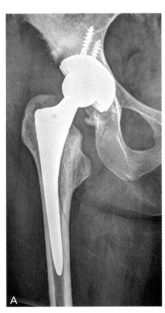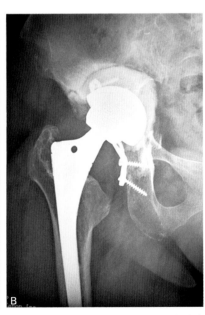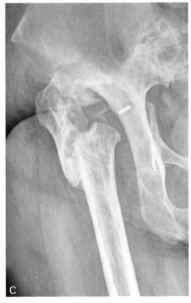

图 7-143　髋关节置换感染治疗失败后行髋关节切除成形术。患者为 58 岁中年女性，右侧髋关节置换术后假体周围慢性感染，病原菌为金黄色葡萄球菌。A. 初次全髋关节置换术后 3 年发生假体周围慢性感染，X 线片显示髋臼骨破坏，关节腔肿胀；B. 经过反复多次清创后感染仍不能控制，二次翻修术后 1 年，髋臼侧大量骨缺损，感染复发，关节腔肿胀；C. 髋关节切除成形术后 2 年，感染控制，疼痛缓解，右髋能够负重站立行走，轻度疼痛

（二）膝关节切除成形术

膝关节由于周围肌肉等软组织较少，关节稳定的维系依赖于骨骼支持以及韧带结构，对于膝关节置换术后假体周围感染治疗失败病例，由于感染破坏以及多次手术等因素，膝关节切除成形术难以获得稳定的膝关节，导致术后临床功能差。但是感染的治疗是首要考虑因素，对于膝关节置换术后无法控制的局部慢性感染患者，该手术是一种重要的挽救性治疗方案（图7-144）。手术通常采用膝前正中纵行切口，彻底清创感染滑膜、死骨及异物，包括假体、骨水泥及缝线，并用缝线或钢针尽可能对合骨面，避免形成无效腔同时最大限度获得稳定性，术后用管型石膏固定下肢 6 个月，其间患者允许部分负重。膝关节切除成形术后感染治愈率较高，临床功能因不同程度不稳，站立位轻中度疼痛，功能不良。既往研究报道 26 例膝关节感染治疗失败后采取膝关节切除成形术的临床疗效，感染治愈率为 89%，5 例能够在没有膝关节外部支持情况下行走，15 例需要在支具的辅助下行走。

二、关节融合术

对于关节置换术后假体周围慢性感染治疗失败

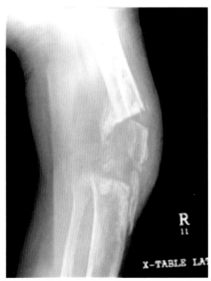

图 7-144　膝关节置换术后假体周围慢性感染，治疗失败后采取膝关节切除成形术

的患者，关节融合术也是一项可供选择的挽救性治疗措施。关节融合术可以获得稳定的关节，消除疼痛，同时能够满足肢体负重功能。因此，对于一般健康状况不佳，感染无法控制，或者药物滥用、免疫缺陷、活动受限以及阿尔茨海默病等不适合关节翻修术的情形，都是关节融合手术的适应证。关节融合术的绝对禁忌证是活动性感染，在进行关节融合术前应彻底治疗感染并维持无活动性感染数月以上。相对禁忌证包括腰骶椎、同侧或对侧髋、膝关节严重退行性改变或已经融合。

（一）髋关节融合术

髋关节融合的绝对禁忌证是髋关节的活动性化脓感染，在感染控制 12 个月后才可以考虑行融合术，相对禁忌证包括下腰椎、对侧髋关节或同侧膝关节严重退行性改变。对于髋关节置换术后假体周围慢性感染治疗失败病例是髋关节融合的适应证，许多学者推荐进行分期手术完成关节融合，并且这类患者通常伴随着慢性感染所致的骨破坏和严重骨缺损，由此为关节融合带来了巨大困难，常规的松质骨螺钉固定关节融合术以及眼镜蛇形钢板固定关节融合术等因髋臼骨缺损和股骨头颈缺失均难以获得满意的固定。

Abbott 和 Fischer 在 1931 年设计了一种髋关节融合的手术方式，适用于这类严重骨缺损患者。手术一般包括完全外展条件下固定髋关节和通过股骨大转子下截骨确定最后的位置两个阶段。第一阶段，在髋关节切除成形术感染治愈基础上，行髋关节清理，清除所有的髋臼内瘢痕组织，并打磨硬化的骨面，同时去除大转子表面的软组织和骨皮质，直至有出血的骨松质，然后下肢外展位将大转子插入准备好的髋臼中，使用钢板螺钉跨关节固定髋臼和股骨近端，并用自体髂骨移植填满大转子与髋臼窝接触面间任何残留的空间。这种术式与一般髋关节融合术相比，髋关节外展固定角度大，为保证髋臼窝与大转子间骨面准确对合，一般需外展 45°，某些患者甚至外展角度更大，术后用髋"人"字石膏固定。第二阶段，通过转子下截骨确定最后的位置，当临床和影像学证实融合牢固后，在股直肌和骨外侧肌之间切开骨膜，在小转子下 5 cm 处行横行截骨，截断股骨干直径 3/4，并小心使股骨内侧皮质骨折，内收并使股骨干轻度向内侧移位，以使骨折近端部分的内侧皮质能嵌入骨折远端的髓腔内，并将髋关节固定于 5°～10°的外展、35°的屈曲和 10°的外旋位置。

（二）膝关节融合术

膝关节置换术后假体周围慢性感染治疗失败患者采取膝关节融合术，可以达到肢体稳定、能够负重活动并且无痛的目的，尽管肢体会有一定程度的短缩，但是文献报道感染融合术后患者可以达到二期翻修患者相似的牛津功能评分。膝关节置换感染治疗失败后行膝关节融合的适应证包括：功能要求高但病变局限于关节、年轻、伸膝装置功能丧失、软组织覆盖差、免疫缺陷以及致病菌毒力强的患者。相对禁忌证包括同侧髋关节或者踝关节、对侧膝关节炎或截肢术后、有严重的大段骨缺损。在融合方式的选择方面，可以选择外固定、髓内针和钢板螺钉等，骨量的多少和骨质条件对选择固定方式和确定是否植骨非常重要，同时术中的经验对手术方式的选择也非常重要，与关节假体周围感染行翻修术的原则一致，可以根据患者一般情况、细菌毒力和局部组织状况选择进行一期或二期融合术。由于全膝关节置换术后感染导致骨破坏，这类患者存在不同程度骨缺损，导致手术难度增加，融合率下降。一项荟萃分析研究指出，外固定融合率为64%，髓内针融合率为95%，革兰阳性菌感染预后较好，融合率为 100%，而混合感染或革兰阴性菌感染的融合率为 73%。

外固定加压膝关节融合术通常适用于骨量丢失较少，股骨远端和胫骨近端松质骨具有较大接触面并且有足够骨皮质患者，其主要优点包括软组织剥离少、有足够的切口入路、固定融合部位可获得良好而稳定的加压、可在感染关节远端和近端实施固定，缺点包括针道感染、插针时可能损伤血管神经、稳定性有效、患者适应性差、需要提早拆除固定以及拔针后应力增高效应。尽管外固定支架存在诸多缺点，由于其可以跨感染关节在近端和远端实施加压固定，外固定支架是一期融合的最佳治疗选择。手术一般选用前正中切口，清除假体、所有骨水泥、炎症滑膜和缺乏血供的瘢痕组织，适当修整股骨远端和胫骨骨面，避免截骨同时尽可能增加骨面接触面积。膝关节维持在屈曲 10°，外翻 0°～5°位置融合。环形外固定架有股骨和胫骨交叉针组成，为避免血管神经损伤，股骨侧进针由内向外，胫骨侧进针由外向内。术后鼓励患者部分负重，临床骨折愈合时去除外固定支架，通常需要 3 个月时间。然后佩戴长腿管型石膏或膝关节支具，逐渐增加负重直至 X 线片显示骨性愈合为止（图 7-145）。

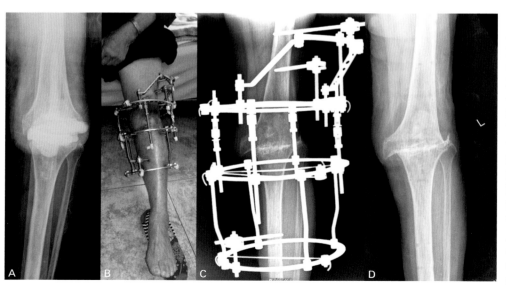

图 7-145　膝关节置换术后感染治疗失败后行Illizarov 外固定膝关节融合术。患者，68 岁，女性，左侧全膝关节置换术后 3个月确诊假体周围慢性感染，病原菌为鲍曼不动杆菌，经反复清创、抗生素骨水泥植入后感染无法控制。A. 假体取出抗生素骨水泥植入术后 X 线片；B. 外固定支架融合膝关节术后的下肢照片；C. 膝关节融合术后 6 个月 X 线片，显示膝关节已骨性融合；D. 膝关节融合术后 1年 X 线片，显示膝关节已完全骨性融合

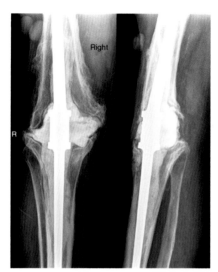

图 7-146　右膝关节置换术后假体周围慢性感染治疗失败后，采取髓内针固定膝关节融合术

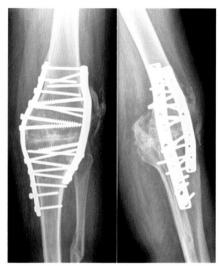

图 7-147　膝关节钢板螺钉内固定融合术后

髓内针固定是膝关节融合术的另一种选择，大多数学者推荐二期融合（图 7-146），首先完全清创、取出假体并静脉输注抗生素 4～6 周，该阶段可选用抗生素链珠或抗生素骨水泥 spacer，停抗生素治疗 2 周后再反复关节腔穿刺，细菌培养结果阴性时再行髓内针固定的膝关节融合。其优点主要包括：术后可以即刻部分负重，患者可以早期下地，不需要外部制动，并且融合率可靠；与外固定支架相比，无针道感染和外固定支架适应性问题；髓内针可动力化加压，有应力分散作用；对骨质疏松患者，髓内针仍然能够提供良好的稳定性；由于通常采取二期融合，因此再次清创后可将髌骨和自体髂骨填塞于股骨和胫骨中间，增加融合率，同时避免肢体过度短缩。但同时髓内针固定也存在一些缺点，主要包括：通过髓腔可能使膝关节局部感染扩散的可能，尤其是对诊断不明的持续感染；手术操作难度较大，对术中经验要求较高，髓内针直径选择不当或者股骨/胫骨合并畸形时容易出现术中骨折；近端髓内针移位需要将其取出，髓内针固定难以获得精确的力线。

钢板螺钉内固定是膝关节融合术的另一种选择，通常选择两个长钢板从两个平面进行固定（图 7-147）。与髓内针固定融合一样，推荐二期融合，待感染控制后再行固定融合。优点包括：手术操作

技术难度相对较低，尤其适用于合并股骨或胫骨畸形患者；通过钢板可以对融合处进行加压，提供最为牢固的固定；可以将髌骨和自体髂骨固定到融合间隙，提高融合率和减少自体短缩。缺点包括：钢板螺钉固定显露过程中将增加骨膜等软组织损害，可能影响股骨和胫骨融合骨面血液供应，从而影响骨的愈合能力；严重骨质疏松患者可能出现固定失效，从而导致融合失败。

三、截肢术

截肢术是治疗假体周围感染不能控制的最终的挽救措施，适用于全膝关节置换术后感染治疗失败病例，也适用于全髋关节置换术后感染治疗失败病例。由于截肢后造成严重残疾，对患者身心带来巨大创伤，因此通常只有当感染威胁生命，且不能通过其他方式控制时，才可以考虑截肢术，或者骨和软组织缺损程度严重，其他治疗方案（如关节融合）均不能处理时，也可以考虑截肢术。最常见的采用截肢术的原因包括反复翻修而感染不能控制，严重骨量丢失以至于融合术不能进行或难以忍受的疼痛。在感染治疗早期骨量充足时进行关节融合，而不是在有慢性感染的情况下反复进行翻修手术，有助于减少全膝关节置换术后感染治疗失败后截肢的发生率。关节置换术后感染截肢的发生率目前没

有研究报道。全髋关节置换术后截肢的发生率为（1～10）/10 000。而全膝关节和踝关节置换术后截肢的发生率相对较全髋关节更高。老年患者在膝上截肢术后的功能表现非常有限，其中超过一半的截肢患者需依靠轮椅生活。

三、总结

感染是关节置换术的灾难性并发症，尽管近年来随着手术技术进步、垂直层流手术室推广以及预防性使用抗生素等诸多措施的应用，感染的发生率较以前有显著下降，并且随着新的诊疗技术发展和全世界学者的深入研究，目前我们对感染的认识较以前也有了显著进步，但是仍然有部分患者关节置换术后感染不能控制。对于这部分感染治疗失败患者，我们需要考虑关节切除成形术、关节融合术和截肢术等最后的挽救性治疗方案。

（周宗科）

参 考 文 献

［1］ Sukeik M，Patel S，Haddad F S. Aggressive early debridement for treatment of acutely infected cemented total hip arthroplasty ［J］. Clinical Orthopaedics & Related Research，2012，470（11）：3164 - 3170.

［2］ Similar outcomes between two-stage revisions for infection and aseptic hip revisions ［J］. International Orthopaedics，2016，40（3）：459 - 464.

［3］ Lew D P，Waldvogel F A. Osteomyelitis.［J］. Lancet，1997，336（14）：369 - 379.

［4］ Clegg J. The results of the pseudarthrosis after removal of an infected total hip prosthesis ［J］. The Bone & Joint Journal，1977，59（3）：298 - 301.

［5］ Suda A J，Heppert V. Vastus lateralis muscle flap for infected hips after resection arthroplasty ［J］. Journal of Bone and Joint Surgery，British Volume，2010，92-B（12）：1654 - 1658.

［6］ Castellanos J，Flores X，M. Llusà，et al. The GirdLestone pseudarthrosis in the treatment of infected hip replacements ［J］. International Orthopaedics，1998，22（3）：178 - 181.

［7］ Bourne R B，Hunter G A，Rorabeck C H，et al. A six-year follow-up of infected total hip replacements managed by GirdLestone's arthroplasty ［J］. The Bone & Joint Journal，1984，66（3）：340 - 343.

［8］ Leone J M，Hanssen A D. Management of infection at the site of a total knee arthroplasty ［J］. Journal of Bone & Joint Surgery，American Volume，2005，87（10）：449 - 461.

［9］ Blom A. Infection after total hip arthroplasty. The Avon Experience ［J］. Journal of Bone & Joint Surgery，British Volume，2003，85（7）：956 - 959.

［10］ Ramazzini-Castro R，Pons-Cabrafiga M. Knee arthrodesis in rescue surgery：a study of 18 cases ［J］. Rev Esp Cir Ortop Traumatol，2013，57（1）：45 - 52.

［11］ Nichols S J，Landon G C，Tullos H S. Arthrodesis with dual plates after failed total knee arthroplasty ［J］. The Journal of Bone and Joint Surgery，1991，73（7）：1020 - 1024.

［12］ Soohoo N F. Comparison of reoperation rates following ankle arthrodesis and total ankle arthroplasty ［J］. Journal of Bone & Joint Surgery American Volume，2007，89（10）：2143 - 2149.

［13］ Buchholz H，Elson R，Engelbrecht E，et al. Management of deep infection of total hip replacement ［J］. Journal of Bone and Joint Surgery，British Volume，1981，63-B（3）：342 - 353.

第七节　一期翻修治疗假体周围感染的德国经验

全关节置换术（total joint arthroplasty，TJA）术后假体周围感染（PJI）的治疗仍然是骨科医生面临的挑战。文献中报道的感染率（PJI）高达3.0%，并很可能在未来几十年内继续增高。根据微生物学检查结果、临床检查结果和感染的特征，有不同的治疗方案可供选择。在慢性 PJI 的情况下，进行内植物的更换和软组织的清创是必要的，在急性感染症状存在少于 3 周的情况下，清创冲洗保留假体（DAIR）的手术可以获得成功。两种治疗方案都需要结合抗生素治疗数周，具体时间长短取决于病原微生物的抗生素易感性。

对于症状超过 3 周的慢性 PJI，按照感染治疗的原则进行翻修手术是正确的治疗选择。这类感染性翻修手术可以一期完成，也可以分为两期或多次手术来完成。二期翻修被认为是金标准，在许多国家是首选的手术方案。自 20 世纪 70 年代由 Buchholtz 在 Endo-Klinik 建立了感染性一期关节翻修手术以来，这种手术治疗方式已经获得了越来越多的普及。目前，在 Endo-Klinik，约 85％的 PJI 患者接受一期翻修手术治疗。最近的研究显示，一期感染性翻修和二期感染性翻修具有相似的成功率。

一、一期翻修的适应证

一期和二期感染性翻修的目的都是治疗感染和恢复关节功能。根据诊断性检查和临床检查的结果，选择其中一个治疗方法。自从 20 世纪 70 年代第一个一期感染性翻修手术以来，Endo-Klinik 遵循严格的方案来执行这个手术。先决条件是对病原菌和其药物敏感性的了解，以及一个由经验丰富的微生物专家制订的清晰的针对每位患者的局部和全身性抗生素治疗方案。

一期感染性翻修的禁忌证包括：①术前病原菌未知。②软组织感染扩大延伸至神经血管束。③无法得到需要用的抗生素。④先前两次或两次以上尝试一期翻修失败。⑤致病菌高度耐药。

二、诊断

有时，有渗出的窦道是假体周围感染的明显迹象（图 7-148）。然而，因为 PJI 最常见的症状之一仍是受影响的关节的非特异性疼痛，诊断 PJI 仍然是个挑战。通常，临床和影像学检查结果不能表明感染。但有时，感染的迹象可以从平片上看出来（7－149）。如果有以下症状，应该进行针对 PJI 的诊断性辅助检查：①受累关节的不明原因疼痛。②发热、夜间盗汗、非正常的体重减轻或疲劳。③CRP 水平升高。④关节置换术后 1 年内出现假体松动。

对于成功的治疗来说，及时的 PJI 诊断以及合适的手术和抗生素治疗方案是必备条件。为了实现早期诊断的目的，关节穿刺抽液是查明细菌及其抗

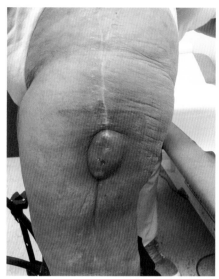

图 7-148　在髋关节假体感染患者的手术瘢痕当中形成的明显肿胀渗液的窦道

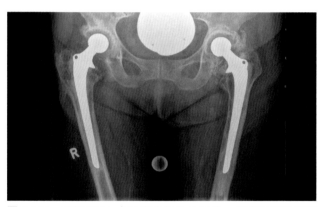

图 7-149　左侧 THA 术后感染的骨盆平片。图中可见松动和异位骨化等感染的征象

生素耐药性的最有效的方法。建议在穿刺前至少停用 2 周抗生素，然后将滑液孵育培养至少 14 天。PJI 的辅助诊断方法包括几种旨在可靠地检测感染的实验室检查。根据美国骨骼肌肉感染学会（MSIS）的指南，国际共识小组（ICG）提供了检测 PJI 的高度精确性的新标准。根据这些指南，如果患者在关节置换术后出现不明原因的不适主诉，建议使用不同的诊断性检查进行鉴别诊断。

（1）监测 CRP 和 ESR。

（2）髋关节或膝关节穿刺培养（孵育时间延长到至少 14 天，穿刺前患者抗生素至少停药 2 周）。

（3）滑液的分析包括细胞计数和白细胞酯酶条带试验（LE-test）＋＋或＋＋＋。

（4）如果可能的话，进行 α-防御素的测定。

（5）中性粒细胞百分比（PMN）。

（6）在培养结果阴性的情况下，如果存在明显的感染迹象或已有外院的阳性培养结果，则重复穿刺抽液。

（7）反复穿刺结果阴性及 PJI 体征持续存在的条件下，对受累关节进行开放活检。

这些检查的结果是相互关联的。为了便于诊断，制订诊断标准的专家工作组已经将这些结果分为主要标准和次要标准。如果出现一个主要标准或 5 个次要标准中的 3 个，那么 PJI 是存在的（表 7-7）。

表 7-7　PJI 的诊断标准

主要标准	次要标准
两份关节假体周围组织标本的阳性培养，并为同一表型的微生物	升高的血清 CRP 和 ESR
	升高的关节液白细胞计数或白细胞脂酶++及以上
存在与关节相通的窦道	升高的关节液多形核白细胞百分比
	单个标本培养阳性
	假体周围组织的组织学分析阳性

在过去的几年中，不同的新的诊断性检查不断出现，来提高诊断 PJI 的准确性。新的血清学和滑液标志物已经被发现。例如，已知用来诊断血栓栓塞的血液中的 D-二聚体，似乎也是 PJI 的准确标记物，并表现出优于 ESR 和 CRP 的性能。此外，α-防御素（由中性粒细胞释放的响应病原体的抗菌肽）的引入作为滑液标志物显示出了非常可靠的结果。α-防御素可以通过 ELISA 或侧向层析试验进行判定。几项研究证明了 α-防御素在 ELISA 和侧向层析试验中均表现出诊断 PJI 的较高的准确性。然而，这些测试无法识别感染的致病细菌。作为一种新型的分子原理技术，（多重）聚合酶链式反应（PCR）受到越来越多的欢迎。因为它可以在数小时内检测到细菌，甚至在某些已经使用抗生素的情况下也可以检测到细菌。然而，最近的研究显示，

与 α-防御素测试相比，PCR 检测的敏感性和特异性较低。最近，通过进行二代测序对细菌基因组分析表现出有希望的结果，并且可能在不久的将来是最好和最敏感的工具。Endo-Klinik 常规进行关节穿刺抽液检查，进行关节液培养、细胞计数分析及 PMN 百分比、白细胞脂酶检测和 α-防御素测定。在特殊情况下，如急性脓毒血症的患者和在接受抗生素治疗的情况下，还会进行多重 PCR 检测。

此外，影像学诊断可以用来辅助在可疑病例中增加更多诊断信息。在各种成像技术中，白细胞闪烁成像的表现似乎优于 CT、MRI、氟脱氧葡萄糖正电子发射断层扫描（FDG PET）、抗粒细胞闪烁成像和骨闪烁成像。其敏感性和特异性被报道分别为 88% 和 92%。

三、一期感染性翻修

只有在细菌及其对抗生素的耐药性已知的情况下，才应考虑一期感染性翻修。严格的 Endo-Klinik 方案旨在提供一个快速可靠的 PJI 病原学诊断。一旦细菌及其药物敏感性的证据被获得，就可以与经验丰富的微生物学家一起来计划一期感染性翻修，以建立全身和局部抗生素治疗方案。另一个先决条件是医院内部完美的协调机制。与此同时，手术必须进行彻底清创和清除所有异物。如果即使在反复穿刺抽液或开放活检后仍无法在术前检测到病原菌，则必须进行分期感染性翻修手术。

四、一期感染翻修的手术步骤

（一）假体取出和清创

在标准的消毒铺巾后，如果可能的话，应在皮肤切口处进行完整的瘢痕切除。应沿窦道的路径清理至关节囊，将窦道整合入皮肤切口及入路当中（图 7-150）。如需两个切口，应在它们之间保持足够的距离。如果可能的话，建议使用之前手术的切口。

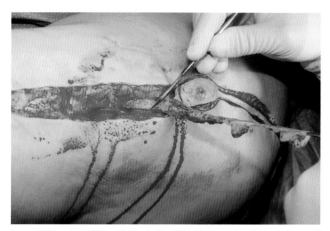

图 7-150 窦道的切除应在设计皮肤切口的时候予以一并考虑

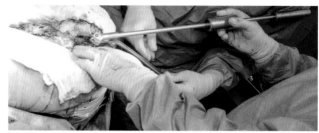

图 7-151 一种特殊设计的回敲滑锤，可以用微型螺丝进行调节以使其接头能与股骨假体锥部适应匹配，实现两者之间的可靠连接

所有可疑的组织都必须被切除，即使这可能会导致功能丧失。常规至少需取 6 个组织样本进行进一步的微生物和组织学检查，并将术前穿刺培养的结果与术中标本进行比较。

一般来说，与骨长入良好的牢固固定非骨水泥假体相比，取出骨水泥假体通常更容易，也没有那么大的破坏性。

牢固固定的非骨水泥假体有时需要进行纵向截骨或者骨皮质开窗，以便于进入骨与假体之间的界面。高速磨钻和弧形锯片可以给假体取出带来帮助。即使取出手术进行得非常小心，也有可能造成骨质破坏和相关的骨丢失，从而导致功能丧失。

在取骨水泥假体时，必须将骨水泥鞘和远端限制器全部取出。带锥形刀头的直柄窄骨刀有助于取出骨水泥。推荐使用各种不同大小和刀头形状的骨刀（例如 Lambotte 系列骨刀）。通过使用多种骨刀，可以将股骨柄小心地从骨水泥鞘中取出来。这种技术造成的破坏要小于用打拔器直接回敲取出所造成的破坏。使用特殊工具更容易成功取出假体。

因此，我们医院自己研发了一种通用的股骨柄取出工具，这种工具可以通过几枚微型螺钉牢固地固定在假体的锥部上面（图 7-151）。我们也设计了特殊的骨刀、咬骨钳、刮匙、扩髓铰刀以及长钻头，用来取除骨水泥。对于感染 THA，倒钩型的骨刀可以通过髓腔内的通道进行操作，方便取除剩余的骨水泥。在假体和所有的内植物都被取出后，

就可以进行彻底的清创了，因为有些组织在假体还在位时很难被去除。此外，骨溶解病灶或没有活力的骨组织也应当予以清除。在采集组织标本、清创和清除所有异物后，静脉抗生素可以开始使用。然后用浸过聚己缩胍的纱布填塞骨床。建议在整个手术过程中使用脉冲冲洗。之后，用纱布填充覆盖整个伤口，然后进行重新铺巾。灯柄、吸引器和电刀头应该被更换，因为它们的污染率很高。在再植入假体之前，整个手术团队成员都应该重新洗手穿手术衣，并使用新的器械。

（二）假体再植入

在广泛的骨缺损的情况下，使用钽及同种异体骨移植，甚至是使用巨大的骨水泥髋臼假体都是可能的。根据组织缺损的情况，如股骨近端或外展肌机制的缺失，可能需要置入双动髋臼杯或髋关节融合钉。在 Endo-Klinik，用含抗生素的骨水泥固定假体是首选的再植入手术方法，以使抗生素能够从骨水泥中洗脱之后达到较高的局部浓度。同时，根据细菌的药敏特点，制备骨水泥时选择添加合适的抗菌药物。抗生素以粉剂形式添加，其添加量不得超过聚甲基丙烯酸甲酯（PMMA）粉剂的 10%。需要注意的是，抗生素的加入可以改变水泥的聚合反应，缩短固化时间。为了获得最佳的骨水泥界面，应当使用标准的现代骨水泥技术来植入新的假体。

五、术后处理及康复

术后静脉抗生素应用 12～14 天（链球菌除

外)。抗生素治疗方案有可能需要根据术中采集样本的培养结果进行修改调整。如果抗生素需要更长时间地使用，外科医生必须考虑潜在的并发症风险。根据软组织和骨组织的条件，需要进行个体化的物理治疗。一期翻修的一个优点是患者可以进行早期活动和立即进行物理治疗。全部或依靠拐杖的部分负重必须依据术中发现来决定。在大多数情况下，允许完全负重。引流管通常在术后 2 天被拔除，引流管的头部通常被送到微生物室进行培养。患者在我们医院一直住院到伤口愈合和缝线拆除为止。通常这需要 14 天。任何伤口愈合问题或持续感染的迹象一旦出现，都必须进行再次翻修手术。

六、临床结果

一期感染性翻修仍然是一个具有挑战性的手术，应该只能由经验丰富的外科医生进行，从而降低血管和神经损伤的风险。感染性翻修后的主要并发症是再感染或感染持续存在，这可能导致需要进一步的多次手术，有时会以受累肢体截肢作为治疗终结，尤其是在巨大假体（mega implants）感染的病例上（如全股骨置换、TFR）、软组织不愈合和威胁生命的全身败血症的情况下。在 Endo-Klinik，我们做这类截肢手术一般都是针对之前多次感染性手术的患者，由于感染的持续存在，以及由于骨和软组织的广泛缺损，使得进一步关节翻修手术成为不可能。例如，最近的一项研究统计了膝关节置换术失败后截肢的发生率为 0.018%，其中 83.0% 是由于 PJI 引起的。

持续感染的情况下还存在其他替代治疗方案。在有严重合并症、感染性关节翻修术不可行的患者中，可以选择长期抗生素抑制治疗。这种处理方法的进一步的选择标准是病原体的低毒力和良好的口服抗生素敏感性。通过仔细选择患者，有报道发现，经过 52.6 个月的随访，该方法的成功率为

86.0%。然而，在一项涉及更多患者的研究中也发现，该方法的成功率低于 20%。

另一种治疗方法是关节永久切除成形术，去除所有异物、清创之后，不重新植入新的假体。这种手术的适应证非常有限，我们很少做这种手术。这种疗法的适应证可能包括需求低、需要坐着的残疾患者。文献中，其感染控制率为 80%～100%，患者满意度为 13%～83%。

综上所述，感染一期翻修术越来越受欢迎，但仍很少进行。自从我们医院开始开展这一手术以来，在 85% 的关节置换术后感染的患者中，我们遵循了这一严格的方案。在我们看来，这种手术方法提供了一些优势，如不必进行第二次手术，减少住院时间和抗生素的持续时间。此外，患者功能恢复较早，住院费用也经常可降低。最近的一项研究表明，与两期感染翻修对照组相比，一期感染翻修的失血更少，异体输血率更低。因此，较高的失血和输血后的全身并发症也可以减少，这使得一期翻修手术也适合合并症较多的老年患者。

二期感染性翻修被认为是感染性翻修术的"金标准"，但目前的研究表明，该手术与一期感染翻修的结果相当。有几篇文章显示，两种手术方案在感染控制率方面没有显著差异，并且指出，在经过选择的患者中，一期感染性翻修可能具有最佳的治疗结果。

我们认为，一期感染性翻修将因其优势而变得更受欢迎。然而，术前必须确定致病菌及其耐药性。成功与否取决于明确合理的医院内医疗组织结构、外科医生和微生物学家的经验以及个性化的术后患者管理。

（Christian Lausmann, Mustafa Citak, Lars Frommelt, Thorsten Gehrke. 德国汉堡 Helios ENDO-Klinik 骨科）

通讯作者：Christian Lausmann, MD
单位：Department of Orthopaedic Surgery, Helios ENDO-Klinik Hamburg
地址：Holstenstraße 2, 22767 Hamburg, Germany
E-Mail：Christian. lausmann@helios-gesundheit. de

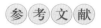

[1] Hanssen A D, Osmon D R, Nelson C L. Prevention of deep periprosthetic joint infection [J]. Instr Course Lect, 1997, 46: 555 - 567.

[2] Kurtz S, Ong K, Lau E, et al. Projections of primary and revision hip and knee arthroplasty in the United States from 2005 to 2030[J]. J Bone Joint Surg Am, 2007, 89(4): 780 - 785.

[3] Salvati E A, Gonzalez Della Valle A, Masri B A, et al. The infected total hip arthroplasty [J]. Instr Course Lect, 2003, 52: 223 - 245.

[4] Romano C L, Manzi G, Logoluso N, et al. Value of debridement and irrigation for the treatment of peri-prosthetic infections. A systematic review [J]. Hip Int, 2012, 22 Suppl 8: S19 - S24.

[5] Gehrke T, Zahar A, Kendoff D. One-stage exchange: it all began here [J]. Bone Joint J, 2013, 95-B(11 Suppl A): 77 - 83.

[6] Zahar A, Gehrke T A. One-stage revision for infected total hip arthroplasty [J]. Orthop Clin North Am, 2016, 47(1): 11 - 18.

[7] Zahar A, Kendoff D O, Klatte T O, et al. Can good infection control be obtained in one-stage exchange of the infected tka to a rotating hinge design? 10-year results [J]. Clin Orthop Relat Res, 2016, 474(1): 81 - 87.

[8] Mortazavi S M, Vegari D, Ho A, et al. Two-stage exchange arthroplasty for infected total knee arthroplasty: predictors of failure [J]. Clin Orthop Relat Res, 2011, 469(11): 3049 - 3054.

[9] Haddad F S, Sukeik M, Alazzawi S. Is single-stage revision according to a strict protocol effective in treatment of chronic knee arthroplasty infections? [J]. Clin Orthop Relat Res, 2015, 473(1): 8 - 14.

[10] George D A, Logoluso N, Castellini G, et al. Does cemented or cementless single-stage exchange arthroplasty of chronic periprosthetic hip infections provide similar infection rates to a two-stage? A systematic review [J]. BMC Infect Dis, 2016, 16 (1): 553.

[11] Schafer P, Fink B, Sandow D, et al. Prolonged bacterial culture to identify late periprosthetic joint infection: a promising strategy [J]. Clin Infect Dis, 2008, 47(11): 1403 - 1409.

[12] Parvizi J, Zmistowski B, Berbari E F, et al. New definition for periprosthetic joint infection: from the Workgroup of the Musculoskeletal Infection Society [J]. Clin Orthop Relat Res, 2011, 469(11): 2992 - 2994.

[13] Parvizi J, Gehrke T, International Consensus Group on Periprosthetic Joint Infection. Definition of periprosthetic joint infection [J]. J Arthroplasty, 2014, 29(7): 1331.

[14] Parvizi J, Ghanem E, Menashe S, et al. Periprosthetic infection: what are the diagnostic challenges? [J]. J Bone Joint Surg Am, 2006, 88 Suppl 4: 138 - 147.

[15] Della Valle C, Parvizi J, Bauer T W, et al. American Academy of Orthopaedic Surgeons clinical practice guideline on: the diagnosis of periprosthetic joint infections of the hip and knee [J]. J Bone Joint Surg Am, 2011, 93(14): 1355 - 1357.

[16] Ghanem E, Parvizi J, Burnett R S, et al. Cell count and differential of aspirated fluid in the diagnosis of infection at the site of total knee arthroplasty [J]. J Bone Joint Surg Am, 2008, 90(8): 1637 - 1643.

[17] Springer B D. The Diagnosis of Periprosthetic Joint infection [J]. J Arthroplasty, 2015, 30(6): 908 - 911.

[18] Fink B, Makowiak C, Fuerst M, et al. The value of synovial biopsy, joint aspiration and C-reactive protein in the diagnosis of late peri-prosthetic infection of total knee replacements [J]. J Bone Joint Surg Br, 2008, 90(7): 874 - 878.

[19] Shahi A, Kheir M M, Tarabichi M, et al. Serum D-dimer test is promising for the diagnosis of periprosthetic joint infection and timing of reimplantation [J]. J Bone Joint Surg Am, 2017, 99 (17): 1419 - 1427.

[20] Deirmengian C, Kardos K, Kilmartin P, et al. Combined measurement of synovial fluid alpha-Defensin and C-reactive protein levels: highly accurate for diagnosing periprosthetic joint infection [J]. J Bone Joint Surg Am, 2014, 96(17): 1439 - 1445.

[21] Bingham J, Clarke H, Spangehl M, et al. The alpha defensin-1 biomarker assay can be used to evaluate the potentially infected total joint arthroplasty [J]. Clin Orthop Relat Res, 2014, 472 (12): 4006 - 4009.

[22] Frangiamore S J, Gajewski N D, Saleh A, et al. Alpha-defensin accuracy to diagnose periprosthetic joint infection-best available test? [J]. J Arthroplasty, 2016, 31(2): 456 - 460.

[23] Kanwar S, Al-Mansoori A A, Chand M R, et al. What is the optimal criteria to use for detecting periprosthetic joint infections before total joint arthroplasty? [J]. J Arthroplasty, 2018, 33 (7S): S201 - S204.

[24] Bonanzinga T, Zahar A, Dutsch M, et al. How Reliable is the alpha-defensin immunoassay test for diagnosing periprosthetic joint infection? A prospective study [J]. Clin Orthop Relat Res, 2017, 475(2): 408 - 415.

[25] Renz N, Yermak K, Perka C, et al. Alpha defensin lateral flow test for diagnosis of periprosthetic joint infection: not a screening but a confirmatory test [J]. J Bone Joint Surg Am, 2018, 100(9): 742 - 750.

[26] Berger P, Van Cauter M, Driesen R, et al. Diagnosis of prosthetic joint infection with alpha-defensin using a lateral flow device: a multicentre study [J]. Bone Joint J, 2017, 99-B(9): 1176 - 1182.

[27] Gehrke T, Lausmann C, Citak M, et al. The accuracy of the alpha defensin lateral flow device for diagnosis of periprosthetic joint infection: comparison with a gold standard [J]. J Bone Joint Surg Am, 2018, 100(1): 42 - 48.

[28] Achermann Y, Vogt M, Leunig M, et al. Improved diagnosis of periprosthetic joint infection by multiplex PCR of sonication fluid from removed implants [J]. J Clin Microbiol, 2010, 48(4): 1208 - 1214.

[29] Lausmann C, Zahar A, Citak M, et al. Are there benefits in early diagnosis of prosthetic joint infection with multiplex polymerase chain reaction? [J]. J Bone Jt Infect, 2017, 2(4): 175 - 183.

[30] Villa F, Toscano M, De Vecchi E, et al. Reliability of a multiplex PCR system for diagnosis of early and late prosthetic joint infections before and after broth enrichment [J]. Int J Med Microbiol, 2017, 307(6): 363 - 370.

[31] Qu X, Zhai Z, Li H, et al. PCR-based diagnosis of prosthetic

joint infection [J]. J Clin Microbiol, 2013, 51(8): 2742 - 2746.

[32] Tarabichi M, Shohat N, Goswami K, et al. Diagnosis of periprosthetic joint infection: the potential of next-generation sequencing [J]. J Bone Joint Surg Am, 2018, 100(2): 147 - 154.

[33] Verberne S J, Raijmakers P G, Temmerman O P. The accuracy of imaging techniques in the assessment of periprosthetic hip infection: a systematic review and meta-analysis [J]. J Bone Joint Surg Am, 2016, 98(19): 1638 - 1645.

[34] Spangehl M J, Masri B A, O'Connell J X, et al. Prospective analysis of preoperative and intraoperative investigations for the diagnosis of infection at the sites of two hundred and two revision total hip arthroplasties [J]. J Bone Joint Surg Am, 1999, 81(5): 672 - 683.

[35] Abdelaziz H, Zahar A, Lausmann C, et al. High bacterial contamination rate of electrocautery tips during total hip and knee arthroplasty [J]. Int Orthop, 2018, 42(4): 755 - 760.

[36] Hoad-Reddick D A, Evans C R, Norman P, et al. Is there a role for extended antibiotic therapy in a two-stage revision of the infected knee arthroplasty? [J]. J Bone Joint Surg Br, 2005, 87(2): 171 - 174.

[37] Forrest G N, Tamura K. Rifampin combination therapy for nonmycobacterial infections [J]. Clin Microbiol Rev, 2010, 23(1): 14 - 34.

[38] Zalavras C G, Rigopoulos N, Ahlmann E, et al. Hip disarticulation for severe lower extremity infections [J]. Clin Orthop Relat Res, 2009, 467(7): 1721 - 1726.

[39] Gottfriedsen T B, Schroder H M, Odgaard A. Transfemoral amputation after failure of knee arthroplasty: a nationwide register-based study [J]. J Bone Joint Surg Am, 2016, 98(23): 1962 - 1969.

[40] Rao N, Crossett L S, Sinha R K, et al. Long-term suppression of infection in total joint arthroplasty [J]. Clin Orthop Relat Res, 2003, (414): 55 - 60.

[41] Bengtson S, Knutson K. The infected knee arthroplasty. A 6-year follow-up of 357 cases [J]. Acta Orthop Scand, 1991, 62(4): 301 - 311.

[42] Falahee M H, Matthews L S, Kaufer H. Resection arthroplasty as a salvage procedure for a knee with infection after a total arthroplasty [J]. J Bone Joint Surg Am, 1987, 69(7): 1013 - 1021.

[43] Wasielewski R C, Barden R M, Rosenberg A G. Results of different surgical procedures on total knee arthroplasty infections [J]. J Arthroplasty, 1996, 11(8): 931 - 938.

[44] Cordero-Ampuero J. GirdLestone procedure: when and why [J]. Hip Int, 2012, 22 (Suppl 8): S36 - S39.

[45] Choi H R, Kwon Y M, Freiberg A A, et al. Comparison of one-stage revision with antibiotic cement versus two-stage revision results for infected total hip arthroplasty [J]. J Arthroplasty, 2013, 28(8 Suppl): 66 - 70.

[46] Negus J J, Gifford P B, Haddad F S. Single-stage revision arthroplasty for infection-an underutilized treatment strategy [J]. J Arthroplasty, 2017, 32(7): 2051 - 2055.

[47] Sharqzad A S, Cavalheiro C, Zahar A, et al. Blood loss and allogeneic transfusion for surgical treatment of periprosthetic joint infection: a comparison of one- vs. two-stage exchange total hip arthroplasty [J]. Int Orthop, 2018.

[48] Munoz-Mahamud E, Gallart X, Soriano A. One-stage revision arthroplasty for infected hip replacements [J]. Open Orthop J, 2013, 7: 184 - 189.

[49] Leonard H A, LiddLe A D, Burke O, et al. Single- or two-stage revision for infected total hip arthroplasty? A systematic review of the literature [J]. Clin Orthop Relat Res, 2014, 472(3): 1036 - 1042.

[50] Nguyen M, Sukeik M, Zahar A, et al. One-stage exchange arthroplasty for periprosthetic hip and knee joint infections [J]. Open Orthop J, 2016, 10: 646 - 653.

第八节　二期翻修治疗假体周围感染的美国经验

假体周围感染（periprosthetic joint infection，PJI）是膝关节置换术后翻修最常见的原因，是髋关节置换术后翻修第三常见的原因。PJI 的治疗仍然充满挑战。对于慢性 PJI，有效的治疗方法是翻修手术，取出被感染的假体并重新植入新的假体。而一期或者分期进行再植入手术仍然是有争议的话题。在北美，绝大多数医生采用二期翻修的方案来治疗慢性 PJI，先取出感染的假体并植入载抗生素的骨水泥占位器，后续再次手术植入新的假体。这也是我们医院首选的治疗慢性 PJI 的方法，当然，一期翻修的比例也在逐渐增高。下面我们将跟广大读者分享我们在二期翻修手术治疗 PJI 中的经验。同时，我们也会讨论一些与二期翻修相关的热点和有争议的话题。

一、二期翻修的适应证

简单来讲，二期翻修的适应证为不适合接受一期翻修的慢性 PJI 患者。尽管一期翻修与二期翻修孰优孰劣的争论仍在持续，我们必须知道的是，一期翻修存在一些相对禁忌证，在这些情况下患者治疗失败的风险相对较高。根据第二届骨骼肌肉感染国际共识会议（International Consensus Meeting，ICM）会议纪要，一期翻修的相对禁忌证包括：①严重的软组织缺损/破坏，造成无法直接闭合创面。②存在复杂的窦道，无法与陈旧性瘢痕一并切除。③培养阴性的 PJI，致病菌及其药物敏感性未知。④由于任何原因导致无法进行感染软组织或骨组织的彻底清创。⑤由于任何原因导致无法局部使用抗生素治疗。⑥没有充分的骨量来固定新的假体。在这些情况下，二期翻修相较于一期翻修来说可能会是更好的治疗选项，其治疗结果更具有可预测性。

二、手术技术要点

在取出假体之后进行完全彻底的清创对于保证二期翻修获得成功是至关重要的。应当切除增生的瘢痕组织直至露出健康组织，并切除窦道组织。对于膝关节 PJI 患者，必须要显露膝关节的后方并对后方组织进行彻底的清创。文献报道，在接近 1/3

的不使用延长杆的膝关节假体周围感染中，感染会延伸到股骨或胫骨的髓腔内。因此，作为常规操作，在使用刮匙对髓腔进行初步清创之后，我们通常会使用延长杆扩髓钻（全膝）或软扩髓钻（全髋）对髓腔进行扩髓。另外，在清创完成之后，我们会在髓腔内插入髓内抗生素骨水泥杆子，使抗生素能够释放进髓腔内。

在进行清创的过程中，我们通常会在使用杀菌剂冲洗之前采集 3～5 处组织标本进行常规培养及药敏试验。在术前培养阴性的患者中，将术中标本送去做新的分子生物学技术检测（例如二代测序，next generation sequencing，NGS）是非常有价值的。我们近期的一项研究显示，术中组织标本培养阴性的患者中，NGS 可以在 81.8% 的病例中检出病原菌。

抗生素骨水泥占位器的类型可以有很多种。我们医院在 THA 和 TKA 术后感染的病例中经常使用的占位器分别如图 7-152 和图 7-153 所示。每种

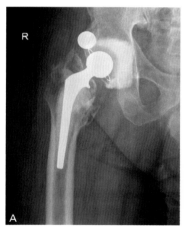
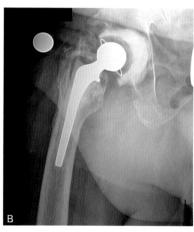
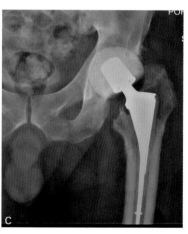
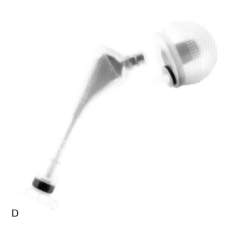
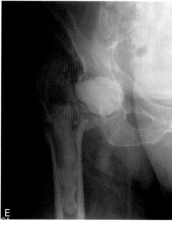

图 7-152　我院治疗髋关节 PJI 时常用的占位器类型。A、B. 患者在植入 PROSTALAC（prosthesis with antibiotic-loaded acrylic cement）占位器之后的右髋关节 X 线片，这位患者一直保留着这个占位器，而且长时间保持功能良好，植入后 12 年的 X 线片上可以看出这一点；C、D. 患者在植入利用市售的一次性模具（StageOne™ Hip Cement Spacer Molds）在术中制作的关节型占位器之后的左髋关节 X 线片；E. 患者在植入非关节型占位器之后的右髋关节 X 线片

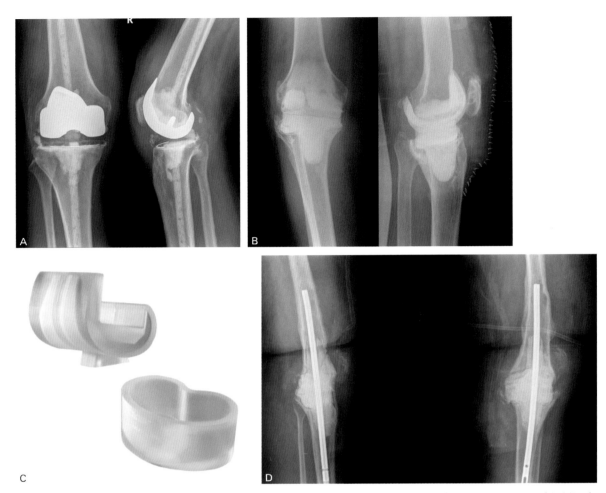

图 7-153   我院治疗膝关节 PJI 时常用的占位器类型。A. 患者在植入利用新的股骨假体（股骨远端）和聚乙烯衬垫（胫骨近端）制成关节型占位器之后的右膝关节 X 线片，两侧都用含大剂量抗生素的骨水泥进行固定。图中我们可以注意到，两侧髓腔里都插入了含抗生素骨水泥制成的长杆，以利于髓腔内的抗生素释放；B、C. 患者在植入利用市售的一次性模具（StageOne™ Knee Cement Spacer Molds）在术中制作的关节型占位器之后的右膝关节 X 线片；D. 股骨和胫骨两侧都有严重骨缺损的患者植入非关节型膝关节占位器之后的右膝关节 X 线片。使用髓内钉来对占位器进行加固，使其在间隔期能够为患侧膝关节提供更好的稳定性

占位器各自有其优点和缺点。一项系统性回顾发现，非关节型占位器和关节型占位器在清除假体周围感染方面没有显著差异。理想的占位器选择应当基于患者的全身状况、骨缺损的严重程度、可获得的关节稳定性、局部软组织条件以及医生对于该技术的熟悉程度。我们同意第二届 ICM 会议纪要中的相关表述，即在关节切除成形术中使用非关节型占位器的适应证包括严重骨缺损、韧带结构完整性缺失（膝关节）、外展肌功能缺失（髋关节）从而导致患者发生脱位或假体周围骨折的风险增高以及伴有严重软组织缺损而需要限制关节活动以促进伤口愈合的患者。

我们认为合适的关节型占位器能够在间隔期为患者提供更好的功能，而且可以使再植入手术变得更加容易。但是，我们的二期翻修病例中仅有 1/3 的病例使用的是关节型占位器，而剩下的 2/3 使用的是非关节型占位器。主要的原因之一是，我们的中心是全美最大的 PJI 转诊中心之一，我们的 PJI 病例中有相当一部分是伴有严重骨缺损和软组织条件欠佳的复杂病例。我们建议，对于膝关节的非关节型占位器，应当在间隔期使用诸如支具之类的外固定装置加以保护。这样可以尽可能降低过多骨缺失、脱位或者占位器周围骨折的风险。

尽管尚无随机对照研究对负载不同种类和浓度

的抗生素的占位器进行比较，我们强烈建议骨水泥占位器中加入的抗生素类型应当针对术前培养获得的致病菌和药敏试验结果。我们医院目前最常用在骨水泥占位器中的两种抗生素是万古霉素和妥布霉素，通常两种药物联合使用。最常用的剂量是每 40 g 骨水泥中加入 3 g 万古霉素和 3.6 g 妥布霉素。我们在一项回顾性多中心研究中发现，与单独使用氨基糖苷类的治疗方案相比，骨水泥占位器中同时加入万古霉素和妥布霉素可以降低再植入术中的培养阳性率，而且可以降低后期由于凝固酶阴性葡萄球菌（CoNS）导致的感染复发。在培养阴性的 PJI 病例当中，应当在骨水泥占位器中加入对最常见的 PJI 致病菌有效的广谱抗生素。

二期翻修治疗方案中的第二期手术需要取出抗生素骨水泥占位器，重新进行清创冲洗，然后以翻修假体进行最终的关节重建。目前尚不清楚再植入时使用哪种假体固定方式（骨水泥或非骨水泥）对 PJI 的治疗成功更为理想。除了使用非骨水泥固定无法获得初始稳定性的病例之外，我们在髋关节 PJI 的再植入术中常规优先选择使用非骨水泥髋臼和股骨假体。对于膝关节 PJI 的患者，我们使用骨水泥型股骨和胫骨假体，使用载抗生素的骨水泥进行固定。我们赞同第二届 ICM 会议纪要中的表述，即如果在二期再植入术中使用骨水泥型假体，则应当考虑在骨水泥中加入针对致病菌的抗生素。

三、二期翻修中的争议话题

（一）假体取出术后抗生素治疗的最佳疗程

在二期翻修治疗方案中，假体取出、占位器植入术后，常规需要进行一段时间的静脉和/或口服抗生素治疗。但是，抗生素治疗的最佳疗程尚无定论。文献中有证据表明，超过 6 周以后再延长抗生素治疗不会显著提高治疗成功率，反而可能会增加抗生素相关的并发症发生率，并且增加费用。Bernard 等在 144 例 PJI 病例中比较了抗生素治疗 6 周和 12 周的结果，发现治疗成功率无显著差异。对耐药菌采用超过 6 周的抗生素治疗同样也未能改

善治疗结局。在一项针对二期翻修病例队列的回顾性研究中，TKA 术后耐甲氧西林的金黄色葡萄球菌和链球菌感染的 PJI 患者中，静脉抗生素治疗少于 6 周和大于 6 周者治疗成功率相近。而在另一方面，由于占位器在感染部位释放出来的局部抗生素浓度可以远超过单独全身应用抗生素所能获得的浓度，而且能够持续数月保持在治疗所需的浓度之上，据此，有少数几项研究对短疗程抗生素治疗的有效性进行了观察。Hsieh 等在髋关节 PJI 的患者中比较了总疗程 4～6 周的静脉抗生素治疗与仅用 1 周的静脉抗生素治疗的治疗效果，他们发现两组患者治疗成功率相近。目前，IDSA 推荐在假体取出术后给予患者 4～6 周针对病原菌的静脉或高生物利用度口服抗生素。这一建议得到了多数研究以及其他感染病协会指南的支持。尽管目前关于假体取出术后抗生素疗程的确切长短尚无肯定性证据支持，第二届 ICM 会议期间代表们达成了强烈共识，建议抗生素治疗 2～6 周，并且指出抗生素治疗应当根据致病菌的药敏特点、患者的耐受性以及药物副作用进行个体化选择。由于有数项研究证明短疗程的抗生素和长疗程方案的感染清除率相近，第二届 ICM 同时也建议，在彻底清创并植入载抗生素的骨水泥占位器或链珠之后，可以考虑使用少于 2 周的短疗程抗生素治疗。

（二）假体再植入的最佳时机

决定何时进行二期翻修方案中的再植入手术是非常具有挑战性的。关于假体取出与再植入手术之间的最佳时间间隔目前尚无确切的支持性证据。文献中报道的假体取出与再植入之间的时间间隔长短不一，从数周到数月甚至数年。我们通常会认为，延迟进行二期手术或者再植入会有更高的治疗成功率。但是，这一观点并没有得到强有力的数据的支持，可能会导致间隔期过长并带来相关的并发症。在近期一项利用我们医院的 PJI 数据库进行的回顾性研究中，我们注意到延迟再植入手术并没有带来更好的治疗结局。

血清学检验（例如 ESR 和 CRP）常被用于在假体取出术后随访监测患者是否有感染复发的迹

象。也有一些医生会在再植入术前进行关节穿刺抽液检查。有数项研究显示，关节滑液白细胞计数以及血清 ESR 和 CRP 对于治疗反应呈现不一致的下降，他们不能很好地确认是否存在持续的感染。推迟再植入直到所有血清学标志物都降至正常这一做法似乎并不具有实用性，这样做有可能会导致更长时间的患肢功能障碍，并最终造成软组织挛缩和进一步的骨缺损。对于提示感染是否得到控制来说，系列检验结果的变化趋势更为重要，而并不一定需要降至正常。

在一项包括 62 例病例的研究中，术中冰冻切片病理检查对于判断是否存在持续感染的敏感度较低（25%），但特异度较高（98%）。白细胞酯酶也被证明是一项有意义的检查，如果术中测试阳性的话，提示感染持续存在和后续较高失败风险的敏感性、特异性、阳性预测值和阴性预测值分别为26.3%、100%、100% 和 87.5%。在近期的另一项研究中，我们发现血清 D-二聚体在预测感染是否持续存在方面具有潜在的较好作用。

由于判断感染是否得到清除从而适合再植入这一问题较为困难，很多医生会在再植入手术前停用一段时间的抗生素（通常被称为"抗生素假期"）。这种做法背后的理论基础是试图使残留的感染暴露出来。在"抗生素假期"期间如果患者的临床症状持续改善，则提示感染得到清除；相反，如果患者的症状出现恶化，则提示感染复发或者存在持续的感染。但是，对这种广为采用的治疗方法仍然存在较多争议。在最近的一项多中心回顾性研究中，在调整了包括关节部位、性别、医院和合并症这些潜在的干扰变量之后，我们发现停用抗生素的时间长短与再植入术后是否出现感染复发没有显著相关性。第二届 ICM 会议建议，再植入术前停用 2 周抗生素的重要性尚未可知。没有确切的证据支持在再植入术前需要抗生素假体或者说明理想的抗生素假期时间长短是多少。

因此，我们认为未来需要进行更多的前瞻性研究，来确定二期翻修治疗 PJI 的治疗方案中再植入假体的理想时机。

（三）假体再植入术中培养阳性

二期翻修当中另一个有争议的问题是再植入术中微生物学检查的作用。在我们医院进行的一项回顾性研究中，回顾了在我们医院接受二期翻修治疗的 267 例假体周围感染病例（186 膝，81 髋）。33 名患者（12.4%）在再植入术中有≥1 个培养阳性结果。33 例中的 6 例（18.2%）在再植入术中分离到的微生物与最初的致病菌相同。我们发现再植入术中培养阳性（不论阳性标本的数量多少）是再植入术后治疗失败和早期感染复发风险成倍增高的独立危险因素。这一结论得到了另一项研究的支持，该研究发现，再植入术中培养阳性（不论是原来的致病菌还是新的致病菌）与术后更高的失败率和更早的感染复发都是独立相关的。基于现有的证据，第二届 ICM 会议建议，再植入术中应当取多处关节液和组织标本进行常规培养。即使是单个标本培养阳性也会增加再感染和治疗失败的风险，而不应当被认为是标本污染。再植入术中培养阳性的患者应当在再植入术后接受进一步的抗生素治疗。

我们注意到很有趣的一点是，再植入术中培养结果中的很大一部分与一期术中培养出的致病菌不一致。目前还不清楚的是，它们到底是第一次感染时本质上多重感染中的一部分，但没有被传统的培养方法发现，还是说它们是由不同的致病菌导致的一次真正的新的感染。使用二代测序技术来检测致病菌能够帮助我们更好地理解这一问题。在我们最近的一项前瞻性研究中，二代测序在大部分的阳性标本中都检测出了数种微生物，在大部分感染患者中，1 种或 2 种致病菌是优势菌株。在一例无菌性松动的翻修病例中，二代测序检测出的细菌导致了翻修术后失败，失败后再次手术术中培养鉴定出同一种细菌。我们的研究结果提示，某些所谓的单一细菌导致的 PJI 可能同时有其他微生物存在，只是常规培养方法没有检测出来。我们需要进一步更好地理解这些感染，来确定他们到底是真的多重细菌感染，还是由一种优势菌株导致的感染，其他细菌在起协同作用。我们有理由相信，随着我们进一步的随访研究，我们将来也许能够看到更多的失败病例，他们的致病菌会与二代测序技术在前一次手术时检测到的细菌一致。

（四）再植入术后延长口服抗生素预防性治疗

长期抗生素抑制是一种未经证实有效但仍为一些医生所使用的方法，试图通过这种方法在某些特定患者中提高保留有功能的假体的可能性，尤其是因为 PJI 接受手术治疗但复发风险较高的患者，以及再次失败后将面临截肢风险的患者。再植入术后抗生素治疗是否会影响随后的治疗成败尚不清楚。

在一项回顾性研究中，接受清创更换聚乙烯垫片以及抗生素抑制治疗（>6 个月）的患者术后 5 年无感染生存率（64.7%，95% CI 49.7%～77.3%）高于非抑制治疗组（30.4%，95% CI 22.4%～39.6%；P<0.000 1）。但是，对于该研究中的二期翻修的病例来说，再植入术后长期抗生素抑制组与非抑制组之间在生存率上没有显著差异。在 Zywiel 等的一项回顾性研究中，再植入术后口服抗生素治疗平均 33 天（28～43 天）的患者感染复发率（4%）显著低于只接受 24～72 小时标准围手术期预防性抗生素治疗的对照组患者（16%）。在上述同一组医生进行的另一项关于 PJI 患者的研究中，他们发现再植入术后口服抗生素平均 36 天（最短 14 天）的患者感染复发率为 0，而标准的预防性抗生素治疗组感染复发率为 13.6%。

在一项前瞻性多中心随机对照研究中，来自 7 个中心（包括我们医院）的二期再植入术中标本培养阴性的患者被随机分成 2 组，一组接受 3 个月的口服抗生素治疗，另一组不延长使用抗生素。接受抗生素延长治疗的患者由于感染复发导致的失败的比例显著低于不用抗生素组，两组的失败率分别是 5%（3/59）和 19%（9/48），风险比为 4.37（95% CI 1.297～19.748；P=0.016），提示 3 个月的口服抗生素在短时间内能够提高无感染生存率。

基于上述循证医学证据，第二届 ICM 会议建议指出：越来越多的证据表明，再植入术后针对最初的病原菌给予 3 个月口服抗生素治疗可以降低由于假体周围感染导致的早期失败风险。

四、二期翻修的治疗结局

尽管一期翻修和二期翻修孰优孰劣的争论看上去似乎永无休止，二期翻修仍然被许多医生认为是治疗 PJI 的"金标准"。最近的一项文献荟萃分析显示，髋关节 PJI 二期翻修后的失败率为 10.4%（95% CI 8.5%～12.7%），膝关节为 8.8%（95% CI 7.2%～10.6%），两者都与一期翻修的失败率接近。但是，我们在解读这些结果的时候，必须知道这些研究在计算失败率的时候仅仅考虑了进一步接受第二期再植入手术的患者。有证据表明，相当一部分患者在一期植入占位器之后并没有继续接受二期再植入手术。

目前最常用的关于治疗成功的定义是由 Diaz-Ledezma 等提出的 Delphi 共识标准：①感染得到清除，表现为伤口愈合无渗出、无窦道或疼痛，感染无复发。②没有发生与 PJI 相关（例如败血症、坏死性筋膜炎）的死亡。③再植入术后没有因为感染而需要进一步手术治疗。然而，这一标准没有将未接受再植入手术的患者考虑进来。而这些没有接受再植入手术的患者的临床结局对于总体的治疗结果有着显著影响。如果只是关注于再植入术后的临床结局的话，我们可能会过高估计二期翻修治疗 PJI 的成功率，从而不能非常准确地反映总体的治疗结局。

我们对我院的 PJI 数据库进行了回顾性分析，共纳入 616 例最初接受假体取出占位器植入的患者（237 髋，379 膝）。他们当中，505 例（82.0%）接受了后期的再植入手术，而另外 111 例（18%）的患者没有接受预期的再植入手术。在后一组患者当中，59 例（53.2%，59/111）由于存在严重的内科合并症或者复杂的软组织问题而被他们的经治医生判断为临床上不适合接受再植入手术，这部分患者当中有 34 例（57.6%，34/59）在最初的占位器植入术后 1 年内发生死亡，平均死亡时间为占位器植入术后 98.5±92.2 天（范围 9～330 天）。23 例患者（20.7%，23/111）最终接受了补救性手术，包括永久切除成形术、关节融合术和膝上截肢术，平均时间为第一次占位器植入术后 10.2±15.1 个月（范围 0.5～66.2 个月）。如果使用前面介绍的 Delphi 共识标准判定的治疗失败作为主要终点，我们这一组预期接受二期翻修的患者术后 2 年、5 年和 10 年的治疗成功率分别为 78.2%、72.6% 和 65.7%。当我们把接受再植入和未接受再植入的情况都考虑进来，采用改良的治疗成功定义来判定治疗失败，则我们这组病例术后 2 年、5 年和 10 年的治疗成功率显著降低到 65.7%、59.6% 和 53.4%。这一结果再次提醒我们，在采用二期翻修方案来治疗 PJI 的时候，我们并没有做得像我们自认为的那么好。

在起草第二届 ICM 会议共识文件的过程当中，美国肌肉骨骼感染学会（MSIS）组织了一个国际性、多中心、多学科的专家工作组，回顾分析现有的文献证据，试图提出在 PJI 治疗结局报告当中可以使用的"金标准"定义，来提高结局观察性研究的透明度，并指导界定 PJI 治疗成功的定义。专家组认识到，PJI 的治疗结局通常不能简单地一分为二。更常见情况下，治疗结局应当是成功或失败的一系列等级梯度。第二届 ICM 的最终建议是将结局报告工具组织成四个等级，每个等级包含不同水平的成功或失败。有关这一新的治疗成功定义的详细信息，请参阅第二届 ICM 会议纪要。工作组建议将来所有发表的报告 PJI 治疗结局的文章应当列出一个表格，列出划入每个等级及其亚组的患者的人数。

五、结论

尽管二期翻修仍然是在北美首选的慢性 PJI 的治疗方案，关于理想的占位器种类、再植入的时机、间隔期抗生素治疗的疗程长短、抗生素假期的作用、再植入术后延长口服抗生素治疗的疗效以及其他许多问题仍然存在大量的争议。为了解决这些问题并为未来的临床决策提供更加可靠的循证医学证据，我们需要进行更多的进一步的研究。

（Javad Parvizi MD, FRCS, Rothman Institute at Thomas Jefferson University）

参 考 文 献

[1] Bozic K J, Kurtz S M, Lau E, et al. The epidemiology of revision total knee arthroplasty in the United States [J]. Clin Orthop Relat Res, 2010, 468: 45-51.
[2] Zimmerli W, Trampuz A, Ochsner P E. Prosthetic-joint infections [J]. N Engl J Med, 2004, 351: 1645-1654.
[3] Kunutsor S K, Whitehouse M R, Lenguerrand E, et al. Re-infection outcomes following one- and two-stage surgical revision of infected knee prosthesis: a systematic review and meta-analysis [J]. PloS One, 2016, 11: e0151537.
[4] Lange J, Troelsen A, Thomsen R W, et al. Chronic infections in hip arthroplasties: comparing risk of reinfection following one-stage and two-stage revision: a systematic review and meta-analysis [J]. Clin Epidemiol, 2012, 4: 57-73.
[5] Castellani L, Daneman N, Mubareka S, et al. Factors associated with choice and success of one- versus two-stage revision arthroplasty for infected hip and knee prostheses [J]. HSS J Musculoskelet J Hosp Spec Surg, 2017, 13: 224-231.
[6] Hanssen A D, Spangehl M J. Practical applications of antibiotic-loaded bone cement for treatment of infected joint replacements [J]. Clin Orthop, 2004, 427: 79-85.
[7] Tarabichi M, Shohat N, Goswami K, et al. Diagnosis of periprosthetic joint infection: the potential of next-generation sequencing [J]. J Bone Joint Surg Am, 2018, 100: 147-154.
[8] Voleti P B, Baldwin K D, Lee G C. Use of static or articulating spacers for infection following total knee arthroplasty: a systematic literature review [J]. J Bone Jt Surg-Am Vol, 2013, 95: 1594-1599.
[9] Iarikov D, Demian H, Rubin D, et al. Choice and doses of antibacterial agents for cement spacers in treatment of prosthetic joint infections: review of published studies [J]. Clin Infect Dis, 2012, 55: 1474-1480.
[10] Wouthuyzen-Bakker M, Kheir M M, Moya I, et al. Failure after two-stage exchange arthroplasty for treatment of periprosthetic joint infection: the role of antibiotics in the cement spacer [J]. Clin Infect Dis Off Publ Infect Dis Soc Am, 2018.
[11] Bernard L, Legout L, Zürcher-Pfund L, et al. Six weeks of antibiotic treatment is sufficient following surgery for septic arthroplasty [J]. J Infect, 2010, 61: 125-132.
[12] Duggal A, Barsoum W, Schmitt S K. Patients with prosthetic joint infection on IV antibiotics are at high risk for readmission [J]. Clin Orthop, 2009, 467: 1727-1731.
[13] Esposito S, Esposito I, Leone S. Considerations of antibiotic therapy duration in community and hospital-acquired bacterial infections [J]. J Antimicrob Chemother, 2012, 67: 2570-2575.
[14] Mittal Y, Fehring T K, Hanssen A, et al. Two-stage reimplantation for periprosthetic knee infection involving resistant organisms [J]. J Bone Joint Surg Am, 2007, 89: 1227-1231.

[15] Mittal Y, Fehring T K, Hanssen A, et al. Two-stage reimplantation for periprosthetic knee infection involving resistant organisms [J]. J Bone Joint Surg Am, 2007, 89: 1227 – 1231.

[16] Hsieh P H, Huang K C, Lee P C, et al. Two-stage revision of infected hip arthroplasty using an antibiotic-loaded spacer: retrospective comparison between short-term and prolonged antibiotic therapy [J]. J Antimicrob Chemother, 2009, 64: 392 – 397.

[17] Minassian A M, Osmon D R, Berendt A R. Clinical guidelines in the management of prosthetic joint infection [J]. J Antimicrob Chemother, 2014, 69: i29 – i35.

[18] Ariza J, Cobo J, Baraia-Etxaburu J, et al. Executive summary of management of prosthetic joint infections. Clinical practice guidelines by the Spanish Society of Infectious Diseases and Clinical Microbiology (SEIMC) [J]. Enferm Infecc Microbiol Clin, 2017, 35: 189 – 195.

[19] Esposito S, Leone S, Bassetti M, et al. Italian guidelines for the diagnosis and infectious disease management of osteomyelitis and prosthetic joint infections in adults [J]. Infection, 2009, 37: 478 – 496.

[20] Burnett R S J, Kelly M A, Hanssen A D, et al. Technique and timing of two-stage exchange for infection in TKA [J]. Clin Orthop, 2007, 464: 164 – 178.

[21] Ghanem E, Azzam K, Seeley M, et al. Staged revision for knee arthroplasty infection: what is the role of serologic tests before reimplantation? [J]. Clin Orthop, 2009, 467: 1699 – 1705.

[22] Kusuma S K, Ward J, Jacofsky M, et al. What is the role of serological testing between stages of two-stage reconstruction of the infected prosthetic knee? [J]. Clin Orthop, 2011, 469: 1002 – 1008.

[23] Della Valle C J, Bogner E, Desai P, et al. Analysis of frozen sections of intraoperative specimens obtained at the time of reoperation after hip or knee resection arthroplasty for the treatment of infection [J]. J Bone Joint Surg Am, 1999, 81: 684 – 1689.

[24] Kheir M M, Ackerman C T, Tan T L, et al. Leukocyte esterase strip test can predict subsequent failure following reimplantation in patients with periprosthetic joint infection [J]. J Arthroplasty, 2017, 32: 1976 – 1979.

[25] Shahi A, Kheir M M, Tarabichi M, et al. Serum D-dimer test is promising for the diagnosis of periprosthetic joint infection and timing of reimplantation [J]. J Bone Joint Surg Am, 2017, 99: 1419 – 1427.

[26] Tan T L, Kheir M M, Rondon A J, et al. Determining the role and duration of the "antibiotic holiday" period in periprosthetic joint infection [J]. J Arthroplasty, 2018, 33: 2976 – 2980.

[27] Tan T L, Gomez M M, Manrique J, et al. Positive culture during reimplantation increases the risk of subsequent failure in two-stage exchange arthroplasty [J]. J Bone Jt Surg, 2016, 98: 1313 – 1319.

[28] Akgün D, Müller M, Perka C, et al. A positive bacterial culture during re-implantation is associated with a poor outcome in two-stage exchange arthroplasty for deep infection [J]. Bone Jt J, 2017, 99-B: 1490 – 1495.

[29] Puhto A P, Puhto T M, Niinimäki T T, et al. Two-stage revision for prosthetic joint infection: outcome and role of reimplantation microbiology in 107 cases [J]. J Arthroplasty, 2014, 29: 1101 – 1104.

[30] Bejon P, Berendt A, Atkins B L, Green N, Parry H, Masters S, et al. Two-stage revision for prosthetic joint infection: predictors of outcome and the role of reimplantation microbiology. J Antimicrob Chemother 2010; 65: 569 – 575.

[31] Tarabichi M, Shohat N, Goswami K, et al. Diagnosis of periprosthetic joint infection: the potential of next-generation sequencing [J]. J Bone Jt Surg, 2018, 100: 147 – 154.

[32] Siqueira M B P, Saleh A, Klika A K, et al. Chronic suppression of periprosthetic joint infections with oral antibiotics increases infection-free survivorship [J]. J Bone Jt Surg, 2015, 97: 1220 – 1232.

[33] Zywiel M G, Johnson A J, Stroh D A, et al. Prophylactic oral antibiotics reduce reinfection rates following two-stage revision total knee arthroplasty [J]. Int Orthop, 2011, 35: 37 – 42.

[34] Johnson A J, Zywiel M G, Jones L C, et al. Reduced re-infection rates with postoperative oral antibiotics after two-stage revision hip arthroplasty [J]. BMC Musculoskelet Disord, 2013, 14: 123.

[35] Frank J M, Kayupov E, Moric M, et al. The mark coventry, MD, award: oral antibiotics reduce reinfection after two-stage exchange: a multicenter, randomized controlled trial [J]. Clinical Orthopaedics & Related Research ®, 2017, 475(1): 56 – 61.

[36] Cancienne J M, Granadillo V A, Patel K J, et al. Risk factors for repeat debridement, spacer retention, amputation, arthrodesis, and mortality after removal of an infected total knee arthroplasty with spacer placement [J]. J Arthroplasty, 2018, 33: 515 – 520.

[37] Gomez M M, Tan T L, Manrique J, et al. The fate of spacers in the treatment of periprosthetic joint infection [J]. J Bone Joint Surg Am, 2015, 97: 1495 – 1502.

[38] Diaz-Ledezma C, Higuera C A, Parvizi J. Success after treatment of periprosthetic joint infection: a Delphi-based international multidisciplinary consensus [J]. Clin Orthop, 2013, 471: 2374 – 2382.

第八章

人工关节感染后组织缺损的修复

第一节　软组织缺损的修复

人工关节置换是目前治疗终末期关节病的有效方法。人工关节置换术后感染是此类手术最严重的并发症，治疗非常困难。关节内感染会因为积脓形成窦道，造成软组织的坏死缺损。软组织坏死、缺损往往也会造成人工关节外露，可以继发细菌感染。二者互为因果，相互促进，形成恶性循环。治疗此类复杂情况，需要在彻底清创基础上，有效地解决软组织缺损，让感染处组织恢复良好的覆盖和血供，消灭无效腔，才能进一步控制感染、修复关节。

一、手术方法

任何修复的手术都必须在严格的清创及明确感染控制的情况下进行。常用的软组织修复方法包括游离皮瓣和带蒂皮瓣。游离皮瓣可以在远处切取，与清创可以同时进行，节约手术时间，同时可以切取较大组织瓣。但是，人工关节置换患者往往年龄较大，血管条件较差，不能耐受较大创伤的手术。游离皮瓣创伤很大，对于受区血管条件要求高，故游离皮瓣在此类病患中应用较少。带蒂皮瓣手术相对风险小，成功率相对较高，特别是近年来穿支皮瓣、神经营养皮瓣的应用，更加保证了其成功率。同时也要认识到，在多次手术后，患区局部条件差，应用任何皮瓣都需要做充分的准备。

二、手术时机

最佳的手术时机要考虑到以下几点：①患者全身情况。由于患者大多为高龄，有过关节置换及多次清创手术史，而且假体取出清创皮瓣手术同样创伤巨大，一定要在基础疾病得到充分控制、营养状况良好、纠正贫血等不利因素后再行手术。②软组织坏死情况。关节置换手术后出现伤口的软组织坏死时，需要早期清创，倘若等到感染再做处理，为时已晚。坏死组织是细菌容易生长的地方，需要及时彻底清除，才能有效避免感染的发生或减少感染的程度。此时清创一定要彻底，不能顾及缺损大小。后期可以通过皮瓣解决软组织缺损。③感染控制情况。无论何时，皮瓣的手术都应该在彻底的清创后进行。感染的复发也会影响皮瓣的存活。关节置换感染后应在假体取出和彻底清创、间隔物置入后进行。

三、内植物选择

可以选择的内植物有：肌瓣/肌皮瓣（股外侧肌、腓肠肌、背阔肌）；皮瓣（隐神经皮瓣、股前外侧皮瓣）等。具体选择需要根据受区缺损大小、深度以及手术体位制订方案。如果缺损较大，股前外侧皮瓣、背阔肌皮瓣可以满足要求；如果有较深空腔需要填塞，可以应用股外侧肌瓣、腓肠肌肌瓣、背阔肌肌皮瓣、股前外侧皮瓣等；如果应用背阔肌皮瓣，需要健侧卧位。

四、术前准备

（1）患者全身情况：注意患者营养状况、血红蛋白、心肺功能。

（2）患者局部情况：可行血管造影CTA或彩超明确移植血管或穿支血管条件。

（3）患方意见：充分交流，调整患者及家属心理预期，告知各种风险及可能预后，包括血管危象、皮瓣坏死、再次清创植皮等。

（4）医疗组：关节外科医生和修复重建医生应

充分沟通，共同设计手术计划并制订方案，对于术中、术后各种可能制订预案。

（5）护理组：护理组需要培训关节外科和修复重建外科的相关内容，明确术后观察事项，特别是对于血管危象和皮瓣血运的观察，应熟练掌握。

五、麻醉

麻醉可以选择连续硬膜外阻滞麻醉或者全身麻醉。因为手术时间长、创伤大，术中应维持水、电解质平衡，保持有效血流动力学稳定，保证血管的扩张和组织灌流。同时，注意术中、术后的镇痛，防止血管痉挛。

六、手术步骤

（1）受区清创、准备：建议在清创时关节外科医生和修复重建医生一起手术，清创同时保护好穿支血管，探查解剖出需要吻合血管或需要转移的皮神经。根据缺损大小、深度、周围组织情况重新审视术前计划，选择最优方案。

（2）关节外科进行骨水泥间隔制备和置入。详见其他章节。

（3）皮瓣的切取、覆盖：皮瓣应较正常缺损大20%以上，以便后期关节置换保证关节部位皮肤松弛。切取肌瓣或肌皮瓣应考虑到关节功能及稳定性的影响。皮瓣切取方法见常用皮瓣介绍。

七、术后处理

（1）皮瓣观察：术后严密观察移植皮瓣的血液循环，包括皮瓣颜色、肿胀程度、皮温、皮缘出血情况及毛细血管充盈情况，严防动静脉危象。术后24小时内每30分钟观察并记录1次，24～48小时内2小时记录1次，之后可4～8小时记录1次。其间可以通过对皮瓣的临床观测以及多普勒对蒂部血管进行检测。

（2）三抗治疗："三抗"包括抗感染、抗血栓、

抗痉挛。监测体温以及皮瓣变化，了解有无感染及抗生素的使用情况。应用抗凝药物。定时检查出凝血时间、凝血酶原时间。常规应用血管扩张药物，及时发现引起血管痉挛的因素，及时采取措施，以调整药物用量以及间隔时间。

八、常用皮瓣

1. 隐神经皮瓣

（1）皮瓣设计：①点。膝上内侧隐动脉穿出点，大腿内下3/4处。术前应用彩色多普勒超声探查标记，作为旋转点。②线。大隐静脉和隐神经走行。③面。以轴线为中心，根据缺损设计切取面积，皮瓣切取面积较缺损大20%。前方尽量不要超过胫骨后缘，后方不要超过正中线，长度近端尽量在膝关节下可达15～20 cm。

（2）操作步骤：于缝匠肌深面和股内侧肌间找到隐动脉穿出点，适度游离，结扎主干外分支。按术前设计切开皮瓣前、后、下缘，自深筋膜深层游离皮瓣。于皮瓣远端分离结扎大隐静脉和隐神经。蒂部可以采用皮蒂，也可用神经血管蒂。以旋转点转移覆盖缺损。供区皮片移植。

2. 腓肠肌肌皮瓣

（1）皮瓣设计：①点。腓肠肌内、外侧滋养动脉位于膝关节水平，分别起于腘动脉内、外侧。根据组织缺损情况选择内侧或外侧腓肠肌头的滋养动脉为旋转点。②线。以外踝尖与跟腱连线中点至腘窝中点连线。③面。以轴线为中心，根据缺损设计切取面积，皮瓣远端应超过创面远端3～5 cm，使其移位后能无张力覆盖创面。腓肠肌肌皮瓣可分为内、外两个独立的肌皮瓣，内测头肌皮瓣切取范围上自腘窝中部、下至内踝5 cm、前至胫骨内侧缘、后至小腿后正中线。外侧头肌皮瓣范围较小，外侧至腓骨缘，远侧至外踝上10 cm。

（2）操作步骤：以切取内侧腓肠肌肌皮瓣为例，腘窝处做皮瓣后切口，切开深筋膜，小腿后正中线位置探查小隐静脉与腓肠神经，将二者向外侧牵拉保护。在腓肠肌两头之间钝性分离，找到腓肠肌内侧头与比目鱼肌间隙，钝性分离，然后依次做前侧

以及远侧切口，以旋转点旋转覆盖缺损，供区植皮，伤口缝合。

3. 背阔肌皮瓣

（1）皮瓣设计：①点。旋转轴点位于腋窝顶，为肩胛下动脉体表投影。②线。以腋后皱褶最高点与髂棘最高点连线旋转轴。③面。背阔肌皮瓣切取范围在肩胛下角、髂后上棘、腋后线以及后正中线之间。

（2）操作步骤：取腋后线在背阔肌皮瓣前缘做切口，逐层切开皮肤、皮下组织，于切口近端内寻找胸背动脉、胸背静脉与胸背神经，以胸背动脉为蒂，分离蒂部时一同切取。如需要较长血管蒂，可以向近端解剖出肩胛下动脉。于背阔肌与腰背肌间钝性分离，根据设计范围切取皮瓣。

4. 股前外侧皮瓣

（1）皮瓣设计：髂前上棘与髌上缘外侧连线中点及以其为圆心半径 3 cm 的圆圈内，即旋股外侧动脉降支第 1 皮支或肌皮穿支在肌间隙浅出点，为皮支血管穿出点。以股直肌与股外侧肌肌间隙的体表投影，髂髌线为轴根据缺损的形状面积设计皮瓣，髂髌线中点与腹股沟中点连线下 2/3 即为旋股外侧动脉降支体表投影。面：深筋膜下切取皮瓣，上界可达阔筋膜张肌远端，下界至髌骨上 7 cm，内侧达股直肌内侧缘，外侧至股外侧肌间隙。

（2）操作步骤：以髂前上棘与髌骨外上缘为皮瓣轴线，中 1/3 处多有穿支。髂前上棘与髌骨上缘中点做第 2 条连线为皮瓣内侧切口线，为股直肌、股外侧肌间隙体表定位标志。自内侧切口由远向近端切取，切开至深筋膜，寻找股直肌、股外侧肌间隙。钝性分离股直肌、股外侧肌间隙，暴露旋股外侧动静脉远端血管，寻找旋股外侧动脉第 1 肌皮穿支作为皮瓣主要动脉，还可根据需要，加入股外侧皮神经做皮瓣神经血管蒂。若为顺行带蒂皮瓣，则分离结扎旋股外侧动脉远端，保留肌皮穿支，旋转覆盖髋关节组织缺损；若为逆行带蒂皮瓣，则分离结扎旋股外侧动脉，以旋股外侧动脉肌皮穿支穿出点为旋转点，覆盖膝关节或胫前软组织

缺损；若为对侧游离皮瓣，则游离旋股外侧动脉肌皮穿支以及伴行静脉，吻合患侧旋股外侧动脉以及膝周血管网。

5. 股外侧肌瓣/肌皮瓣　该肌皮瓣用以修复髋关节周围清创后关节囊、肌肉及皮肤缺损。

（1）肌皮瓣设计：①点。旋股外侧动脉降支入肌点位于大转子下方 10 cm 处，以此为蒂旋转。②线。股外侧肌走行。③面。皮瓣设计于大腿下 1/4 外侧，前缘于髂前上棘与髌骨外上缘连线，下缘于髌骨上 4 cm。

（2）操作步骤：以髂前上棘与髌骨外上缘连线为皮瓣前缘，在此线近侧切开皮肤，分离辨清股外侧肌，分离股外侧肌与股直肌和阔筋膜张肌，沿股外侧肌分离至远端，按照设计切取皮岛，在皮瓣远端切断股外侧肌，于近端切开髂胫束，向上翻转覆盖髋关节周围缺损。

【典型病例 1】　带蒂腓肠肌肌皮瓣修复膝关节前方缺损（图 8-1）

患者，男性，81 岁。5 年前因右膝骨性关节炎保守治疗无效于当地医院行 TKA 术。术后伤口愈合不良，自行草药外敷，未正规处理形成慢性 TKA 感染。右膝反复疼痛，关节肿胀，皮肤反复坏死破溃，窦道形成。外院行清创术，术中标本培养为阴沟肠杆菌。

查体可见右膝前陈旧性手术瘢痕，切口远端 2.5 cm×3.5 cm 未愈合伤口，关节活动度 0°～70°，皮温较对侧升高。化验检查：CRP 48.20 mg/L；ESR 120 mm/h。骨三相显像及 SPECT/CT 断层显像：右膝关节感染。诊断：慢性 PJI 伴皮肤缺损。择期行膝关节清创＋假体取出＋Spacer 置入＋腓肠肌肌皮瓣转移修复、大腿取皮植皮术。抗生素骨水泥中抗生素覆盖革兰阴性菌和阳性菌，覆盖外院药敏结果。术中假体、感染病灶组织送病理、培养。术后先依外院药敏应用抗生素，后根据本院药敏结果及时调整。术后培养为大肠埃希菌，根据药敏更换抗生素。

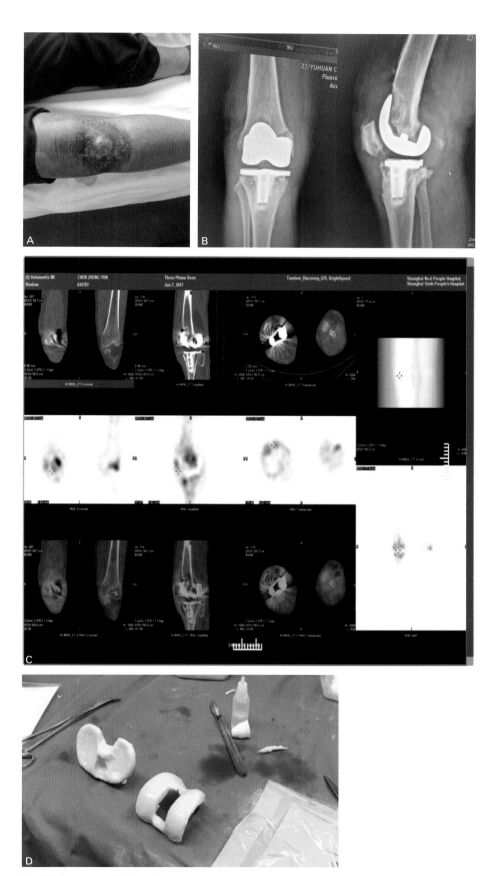

图 8-1　A. 术前膝前创面；B. 术前 X 线；C. SPECT/CT 断层显像提示右膝关节感染；D. 术中抗生素 Spacer 制备

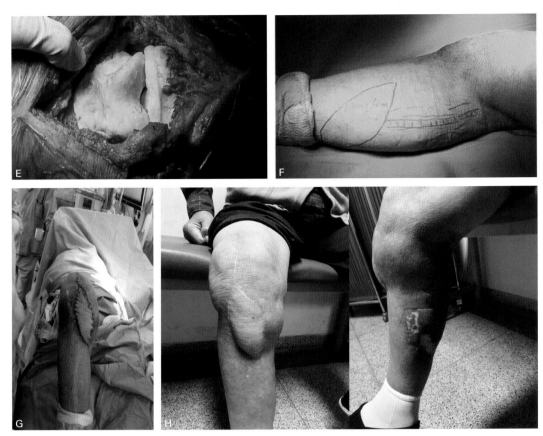

图 8-1（续）　E. 彻底清创后 Spacer 置入；F. 腓肠肌肌皮瓣的设计；G. 腓肠肌肌皮瓣转移后修复创面；H. 术后 1 年患肢无感染复发，皮瓣存活良好，膝关节功能部分改善

【典型病例 2】　　股外侧肌肌瓣修复髋部软组织缺损（图 8-2）

患者，男性，68 岁。因左髋股骨头坏死行全髋置换术。术后 1 周开始发热，切口红肿渗液。当地伤口渗出液培养结果为 MRSA 感染，给予静脉万古霉素治疗。术后 11 天入院，查 ESR 93 mm/h、

CRP 179 mg/L、白细胞 21.4×10^9/L。

经完善检查，积极抗炎，纠正全身情况后行 DAIR 术，术中彻底清创，大量冲洗，抗生素局部应用，同时保留假体，更换组配件。术中抗生素应用万古霉素（稳可信）3 g 及碳青霉烯类（美平）2 g。交换内衬同时取下陶瓷头过氧化氢溶液冲洗＋

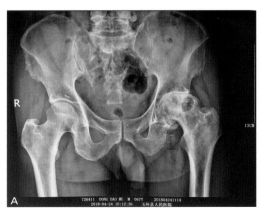
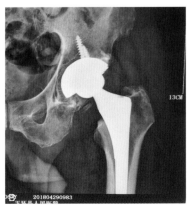

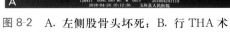

图 8-2　A. 左侧股骨头坏死；B. 行 THA 术

耐药机制：MRSA(耐甲氧西林的金黄色葡萄球菌)对所有的β-内酰胺类抗生素耐药且往往多种耐药

细菌名称	抗生素名称	Disk(μg/mL)	敏感度
金黄色葡萄球菌	环丙沙星	<=0.5	敏感
金黄色葡萄球菌	克林霉素	>=8	耐药
金黄色葡萄球菌	红霉素	>=8	耐药
金黄色葡萄球菌	庆大霉素	<=0.5	敏感
金黄色葡萄球菌	利奈唑胺	2	敏感
金黄色葡萄球菌	左旋氧氟沙星	0.25	敏感
金黄色葡萄球菌	莫西沙星	<=0.25	敏感
金黄色葡萄球菌	呋喃妥因	<=16	敏感
金黄色葡萄球菌	苯唑西林	>=4	耐药
金黄色葡萄球菌	青霉素G	>=0.5	耐药
金黄色葡萄球菌	奎奴普丁/达福普汀	<=0.25	敏感
金黄色葡萄球菌	利福平	<=0.5	敏感
金黄色葡萄球菌	复方新诺明	<=10	敏感
金黄色葡萄球菌	四环素	<=1	敏感
金黄色葡萄球菌	替考拉宁		敏感
金黄色葡萄球菌	替加环素	<=0.12	敏感
金黄色葡萄球菌	万古霉素	1	敏感

C

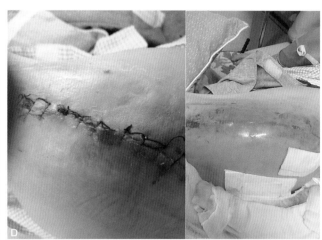

D

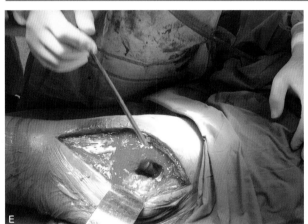

E

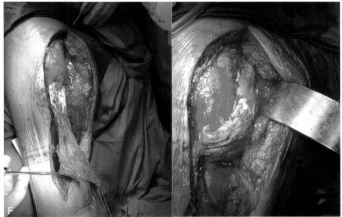

F

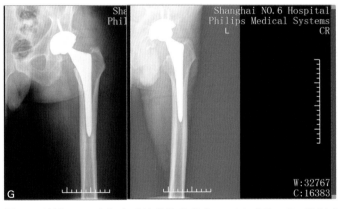

G

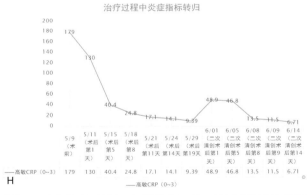

H

图 8-2（续）　C. 清创术后关节液培养为 MRSA 感染；D. 清创术后第 10 天和第 20 天切口红肿渗出；E. 二次探查见关节囊缺损；F. 股外侧肌肌瓣填塞；G. 术后 X 线；H. 清创前后 CRP 变化趋势

碘伏浸泡＋生理盐水冲洗。术中取关节液、假体超声振荡液培养，均为 MRSA 感染。术后根据药敏应用左氧氟沙星（可乐必妥）和万古霉素（稳可信）联合抗菌治疗。术后第 3 天引流量＜50 mL 后拔管。

术后患者症状缓解，疼痛不明显，ESR、CRP逐日下降，但切口淡黄色渗出，每天超过 10 mL。

术后 3 周再次探查，发现髋关节后方关节囊缺失，组织液外渗。行左侧股外侧肌瓣填塞后皮肤直接缝合。术后继续抗炎治疗，渗液逐渐减少，至术后第 6 天切口彻底干燥。术后 1 个月高敏 CRP 降至正常，术后 1 年随访感染控制无复发。

（韩　培　沈　灏）

第二节　骨组织缺损的修复

骨组织缺损是关节置换感染翻修面临的一个重要问题。感染侵蚀、假体取出及清创时的医源性损伤、合并假体松动时的机械性磨损等都会造成骨组织缺损。同时，在感染翻修中修复骨组织缺损也需要注意骨改建或骨整合对感染控制的影响，在选择骨组织修复手段时，需选择感染复发可能性小的方法或具有抗感染能力的修复手段。本节主要讨论在人工关节感染翻修术中骨组织缺损的评估分型、重建方式及效果。

一、骨缺损分型

目前，尚无专门针对人工置换感染后骨缺损的相关分型。在翻修术中，多数医生统一采用髋关节或膝关节骨缺损分型对相关骨缺损进行评估。

（一）髋臼骨缺损分型

目前临床上髋臼骨缺损常用的分型方法包括：Paprosky 分型，美国骨科医师学会（American Academy of Orthopedic Surgeons，AAOS）分型，Gross 分型，Engh-Glassman 分型，Gustilo-Pasternak 分型。王爱民等也提出了重庆髋臼骨缺损分型法。

1. Paprosky 分型　Paprosky 分型依据 4 个参考指标：①髋关节旋转中心的位置或者是髋关节旋转中心相对于上闭孔连线之间的移位距离。②泪滴破坏的程度。③坐骨骨溶解的程度。④Kohler 线的完整性。分 3 个类型：Ⅰ 型指极少量骨量丢失，髋臼承重结构及前后柱完整，髋关节旋转中心无移位；Ⅱ 型指中等骨量丢失，髋臼上缘及内侧壁骨量丢失而前后柱完整，旋转中心移位＜3 cm，髋臼缘不完整而仍能支撑髋臼杯半球结构（Ⅱa 型指旋转中心上移＜3 cm，髋臼顶部结构完整；Ⅱb 型指旋转中心出现上移及内移，髋臼上缘有缺损；Ⅱc 型

指旋转中心内移，髋臼内侧壁骨缺损）；Ⅲ 型指存在严重骨缺损，同时累及髋臼周围所有承重结构，旋转中心移位＞3 cm，并常伴有骨盆不连续（Ⅲa 型指中重度骨缺损，累及整个髋臼缘及髋臼后柱，旋转中心向侧上方移位，30%～60% 承重骨骨量丢失；Ⅲb 型指重度骨缺损，累及整个髋臼缘及前后柱，旋转中心向内上移位，60% 以上承重骨骨量丢失）。该法依据 4 个客观指标对松动髋臼假体位移的方向以及骨缺损的部位和（或）严重性进行了详细的分类描述，有利于医生做好术前计划，以准备最适当的手术方案。

2. AAOS 分型　AAOS 分型依据骨缺损形态分 5 型：Ⅰ 型，节段性缺损（Ⅰa 型，边缘性髋臼骨缺损；Ⅰb 型，中央性髋臼内壁骨缺损）；Ⅱ 型，腔隙性缺损；Ⅲ 型，混合性缺损；Ⅳ 型，骨盆不连续；Ⅴ 型，关节融合型缺损。其主要适用于原发和继发髋臼异常病例，划分节段性骨缺损和腔隙性骨缺损是其显著特点。该法主要适用于术中直视下对髋臼骨缺损进行评估，但对残余骨床评估不足，因而对术前重建髋臼缺乏精确的评估指导。

3. Gross 分型　Gross 分型将髋臼骨缺损分为 5 型：Ⅰ 型，骨缺损有限；Ⅱ 型，包容性骨缺损，前后柱及髋臼缘完整；Ⅲ 型，非包容性骨缺损，骨缺损＜髋臼的 50%；Ⅳ 型，非包容性骨缺损，骨缺损＞髋臼的 50%；Ⅴ 型，非包容性骨缺损，骨盆不连续骨缺损，即缺损贯穿髋臼的前后柱，并将髋臼上下两部分完全分离。此法是依据术中所见分型，可为术者提供重建髋臼所需信息。该法简单易行，可提供治疗建议及预后判断，但面对严重骨缺损存在很大主观性。

4. Engh-Glassman 分型　Engh-Glassman 将髋臼骨缺损分为 3 型：轻型，髋臼缘完整，有极少的空腔缺损；中型，髋臼缘缺损，有较少的空腔缺

损；重型，大量的髋臼缘和空腔缺损，或骨盆不连续。该法对评价术后疗效比较有用，但术前评价时具有一定主观性。

5. Gustilo-Pasternak 分型　Gustilo-Pasternak 分型分 4 型：Ⅰ型，骨缺损较少，假体植入无影响；Ⅱ型，髋臼和股骨髓腔扩大，但壁无缺损；Ⅲ型，髋臼和髓腔壁有缺损；Ⅳ型，存在大块骨缺损，骨结构存在塌陷。该法具体全面，但比较复杂，应用到临床工作上比较困难。

6. 重庆骨缺损分型　重庆髋臼骨缺损分型依据骨缺损形态分 3 型：A 型，节段型骨缺损；B 型，空腔型缺损；C 型，混合型缺损。该法使用相对简单明了，对手术及预后有一定指导作用。在可靠性及可重复性方面相关研究不多，且实用性尚需更多实践证明。

（二）髋关节股骨骨缺损分型

1. AAOS 分型　AAOS 分型分为 6 型：Ⅰ型，节段性骨缺损；Ⅱ型，腔隙性骨缺损；Ⅲ型，混合性骨缺损（节段性＋腔隙性）；Ⅳ型，对线不良（旋转或成角）；Ⅴ型，股骨髓腔狭窄；Ⅵ型，股骨不连续。

2. Paprosky 分型　Paprosky 分型分为 4 型：Ⅰ型，近端干骺端的微小缺损；Ⅱ型：近端干骺端的中重度缺损，骨干部骨质完整；Ⅲ型：干骺部骨质缺失并伴有股骨近端明显重塑现象（ⅢA 型股骨缺损者股骨峡部残存长度≥4 cm，能够满足远端固定型假体的植入，而ⅢB 型股骨缺损者股骨峡部残存长度＜4 cm）；Ⅳ型，广泛的干骺端及骨干骨质缺损，远端无完整支撑骨。

（三）膝关节骨缺损分型

1. Rand 分型　Rand 主要根据胫骨平台骨质缺损的深度为标准来分型，Rand A 型胫骨平台轻微骨缺损，缺损面积＜50%，深度小于 5 mm；Rand B 型为中度骨缺损，缺损面积＞50%，缺损深度为 5～10 mm；Rand C 型为范围较为广泛、深度大于 10 mm 的骨缺损；Rand D 型为胫骨平台空腔型缺损，周围边缘完整；Rand E 型为胫骨平台空腔型缺损，周围边缘也同时存在缺损。

2. AORI（Anderson 骨科研究所）分型　Ⅰ型：少量骨缺损，不影响假体稳定性，无假体下沉，无骨溶解，分股骨侧（F）及胫骨侧（T）；Ⅱ型：干骺端或平台存在部分缺损，轻到中度骨溶解，侧副韧带的股骨和胫骨止点均保持完整，累及一侧为 a 型，累及双侧为 b 型，分股骨侧（F）及胫骨侧（T）；Ⅲ型：严重骨缺损，股骨侧（F）干骺端缺损至股骨髁或髁上水平，胫骨侧（T）干骺端缺损至胫骨结节或结节下水平，侧副韧带或髌韧带附着点受累。

二、骨缺损重建方式

修复感染后骨缺损的最佳手段尚无定论。可采取的方式包括植骨、金属假体及增强块植入、骨水泥填充等。其中植骨来源有自体骨、同种异体骨、人工骨、异种骨以及组织工程复合骨等；同种异体骨又分为新鲜同种异体骨、新鲜-冷冻同种异体骨、冻干同种异体骨及脱钙同种异体骨。植骨方式包括颗粒性植骨、结构性植骨、混合性植骨等。人工骨复合相关活性因子、自体干细胞等方式已在临床应用。异种骨由于排异反应较大、吸收率高，目前临床上已基本不再使用。目前骨组织工程已从最初的无免疫功能动物阶段发展到了临床阶段，其有效性、安全性得到大量试验证实，正在逐步转化为实际应用，但其在感染翻修术中应用研究相对缺乏。各类移植骨材料中，除自体骨外，均存在免疫原性，会不同程度产生排异反应，并存在骨改建过程，可能对局部抗感染能力产生影响。部分植骨材料在感染翻修中的应用已有研究，我们将在下面内容中逐一讨论。已有大量采用钛金属假体对术后感染患者进行翻修的成功报道。除此之外，目前常采用钽金属假体及增强块，并认为钽金属假体及增强块翻修术后的感染率低于钛金属假体，但对钽金属是否本身具有抗感染能力目前尚存争议。骨水泥也是常用填充及假体固定方式，假体周围感染国际共识中，专家达成强烈共识，认为抗生素骨水泥对降低术后再感染率也有帮助，抗生素骨水泥的使用方式及目前研究进展将在以下内容讨论。

（一）植骨

1. 自体骨　自体骨为最佳的骨移植材料，其优点为具有骨诱导性、骨传导性，能提供骨原细胞，能诱导宿主的新骨形成，且无免疫原性，无疾病传染的危险，因而被临床医生公认为是移植骨的金标准。主要缺点是可提供的骨源有限，其强度和形状常不能满足髋臼骨缺损部位的需要，且取骨部位容易发生并发症，因而较少用于关节翻修手术。自体松质骨移植与宿主骨的融合过程在以鼠为模型的动物实验中做了研究，提示最初的炎症期过后，移植骨中大约有 40% 的骨细胞还能存活，移植骨的再血管化过程，促进了移植骨的吸收。移植骨中的骨诱导因子释放，促进了宿主间质干细胞向成骨细胞的移位和分化。移植骨的骨小梁提供了一个载体，3个月后大多数骨小梁被吸收，1 年后通常完成了骨的再塑。自体皮质骨经历了相似的但时间更长的过程，破骨细胞的活动导致自体骨皮质的吸收，导致皮质骨的强度降低了一半，但仍能提供较好的机械强度。

2. 同种异体骨　同种异体骨目前应用最广泛，它的优点是容易获得、数量充足、起始强度好，可以被修整成适合任何骨缺损的形状，并且可避免取骨部位的并发症。缺点包括免疫原性、骨原细胞缺乏、骨诱导因子减少和疾病传染危险。新鲜的同种异体骨移植产生严重的免疫排斥反应，冷冻和冷冻干燥技术降低了同种异体移植骨的抗原性，但同时也导致了骨原细胞的破坏，降低了骨细胞的活动能力。同种异体骨移植主要作为骨传导基质而无骨诱导特性。同种异体骨与宿主骨融合时间要比自体骨与宿主骨的融合时间长。文献报道，通过对于使用新鲜同种异体股骨头植骨和非骨水泥型髋臼假体的患者死亡后的组织病检研究提示，髋臼重建 18 个月后再血管化进入移植骨 4 mm，53 个月后移植骨仍可见，但难以与宿主骨区分，83 个月后完全与宿主骨融合。对于使用同种异体打实植骨联合骨水泥方法的患者，再次手术时，术中取髋臼植骨部位中心组织进行切片研究提示，术后 3 个月就有新骨形成，8 个月后板层骨发生再塑，15 个月后移植骨与宿主骨基本融合。Franke 等在全膝关节翻修中使用异体骨填充骨缺损，27 例患者 30 膝平均 5 年的随访中，以再翻修为终点事件，生存率为 93%，他们的研究表明，在全膝关节翻修术中使用同种异体骨将导致短期到中期的显著骨丢失。Kappe T 等回顾性分析了系列翻修手术中，使用异体骨后出现感染的情况，研究采用疾控中心（The Centers For Disease Control，CDC）关于手术部位感染（surgical site infection，SSI）的标准进行统计：35 例 THA 感染行一期翻修，4 例发生感染；9 例二期翻修的患者中，使用异体骨植骨，3 例发生再感染；43 例单纯髋臼杯翻修中 1 例发生再次感染；9 例股骨柄的翻修中使用异体骨，未出现再次感染；2 例 TKA 翻修中使用异体骨植骨，未出现感染。作者认为在翻修术中使用异体骨植骨是较为安全的处理骨缺损的方法。异体骨在临床中可以作为抗生素的载体使用，Winkler 等使用同种异体骨浸润高浓度抗生素方法，并将制备的材料用于打压植骨。他们对 37 髋感染的 THA 进行一期翻修，显示其治愈感染的成功率为 92%，他们同时强调采用抗生素浸润和未采用抗生素浸润的骨移植效果相当。在感染病例中，为重建骨缺损而使用金属填充块或同种异体骨植骨后在假体周围感染发生率方面是否存在差异，目前文献中尚无研究针对这一问题。尽管有人会认为同种异体骨植骨（特别是在应用抗生素的条件下）可能会使感染率有所降低，但目前无明确证据证实这一猜测。在合并严重骨缺损病需要使用同种异体骨植骨重建的复杂翻修手术后的感染率会高于初次或简单关节置换手术，不过这种感染率的升高并不能简单归结于同种异体骨的应用。

3. 人工骨及复合材料　人工骨材料如脱钙基质、羟基磷灰石、多孔生物陶瓷及聚丙烯酸酯等，在目前骨缺损修复领域中逐渐受到人们的重视。人工骨材料来源丰富，无免疫原性，无交叉感染风险，无形态限制，质量轻，计算机辅助下可快速成形，与骨缺损部位贴合紧密，但费用高，单纯安全性及长期疗效有待观察。人工骨材料种类众多，性能及降解能力等特性各不相同，集成不同成分优势的复合人工骨材料将是进一步发展的趋势。

具有诱导成骨能力的物质，如骨生长因子、骨髓组织、成骨细胞等，加入具有骨传导功能的支架材料，或是加入自体骨、同种异体骨或人工骨中，联合制备成复合移植材料，可加强原有材料的骨诱导能力及成骨作用。目前国内外已进行相当数量的动物实验，阐述其相较于传统植骨材料所具有的独特优势，然而其可行性、有效性和安全性尚待大量研究证明。

（二）生物型假体及增强块

生物型假体在关节翻修中，有无菌性松动率、感染率、骨溶解发生率低等优势。此前常规采用假体为钛金属假体。最近，采用钽金属制作的骨小梁假体报道了更好的临床结果。目前有文献报道证明，钽金属骨小梁假体表面结构有利于成骨细胞活性及骨长入。在采用钽金属假体进行关节翻修术时（包括关节置换术后感染翻修患者），取得较好的临床效果。目前报道多为中期随访报道，其报道假体生存率多在 80%～90%。

在假体抗菌方面，一项针对 966 例患者的研究指出，采用钽金属假体进行关节置换术后感染翻修的再感染率低于钛金属假体。可能原因有 3 个：一是钽金属假体骨整合能力较好，能更快消除假体-骨界面无效腔，成骨细胞也更容易在钽金属假体表面黏附增殖，在"假体表面竞争性骨长入"中获得优势；二是钽金属假体表面的小梁结构使细菌难以定植，而平坦表面容易发生细菌定植，形成生物膜；三是钽金属本身表面化学特性使微生物难以黏附定植。但是 2017 年一项实验研究显示，未发现钽金属本身抗菌及抗生物膜特性。在这项实验中，研究人员利用同尺寸的钽金属髋臼杯及钛金属髋臼杯，消毒灭菌后分别接种金黄色葡萄球菌及表皮葡萄球菌培养 24 小时，记录菌落形成数。为研究表明生物膜形成转归，研究人员分别对接种菌落的假体进行超声处理并冲洗，去除表明浮游细菌后重新培养，菌落计数。结果显示钽金属臼杯及钛金属臼杯两次菌落计数均无明显差别。除此之外，

Stavrakis 等对体内多孔钽金属假体及不锈钢和钛金属假体观察发现，在细菌定植及生物膜形成方面没有明显差异。可能原因之一为，细菌在假体表面黏附可能只需要数小时，而假体-骨表面骨整合，消除无效腔需要数周时间。尽管钽金属本身抗菌及抗生物膜特性受到质疑，并且在假体周围感染国际共识中，使用不同类型非骨水泥型假体可能影响 PJI 发生率，专家同意率仅为 44%，未获通过。但是钽金属骨小梁假体表面摩擦系数更高，骨整合能力更强，结合钽金属增强块，可以更方便地处理关节感染翻修时的骨组织缺损，更容易获得初期稳定，以及骨整合而带来的远期稳定，因此，采用钽金属假体处理关节感染翻修的骨组织缺损是一种比较好的选择（详见后文"典型病例"）。

钛金属假体及不锈钢金属假体为常规假体，与初次置换手术及常规翻修手术无明显差异，本文不再赘述。

（三）骨水泥应用

骨水泥是翻修手术中常用的假体固定和对部分骨缺损填充的方式。在假体周围感染国际共识中，专家达成强烈共识，认为含抗生素骨水泥会降低择期翻修关节置换术后假体周围感染的发生率。有证据证明向 PMMA 骨水泥中加入抗生素会使得择期关节置换术后 PJI 和假体失败的发生率有所下降。此前研究显示，抗生素骨水泥较普通骨水泥可降低晚期假体周围感染发生率，尤其是翻修术后假体周围感染发生率。但是目前，尚无有关抗生素骨水泥中加入抗生素的确切种类和剂量的相关报道，有关不同抗生素骨水泥组合抗感染能力的差异也尚待研究。目前已知抗生素从骨水泥中的洗脱能力差异显著，会受到抗生素类型、剂量以及骨水泥类型的影响。研究显示，高黏度骨水泥如 Cobalt G-HV、Palacos R+G、Refobacin 以及 SmartSet GHV 因含有 MA-MMA 共聚物而比其他类型的 PMMA 具有更高的抗生素洗脱能力。

在低剂量条件下将抗生素手工混合入骨水泥中是否会造成骨水泥机械强度的显著下降和随之而来的假体固定失败尚需警惕。特别是后一问题，国际

共识推荐使用预混合的 ABX-PMMA 或者即使考虑采用手工混合，混入骨水泥的抗生素也应该保持在每包 40 g 骨水泥有 1～1.5 g 的浓度范围。

多种抗生素均可以混入骨水泥中，包括庆大霉素、妥布霉素、头孢呋辛、万古霉素、哌拉西林＋他唑巴坦以及克林霉素。其他有条件混入骨水泥的抗生素包括头孢唑林、环丙沙星、加替沙星、左氧氟沙星、利奈唑胺以及利福平。但一项针对利福平混入骨水泥的研究显示，骨水泥的聚合反应会平均延迟 122.5 分钟，该研究作者认为利福平不适合加入骨水泥中。

一项动物模型试验比较了不同的抗生素-骨水泥组合：头孢唑林（ancef；4.5 g/40 g 骨水泥

粉末）、环丙沙星（cipro；6 g/40 g 骨水泥粉末）、克林霉素（cleocin；6 g/40 g 骨水泥粉末）、替卡西林（ticar；12 g/40 g 骨水泥粉末）、妥布霉素（nebcin；9.8 g/40 g 骨水泥粉末）以及万古霉素（vancocin；4 g/40 g 骨水泥粉末）。结果显示克林霉素、万古霉素及妥布霉素洗脱后渗入骨质和肉芽组织中的效果最为理想。

此外，澳大利亚骨科协会国家关节置换登记系统的研究显示，使用含骨水泥的 THA 因感染和无菌性松动而失败的概率更低。

【典型病例】 采用钽金属假体处理关节感染翻修的骨组织缺损（图 8-3）

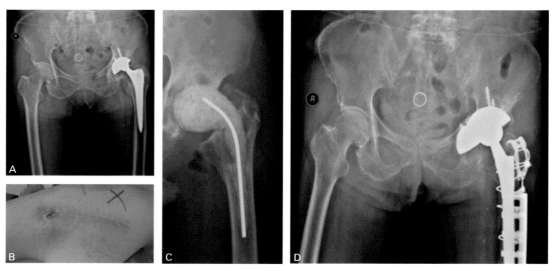

图 8-3　A. 全髋关节置换术后 8 年，出现髋关节肿胀疼痛，破溃流脓 2 个月；B. 窦道形成；C. 彻底清创，放置占位器，含 10% 万古霉素；D. 6 个月后行翻修手术，坐骨支骨破坏严重，增强块放置于坐骨支，钽杯重建髋臼，术后 2 年感染未复发

（李慧武）

参 考 文 献

［1］Fillingham Y, Jacobs J. Bone grafts and their substitutes ［J］. The Bone & Joint Journal, 2016, 98-B(1_ Supple_ A): 6 - 9.

［2］Egol K A, Nauth A, Lee M, et al. Bone grafting: sourcing, timing, strategies, and alternatives ［J］. Journal of Orthopaedic Trauma, 2015, 29: S10 - S14.

［3］Ahlmann E, Patzakis M, Roidis N, et al. Comparison of anterior and posterior iliac crest bone grafts in terms of harvest-site morbidity and functional outcomes ［J］. The Journal of Bone and Joint Surgery, 2002, 84-A(5): 716 - 720.

［4］Horowitz R A, Leventis M D, Rohrer M D, et al. Bone grafting: history, rationale, and selection of materials and techniques ［J］. Compendium of Continuing Education in Dentistry, 2014, 35(4 Suppl): 1 - 6.

［5］Huten, D. Femorotibial bone loss during revision total knee arthroplasty ［J］. Orthopaedics & Traumatology: Surgery & Research, 2013, 99(1): S22 - S33.

［6］Kappe T, Cakir B, Mattes T, et al. Infections after bone allograft surgery: a prospective study by a hospital bone bank using frozen femoral heads from living donors [J]. Cell and Tissue Banking, 2010, 11(3): 253 - 259.

[7] Sanne V D D, Buma P, Slooff T J J H, et al. Incorporation of morselized bone grafts: a study of 24 acetabular biopsy specimens [J]. Clinical Orthopaedics and Related Research, 2002, 396: 131 - 141.

[8] Franke K F, Nusem I, Gamboa G, et al. Outcome of revision total knee arthroplasty with bone allograft in 30 cases [J]. Acta Orthopaedica Belgica, 2013, 79(4): 427 - 434.

[9] Winkler H, Stoiber A, Kaudela K, et al. One stage uncemented revision of infected total hip replacement using cancellous allograft bone impregnated with antibiotics [J]. Journal of Bone and Joint Surgery — British Volume, 2008, 90-B(12): 1580 - 1584.

[10] Jordana F, Le V C, Weiss P. Bone substitutes [J]. Medecine Sciences M/s, 2017, 33(1): 60 - 65.

[11] Kamath A F, Lewallen D G, Hanssen A D. Porous tantalum metaphyseal cones for severe tibial bone loss in revision knee arthroplasty: a five to nine-year follow-up [J]. The Journal of Bone & Joint Surgery, 2015, 97(3): 216 - 223.

[12] Harrison P L, Harrison T, Stockley I, et al. Does tantalum exhibit any intrinsic antimicrobial or antibiofilm properties? [J]. Bone & Joint Journal, 2017, 99-B(9): 1153 - 1156.

[13] Divano S, Cavagnaro L, Zanirato A, et al. Porous metal cones: gold standard for massive bone loss in complex revision knee arthroplasty? A systematic review of current literature [J]. Archives of Orthopaedic and Trauma Surgery, 2018, 138: 851 - 863.

[14] Rajgopal A, Panda I, Yadav S, et al. Stacked tantalum cones as a method for treating severe distal femoral bone deficiency in total knee arthroplasty [J]. Journal of Knee Surgery, 2018.

[15] Lei P F, Hu R Y, Hu Y H. Bone defects in revision total knee arthroplasty and management [J]. Orthopaedic Surgery, 2019, 11: 15 - 24.

[16] 周一新, 陈继营. 假体周围感染国际共识[M]. 北京: 人民卫生出版社, 2014.

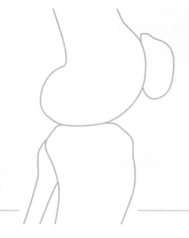

第九章

假体周围感染相关
基础研究进展

第一节 细菌生物膜

生物膜广泛存在于自然界中，在医学领域也常见生物膜的身影。生物膜的基本结构为细菌黏附于某种表面或细菌之间相互黏附，并被包裹在自身产生的细胞间基质中，从而形成一个特殊的细菌群落。其本质是细菌为了适应环境而采取的一种特殊生长方式。生物膜中的细菌具有不同于浮游菌的生存和行为状态，包括相对静止的代谢状态、特殊的基因表达和蛋白质合成等。因此，生物膜具有其独特的性状，例如生物膜的抗生素抵抗性、生物膜对机体免疫的抵抗等。这些特征致使生物膜对各种临床感染，特别是假体关节周围感染（PJI）的发生发展产生了重要影响，也是临床上相关感染呈现难治性的重要原因之一。

一、生物膜形成

（一）生物膜形成的基本过程

细菌生物膜，是细菌黏附于某种表面或细菌之间相互黏附，并被包裹在自身产生的组织基质中，从而形成一个特殊的细菌群落。生物膜中的细菌具有不同于浮游菌特殊的生存状态，包括相对静止的生存状态、特殊的基因表达和蛋白质合成。以关节假体周围感染（PJI）常见病原菌金黄色葡萄球菌（金葡菌）为例，典型生物膜的形成过程可分为4个阶段：①细菌初步定植。②不可逆黏附（细胞聚集和积累多个细胞层）。③生物膜成熟。④解离再定植（细胞从生物膜脱离成浮游状态，启动生物膜形成一个新的周期）。

（1）细菌初步定植：生物膜形成的初始步骤为浮游细菌向材料表面的黏附。根据黏附方式不同，金葡菌向材料表面的初始黏附可分为非特异性黏附与特异性黏附。细菌通过特定的受体介导方式向材料表面的黏附被称为特异性黏附，而通过疏水性等环境物理因素进行的黏附被称为非特异性黏附。细菌与材料表明的初始非特异性黏附由一系列外力驱动，包括疏水性、静电力以及范德华力等，并且根据其作用距离分为长距离作用力（细菌与材料表面距离大于50 nm）和短距离作用力（细菌与材料表面距离小于50 nm）。长距离作用力指与距离相关的自由能，短距离相互作用力包括化学键、离子键和氢键等作用力。在该阶段，细菌在一系列外力作用下被动地黏附于材料表面。此外，一些特定蛋白分子如纤维蛋白、纤维蛋白原和粘连蛋白等也被发现通过改变材料表面生物化学特性而促进了细菌的黏附，这种黏附亦属于非特异性黏附。特异性黏附是由微生物表面成分识别黏附基质分子 MSCRAMM（microbial surface component recognizing adhesive matrix molecule）介导的。MSCRAMM 是金葡菌一系列黏附因子中最重要的一组，其分子均具有一部分相同结构。细菌借助这些表面分子可与宿主组织液中的相关分子如纤维蛋白、纤维蛋白原、胶原蛋白和补体因子等成分发生特异性结合，从而特异性黏附于组织和被组织液覆盖的材料表面。

（2）不可逆黏附（细胞聚集和积累多个细胞层）：细菌完成初步定植后，即开始增殖并产生和分泌细胞外基质（extracellular matrix，ECM），包括细菌间多糖黏附素（polysaccharide intercellular adhesion，PIA）、细胞外 DNA（extracellular DNA，eDNA）和蛋白质。在这个阶段，细菌大量增殖并通过胞外基质相互黏附，从而形成厚实的膜状细菌群落。

（3）生物膜成熟：生物膜的成熟主要是指细菌生物膜内形成复杂的三维立体结构（如塔状和蘑菇状）和一些具有不同性状的微小克隆。该复杂过程是由黏附因子与解离因子之间的动态平衡实现的。

黏附因子包括上述提到的细胞外基质 PIA、eDNA 和蛋白质，解离因子包括降解这些物质相应的酶，如蛋白酶、核酸酶以及类表面活性分子——酚溶性调节蛋白（phenol-soluble modulin，PSM）。这些解离因子对生物膜结构进行了重塑，促进了生物膜成熟。例如，研究表明 PSM 通过发挥其表面活性作用促进生物膜内的通道形成，从而使得营养物质向生物膜深部转运。此外，有研究表明，在成熟阶段，生物膜基底层部位可产生具有不同生物性状的微小细菌克隆。这两种方法均是细菌生物膜成熟的一部分，其共同作用促进了细菌生物膜复杂三维结构和生物膜内异质性的形成。

（4）解离再定植（细胞从生物膜脱离成浮游状态，启动生物膜形成一个新的周期）：金葡菌生物膜周期的最后一步是解离与再定植，在此阶段中，细菌从生物膜解离，并散播到或近或远的别处再定植，形成新的感染。在金葡菌中，此过程主要由包含附属基因调节因子（accessory gene regulator，AGR）的细菌群体感应系统（quorum-sensing system，Q-S system）调节完成。Q-S 系统通过分子信号感应细菌密度，当生物膜内细菌群体密度到达一定值，agr 系统激活，表达一系列解离因子（包括降解细胞外基质相应的酶以及 PSM），解离部分生物膜并向周围释放细菌。

（二）生物膜形成机制研究新进展

1. 生物膜早期细菌解离　传统认为，金葡菌生物膜形成的基本过程中细菌的解离播散和再定植发生在生物膜成熟之后，然而近年来有研究表明，在生物膜形成的不可逆黏附阶段，即细菌在完成初步定植后大量增殖的过程中，已经发生部分细菌的解离和播散。研究人员观察到，在此阶段一部分以高表达分泌型热稳定核酸酶（Nuc）为标志的细菌形成了一个独特的细菌群体——"外逃体"（exodus）。这部分细菌不滞留在原处进行增殖和生物膜的集聚，而是直接向远处播散。关于这部分"外逃体"细菌的作用目前尚不明确，但研究人员进一步研究了 Nuc 突变体金葡菌的生物膜形成，发现细菌"外逃体"并未出现，且生物膜无法顺利形成复杂三维结

构，产生成熟生物膜。虽然仍需更多研究证实，但这一发现无疑揭示了细菌生物膜形成机制中可能存在尚未被认识的内容，并为进一步研究提供了方向。细菌在生物膜形成早期即向远处播散的特征也对临床感染的防治提出了新的警示。

2. 体内外生物膜差异　体外研究表明，在生物膜成熟阶段，细菌之间通过以 PIA 为主包括 eDNA 和蛋白质的细胞基质相互连接，并形成复杂的生物膜内三维结构。近年来有研究发现在模拟体内环境下，如关节滑液和血浆等，金葡菌生物膜内基质呈现于体外条件下不同的特征，即以 eDNA 和蛋白质为细胞间基质的主要成分。这个发现在一定程度上降低了通过体外实验结果推测体内细菌生物膜形成机制的可信度。此外，Otto 等研究发现，与在培养基中均匀分散的生长状态不同，金葡菌在人关节滑液中倾向于形成细菌聚团，在聚团内细菌间的主要粘连基质是蛋白质而非 PIA。这种金葡菌在关节滑液内的聚团导致细菌在滑液中不均匀的分布，这可能是临床中 PJI 患者关节液取样后细菌培养常呈阴性的重要原因。

二、生物膜与 PJI 临床

（一）生物膜与 PJI 诊断

生物膜对 PJI 的诊断提出的挑战在于感染诊断难以确立以及感染中生物膜是否存在难以确定。在当前抗生素广泛应用于 PJI 预防和治疗的情况下，生物膜往往在延迟和晚期 PJI 中出现，其发生发展时间较长且临床症状不明显。传统的抗生素应用只能杀死浮游细菌而对具有高度抗药性的生物膜内细菌无效，但这却造成感染部位浮游菌的缺失以致传统培养手段常呈阴性的结果。即便有相关症状，临床上这些病例常被当作无菌性松动处理而未得到有效的抗感染治疗。此外，传统培养手段的不足之处还在于，即便培养出了细菌，也无法明确是否有生物膜的存在，因为一种细菌可同时以浮游和生物膜的形式生长，而是否存在生物膜是临床选择 PJI 治疗方法重要的参考。鉴于此，PJI 国际共识小组与

美国感染病学会于 2013 年从诊断角度发布了 PJI 的定义和相关炎性指标诊断标准。此外，Hall-Stoodley 等在 2012 年提出了一些可辅助诊断生物膜相关 PJI 的临床表征：①持续性或复发性关节感染史。②感染局限于特定的植入部位（由红、肿、热、痛，压痛和功能受限等症状支持）。③基于病原培养和敏感性测试结果充分应用抗生素后，仍存在顽固性感染。④治疗后感染组织镜检仍可见细菌和炎症细胞。⑤临床高度怀疑感染但培养结果阴性。⑥镜下直接观察可见假体或组织表面存在包裹于细胞基质中的细菌群落。

传统培养手段虽仍是 PJI 诊断的金标准，但由于无法检测生物膜中的细菌，其在 PJI 诊断中的阳性率可低至 19%。因此，分子生物学方法如 PCR、FISH、二代基因测序（NGS）等具有更高敏感性和特异性的诊断方法近年来被逐渐应用于临床。尤其是二代基因测序（NGS）因其超高的敏感性与特异性以及一次便可有效检测出所有可能存在病原菌的特点，在临床 PJI 诊断中显示出了巨大潜力。但由于标本污染，无法检测耐药基因，费时、费力、价格高等原因，这些分子诊断方法的临床应用依然受到限制。此外，近年来，利用超声振荡术中取出的假体，而后对震荡液进行培养被证明能有效提高 PJI 病原学诊断的敏感性。由于生物膜细菌与浮游细菌表达不同的细菌表面抗原，其可触发机体不同的体液免疫反应，产生不同的抗体。因此，Salen 等建立了一种用于检测生物膜内金葡菌表面决定簇（SSPA）的 ELISA 方法，在临床中发挥了较好的效果。此外，生物膜的定位诊断对于术中 PJI 清创的彻底性和手术治疗的有效性都具有重要意义。然而目前除检测手段、病原学分类、影像形态诊断之外，关于生物膜在不同假体组件和周围组织中的精准定位诊断研究甚少。Stoodley 等利用彩色荧光蛋白准确定位了不锈钢螺丝上的细菌生物膜。此外，利用共聚焦激光扫描显微镜和扫描电子显微镜直接观察取出的假体和组织，也可以快速有效地发现假体或组织上存留的细菌或生物膜。利用不同假体材料成分对细菌黏附的亲和力不同也可辅助判断 PJI 中生物膜的准确定位，但这些研究成果的临床转化尚有待进一步研究。

（二）生物膜与 PJI 预防/治疗

随着临床上耐药细菌的增多以及 PJI 中生物膜的存在，单一抗生素应用对 PJI 的治疗效果越来越不可靠。研究和临床证据均表明，包含能杀灭生物膜细菌的抗生素（如利福平）在内的多种抗生素联合应用，能有效提高生物膜相关 PJI 的治疗效果。此外，由于生物膜对抗生素的抵抗，某种抗菌药物的最小生物膜清除浓度（MBEC）远远高于其最小抑菌浓度（MIC）。因此局部足够高药物浓度的实现对生物膜相关 PJI 的防治至关重要。然而全身用药难以在局部形成清除生物膜所需药物浓度，提高全身用药量将导致药物毒性风险的陡然增加。研究表明，术中局部用药可在手术部位迅速形成超高药物浓度，并且也不易导致全身药物毒性作用。因此，临床中局部联合应用足量抗生素治疗 PJI 是符合生物膜治疗概念的，也得到目前临床证据的支持。

从生物膜形成角度来说，假体材料为细菌的黏附提供了一个良好的惰性表面，因此对假体材料表面进行改性以获得抵抗细菌黏附以及后续生物膜形成的性能，是 PJI 预防的一个重要研究方向。改变材料表面亲水性、粗糙程度、电荷性等特征可有效减少细菌黏附。表面镀银材料的抗菌效果在临床中得到了验证。但是银离子的组织和免疫毒性一直是一个被关注的问题，采用纳米技术在假体材料表面镀上纳米银颗粒可获得可靠的表面接触抗菌效果，同时保障良好的生物相容性。

此外，材料表面抗生素或小分子包埋或镀膜也是减少骨科内植物生物膜相关感染的有效手段，其中一个方向是提高假体局部抗生素浓度同时通过良好的骨组织相容性在表面竞争中战胜细菌。有研究者以共价结合方式将抗生素包埋在钛材料表面，获得了材料良好的抗菌效果和骨整合性能。另有研究利用水凝胶或基于磷脂酰胆碱的材料作为抗生素载体，也实现了局部抗生素的有效释放和抗菌效能。然而，无论是骨水泥还是假体材料，其术后抗生素释放浓度均随时间延长而逐渐降低。抗生素浓度的降低不仅弱化了杀菌效果，且研究表明亚抑菌浓度抗生素可导致耐药菌株的出现，促进细菌生物膜的生长。

除材料改性与抗生素负载，针对生物膜形成机制的生物制剂也具有良好的应用前景。针对金葡菌荚膜多糖或 IsdB 蛋白的疫苗早期临床试验中均展现较好的抗菌效果，但在进一步临床试验中，或因为无益于感染控制，或因为实验组受试者出现不良结局，而均未通过Ⅰ期临床试验。总结经验，这些非预期的不良临床结果一个重要原因可能是前期充分动物实验证据的缺乏。此外，近年来一系列抗体也在实验室中被研发出来，如针对 DNA 黏附蛋白（DNABⅡ家族蛋白）、α-toxin 和 ClfA 等细菌成分的单克隆抗体（mAb）。隐藏于机体免疫细胞内的胞内菌也是导致感染呈慢性化和反复性的重要原因，Lehar 等设计了一种与利福霉素类衍生物抗生素相连的单克隆抗体，可识别并结合细菌胞壁磷壁酸成分。当细菌被免疫细胞吞噬时，免疫细胞吞噬体内的相关蛋白酶能解开抗体与抗生素的连接，释放抗生素从而杀灭包内细菌。另外，针对生物膜形成早期细菌黏附，可降解生物膜基质中 eDNA 的 DNase 1 被证明具有良好的抗生物膜能力。有趣的是，DNase 1 只对 6 小时以内新形成的生物膜发挥作用，而对成熟生物膜只能增加其对其他抗生物膜物质的敏感性。DNase 1 制剂已被临床用于囊性纤维化中铜绿假单胞菌感染的治疗，但尚未临床应用于 PJI。为了促进成熟生物膜的解离，由放线杆菌产生的酶 Dispersin B（DspB）被用于降解细菌生物膜中重要基质成分 PIA，其对生物膜的抑制效果在金葡菌、表葡菌和大肠埃希菌感染的动物模型中都得到了验证。此外针对细菌自诱导肽（AIP）从而抑制细菌群体感应调节系统（Q-S system）的药物也能促进成熟生物膜的解离。但临床应用 DspB 等促进生物膜解离的药物需考虑可能导致感染扩大化和严重化的风险。噬菌体能特异性杀灭细菌且对人体较为安全，联合抗生素的多种噬菌体混合制剂能显著减少细菌生物膜的形成，但由于其特异性过高，因而难以广泛应用。

PJI 中细菌生物膜既可存在于假体表面，也可生长于周围组织中，而这些生物膜内细菌若不能完全清除，将成为后续感染复发以及反复炎症反应导致组织破坏的重要原因。因此，在临床 PJI 的治疗中，骨科医师应该充分考虑生物膜的重要性。对于极有可能存在细菌生物膜的迟发性或晚期 PJI，应当注意到单纯抗生素治疗只能清除浮游菌，获得短期控制感染的效果，而一旦抗生素停用，生物膜内的细菌播散将导致感染复发。在生物膜诊断困难的情况下，只采取手术清创应用抗生素，而保留假体则要冒假体上生物膜细菌导致感染复发的风险。因此，对于迟发性或晚期 PJI，切开彻底清创取出假体结合抗生素治疗是必要的，其理论依据是通过清创和假体取出从而彻底清除可能含有的细菌生物膜，以消除生物膜细菌导致感染复发的风险。显然，根据生物膜理论，清创的彻底性是手术治疗效果的重要保障，而由于生物膜定位诊断的困难，切开手术又是彻底清创的重要保障，微创清创治疗 PJI 的效果从生物膜理论角度来看是不可靠的。除手术之外，对生物膜相关 PJI 其他治疗手段的探索也从未停止。Ehrensberger 和 Canty M 等利用阴极电压控制电刺激处理钛材料，有效阻止了细菌生物膜的形成，并清除了已经形成的生物膜。Leary JT 等对发生金葡菌生物膜感染的钴铬合金垫进行加热（高压灭菌器）处理并用 4% 氯己定进行擦洗，实现了对生物膜百分之百的清除。

三、总结与展望

预防是感染控制策略中至关重要的一环，而生物膜的存在使得 PJI 的预防成为重中之重，关节置换手术中预防性抗生素的应用是十分必要的。针对细菌黏附和生物膜形成机制的材料抗菌改性具有良好的应用前景，但目前相关研究均处于临床前阶段，需要进一步研究以促进向临床转化。此外，如何延长骨水泥和假体材料抑或其他新的载药系统有效释药时间等问题，亟须进一步思考和实验探索。

一方面，PCR、二代测序等分子诊断方法对生物膜相关 PJI 具有极佳的诊断效果，但目前仍作为传统培养手段的辅助方法。另一方面，易污染、价格高等问题使分子诊断方法仍无法成为常规临床检测手段。但相信随着技术的进步，这些问题终将逐步得到解决。在当前，将传统培养和分子诊断方法相结合，是生物膜相关 PJI 诊断的合理、有效方法。由于耐药菌株的增多和生物膜的存在，PJI 的抗生素治疗应强调早期、局部、联合、足量。然而目前，关于临床常见抗生素对不同细菌在体内的 MBEC 仍不甚明确。疫苗、抗体、酶等生物制剂在体内外实验中都展现出了良好的生物膜抑制性能，但临床转化需进一步充分评估相关制剂体内的安全性和有效性。虽然针对生物膜的相关药物尚未成为临床骨科医师治疗 PJI 有效的武器，但生物膜概念为骨科医师理解 PJI 的难治性提供了理论基础和 PJI 治疗的参考。当前，彻底清创结合假体取出和抗生素应用仍是生物膜相关 PJI 临床治疗的基本方法。基于生物膜理论的新型 PJI 治疗方法值得探索，但其临床转化还有待术中生物膜精准定位诊断方法的进一步实现。

（沈　灏　谈佳琪）

参 考 文 献

[1] Saikia S K, Nandi S, Majumder S. 'Synbiofilm' — a friendly microbial association in aquatic ecosystem [J]. Annual Review & Research in Biology, 2015, 5(2): 97 - 108.

[2] Tolker-Nielsen T. Biofilm development [J]. Microbiology Spectrum, 2007, 3(2): MB.

[3] Stewart P S. Antimicrobial tolerance in biofilms [J]. Microbiol Spectr, 2015, 3(3).

[4] Arciola C R, Campoccia D, Montanaro L. Implant infections: adhesion, biofilm formation and immune evasion [J]. Nature Reviews Microbiology, 2018, 16(7): 397 - 409.

[5] Gbejuade H O, Lovering A M, Webb J C. The role of microbial biofilms in prosthetic joint infections [J]. Acta Orthopaedica, 2015, 86(2): 147 - 158.

[6] Donlan R M, Costerton J W. Biofilms: survival mechanisms of clinically relevant microorganisms. [J]. Clinical Microbiology Reviews, 2002, 15(2): 167 - 193.

[7] Otto, Michael. Staphylococcal infections: mechanisms of biofilm maturation and detachment as critical determinants of pathogenicity [J]. Annual Review of Medicine, 2013, 64(1): 175 - 188.

[8] Gross M, Cramton S E, Götz F, et al. Key role of teichoic acid net charge in Staphylococcus aureus colonization of artificial surfaces [J]. Infection & Immunity, 2001, 69(5): 3423 - 3426.

[9] Hetrick E M, Schoenfisch M H. Reducing implant-related infections: active release strategies [J]. Chemical Society Reviews, 2006, 35(9): 780 - 789.

[10] Katsikogianni M, Missirlis Y F. Concise review of mechanisms of bacterial adhesion to biomaterials and of techniques used in estimating bacteria-material interactions. European cells & materials, 2005, 8: 37 - 57.

[11] Periasamy S, Joo H S, Duong A C, et al. How Staphylococcus aureus biofilms develop their characteristic structure [J]. Proceedings of the National Academy of Sciences of the United States of America, 2012, 109(4): 1281 - 1286.

[12] Foster T J, Geoghegan J A, Ganesh V K, et al. Adhesion, invasion and evasion: the many functions of the surface proteins of Staphylococcus aureus [J]. Nature Reviews Microbiology, 2013, 12(1): 49 - 62.

[13] Watnick P, Kolter R. Biofilm, city of microbes. J Bacteriol 2000, 182(10): 2675 - 2679.

[14] Rochford E T J, Richards R G, Moriarty T F. Influence of material on the development of device-associated infections [J]. Clinical Microbiology & Infection, 2012, 18(12): 1162 - 1167.

[15] Arciola C R, Campoccia D, Ravaioli S, et al. Polysaccharide intercellular adhesin in biofilm: structural and regulatory aspects [J]. Frontiers in Cellular & Infection Microbiology, 2015, 5(7): 7.

[16] Dastgheyb S S, Villaruz A E, Le K Y, et al. Role of phenol-soluble modulins in formation of Staphylococcus aureus biofilms in synovial fluid [J]. Infection and Immunity, 2015, 83(7): 2966 - 2975.

[17] Schwartz K, Ganesan M, Payne D E, et al. Extracellular DNA facilitates the formation of functional amyloids in Staphylococcus aureus biofilms [J]. Molecular Microbiology, 2016, 99(1): 123 - 134.

[18] Moormeier D E, Endres J L, Mann E E, et al. Use of microfluidic technology to analyze gene expression during Staphylococcus aureus biofilm formation reveals distinct physiological niches [J]. Applied and Environmental Microbiology, 2013, 79(11): 3413 - 3424.

[19] Le K Y, Michael O. Quorum-sensing regulation in staphylococci—an overview [J]. Frontiers in Microbiology, 2015, 6: 1174.

[20] Moormeier D E, Bose J L, Horswill A R, et al. Temporal and stochastic control of Staphylococcus aureus biofilm development [J]. mBio, 2014, 5(5): e01341 - 14 - e01341 - 14.

[21] Moormeier D E, Bayles K W. Staphylococcus aureus biofilm: a complex developmental organism [J]. Molecular Microbiology, 2017, 104(3): 365 - 376.

[22] O'Neill E, Pozzi C, Houston P, et al. A novel Staphylococcus aureus biofilm phenotype mediated by the fibronectin-binding proteins, FnBPA and FnBPB [J]. Journal of Bacteriology, 2008, 190(11): 3835 - 3850.

[23] Dastgheyb S S, Hammoud S, Ketonis C, et al. Staphylococcal persistence due to biofilm formation in synovial fluid containing prophylactic cefazolin [J]. Antimicrobial Agents and Chemotherapy, 2015, 59(4): 2122 - 2128.

[24] Dastgheyb S, Parvizi J, Shapiro I M, et al. Effect of biofilms on recalcitrance of Staphylococcal joint infection to antibiotic treatment [J]. Journal of Infectious Diseases, 2015, 211(4):

641－650.

[25] Parvizi J, Gehrke T, Chen AF. Proceedings of the international consensus on periprosthetic joint infection [J]. Bone Joint J, 2013, 95-B(11): 1450－1452.

[26] Osmon D R, Berbari E F, Berendt A R, et al. Diagnosis and management of prosthetic joint infection: clinical practice guidelines by the Infectious Diseases Society of America [J]. Clinical Infectious Diseases An Official Publication of the Infectious Diseases Society of America, 2013, 56(1): 1－10.

[27] Hall-Stoodley L, Stoodley P, Kathju S, et al. Towards diagnostic guidelines for biofilm-associated infections [J]. FEMS Immunology and Medical Microbiology, 2012, 65(2): 127－145.

[28] Hall-Stoodley L, Hu F Z, Gieseke A, et al. Direct detection of bacterial biofilms on the middle-ear mucosa of children with chronic otitis media [J]. JAMA, 2006, 296(2): 202－211.

[29] Parvizi J, Fassihi S C, Enayatollahi M A. Diagnosis of periprosthetic joint infection following hip and knee arthroplasty [J]. Orthopedic Clinics of North America, 2016, 47(3): 505－515.

[30] Tarabichi M, Shohat N, Goswami K, et al. Diagnosis of periprosthetic joint Infection: the potential of next-generation sequencing [J]. JBJS, 2018, 100(2): 147－154.

[31] Sebastian S, Malhotra R, Sreenivas V, et al. Sonication of orthopaedic implants: a valuable technique for diagnosis of prosthetic joint infections [J]. Journal of Microbiological methods, 2018, 146: 51－54.

[32] Evangelopoulos D S, Stathopoulos I P, Morassi G P, et al. Sonication: a valuable technique for diagnosis and treatment of periprosthetic joint infections [J]. The Scientific World Journal, 2013, 2013: 1－5.

[33] Stoodley P, Kathju S, Hu F Z, et al. Molecular and imaging techniques for bacterial biofilms in joint arthroplasty infections [J]. Clinical Orthopaedics and Related Research, 2005, 437: 31－40.

[34] Stoodley P, Nistico L, Johnson S, et al. Direct demonstration of viable Staphylococcus aureus biofilms in an infected total joint arthroplasty: a case report [J]. The Journal of Bone and Joint Surgery, 2008, 90(8): 1751－1758.

[35] Sheehan E, Mckenna J, Mulhall K J, et al. Adhesion of Staphylococcus to orthopaedic metals, an in vivo study [J]. Journal of Orthopaedic Research, 2004, 22(1): 39－43.

[36] Jørgensen, Nis Pedersen, Skovdal S M, Meyer R L, et al. Rifampicin-containing combinations are superior to combinations of vancomycin, linezolid and daptomycin against Staphylococcus aureus biofilm infection in vivo and in vitro [J]. Pathogens & Disease, 2016, 74(4): ftw019.

[37] Holmberg A, Valdís Gudrún Thórhallsdóttir, Robertsson O, et al. 75% success rate after open debridement, exchange of tibial insert, and antibiotics in knee prosthetic joint infections [J]. Acta Orthopaedica, 2015, 86(4): 457－462.

[38] Zaruta D A, Bowen Q, Liu A Y, et al. Indications and guidelines for debridement and implant retention for periprosthetic hip and knee infection [J]. Current Reviews in Musculoskeletal Medicine, 2018, 11(3): 347－356.

[39] Wafa H, Grimer R J, Reddy K, et al. Retrospective evaluation of the incidence of early periprosthetic infection with silver-treated endoprostheses in high-risk patients: case-control study [J]. The Bone & Joint Journal, 2015, 97-B(2): 252－257.

[40] Wang J, Li J, Guo G, et al. Silver-nanoparticles-modified biomaterial surface resistant to staphylococcus: new insight into the antimicrobial action of silver [J]. Scientific Reports, 2016, 6: 32699.

[41] Van Hengel I A J, Riool M, Fratila-Apachitei L E, et al. Selective laser melting porous metallic implants with immobilized silver nanoparticles kill and prevent biofilm formation by methicillin-resistant Staphylococcus aureus [J]. Biomaterials, 2017, 140: 1－15.

[42] Kucharíková, Soňa, Gerits E, De Brucker K, et al. Covalent immobilization of antimicrobial agents on titanium prevents Staphylococcus aureus and Candida albicans colonization and biofilm formation [J]. Journal of Antimicrobial Chemotherapy, 2015, 71(4): 936－945.

[43] Giavaresi G, Meani E, Sartori M, et al. Efficacy of antibacterial-loaded coating in an in vivo model of acutely highly contaminated implant [J]. International Orthopaedics, 2013, 38(7): 1505－1512.

[44] Jennings J A, Carpenter D P, Troxel K S, et al. Novel antibiotic-loaded point-of-care implant cioating inhibits biofilm [J]. Clinical Orthopaedics and Related Research, 2015, 473(7): 2270－2282.

[45] Kaplan J B. Antibiotic-induced biofilm formation [J]. International Journal of Artificial Organs, 2011, 34(9): 737－751.

[46] Ricardo S, Abreu Miguel Araújo. Treatment of prosthetic joint infection with debridement, antibiotics and irrigation with implant retention — a narrative review [J]. Journal of Bone and Joint Infection, 2018, 3(3): 108－117.

[47] Shinefield H, Black S, Fattom A, et al. Use of a Staphylococcus aureus conjugate vaccine in patients receiving hemodialysis [J]. New England Journal of Medicine, 2002, 346(7): 491－496.

[48] Fowler V G, Allen K B, Moreira E D, et al. Effect of an investigational vaccine for preventing Staphylococcus aureus infections after cardiothoracic surgery [J]. JAMA, 2013, 309(13): 1368－1378.

[49] Wang Y, Cheng L I, Helfer D R, et al. Mouse model of hematogenous implant-related Staphylococcus aureus biofilm infection reveals therapeutic targets [J]. Proceedings of the National Academy of Sciences, 2017, 114(26): E5094－E5102.

[50] Varrone J J, De M B K L, Bello-Irizarry S N, et al. Passive immunization with anti-glucosaminidase monoclonal antibodies protects mice from implant-associated osteomyelitis by mediating opsonophagocytosis of Staphylococcus aureus megaclusters [J]. Journal of Orthopaedic Research, 2014, 32(10): 1389－1396.

[51] Lehar S M, Pillow T, Xu M, et al. Novel antibody-antibiotic conjugate eliminates intracellular S. aureus [J]. Nature, 2015, 527(7578): 323－328.

[52] Seper A, Fengler V H I, Roier S, et al. Extracellular nucleases and extracellular DNA play important roles in vibrio cholerae biofilm formation [J]. Molecular Microbiology, 2011, 82(4): 1015－1037.

[53] Qin Z, Ou Y, Yang L, et al. Role of autolysin-mediated DNA release in biofilm formation of Staphylococcus epidermidis [J]. Microbiology, 2007, 153(7): 2083－2092.

[54] Thomas V C, Thurlow L R, Boyle D, et al. Regulation of autolysis-dependent extracellular DNA release by enterococcus faecalis extracellular proteases influences biofilm development [J]. Journal of Bacteriology, 2008, 190(16): 5690－5698.

[55] Kaplan J B. Therapeutic potential of biofilm-dispersing enzymes [J]. The International Journal of Artificial Organs, 2009, 32

(9)：545－554.

[56] Darouiche R O, Mansouri M D, Gawande P V, et al. Antimicrobial and antibiofilm efficacy of triclosan and dispersinB（R）combination [J]. Journal of Antimicrobial Chemotherapy (JAC), 2009, 64(1)：88－93.

[57] Lauderdale K J, Malone C L, Boles B R, et al. Biofilm dispersal of community-associated methicillin-resistant Staphylococcus aureus on orthopedic implant material [J]. Journal of Orthopaedic Research Official Publication of the Orthopaedic Research Society, 2010, 28(1)：55－61.

[58] Akanda Z Z, Taha M, Abdelbary H. Current review — the rise of bacteriophage as a unique therapeutic platform in treating periprosthetic joint infections [J]. Journal of Orthopaedic Research,

2018, 36(4)：1051－1060.

[59] Ehrensberger M T, Tobias M E, Nodzo S R, et al. Cathodic voltage-controlled electrical stimulation of titanium implants as treatment for methicillin-resistant Staphylococcus aureus periprosthetic infections [J]. Biomaterials, 2015, 41(Complete)：97－105.

[60] Canty M, Luke-Marshall N, Campagnari A, et al. Cathodic voltage-controlled electrical stimulation of titanium for prevention of methicillin-resistant Staphylococcus aureus and Acinetobacter baumannii biofilm infections [J]. Acta Biomaterialia, 2017, 48：451－460.

[61] Leary J T, Werger M M, Broach W H, et al. Complete eradication of biofilm from orthopedic materials [J]. The Journal of Arthroplasty, 2017, 32(8)：2513－2518.

第二节　抗菌涂层和抗菌材料

假体周围关节感染的基础是细菌生物膜的形成，为防止细菌的定植和生物膜的形成，近年来越来越多的研究关注内植物的抗菌性能。总体来讲，内植物相关感染机制主要包括两方面，即细菌生物膜的形成和内植物/周围组织界面免疫力的低下。生物膜作为细菌在材料表面或周围组织上形成的特殊膜样结构，是区别于单个浮游菌的独特生存方式。当植入材料进入机体后会很快被组织液、血液等包裹，宿主蛋白质或细胞覆盖内植物；细菌在黏附分子、静电作用、表面张力等因素作用下黏附在其表面；随后黏附菌不断增殖、繁殖和合成胞外多糖物质，经过结构分化成为成熟的细菌生物膜。此外，在膜内、外环境的作用下，生物膜内细菌也会从膜中脱离，自我消解成新的浮游菌。而这些浮游菌又会通过传播扩散继续黏附生长、分裂和分化形成新的细菌生物膜。这样便形成浮游菌—细菌生物膜（黏附菌）—浮游菌的循环往复过程。正是由于生物膜中的细菌在形态结构、生存方式、理化特性、致病性等方面与普通浮游菌有显著不同，使得对细菌生物膜的治疗变得异常困难。此外，术后内植物周围易形成免疫抑制区，细菌便于在内植物或周围组织表面定植。即使后期有新生组织长入，由于内植物/组织界面瘢痕形成和血管分布较少，防御能力依旧低于正常。因此，宿主局部防御机制的

破坏也是引起内植物相关感染的重要因素。目前，人们已经清楚认识到植入材料表面或周围的细菌生物膜一旦形成，则很难得到控制和清除，最终导致内植物的失败。所以控制骨科内植物感染的最佳手段是早期预防感染的发生，因此阻止细菌生物膜的形成一直是当前的研究热点。在诸多预防手段中，对内植物表面进行抗菌涂层修饰则是研究较为深入且更易临床转化的研究方向。因此，深入理解内植物涂层改性的技术、思路和进展，对于防治骨科内植物相关感染和阻止细菌生物膜的形成具有重要意义。

细菌与内植物接触时直接被杀死或阻止其在内植物表面的黏附是利用涂层抗感染最关键的靶点，所以针对骨科内植物表面抗感染修饰主要集中于以下两方面：①在内植物表面利用抑菌物质或结构进行修饰，抑制细菌在植入材料表面的初始黏附，从而抑制细菌生物膜的形成。②在内植物表面借助杀菌成分或结构进行涂层改性，病原菌一旦与植入材料表面或周围环境接触则会被杀死，进而干预生物膜的形成。因此，表面抗菌涂层设计主要包括三大类：主动释放杀菌涂层、接触式杀菌涂层、早期被动抗黏附涂层。

一、主动抗菌涂层

主动杀菌涂层所负载的物质包括抗生素、金

属/非金属离子、金属/金属氧化物纳米颗粒、季铵盐、抗菌肽、壳聚糖、氯己定等杀菌成分。这些杀菌物质一般通过物理吸附或诱捕掺杂至材料表面涂层中，或者通过共价结合负载于材料表面。尽管可释放的主动杀菌涂层可以高效杀菌而且已经被广泛研究，但是它的确存在着诸如早期暴发释放，随着时间推移释放浓度越来越低，杀菌效力也随之减弱；这就要求负载高剂量抗菌物质，但同时会增加细胞毒性和细菌耐药性的风险。相比之下，这使得固定化的主动杀菌涂层具有更多的研究潜能。杀菌物质一般通过扰乱细菌菌膜、阻碍腺苷三磷酸（adenosine triphosphate，ATP）合成酶、妨碍细胞呼吸、阻止 DNA 复制、干扰蛋白质合成等多种途径杀伤细菌。主动抗菌涂层又分为主动释放杀菌涂层和接触式杀菌涂层，当然，我们下面的介绍中并未做出严格的划分，中间包括了一些释放杀菌和接触杀菌内容的穿插介绍。

（一）主动释放抗菌涂层

主动释放抗菌涂层主要是通过滤出涂层负载的抗菌物质进行抗菌，这对植入材料表面的黏附菌和周围的浮游菌均有杀伤作用。负载的抗菌物质一般会通过水溶液的扩散、降解和共价键的水解实现在内植物局部释放。但是该类涂层中的抗菌物质也有内在的存储缺陷，导致其作用时间不长久，仅能临时发挥作用。

1. **离子掺杂涂层**　诸如银（Ag）、锌（Zn）、碘（I）、氟（F）、铜（Cu）、氯（Cl）、硒（Se）等元素可以借助于阳极氧化方法将其相应的离子掺杂到钛表面或羟基磷灰石涂层中，这些离子会从涂层里缓慢释放至假体周围组织中。它们的抑菌机制主要还是因为被羟基化成高反应活性的物质，比如盐酸（HCl）、次氯酸（HOCl）、钛羟基（TiOH）、过氧化氢（H_2O_2）或超氧阴离子（O^{2-}），这些会引起细菌胞膜的氧化，增加细胞渗透性，最终导致细胞死亡。此外，这些离子也会影响细菌的代谢过程，进而导致其死亡。Zhao 等通过微弧氧化方法在钛表面设计不同浓度的含锌涂层（低、中、高剂量涂层中锌含量分别为 0.199%、0.574% 和 1.995%）。

体外抗菌实验表明，高剂量含锌涂层对变异链球菌有最强的抑菌作用；但体外细胞实验发现高剂量组涂层会抑制成骨细胞（MG63）的生长，相反，低剂量锌涂层能够最大限度促进细胞的增殖和分化。因此，当涂层中锌含量为 0.199%～0.574% 时，能够最大限度协调涂层抗菌和成骨的双重功效。Inoue 等通过一系列体内外抗菌实验发现掺杂碘元素的钛表面氧化膜涂层（Ti-I），相比于纯钛（Ti）和阳极氧化处理后的氧化膜涂层（Ti-O），具有更好的抗菌作用，并能大大抑制细菌生物膜的形成和生长。

2. **抗生素和抗菌剂涂层**　临床上，很多假体植入患者通常会给予全身性抗生素以预防内植物感染的发生。然而，静脉给药存在一些缺点，如全身毒副作用大、局部药物浓度低等。因此，从减少上述副作用的角度考虑在内植物局部使用抗生素预防生物膜的形成似乎更合理。目前，研究者已经开发了很多表面负载抗生素涂层的材料，并尝试达到抗生素的可控释放。对于装载的抗生素，由于涂层装载工艺往往是在高温下进行的，所以这些抗生素必须是广谱抗菌并且能耐受高温的，其中庆大霉素是最被广泛用于钛表面涂层的抗生素。此外，头孢菌素、阿莫西林、妥布霉素和万古霉素也被用于骨植入材料涂层中。Popat 等首先通过阳极氧化方法在钛表面构建直径 80 nm、长度 400 nm 的二氧化钛纳米管，然后装载不同剂量的庆大霉素。体外实验提示该涂层早期释放的药物可以减少表皮葡萄球菌的初始黏附和抑制生物膜的形成；同时表面的纳米结构也可增加成骨前体细胞（MC3T3-E1）的黏附、增殖和分化。Park 等在阳极氧化后的钛表面构建由二氧化钛纳米颗粒形成的介孔薄膜，并负载一系列高剂量的药物（纳米银颗粒、头孢菌素、米诺环素和阿莫西林），抗菌实验结果提示此类纳米涂层，特别是含纳米银和米诺环素两种成分的涂层，对 5 种实验细菌均具有很强的抗菌效果。然而，抗生素涂层的研究表明其也存在一些问题，其一是早期超杀伤剂量的抗生素暴发释放，而后较低浓度的抗生素缓慢释放，这一方面会损伤周围组织细胞，另一方面易导致耐药菌的产生，而且存活下来的细菌有可能会形成新的生物膜。其二是由于摩擦的因素以及表面涂层与材料基体弹性模量不同，抗生素表面涂层在内植物植入过程中或植入体内后易脱落。因此，为了克服上述缺点，又有学者提出利用共价键将抗生素与植入物表面牢固结合，使抗生素涂层在宿主体内发挥更长效的抗菌作用，其中万古霉素比较常见。研究表明万古霉素共价结合于内植物表面后，通过阻止黏附细菌细胞壁合成而发挥持续的抗菌功效，其体外抗菌时间甚至可达 11 个月之久。

3. 金属及金属氧化物纳米颗粒　纳米粒子（nanoparticle，NP）是指大小在 1～100 nm 的原子簇，具有很大的比表面积。银、锌、铜、钴、氧化锌和氧化铜等纳米颗粒具有抗菌活性，因此也一度被用于抗菌内植物表面涂层修饰。纳米材料通常也会改变表面涂层的理化性质，而且目前其具体的抗菌机制也是饱受争议的。以纳米银颗粒（AgNP）为例，纳米银抗菌谱广、抗菌时间长、不易产生细菌耐药。其可能的抗菌机制是因为增加局部溶液中银离子的含量或与水溶液反应产生活性氧物质，从而进行抗菌和抑制生物膜的形成。近年来，纳米银颗粒在内植物表面涂层中改性修饰一度成为研究热点。Zhao 等通过浸渍于硝酸银溶液和紫外线辐射，在钛表面的二氧化钛纳米管管壁负载 AgNP，该涂层（NT-Ag）能够早期杀死悬浮液中的浮游细菌，并可保持良好的抗细菌黏附效果长达 30 多天。而且可以通过控制银的释放来降低其细胞毒性。尽管表面银离子或 AgNP 可释放涂层抗菌疗效明确，但关于银离子对细菌生长代谢的长期影响仍有待研究。此外银耐受和银离子过敏等副作用也有报道，这限制其进一步临床应用。Cao 等通过等离子体浸没离子注入（plasma immersion ion implantation，PIII）技术将 AgNP 固定至钛表面，体外抗菌结果表明嵌入式 AgNP 涂层能抵御细菌生物膜的形成，更重要的是该涂层没有银离子的释放。而后，Qin 等在此基础上，进一步通过大鼠胫骨内植物相关骨髓炎模型，发现镶嵌式 AgNP 涂层可以有效抵抗细菌的黏附和干扰体内细菌生物膜的形成，进而能够预防内植物相关感染，而且该涂层也没有明显的细胞毒性。此外，Zhao 等采用 PIII 技术将银和镁元素共注入钛表面，改性后的银镁纳米颗粒涂层具有

良好的抗菌功效，同时会促进人骨髓间充质干细胞的黏附、增殖和成骨分化。体内的动物实验也表明银、镁离子共注入涂层能显著增强体内内植物周围的骨整合效果。作者将这些良好的生物学效应归因于钛金属表面形成的银-镁电偶腐蚀效应。

虽然银是目前被研究较广泛的金属元素，但其他一些金属和金属氧化物，比如含锌、铜、氧化锌、二氧化钛等成分的无机纳米涂层也已成为抗菌修饰的热点。Wang 等通过磁控溅射技术将氧化锌纳米颗粒（ZnO NP）覆盖在钛表面，形成一层薄膜涂层。该涂层可以在水溶液持续释放锌离子。体内外抗菌实验证明，中、高剂量的氧化锌纳米薄膜涂层对 4 种细菌的浮游菌和黏附菌均具有杀伤作用，并抑制生物膜的形成。此外，中等剂量的氧化锌纳米薄膜涂层还可以促进先天性免疫细胞抗菌，从而进一步预防内植物相关感染的发生。二氧化钛是典型的非毒性光化学激活的半导体，有很高的光催化活性，光激活后可在材料表面提供抗菌性能。光照后的二氧化钛涂层抗菌作用是由于氧气和水参与的光氧化作用产生羟自由基导致的，以及有机物质的直接或间接氧化引起的。有研究者对钛合金（Ti6Al4V）表面进行紫外光照射处理，发现在动态或静态培养条件下，处理后的钛合金不仅会减少细菌的初始黏附，也会对表面已有的黏附细菌形成抑制，降低黏附菌数量，从而很好地抵御感染。同时，光照处理后的钛合金并不会影响其生物相容性。

4. 高分子化合物　高分子类抗菌化合物主要包括多糖、蛋白质、季铵盐等。它们的高分子量、携带的特殊基团和电荷以及分子量分布均会影响其抗菌功效，但具体抗菌作用机制尚未阐明。

阳离子抗菌肽，作为一种新型、低毒的广谱抗菌剂，是真核生物先天免疫系统的天然组分，对革兰阳性菌、革兰阴性菌、真菌等多种病原菌具有强效的杀伤作用。Zhou 等将 GL13K（一种阳离子抗菌肽）固定在具有细微纹沟（宽 $60\,\mu m$，深 $10\,\mu m$）的钛片表面，该双重功效涂层表现出优异的抗菌效能和细胞相容性。体外的细菌和细胞实验表明它对牙龈卟啉单胞菌具有很强的杀伤作用，但对成纤维细胞具有很好的促黏附和增殖作用。Kazemzadeh-

Narbat 等在钛片表面电解沉积微孔磷酸钙薄层，然后将抗菌肽 213（KRWWKWWRRC）装载至磷酸钙中形成表面涂层（CaP-抗菌肽 213）。该涂层可在溶液中释放抗菌肽，在体外暴露于金黄色葡萄球菌和铜绿假单胞菌中 30 分钟后，活细菌数量减少了 10^6 倍；暴露于携带生物发光基因的铜绿假单胞菌中 4 小时后可抑制钛表面 92% 黏附细菌，而共培养 24 小时后抑制率仍高达 77%。该抗菌肽涂层大大抑制了细菌的生长，从而妨碍生物膜的形成。因此，在内植物表面利用抗菌肽修饰是较有前景的抗感染措施之一。

壳聚糖及其衍生物是具有超亲蛋白性、良好生物相容性的广谱抗菌生物材料，可与细菌包膜发生相互反应而导致细菌溶解死亡。Tan 等研究发现，与无处理骨水泥、负载庆大霉素的骨水泥和负载壳聚糖的骨水泥相比，26% 取代度的季铵化壳聚糖衍生物骨水泥可明显抑制内植物表面葡萄球菌生物膜的形成，同时与成骨细胞具有良好的生物相容性，并可以下调耐药性金葡菌毒力相关基因的表达。

5. 其他杀菌剂　除了传统的杀菌剂之外，干扰细菌信号传导通路和降解细菌生物膜胞外成分的药物也已被广泛研究，因为它们能够阻止细菌的黏附和生物膜形成。有研究者开发出包含群体感应（quorum sensing，QS）抑制分子的可释放涂层，其中包括多种呋喃酮和酶，它们都表现出优异的体外抗菌性能。例如，通过可降解的逐层（layer-by-layer，LBL）沉积将带负电荷的酰基转移酶固定在硅氧烷导管上，确保对酶的活性没有大的影响。与未处理的硅树脂相比，合成的涂层在 7 天内可以减少 50% 细菌生物膜形成，并且未对成纤维细胞产生任何细胞毒性。另外，RNA Ⅲ 抑制肽（RNA Ⅲ inhibiting peptide，RIP），作为一种 QS 抑制分子，在体内从聚甲基丙烯酸甲酯（PMMA）珠子释放后也会抑制金黄色葡萄球菌生物膜的形成。此外，一氧化氮（nitric oxide，NO）也是重要的信号分子，具有脑血管调节、神经和免疫调节、抗菌等诸多功能，还可以与 c-di-GMP 相互作用引起细菌生物膜的分散。Park 等成功合成了释放 NO 聚合物材料，并验证了其对革兰阴性大肠埃希菌、革兰阳性金黄

色葡萄球菌（金葡菌）和耐甲氧西林金黄色葡萄球菌（methicillin-resistant *Staphylococcus aureus*，MRSA）的抗菌性能。该聚合物载体由热敏感的、生物相容性好的 Pluronic F68 和分枝状的聚乙烯亚胺（BPEI）组成，包含有 N-二醇二氮烯（NONOates），合成的 F68-BPEI-NONOates 聚合物载体可以在适当的生理条件下释放 NO。体外实验中，与空白对照组和未改性的 F68 聚合物组进行比较，F68-BPEI-NONOates 表现出优异的抗菌活性，而且体外细胞毒性较低。此外，石墨烯和碳纳米管也具有良好的抗菌能力，Qiu 等通过具有不同沉积电压的阴极电泳沉积在钛表面不同层数的氧化石墨烯，体外实验表明该氧化石墨烯涂层具有良好的抗菌和成骨作用。此外，作者认为，增加氧化石墨烯层数引起的活性氧物质含量升高和起皱现象的增加，这分别导致了涂层的抗菌和成骨作用。

6. 主动释放动力学调控与问题展望　释放涂层内抗菌药物递送的整体时间段和动力学有很强的应用程序依赖性。目前，典型的药物释放概况遵循一阶、二阶动力学，即初始的暴发释放和随后递减的缓慢释放，通常是从几小时延续到几天不等。理论上讲，短期在内植物周围形成高剂量的抗菌药物浓度看上去是令人满意的，即在感染风险最高的术后早期阶段为机体提供抗菌保护，同时限制细菌耐药性的发展。但是，由于内植物与周围组织形成良好整合需要几个月，而且为了预防远期血源性的细菌定植感染，需要内植物表面维持长期的抗菌功效。此外，在内植物翻修手术中，由于初次植入假体周围组织通常已经被感染，长效可释放的抗菌涂层也是必需的。但就目前技术来看，设计在治疗窗口内维持抗菌药物水平、足以杀死病原菌同时对真核细胞无毒的长效可释放抗菌涂层，仍具有一定挑战性。

此外，虽然关于内植物表面主动释放涂层已被广泛研究，但应用转化到临床还有一段距离，而且存在着以下问题：①负载的抗菌物质释放后，涂层是否影响生物膜的形成。②药物后期的缓慢释放是否会导致细菌耐药性的增加。③即使抗菌成分可控释放，其对后期内植物血源性感染是否仍有效。④抗菌剂涂层长期来看对周围骨整合是否有影响。

⑤抗菌剂涂层在植入过程中或植入后如何才能减少与周围组织摩擦带来的不利影响。

（二）接触式抗菌涂层

接触式抗菌涂层是通过灵活的疏水聚合物链在材料表面共价结合抗菌成分形成，以克服主动释放抗菌涂层内负载内容物被耗尽的问题，进而可以提供长期稳定的抗菌活性。黏附细菌一旦接触到此类涂层后会引起其细菌膜的破坏，从而导致细菌的死亡。目前，多数研究认为，该类涂层的作用机制是通过物理性的溶解或电荷的刺激使得细菌膜受损。

目前，研究者已经开发了很多种共价结合的技术用于将生物分子或生物活性分子固定在钛表面，包括含有合适锚定性能的端基功能化聚合物的共价结合［"嫁接到"（材料表面）］或从材料表面引发的原位聚合反应［"嫁接自"（材料表面）］。

1. "嫁接自"（材料表面）　近年来，"嫁接自"方法，即将拴住的聚合物制备到固体基质表面，引起了研究人员极大的关注。将离子聚合物模型，如聚苯乙烯磺酸钠（polyNaSS），在两步反应中直接嫁接到钛或钛合金表面。第一步，由硫酸和过氧化氢的混合物处理钛，在其表面产生氢氧化钛和过氧化钛。第二步，对表面进行加热或紫外线照射，如果将钛基底放置在苯乙烯磺酸钠单体（NaSS）的浓缩液中，则可诱导过氧化钛的分解和自由基的形成，并能够引发 NaSS 的聚合。NaSS 聚合物嫁接的最大优势在于它的生物活性，这主要是由于其具有适度的亲水性。同时，相关体外抗细菌黏附研究表明这类钛材料嫁接表面会对金黄色葡萄球菌的黏附产生高度抑制，与非嫁接钛金属表面相比，抑制率超过了 70%。

2. "嫁接到"（材料表面）　借助锚定分子（硅烷、儿茶酚、磷酸盐）的作用，"嫁接到"（材料表面）策略可在材料表面形成间接嫁接，这样可以实现各种分子在钛表面的功能化属性。

硅烷化这种修饰方法允许各种分子在材料表面共价结合，例如肽、蛋白质和聚合物，即通过使用有机官能的烷氧基硅烷分子和材料表面存在的羟基反应。这些生物分子和氨基硅烷化样品结合通常需要与交联剂（即戊二醛，基于马来酰亚胺的分子）反应，以确保适当的化学反应活性。Chen 等使用硅烷锚将 Melimine（一种合成的抗菌肽）嫁接到马来酰亚胺官能化钛表面，然后检测了 Melimine 覆盖的钛表面涂层体内外抗菌活性。该涂层的体外抗菌结果提示，与空白钛表面相比，它会显著减少铜绿假单胞菌（抑制率高达 62%）和金黄色葡萄球菌（抑制率高达 84%）的黏附和相应生物膜的形成。体内实验中，相比于未处理钛表面，该涂层在小鼠和大鼠的皮下感染模型也能够减少细菌的黏附和生长，抑菌数量高达 $2\log_{10}$。因此，Melimine 涂层有希望成为一种良好的表面抗菌剂，同时其拥有着良好的生物相容性。Gerits 等通过硅烷锚定分子将抗菌剂 SPI031、N-烷基化 3,6-二卤代咔唑 1-（仲丁基氨基）-3-（3,6-二氯-9H-咔唑-9-基）异丙醇，共价结合在钛表面（SPI031-Ti）。体外实验结果提示，SPI031-Ti 可以阻止金黄色葡萄球菌和铜绿假单胞菌的生物膜形成。同时在改良的小鼠体内生物材料相关感染模型中，与对照组钛金属相比，SPI031-Ti 金属表明细菌生物膜形成显著减少（抑制率高达 98%）。

儿茶酚作为化学连接的锚点，可以将具有儿茶酚基团的聚合物嫁接到钛表面。Chouirfa 等通过多巴胺锚定分子将 polyNaSS（聚阴离子）嫁接到钛表面上，发现该材料涂层对金黄色葡萄球菌有很强的抑制作用。研究者设计了各种分子量 polyNaSS，实验结果表明分子量更大的 polyNaSS，其抗菌效果越显著。具体表现为 5 kDa、10 kDa 和 35 kDa polyNaSS 对金黄色葡萄球菌生长的抑制率分别为 36%、58% 和 65%。这表明抗菌聚合物的分子量对其抗菌效能有显著影响。

磷酸盐和膦酸酯可以共价连接到二氧化钛（TiO_2）金属氧化物表面，并且通常被用作与其他分子结合的交联剂以使金属表面功能化，最终使表面涂层获得相关性能。相比于其他常用的偶联剂（如硅烷），膦酸酯连接头具有更稳定的优点，因为硅烷在生理性 pH 的水溶液中具有水解不稳定性。Córdoba 等提出了一种与肌醇六磷酸盐（myo-inositol hexaphosphate，IP6）共价结合使得钛表面功能化的方法，这种方法不使用交联剂分子，而是通过 IP6 的磷酸基团与钛基底表面的二氧化钛涂层反应。嫁接的 Ti-IP6 表面能够减少链球菌的黏附，并且阻止生物膜的形成。

3. 杀菌纳米形貌　受大自然的启发，为了在合成材料表面构建杀菌纳米形貌，研究人员开展了许多研究。

使用不同蚀刻方法获得类似的纳米柱和纳米线表面，其也显示出类似的杀菌作用活力。Susarrey-Arce 等构建有或者无功能化的高度定向排列的硅纳米线（SiNW），在其表面研究了细菌的相互作用和活力。他们发现，用硅烷（APTES）功能化的 SiNW 和裸露 SiNW，对大肠埃希菌和金黄色葡萄球菌均表现出一定程度的杀菌活性。然而，细菌在这些形貌表面仍可以增殖很长一段时间。如果再利用氯己定二葡糖酸盐（CHD）对上述表面进行功能化修饰，其抗菌性能会大大提高，因为表面释放的 CHD 会抑制浮游菌和黏附菌的生长活力。

利用薄膜技术的金刚石涂层使材料表面功能化，Fisher 等通过微波等离子体化学气相沉积（CVD）和偏向辅助的反应离子刻蚀（RIE）方法将金刚石纳米锥阵列沉积在硅衬底，该涂层对铜绿假单胞菌具有很强的杀伤作用。

Jaggessar 等通过改变氢氧化钠浓度、反应时间和反应温度，采用水热合成法合成了各种 TiO₂ 纳米结构表面。他们发现高碱性浓度会产生大的纳米线网格阵列，而短反应时间和低温会产生相对较小的阵列。抗菌实验表明，TiO_2 纳米线阵列对革兰阳性金黄色葡萄球菌在 3 小时和 18 小时的杀菌效率分别为 54％和 33％。此外，相比之下，暴露于对照组平坦钛表面时成骨细胞代谢活性为 67％，而在这种纳米纹理表面共培养 24 小时后产生的细胞代谢活性为 71％。该工作初步证明了上述纳米结构表面可产生优异的杀菌效果，并能促进人成骨细胞的代谢活性。

二、被动抑菌涂层

被动抑菌抗黏附涂层主要是针对生物膜形成阶段中最早的一步过程，利用涂层的非毒力杀伤性能来抵御细菌的黏附。目前，研究表明，细菌在材料表面黏附过程一般被认为包含 2 个阶段：①早期初始的可逆阶段，由非特异性的理化作用介导。②后续的非可逆"锚定"阶段，通过特异性的细菌表面黏附蛋白介导。最典型的被动抗黏附涂层是利用抗黏附聚合物来阻止蛋白和细胞在内植物表面吸附；当然还有一种常用手段是利用材料表面的纳米形貌来抵御细菌的初始黏附。此类被动抗黏附涂层简单、有效，而且不需要使用任何杀菌药物，很容易负载到各类骨科内植物表面。但是，伴随而来的一个主要缺点是，它们在抑制细菌黏附的同时也会阻止真核细胞的黏附，这会影响内植物的骨整合性能。因此，这就要求我们的被动抗黏附涂层加入促真核细胞黏附物质，使得在抗菌的同时保证骨整合性能。

（一）材料表面抑菌形貌

材料表面的形貌会影响细菌黏附和生物膜形成，比如表面的疏水性/亲水性和有效接触面积就是影响细菌黏附的两个关键因素。一个众所周知的例子是超疏水"莲花效应"，这是一种疏水化学（类石蜡）效应和分层多尺度表面结构相结合的结果，即在微米结构上形成的纳米结构。Hizal 等报道了在动态流动条件下，两种纳米结构的超疏水表面有着极低的细菌黏附。相比于聚四氟乙烯涂层处理的疏水表面，2D 纳米多孔表面和 3D 纳米柱阵列表面能显著降低金黄色葡萄球菌和大肠埃希菌的黏附。这归因于二维多孔表面减少了细菌接触面积和三维纳米柱中有效的滞留气泡阻止了细菌黏附。原子力显微镜检测也发现，细菌黏附力在这些纳米工程表面是降低的。亲水性 TiO₂ 纳米柱或纳米管也有类似的抗细菌生物膜效果。这些纳米特征尺寸，例如纳米柱直径、高度和间距会导致有效接触面积的变化，从而影响细菌的黏附。因此，纳米级表面图案化手段已经被应用制造不同的纳米图案，例如，有序的条纹、凹坑、柱状体或方块等。

（二）材料表面抑菌物质

关于聚合物，聚乙二醇因其柔韧的亲水链形成了广泛的排斥空间，进而阻止细菌的黏附和生物膜形成，所以常常被修饰在材料表面。基于聚乙二醇或类水凝胶形式的聚合物构建的材料表面涂层会产生一定的抑菌作用。此外，还有聚甲基丙烯酸、右旋糖酐和透明质酸等抗生物膜的聚合物被用作被动抗菌涂层。聚合阳离子可以吸附于带有负电荷的细菌表面，如果这些聚合阳离子具有相称的两亲特性，它们就可以破坏细菌细胞膜，使细胞裂解，从而导致细菌死亡。Schaer 等构建的疏水聚合阳离子 N，N－十二烷基，甲基聚乙烯亚胺聚合物涂层对金黄色葡萄球菌具有抑制作用，从而可以预防早期生物膜的形成。两性离子聚合物的高分子链上具有相同数量的、分布均匀的阴阳离子基团，主要包括聚甜菜碱及聚两性电解质两种形式，其在纳米层面上的等电荷特性是其发挥抗细菌黏附的关键。

也有研究者曾将精氨酸-甘氨酸-天冬氨酸多肽和高分子（比如聚合阳离子-聚赖氨酸、多聚糖-壳聚糖、聚合物-聚乙二醇）关联起来。Chua 等利用透明质酸和壳聚糖两种多糖在钛金属表面构建了多层次的表面涂层，同时将精氨酸-甘氨酸-天冬氨酸多肽插入涂层中。该涂层具有良好的抗菌效果，能够抑制 80% 的金黄色葡萄球菌黏附。其抗菌机制可能因为涂层中的透明质酸和壳聚糖是亲水性物质，二者掺杂形成的涂层亲水性更好，细菌黏附更倾向于疏水性，所以该亲水涂层能够很好地抑制细菌黏附。

（三）智能型多聚物

聚 N-异丙基丙烯酰胺（polyNIPAM）作为一种环境敏感型多聚物，可以调控涂层的润湿性。polyNIPAM 是温敏性多聚物，在 32 ℃水溶液中表现出更低的临界可溶温度（LCST）。一方面，当温度低于 LCST，polyNIPAM 在水中可溶，扩展成亲水的线圈构象；反之当温度高于 LCST，polyNIPAM 在水中不可溶，形成一个坍塌的疏水结构。Lee 等使用温敏性多聚物 polyNIPAM 来修饰钛金属表面，通过温度变化来改变聚合物的长度和性能，从而控制牙龈卟啉单胞菌和金黄色葡萄球菌的黏附和生长。

三、复合抗菌涂层改性

无论是主动杀菌还是被动抑菌，单独应用上述涂层时可提供抗菌和抗生物膜的功能，然而生物系统的内在是很复杂的，而且结构组织层次分明，目前利用单一改性方法无法强效、持久地预防内植物相关感染。所以具有多种功能的涂层是必需的，以便其在机体内环境中可以更好地抗菌。因此，在内植物表面改性时如何将主动杀菌、被动抑菌以及其他修饰策略相结合正成为当前研究的热点。最近，一些基于多功能的抗菌涂层已经被开发出来，这些涂层通常可分为以下三大类：多重释放、多重作用途径或多重功能属性。

（一）多重释放涂层

比起单次释放涂层，含有不同作用机制抗菌药物的共释放涂层表现出双重优势：可以减少对细菌的抵抗力，以及适当情况下提供选择性的协同抗菌功效。当涂层中包被的药物在释放动力学方面缺乏控制时，LBL 沉积技术组成的涂层可提供技术上的保证，以实现对抗菌药物的控释和组合抗菌。多种抗菌剂可以在内植物表面的薄膜涂层中嵌入不同的深度，然后在不同时间段进行释放。很多研究将金属银成功配对各种可释放抗菌物质：抗生素、金属和一氧化氮生成化合物、活性氧生成化合物等，形成复合可释放涂层，大大提高其抗菌功效。这可以归因于银的多种抗菌机制，而且这增加了其协同抗菌功效的可能性。

（二）多重抗菌途径涂层

一种改性新策略是将主动杀菌和被动抑菌策略有机结合，使两者的抗菌功能同时发挥。近年来利用材料表面纳米结构（如二氧化钛纳米管）或 LBL 技术将多种生物分子如酶、抗菌药物、阳离子抗菌成分及纳米颗粒等进行逐层沉积形成多重抗菌涂层，用来杀伤细菌（浮游菌和黏附菌）、干预细菌早期黏附等。Wang 等利用 LBL 自组装技术设计和构建了（肝素/壳聚糖）10－［聚乙烯吡咯烷酮/聚

（丙烯酸）〕10〔（HEP/CHI）10－（PVP/PAA）10〕可降解多层薄膜。底层（HEP/CHI）10 多层薄膜的组装基于静电相互作用，表面（PVP/PAA）10 多层薄膜的沉积基于氢键相互作用。然后在 110 ℃下热处理 16 小时 PAA 分子交联以形成酸酐基团。他们的实验表明，表面（PVP/PAA）10 多层薄膜在最初 24 小时内不断降解、抑制细菌的初始黏附；完全降解后显露的 HEP/CHI 聚合物涂层可通过接触杀伤继续杀灭存活细菌。该聚合物涂层结合了抗细菌黏附和接触式杀菌双重抗菌性能，在假体植入的"早期决定性时期"提供强力的抗菌功效。

还有一些具有多重抗菌功能的智能涂层，其作用模式的转变需要外部条件触发，如酸碱环境、细菌分泌的酶、紫外线、超声、光照及温度等。比如，Cado 等首次报道了针对细菌和酵母的自我防御涂层，其中抗菌肽释放是由于病原菌自身分泌的酶促进薄膜涂层降解而触发的。他们基于功能化的透明质酸，并利用抗菌肽 cateslytin（CTL）和壳聚糖沉积在材料表面设计的生物相容性好和可生物降解的抗菌多糖薄膜（HA-CTL-C/CHI）。与病原菌共孵育 24 小时后，HA-CTL-C/CHI 涂层可以抑制革兰阳性金黄色葡萄球菌和白色念珠菌酵母的生长，这是由于病原体分泌透明质酸酶导致薄膜的降解和后续抗菌肽和壳聚糖发挥作用。Qian 等设计了一种具有表面适应性和良好生物相容性的纳米材料，即乙二醇壳聚糖共轭羧基石墨烯（GCS-CG）。GCS-CG 具有快速酸响应性，在感染局部酸性微环境下，其表面电荷从负转正，这样能很好黏附到细菌表面。而且该材料在近红外光激发下会迅速产生热量进行有效杀菌，从而也会促进炎症伤口愈合。此外，有报道称，固定于内植物多孔表面且可装载抗菌剂的纳米金刚石（nanodiamond，ND）在超声激活下会释放药物至植入材料表面及其周围组织中，对细菌进行杀伤和预防感染，而且超声也会使黏附于内植物表面的细菌生物膜脱落，将黏附菌转变为对抗生素敏感的浮游菌，进而大大增强其抗菌效果。因此实现智能涂层抗菌模式的自我触发和功能转变将是未来研究的焦点之一。

（三）多重功能属性涂层

生物医学植入材料的性能和功能取决于几个参数，比如，生物相容性、机械强度和抗腐蚀能力、抗磨损能力，以避免内植物的失败和远期的危险后果。在这些框架中，未来生产的医疗领域植入材料应该具有一些额外的"功能"，进而使它们变得"聪明"，与宿主机体能够和谐共处。

一些研究团队已经从事开发复合其他性能的抗菌涂层，这些附加性能包括增加耐磨性、耐腐蚀性、抗凝作用，增强骨整合，以及改善周边的组织整合。其他生物活性和信号分子联合负载递送的涂层也有报道。这些多功能涂层设计的困难之处可能在于引入这些功能后如何能避免各种功能相互之间的不利影响，而且在整个涂层使用过程中功能得以维持。

四、结语与展望

近些年来，广大研究人员为内植物抗菌涂层或抗菌材料的研发付出了极大努力以期实现阻止细菌生物膜的形成，进而预防内植物相关感染。对于内植物表面抗菌涂层改性，虽然我们目前已经取得一些进展，但仍存在许多不足，比如很多的抗菌涂层研究集中在体外实验，相应的动物和临床实验较少，而且研究并未涉及涂层与周围免疫细胞的作用。同时我们也应注意到，目前很多内植物表面抗菌涂层的制备工艺较为复杂，还存在着内植物表面瑕疵的存在和细菌残留会降低其抗菌功效、涂层和基体材料结合不够牢固、大规模工业化生产较困难、成本花费高等问题，因此我们还需要花大力气进一步优化内植物表面涂层改性工作。此外，人们对内植物相关感染的病理生理学机制还在不断深入认识的过程中，如何对中远期的感染进行预防仍需进一步研究。所以，对内植物表面的修饰物质、作用原理及改性方法开展更为深入的研究，并通过材料学、病原微生物学与临床医学等多领域专家的大力协作，相信一定能够有安全、高效、持久的抗感染植入材料问世。

（沈　灏　王加兴）

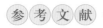

［1］ Rochford E T, Richards R G, Moriarty T F. Influence of material on the development of device-associated infections ［J］. Clinical Microbiology and Infection, 2012, 18(12): 1162 - 1167.

［2］ Nana A, Nelson S B, Mclaren A, et al. What's new in musculoskeletal infection: update on biofilms ［J］. Journal of Bone and Joint Surgery-American Volume, 2016, 98(14): 1226 - 1234.

［3］ Arciola C R, Campoccia D, Speziale P, et al. Biofilm formation in Staphylococcus implant infections. A review of molecular mechanisms and implications for biofilm-resistant materials ［J］. Biomaterials, 2012, 33(26): 5967 - 5982.

［4］ 王加兴, 秦晖, 张先龙. 骨科内植物纳米涂层抗菌性能研究进展［J］. 国际骨科学杂志, 2014, 2: 83 - 85.

［5］ Cloutier M, Mantovani D, Rosei F. Antibacterial coatings: challenges, perspectives, andopportunities ［J］. Trends in Biotechnology, 2015, 33(11): 637 - 652.

［6］ Chouirfa H, Bouloussa H, Migonney V, et al. Review of titanium surface modification techniques and coatings for antibacterial applications ［J］. Acta Biomaterialia, 2019, 83: 37 - 54.

［7］ 贾古友, 刘树民, 王晗, 等. 抗菌涂层改性预防骨科内植物感染生物膜形成的研究进展［J］. 中华关节外科杂志(电子版), 2018, 12(04): 106 - 112.

［8］ Mas-Moruno C, Su B, Dalby M J. Multifunctional coatings and nanotopographies: toward cell instructive and antibacterial implants ［J］. Advanced Healthcare Materials, 2019, 8(1): e1801103.

［9］ Campoccia D, Montanaro L, Arciola CR. A review of the biomaterials technologies for infection-resistant surfaces ［J］. Biomaterials, 2013, 34(34): 8533 - 8554.

［10］ Zhao B H, Zhang W, Wang D N, et al. Effect of Zn content on cytoactivity and bacteriostasis of micro-arc oxidation coatings on pure titanium ［J］. Surface and Coatings Technology, 2013, 228: S428 - S432.

［11］ Inoue D, Kabata T, Kajino Y, et al. Iodine-supported titanium implants have good antimicrobial attachment effects ［J］. International Orthopaedics, 2017, 41(6): 1093 - 1099.

［12］ Popat K C, Eltgroth M, Latempa T J, et al. Decreased Staphylococcus epidermis adhesion and increased osteoblast functionality on antibiotic-loaded titania nanotubes ［J］. Biomaterials, 2007, 28(32): 4880 - 4888.

［13］ Park S W, Lee D, Choi Y S, et al. Mesoporous TiO₂ implants for loading high dosage of antibacterial agent ［J］. Applied Surface Science, 2014, 303(3): 140 - 146.

［14］ Hickok N J, Shapiro I M. Immobilized antibiotics to prevent orthopaedic implant infections ［J］. Advanced Drug Delivery Reviews, 2012, 64(12): 1165 - 1176.

［15］ Lemire J A, Harrison J J, Turner R J. Antimicrobial activity of metals: mechanisms, molecular targets and applications ［J］. Nature Reviews Microbiology, 2013, 11(6): 371 - 384.

［16］ Zhao L, Wang H, Huo K, et al. Antibacterial nano-structured titania coating incorporated with silver nanoparticles ［J］. Biomaterials, 2011, 32(24): 5706 - 5716.

［17］ Cao H, Liu X, Meng F, et al. Biological actions of silver nanoparticles embedded in titanium controlled by micro-galvanic effects ［J］. Biomaterials, 2011, 32: 693 - 705.

［18］ Qin H, Cao H, Zhao Y, et al. In vitro and in vivo anti-biofilm effects of silver nanoparticles immobilized on titanium ［J］. Biomaterials, 2014, 35: 9114 - 9125.

［19］ Zhao Y, Cao H, Qin H, et al. Balancing the osteogenic and antibacterial properties of titanium by codoping of Mg and Ag: an in vitro and in vivo study ［J］. ACS Applied Materials & Interfaces, 2015, 7(32): 17826 - 17836.

［20］ Wang J, Zhou H, Guo G, et al. Enhanced anti-infective efficacy of ZnO nanoreservoirs through a combination of intrinsic anti-biofilm activity and reinforced innate defense ［J］. ACS Applied Materials & Interfaces, 2017, 9(39): 33609 - 33623.

［21］ Livia V, Luigi D N, Carlo P, et al. Titanium oxide antibacterial surfaces in biomedical devices ［J］. The International Journal of Artificial Organs, 2011, 34(9): 929 - 946.

［22］ Gallardo-Moreno A M, Pacha-Olivenza M A, Saldaña L, et al. In vitro biocompatibility and bacterial adhesion of physico-chemically modified Ti6Al4V surface by means of UV irradiation ［J］. Acta Biomaterialia, 2009, 5(1): 181 - 192.

［23］ Zhou L, Lai Y, Huang W, et al. Biofunctionalization of microgroove titanium surfaces with an antimicrobial peptide to enhance their bactericidal activity and cytocompatibility ［J］. Colloids and Surfaces B: Biointerfaces, 2015, 128: 552 - 560.

［24］ Kazemzadeh-Narbat M, Kindrachuk J, Duan K, et al. Antimicrobial peptides on Calcium phosphate-coated Titanium for the prevention of implant-associated infections ［J］. Biomaterials, 2010, 31(36): 9519 - 9526.

［25］ Tan H, Peng Z, Li Q, et al. The use of quaternised chitosan-loaded PMMA to inhibit biofilm formation and downregulate the virulence-associated gene expression of antibiotic-resistant staphylococcus ［J］. Biomaterials, 2012, 33(2): 365 - 377.

［26］ Ivanova K, Fernandes M M, Mendoza E, et al. Enzyme multilayer coatings inhibit Pseudomonas aeruginosa biofilm formation on urinary catheters ［J］. Applied Microbiology and Biotechnology, 2015, 99(10): 4373 - 4385.

［27］ Anguita-Alonso P, Giacometti A, Cirioni O, et al. RNAIII-inhibiting-peptide-loaded Polymethylmethacrylate prevents in vivo Staphylococcus aureus biofilm formation ［J］. Antimicrobial Agents and Chemotherapy, 2007, 51(7): 2594 - 2596.

［28］ Park J, Kim J, Singha K, et al. Nitric oxide integrated polyethylenimine-based tri-block copolymer for efficient antibacterial activity ［J］. Biomaterials, 2013, 34(34): 8766 - 8775.

［29］ Qiu J, Geng H, Wang D, et al. Layer-number dependent antibacterial and osteogenic behaviors of graphene oxide electrophoretic deposited on titanium ［J］. ACS Applied Materials & Interfaces, 2017, 9(14): 12253 - 12263.

［30］ Busscher H J, Van d M H C, Subbiahdoss G, et al. Biomaterial-associated infection: locating the finish line in the race for the surface ［J］. Science Translational Medicine, 2012, 4(153): 153rv10 - 153rv10.

［31］ Alcheikh A, Pavon-Djavid G, Helary G, et al. PolyNaSS grafting on titanium surface enhances osteoblast differentiation and inhibits Staphylococcus aureus adhesion ［J］. Journal of Materials Science Materials in Medicine, 2013, 24(7): 1745 - 1754.

［32］ Vasconcelos D M, Falentin-Daudré, Céline, Blanquaert D, et al. Role of protein environment and bioactive polymer grafting in the S. epidermidis response to titanium alloy for biomedical applications [J]. Materials Science and Engineering: C, 2014, 45: 176－183.

[33] Chen R, Willcox M D, Ho K K, et al. Antimicrobial peptide melimine coating for titanium and its in vivo antibacterial activity in rodent subcutaneous infection models [J]. Biomaterials, 2016, 85: 142－151.

[34] Gerits E, Kuchaříková S, Van Dijck P, et al. Antibacterial activity of a new broad-spectrum antibiotic covalently bound to titanium surfaces [J]. Journal of Orthopaedic Research, 2016, 34: 2191－2198.

[35] Chouirfa H, Evans M, Bean P, et al. Grafting of bioactive polymers with various architectures: a versatile tool for preparing antibacterial infection and biocompatible surfaces [J]. ACS Applied Materials & Interfaces, 2018, 10: 1480－1491.

[36] Córdoba A, Hierro-Oliva M, Pacha-Olivenza M Á, et al. Direct covalent grafting of phytate to titanium surfaces through Ti-O-P bonding shows bone stimulating surface properties and decreased bacterial adhesion [J]. ACS Applied Materials & Interfaces, 2016, 8: 11326－11335.

[37] Hu H, Siu V S, Gifford S M, et al. Bio-inspired silicon nanospikes fabricated by metal-assisted chemical etching for antibacterial surfaces [J]. Applied Physics Letters, 2017, 111(25): 253701.

[38] Linklater D P, Nguyen H K D, Bhadra C M, et al. Influence of nanoscale topology on bactericidal efficiency of black silicon surfaces [J]. Nanotechnology, 2017, 28(24): 245301.

[39] Susarrey-Arce A, Sorzabal-Bellido I, Oknianska A, et al. Bacterial viability on chemically modified silicon nanowire arrays [J]. Journal of Materials Chemistry B, 2016, 4(18): 3104－3112.

[40] Fisher L E, Yang Y, Yuen M F, et al. Bactericidal activity of biomimetic diamond nanocone surfaces [J]. Biointerphases, 2016, 11(1): 011014.

[41] Jaggessar A, Mathew A, Wang H, et al. Mechanical, bactericidal and osteogenic behaviours of hydrothermally synthesised TiO$_2$ nanowire arrays [J]. Journal of the Mechanical Behavior of Biomedical Materials, 2018, 80: 311－319.

[42] Hizal F, Rungraeng N, Lee J, et al. Nanoengineered superhydrophobic surfaces of aluminum with extremely low bacterial adhesivity [J]. ACS Applied Materials & Interfaces, 2017, 9(13):

12118－12129.

[43] Beltrán-Partida E, Valdez-Salas B, Curiel-Álvarez M, et al. Enhanced antifungal activity by disinfected titanium dioxide nanotubes via reduced nano-adhesion bonds [J]. Materials Science and Engineering: C, 2017, 76: 59－65.

[44] Mi L, Jiang S. Integrated antimicrobial and nonfouling zwitterionic polymers [J]. Angewandte Chemie International Edition, 2014, 53(7): 1746－1754.

[45] Schaer T P, Stewart S, Hsu B B, et al. Hydrophobic polycationic coatings that inhibit biofilms and support bone healing during infection [J]. Biomaterials, 2012, 33(5): 1245－1254.

[46] Chua P H, Neoh K G, Kang E T, et al. Surface functionalization of titanium with hyaluronic acid/chitosan polyelectrolyte multilayers and RGD for promoting osteoblast functions and inhibiting bacterial adhesion [J]. Biomaterials, 2008, 29(10): 1412－1421.

[47] Lee S J, Heo D N, Lee H R, et al. Biofunctionalized titanium with anti-fouling resistance by grafting thermo-responsive polymer brushes for the prevention of peri-implantitis [J]. Journal of Materials Chemistry B, 2015, 3(26): 5161－5165.

[48] Holzapfel B M, Reichert J C, Schantz J T, et al. How smart do biomaterials need to be? A translational science and clinical point of view [J]. Advanced Drug Delivery Reviews, 2013, 65(4): 581－603.

[49] Storm W L, Johnson J A, Worley B V, et al. Dual action antimicrobial surfaces via combined nitric oxide and silver release [J]. Journal of Biomedical Materials Research Part A, 2015, 103(6): 1974－1984.

[50] Wang B L, Ren K F, Chang H, et al. Construction of degradable multilayer films for enhanced antibacterial properties [J]. ACS Applied Materials & Interfaces, 2013, 5(10): 4136－4143.

[51] Cado G, Aslam R, Séon L, et al. Self-defensive biomaterial coating against bacteria and yeasts: polysaccharide multilayer film with embedded antimicrobial peptide [J]. Advanced Functional Materials, 2013, 23(38): 4801－4809.

[52] Qian W, Yan C, He D, et al. pH-triggered charge-reversible of glycol chitosan conjugated carboxyl graphene for enhancing photothermal ablation of focal infection [J]. Acta Biomaterialia, 2018, 69: 256－264.

[53] Shchukin D, Möhwald H. Materials science. A coat of many functions [J]. Science, 2013, 341(6153): 1458－1459.

第三节 假体周围感染免疫学研究进展

假体周围关节感染（PJI）是全关节置换术后的一个灾难性的并发症，往往导致患者多次手术、长期住院、截肢，甚至是死亡；同时对患者家庭及社会也是一个巨大的经济负担。虽然近年来不断完善各种预防措施，但总体感染率并未明显降低，初次手术发病率仍有 0.5%～1.2%，而翻修中更高为 3%～5%。同时，随着我国人口的老龄化，接受关节置换术的患者将不断增加，随之 PJI 病例必将日益增多。

细菌学分析发现，葡萄球菌是 PJI 的主要病原菌，占 65%～82%，尤其是金黄色葡萄球菌（S.

aureus）和凝固酶阴性葡萄球菌（coagulase-negative staphylococci，CoNS）。除了较强的自身毒力，葡萄球菌的致病方式多样化，如对细胞的内化和定植、多种菌株耐药变异及形成生物膜等，均可致菌株耐药、感染慢性化，进一步增加 PJI 的难治性。另外，PJI 涉及生物假体、免疫、细菌、生物膜等多方面，而非简单的生物假体与细菌二者的作用。假体植入后所致的局部免疫抑制环境，以及细菌或生物膜对免疫系统的干扰均增加了 PJI 的易感性、复杂性和难治性。

然而，目前有很多涉及 PJI 预防和治疗的研究，主要关注假体与细菌的相互作用，而重要的一方面——生物体自身（免疫系统）往往被忽略。因此，本节着重阐述葡萄球菌 PJI 中，假体、细菌及生物膜对机体免疫系统的影响及相关研究进展。

一、人体免疫系统的基本特征

免疫系统具有免疫监视、防御、调控的作用，其由免疫器官、免疫细胞以及免疫活性物质组成。免疫系统分为固有免疫（又称非特异性免疫）和适应免疫（又称特异性免疫），其中适应免疫又分为体液免疫和细胞免疫。固有免疫是免疫系统的前两道防线，也是细菌感染的主要防线，其主要免疫细胞包括中性粒细胞、巨噬细胞、单核巨噬细胞、树突状细胞等；而适应性免疫是免疫系统的最后防线，其主要应答细胞是 T 细胞和 B 细胞。

在 PJI 中，固有免疫体系处于机体抗感染的第一道防线，担负着控制感染和降低炎症反应的重要角色。中性粒细胞是机体固有免疫的一个重要组成部分，占血液白细胞总数的 $60\%\sim70\%$，是机体抵抗病原微生物，特别是抵抗化脓性细菌入侵的第一道防线。因其特殊多分叶细胞核形态，又被称为多形核白细胞（polymorphonuclear leukocyte，PMN）。中性粒细胞源于骨髓造血干细胞，在骨髓中发育成熟后，在某些刺激因素下进入血液，在血管内短暂停留后穿过血管壁进入组织发挥抗感染作用。感染发生时，中性粒细胞主要通过 3 种方式进行杀菌。其一，脱颗粒，中性粒细胞颗粒内含有多种具有抑菌杀菌作用的水解酶、多肽、蛋白质等，通过脱颗粒分泌细胞毒性物质使细菌和周围组织细胞破坏，进而杀菌。其二，吞噬，中性粒细胞具有强大的吞噬杀菌作用，经趋化、识别并结合病原菌，进而将其吞入胞内杀灭病原菌。中性粒细胞的杀菌功能有赖于细胞内迅速产生的 ROS、有抑菌杀菌作用的蛋白水解酶以及"呼吸爆发反应"。其三，中性粒细胞胞外诱捕网（neutrophil extracellular trap，NET），是近年来提出的中性粒细胞的第三种杀菌方式，NET 的主要结构成分是 eDNA，其网状结构可诱捕病原菌防止其体内扩散，同时 NET 结构内富含抗微生物分子，如组蛋白、抗菌肽和蛋白酶，能有效降解致病因子和杀灭诱捕到的细菌。

巨噬细胞是机体固有免疫的另一个重要组成部分，是由血液中的单核细胞进入组织内发育而来。当病原菌侵入时，感染部位的原位巨噬细胞被激活而发挥其吞噬功能，对细胞残片及病原体进行吞噬杀灭。除了固有免疫作用，巨噬细胞在机体细胞免疫、组织修复和免疫调节中也起着重要的作用，被激活的巨噬细胞能产生许多生物活性分子，如诱导型一氧化氮（induced nitric oxides，iNOS）、白细胞介素（interleukin，IL；IL - 4、- 10、- 12、- 13、- 33 等）、肿瘤坏死因子（tumor necrosis factor，TNF）等，其中许多都与免疫调节和感染有关。另外，巨噬细胞是一种极具异质性的细胞群体，在体内复杂的微环境中，表现出独特的表型和功能。其主要分为 M1 型〔即经典激活的巨噬细胞（classically activated macrophage）〕和 M2 型〔即替代性激活的巨噬细胞（alternatively activated macrophage）〕。M1 型巨噬细胞通过分泌促炎因子（IL - 6、IL - 12、TNF - α）和趋化因子，并专职提呈抗原，参与正向免疫应答，发挥抗感染、免疫监视等功能；M2 型巨噬细胞仅有较弱抗原提呈能力，并通过分泌抑制性细胞因子 IL - 4、IL - 10、IL - 13 和 TGF-β 等下调免疫应答，在组织修复、免疫调节中发挥重要作用。

二、PJI 中的病原菌生存状态

浮游菌与黏附菌（生物膜）是 PJI 病原菌的两

种主要生存状态，PJI 发展进程中二者处于动态平衡。浮游菌代谢活跃、生长快，毒力强的浮游菌在环境压力小的情况下，常引起急性感染；而由于病原菌特征或生存条件的改变，生物膜的形成，则意味着感染向慢性化演变。不同于非内植物相关感染，PJI 是典型的生物膜相关感染。当假体植入后，假体周围较少的血管分布以及快速黏附到假体表面的血清蛋白，均可促进细菌的黏附、定植以及生物膜形成。生物膜主要由细菌和生物膜基质构成，后者又以蛋白质、细胞外 DNA 和多糖为主，细菌包被于基质之中，可有效躲避宿主免疫系统和抗生素的杀伤作用；生物膜一旦成熟即会播散，使感染慢性化和治疗失败。虽然生物膜最常见于假体表面，但也可形成于组织表面，甚至以浮游细菌团的形式存在，并表现出与典型材料表面生物膜相似的特性。生物膜中的细菌处于休眠状态，相较于浮游菌，其活性低，两种状态的病原菌对机体免疫状态及 PJI 进展有不同影响。

三、假体植入对机体免疫的影响

研究表明假体植入使手术部位发生感染的所需菌量较无假体时明显降低。造成术后感染易感性增加的原因在于假体-组织界面处人免疫防御效能的降低。例如，假体周围形成的瘢痕组织缺乏血供，导致免疫细胞与抗体等免疫成分无法有效通过血流到达感染部位发挥作用。另外，生物材料表面上的微粗糙度和微孔性提供了极小而免疫细胞无法进入但易被细菌栖息的壁龛。除了这些物理阻隔作用，生物材料表面还与细胞外基质蛋白（如胶原蛋白、纤连蛋白和弹性蛋白）、免疫分子（如免疫球蛋白和补体系统成分）、凝血级联反应和纤溶系统的蛋白质相互作用。各种蛋白质在生物材料表面的吸附是伴随着分子效应（即吸附和解吸附蛋白质的竞争转换），从而改变了生物材料表面蛋白质涂层的组成。这些最初的体液相互作用影响着随后与血细胞的相互作用，如血小板和白细胞。中性粒细胞通过释放化学因子和中性粒细胞胞外陷阱（NET），首先对生物材料做出反应。被生物材料激活的中性粒

细胞主要分为两型：N1 型，促进炎症反应，以肿瘤坏死因子（TNF）的表达增加为主要特征；N2 型，抑制炎症反应，可分泌较多的血管内皮生长因子（VEGF）和基质金属蛋白酶 9（MMP9），促进血管生成。根据这两种表型的相对丰度，中性粒细胞调节促炎和抗炎的免疫反应。假体植入后，中性粒细胞在组织反应的急性期起主导作用，而后单核细胞和巨噬细胞在组织修复后期被招募。随着时间的推移，免疫细胞会因为内植物是一个巨大的异物而被耗尽。例如，Zimmerli 等人发现假体周围的多核型粒细胞较之血液或者渗出液中的多核型粒细胞，无论是杀菌活性还是超氧化物，产生能力都明显降低。可见，当假体植入后，假体周围出现了免疫功能低下的粒细胞，即"失效的粒细胞"。换言之，假体的植入使假体周围形成了一个"免疫抑制微环境"，极大地增加了发生感染的可能。

四、浮游菌与免疫逃逸

除了由于内植物的存在而耗尽免疫应答之外，浮游细菌本身还使用几种策略来逃避宿主免疫，例如侵入宿主细胞、产生储蓄毒素等。

（一）侵入宿主细胞和骨骼

细菌可以通过隐藏在宿主细胞中来逃避抗生素和宿主免疫杀伤。多达 8% 的金黄色葡萄球菌细胞在暴露 2 小时内可侵入非专职吞噬细胞（如成骨细胞）中。在细胞内，金黄色葡萄球菌有效避开了非细胞内活性抗生素和激活的专职吞噬细胞的杀伤作用；随后，细菌可以诱导宿主细胞凋亡并定植于假体表面导致 PJI 或骨髓炎。但不同的细菌对成骨细胞的内化能力不同，如金黄色葡萄球菌和假肠系膜葡萄球菌（Staphylococcus pseudintermedius），均可侵入成骨细胞，而表皮葡萄球菌、路登葡萄球菌（Staphylococcus lugdunensis）和肠球菌等的内化率远较金黄色葡萄球菌低。在慢性 PJI 中，内化的细菌可以产生一种生长缓慢、细胞毒因子分泌低的小克隆变异体，使内化细菌能够长期存活。除了隐藏在成骨细胞中，金黄色葡萄球菌还可以进入皮质

骨的骨小管内。这些均成为 PJI 发生的"细菌储蓄池",进一步增加了 PJI 的难治性。

（二）分泌细菌毒素

由于 PJI 中假体周围持续存在的"免疫抑制微环境",机体无法及时清除侵入手术部位的细菌,而持续的细菌刺激可过度激活机体免疫系统。如金黄色葡萄球菌通过分泌毒素诱导白细胞溶解,包括 γ-溶血素 HlgAB 和 HlgCD、白细胞素 GH、杀白细胞素（panton-valentine leukocidin,PVL）以及酚可溶性调控蛋白（phenol-soluble modulin,PSM）等,导致炎症介质大量释放,诱发严重的炎症反应和假体周围正常组织的损伤。又如,金黄色葡萄球菌蛋白 A（Staphylococcus aureus protein A,Spa A）与肿瘤坏死因子 α（tumor necrosis factor α,TNF-α）受体结合;金黄色葡萄球菌刺激树突状细胞等固有免疫细胞分泌的 I 型干扰素（interferon,IFN）与 IFN-α 受体（interferon-alpha receptor,IFN-αR）结合后,激活下游通路,产生 IL-1β、IL-18 等炎症介质,导致强烈的促炎反应,造成明显组织损伤。金黄色葡萄球菌分泌的肠毒素、中毒性休克综合征毒素（toxic shock syndrome toxin,TSST）等超抗原,无须抗原提呈处理,便可直接与抗原提呈细胞（antigen presenting cell,APC）表面的主要组织相容性复合物（major histocompatibility complex,MHC）Ⅱ类分子结合,促使 T 细胞大量复制,并分化为 Th1 细胞,同时产生大量的细胞因子和炎性介质（IL-2、IFN-γ 和 TNF-α 等）,诱导无效的 Th1 细胞免疫,损伤假体周围组织。PJI 中这种过度的炎症反应、严重的组织损伤,更促使机体无法有效清除感染,通常这一免疫状态又被称为"无效免疫"。

而不同于金黄色葡萄球菌,表皮葡萄球菌主要是一种机会性病原体,尽管其也表达低水平的 PSM,但表皮葡萄球菌的细胞溶解特性较弱;且表皮葡萄球菌免疫逃逸机制相对较少,其致病性主要依赖于生物膜的形成。而从骨科假体感染中分离的大肠埃希菌显示出较高的抗补体性。补体抵抗与长链脂多糖的合成有关,这有助于细菌在血液中存活

并到达假体部位,并抑制局部免疫反应促进细菌定植于假体周围组织,导致感染发生。

五、生物膜与免疫逃逸

细菌生物膜可通过多种机制破坏宿主免疫反应,主要包括分泌毒素破坏免疫识别、调节中性粒细胞和巨噬细胞（macrophage,MΦ）的炎症状态、干扰适应性免疫等。

（一）生物膜毒素

在生物膜形成过程中,菌群感应起重要作用,许多生物膜毒素亦是由菌群感应机制调节的,产生的生物膜毒素可直接杀死巨噬细胞（MΦ）、中性粒细胞和其他白细胞,以抑制其免疫识别和杀菌活性。例如,金黄色葡萄球菌生物膜分泌 α-溶血素（α-hemolysin;α-toxin）和杀白细胞素 AB（leukocidin AB）,抑制 MΦ 吞噬作用,促进 MΦ 死亡。此外,α-毒素可降低已吞噬细菌的细胞内杀灭作用,促进吞噬体内的免疫逃逸。在骨科内植物生物膜感染中,金黄色葡萄球菌 hla/lukAB 突变体表现出明显的细菌负荷降低和 MΦ 浸润增加,证明这两种毒素体内具有互补作用。这些毒素由菌群感应机制调控,随着生物膜结构的破坏而被破坏,表明菌群感应是生物膜的一个共同毒力决定因子。另外,生物膜产生的类清洁剂分子也可以对免疫效应细胞产生直接的细胞毒性作用。例如,促进假单胞菌生物膜通道形成和传播的鼠李糖脂对周围的中性粒细胞和组织有明显的毒性。由此产生的宿主组织碎片为生物膜 ECM 提供额外的基质,进一步促进生物膜形成。此外,大量的铜绿假单胞菌生物膜基质成分,如海藻酸钠,可通过诱导"失效的吞噬作用"来抑制宿主免疫反应。

（二）固有免疫

1. 生物膜与中性粒细胞　中性粒细胞是抵御细菌感染的第一道细胞防线,拥有强大的杀菌化合物库,包括防御素、组织蛋白酶和溶菌酶。就其杀菌活性而言,PMN 最显著的特点是能够在 NADPH

氧化酶催化下产生大量活性氧中间体（reactive oxygen intermediate，ROI）。除了产生 ROI 外，PMN 还可分泌多种促炎性细胞因子，包括 TNF‑α、IL‑1β 以及趋化因子（如 CXCL2、CXCL1 和 CCL3 等）。中性粒细胞通过化学趋化作用由骨髓或周围血管被招募到感染部位是这条防线的第一步。然而，研究发现，在金葡菌生物膜存在的情况下，中性粒细胞表面的选择素‑L 表达明显下降，以致其趋化能力降低，被招募至感染部位的细胞量明显减少。进一步，中性粒细胞通过识别金黄色葡萄球菌的病原体相关分子模式，激活后方可发挥其抗菌作用。但是，金黄色葡萄球菌病原相关分子模式"掩藏"于致密的生物膜基质内，使其无法有效激活中性粒细胞。仅依靠生物膜成分激活中性粒细胞，远不能达到清除生物膜感染的要求，因此金葡菌生物膜抑制中性粒细胞趋化的同时又可限制其激活进而降低其杀菌能力。

虽然 PMN 对金黄色葡萄球菌浮游菌有杀菌作用，但 PMN 在金黄色葡萄球菌生物膜生长中的直接作用尚未阐明。尽管先前研究发现，PMN 能侵入金黄色葡萄球菌生物膜，但该研究是应用包含 PMN、单核细胞、T 细胞和 B 淋巴细胞的外周血白细胞进行的实验研究。因此，PMN 与生物膜的相互作用特点尚不清楚。最近使用纯度 85%～95% 的 PMN 研究表明，金黄色葡萄球菌和表皮葡萄球菌生物膜均可被 PMN 吞噬，且金黄色葡萄球菌生物膜更易被吞噬。然而，这些研究评估的可能是生长于次优条件（如连续摇动和非涂层表面）下的未成熟金黄色葡萄球菌生物膜。因此，在评估不同免疫细胞的吞噬能力时，应考虑到生物膜的厚度和复杂性。另一研究表明，金黄色葡萄球菌生物膜感染 IL‑1β 缺陷小鼠期间，PMN 浸润明显减少；但本研究并未探讨 PMN 在控制菌负荷方面的作用。因此，进一步应选用中性粒细胞耗竭小鼠做研究，如在模型中能观察到明显的中性粒细胞浸润，则可为 PMN 在生物膜清除中的作用提供决定性的证据。

2. 生物膜与巨噬细胞 一些研究葡萄球菌先天免疫的研究主要集中在 PMN 上，而针对巨噬细胞的研究相对较少。虽然 PMN 是重要的抗菌免疫细胞，但它的转录能力弱、寿命短，需要不断招募到感染部位发挥作用。相比之下，组织内巨噬细胞几乎存在于所有宿主组织中，是一个关键的抗菌细胞群体和应对微生物入侵的直接防线。与 PMN 相比，巨噬细胞寿命更长，并可产生大量对免疫细胞募集和激活至关重要的炎症因子。此外，巨噬细胞拥有强大的吞噬能力，并能像 PMN 一样产生活性氧中间体（ROI）。然而，因活化的巨噬细胞存活时间更长，也使巨噬细胞成为促炎细胞因子和趋化因子的主要来源。

成熟的生物膜具有致密的聚合物基质，较之浮游细菌，巨噬细胞在生物膜内时，其吞噬细菌的能力明显不足。巨噬细胞能够吞噬机械破坏生物膜，而对完整生物膜则无效，导致巨噬细胞出现"失效的吞噬作用"现象表明：①巨噬细胞无法吞噬体积超过其数个数量级的复杂生物膜结构。②免疫系统无法充分对完整的生物膜发挥调理作用。Kristian 等人发现，较之浮游菌，表皮葡萄球菌生物膜表面的 IgG 和 C3B 沉积明显减少，有力证明了生物膜中免疫系统调理作用不足这一点。有趣的是，在体外条件下，与金黄色葡萄球菌生物膜上清液共培养的巨噬细胞无法吞噬乳胶颗粒或浮游细菌。因此，生物膜不仅能改变巨噬细胞的激活状态，而且能降低其吞噬潜能。

另外，人类和小鼠模型中，金黄色葡萄球菌生物膜感染的特点是抗炎 MΦ、髓源抑制性细胞（myeloid-derived suppressor cell，MDSC）增多以及 T 细胞缺乏。相反，金黄色葡萄球菌浮游菌通常通过激活 MΦ 模式识别受体、中性粒细胞募集和 T 细胞活化等，激发一种强大的促炎反应来清除其感染。但是，与金黄色葡萄球菌和表皮葡萄球菌生物膜感染相关的 MΦ 表现为精氨酸酶‑1（Arg‑1）表达增加而 iNOS 表达降低。可见生物膜将巨噬细胞极化方向从经典的促炎反应（M1）转向抗炎反应（M2）；这即是宿主固有免疫反应偏向抗炎反应（促纤维化反应），而不是促炎反应（杀菌反应）。Hanke 等人发现，MΦ 活化状态对生物膜的持久性至关重要。例如，与不具有抗菌活性的内源性生物膜相关 MΦ 相反，体内条件下，活化的促炎 MΦ 可侵入金黄色葡萄球菌生物膜并促进其清除。此外，活化的促炎 MΦ 在体外亦能够渗透并吞噬金黄色葡萄球菌生物膜，而未激活的 MΦ 则没有观察到这一现象。

另有研究表明，有氧糖酵解是促炎性 MΦ 的主要特征，而 MΦ 抗炎活性主要依靠氧化磷酸化来驱动，同时脂肪酸氧化也起到一定作用。在 MΦ 中，这些代谢改变是由基因表达的整体变化所引起的。例如，促炎性 mΦ 高表达 u-PFK2（普遍存在的磷酸果糖激酶）、高活性的 PFK2 亚型，并下调三羧酸（TCA）循环酶，促进葡萄糖、琥珀酸和柠檬酸盐在细胞内积聚。在小鼠体内，促炎性 MΦ 也通过上调 iNOS 产生 NO，而直接抑制氧化磷酸化。相反，抗炎性 MΦ 高表达 PFKB1（低活性的 PFK-2 亚型），并上调 CD36 以促进甘油三酯摄取，从而促进 TCA 循环。尽管生物膜通常比浮游细菌代谢活性低，但巨大的生物量通过消耗周围微环境中的葡萄糖和氧气，使生物膜建立缺氧、低营养的代谢梯度。此外，宿主细胞的溶解可以增加局部代谢酶的丰度，如己糖激酶和吲哚胺-2,3-双加氧酶，进一步消耗可用的葡萄糖和氨基酸，也有利于生物膜代谢梯度的维持。免疫细胞内的代谢途径受到包括葡萄糖、谷氨酰胺和脂肪酸在内的可用营养物的灵敏调节。局部微环境中的缺氧和营养素消耗可降低 MΦ 中的糖酵解速率，促进抗炎性极化。因此，生物膜的这种代谢梯度和营养素消耗区在感染过程中持续存在，对白细胞代谢和炎症表型产生显著影响，有可能代谢性地重塑 MΦ 并改变其炎症特征。

（三）适应性免疫

1. 生物膜与细胞免疫   T 细胞在葡萄球菌生物膜 PJI 中的作用仍不清楚。研究发现，小鼠金黄色葡萄球菌 PJI 模型中的 T 细胞浸润极少；人 PJI 组织中未检测到 T 细胞，但人无菌性翻修组织中可见大量的 T 细胞。与此相反，其他的研究者却发现金黄色葡萄球菌生物膜 PJI 中有 Th1 和 Th17 细胞的浸润。这种差异可能是由感染模型的所用细菌剂量不同引起。实际上，在小鼠 PJI 模型中将细菌剂量从 10^3 CFU 增加到 10^5 CFU 可明显改变白细胞募集

和炎症介质的产生以及生物膜的生长/清除状况。因此，在检测生物膜感染的炎症特征时需严格控制细菌剂量。另有研究表明，铜绿假单胞菌肺生物膜感染以 Th2 反应为主，而急性感染的气道则以更多的 Th1 募集和 IFN-γ 表达为特征。这可能与生物膜的代谢特征有关，具体机制还需进一步探究；另外，这种现象是否也存在于有假体的 PJI 中，尚不明确。

2. 生物膜与体液免疫   生物膜可通过多种机制免受体液免疫攻击。最近的研究表明，与浮游菌不同，葡萄球菌生物膜并不能阻止体液成分的扩散，但其巨大的生物量会稀释靶向抗体并干扰其调理吞噬作用。其他体液免疫成分，如补体和抗菌肽等，也是生物膜生长过程中免疫逃逸的目标。例如，铜绿假单胞菌生物膜通过上调碱性蛋白酶和弹性蛋白酶，从而直接灭活补体蛋白。此外，海藻酸假单胞菌生物膜中的 ECM 可以结合带正电荷的抗菌肽以掩盖其细菌表面或抑制替代补体途径的激活。此外，金黄色葡萄球菌生物膜可通过逃避 TLR2 和 TLR9 依赖的受体识别，假单胞菌在生物膜形成过程中可通过下调病原体相关分子模式的表达来抑制免疫识别。

尽管目前关于葡萄球菌生物膜的适应性免疫的研究较少，但开发一种预防生物膜感染的疫苗仍有重要意义。研发这种疫苗的一个挑战是确定适当的免疫显性抗原，这一抗原需能够激发机体强大的抗菌活性。研究者设计了多种抗体或疫苗，但是到目前都鲜有成功。例如，Vernachio 和 DeJonge 等设计的利用针对金葡菌表面黏附因子，包括纤维蛋白原结合蛋白（fibrinogen-binding protein，FnBp）、凝集因子 A（clumping factor A，ClF A）和丝-天冬二肽重复蛋白 G（ser-asp dipeptide repeat G，Sdr G）的免疫球蛋白 G，以及 Shinefield H 等设计的一种针对金葡菌 5 型和 8 型多聚糖的疫苗，均以失败告终。究其原因，金黄色葡萄球菌表型多变，而这些设计的抗体或疫苗都是针对金葡菌特定少数抗原的，靶向单一，故难以实现有效抗菌。另外，最近 Brady 等人研究由细菌细胞壁和膜相关蛋白构成的四价疫苗功效时发现，无论是四价疫苗还是单价疫苗，都不能有效清除体内的金黄色葡萄球菌生物

膜，只有联合有效的抗生素治疗，才能取得一定效果。因此，推测抗体能够清除生物膜释放的浮游菌，而不能有效杀死生物膜深处的细菌，因为许多细菌嵌在基质中，不易发挥抗体的调理作用。因此，未来在设计上，葡萄球菌疫苗和抗体应该尽可能涵盖多个靶向目标，同时具有生物膜靶向特点，如此才能有效防治葡萄球菌感染。

六、结论

PJI 是关节置换术后严重的并发症，假体的植入促使假体周围"免疫抑制微环境"形成，严重增加了感染的易感性。浮游菌可通过内化、毒素产生等实现免疫逃逸；而 PJI 作为一种典型的生物膜相关感染，生物膜通过分泌毒素破坏免疫识别、调节局部炎症状态、干扰适应性免疫等破坏宿主免疫反应，极大限制了机体免疫对感染的清除，进而导致严重组织损伤。虽然近年来在 PJI 免疫研究方面取得较大进展，但仍有许多问题亟待解决，例如中性粒细胞和巨噬细胞识别生物膜并被激活的机制、浮游菌和生物膜感染中细胞免疫的作用、生物膜相关免疫细胞的代谢特性等。这些问题尤为重要，有助于解释 PJI 发病机制，并有可能成为治疗的靶点。

（沈　灏　郭阁永）

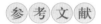

[1] Stavrakis A I, Niska J A, Loftin A H, et al. Understanding infection: a primer on animal models of periprosthetic joint infection [J]. Scientific World Journal, 2013, 2013: 925906.

[2] Johansen L K, Koch J, Frees D, et al. Pathology and biofilm formation in a porcine model of staphylococcal osteomyelitis [J]. J Comp Pathol, 2012, 147(2-3): 343-353.

[3] Theis J C, Gambhir S, White J. Factors affecting implant retention in infected joint replacements [J]. ANZ J Surg, 2007, 77(10): 877-879.

[4] Fulkerson E, Valle C J, Wise B, et al. Antibiotic susceptibility of bacteria infecting total joint arthroplasty sites [J]. J Bone Joint Surg Am, 2006, 88(6): 1231-1237.

[5] Tsai J C, Sheng W H, Lo W Y, et al. Clinical characteristics, microbiology, and outcomes of prosthetic joint infection in Taiwan [J]. J Microbiol Immunol Infect, 2015, 48(2): 198-204.

[6] Bogut A, Niedzwiadek J, Strzelec-Nowak D, et al. Infectious prosthetic hip joint loosening: bacterial species involved in its aetiology and their antibiotic resistance profiles against antibiotics recommended for the therapy of implant-associated infections [J]. New Microbiol, 2014, 37(2): 209-218.

[7] Lima A L, Oliveira P R, Carvalho V C, et al. Periprosthetic joint infections [J]. Interdiscip Perspect Infect Dis, 2013, 2013: 542796.

[8] Arciola C R, An Y H, Campoccia D, et al. Etiology of implant orthopedic infections: a survey on 1027 clinical isolates [J]. Int J Artif Organs, 2005, 28(11): 1091-1100.

[9] Montanaro L, Testoni F, Poggi A, et al. Emerging pathogenetic mechanisms of the implant-related osteomyelitis by Staphylococcus aureus [J]. Int J Artif Organs, 2011, 34(9): 781-788.

[10] Sendi P, Rohrbach M, Graber P, et al. Staphylococcus aureus small colony variants in prosthetic joint infection [J]. Clin Infect Dis, 2006, 43(8): 961-967.

[11] Guo G, Zhou H, Wang Q, et al. Nano-layered magnesium fluoride reservoirs on biomaterial surfaces strengthen polymorphonuclear leukocyte resistance to bacterial pathogens [J]. Nanoscale,

2017, 9(2): 875-892.

[12] Zhao Y, Cao H, Qin H, et al. Balancing the osteogenic and antibacterial properties of titanium by codoping of Mg and Ag: an in vitro and in vivo study [J]. ACS Appl Mater Interfaces, 2015, 7(32): 17826-17836.

[13] Cheng M, Qiao Y, Wang Q, et al. Dual ions implantation of zirconium and nitrogen into magnesium alloys for enhanced corrosion resistance, antimicrobial activity and biocompatibility [J]. Colloids Surf B Biointerfaces, 2016, 148: 200-210.

[14] Qin H, Zhao Y, An Z, et al. Enhanced antibacterial properties, biocompatibility, and corrosion resistance of degradable Mg-Nd-Zn-Zr alloy [J]. Biomaterials, 2015, 53: 211-220.

[15] Qin H, Cao H, Zhao Y, et al. In vitro and in vivo anti-biofilm effects of silver nanoparticles immobilized on titanium [J]. Biomaterials, 2014, 35(33): 9114-9125.

[16] Guo J, Zhou H, Wang J, et al. Nano vanadium dioxide films deposited on biomedical titanium: a novel approach for simultaneously enhanced osteogenic and antibacterial effects [J]. Artif Cells Nanomed Biotechnol, 2018: 1-17.

[17] Wang J, Li J, Guo G, et al. Silver-nanoparticles-modified biomaterial surface resistant to staphylococcus: new insight into the antimicrobial action of silver [J]. Sci Rep, 2016, 6: 32699.

[18] Borregaard N, Sorensen O E, Theilgaard-Monch K. Neutrophil granules: a library of innate immunity proteins [J]. Trends Immunol, 2007, 28(8): 340-345.

[19] Crist W M, Parmley R T, Holbrook C T, et al. Dysgranulopoietic neutropenia and abnormal monocytes in childhood vitamin B12 deficiency [J]. Am J Hematol, 1980, 9(1): 89-107.

[20] Lyman G H, Delgado D J. Risk and timing of hospitalization for febrile neutropenia in patients receiving CHOP, CHOP-R, or CNOP chemotherapy for intermediate-grade non-Hodgkin lymphoma [J]. Cancer, 2003, 98(11): 2402-2409.

[21] Quinn M T, Ammons M C, Deleo F R. The expanding role of NADPH oxidases in health and disease: no longer just agents of death and destruction [J]. Clin Sci (Lond), 2006, 111(1): 1-20.

[22] Brinkmann V, Reichard U, Goosmann C, et al. Neutrophil extracellular traps kill bacteria [J]. Science, 2004, 303(5663): 1532 – 1535.

[23] Takeuchi O, Akira S. Pattern recognition receptors and inflammation [J]. Cell, 2010, 140(6): 805 – 820.

[24] Sweet M J, Leung B P, Kang D, et al. A novel pathway regulating lipopolysaccharide-induced shock by ST2/T1 via inhibition of Toll-like receptor 4 expression [J]. J Immunol, 2001, 166(11): 6633 – 6639.

[25] Li B, Hu Y, Zhao Y, et al. Curcumin attenuates titanium particle-induced inflammation by regulating macrophage polarization in vitro and in vivo [J]. Front Immunol, 2017, 8: 55.

[26] Li B, Cao H, Zhao Y, et al. In vitro and in vivo responses of macrophages to magnesium-doped titanium [J]. Sci Rep, 2017, 7: 42707.

[27] Stewart S, Barr S, Engiles J, et al. Vancomycin-modified implant surface inhibits biofilm formation and supports bone-healing in an infected osteotomy model in sheep: a proof-of-concept study [J]. J Bone Joint Surg Am, 2012, 94(15): 1406 – 1415.

[28] Arciola C R, Campoccia D, Speziale P, et al. Biofilm formation in Staphylococcus implant infections. A review of molecular mechanisms and implications for biofilm-resistant materials [J]. Biomaterials, 2012, 33(26): 5967 – 5982.

[29] Bernthal N M, Stavrakis A I, Billi F, et al. A mouse model of post-arthroplasty Staphylococcus aureus joint infection to evaluate in vivo the efficacy of antimicrobial implant coatings [J]. PLoS One, 2010, 5(9): e12580.

[30] Montanaro L, Speziale P, Campoccia D, et al. Scenery of Staphylococcus implant infections in orthopedics [J]. Future Microbiol, 2011, 6(11): 1329 – 1349.

[31] Mao Y, Shen H, Jiang Y. Progress of relationship between biofilm and prosthetic joint infection [J]. Zhongguo Xiu Fu Chong Jian Wai Ke Za Zhi, 2010, 24(12): 1463 – 1468.

[32] Hall-Stoodley L, Stoodley P, Kathju S, et al. Towards diagnostic guidelines for biofilm-associated infections [J]. FEMS Immunol Med Microbiol, 2012, 65(2): 127 – 145.

[33] 谈佳琪, 王津, 杨闯, 等. 金葡菌所致假体关节感染的免疫研究进展[J]. 中华关节外科杂志(电子版), 2017, 11(04): 403 – 408.

[34] Zimmerli W, Waldvogel F A, Vaudaux P, et al. Pathogenesis of foreign body infection: description and characteristics of an animal model [J]. J Infect Dis, 1982, 146(4): 487 – 497.

[35] Elek S D, Conen P E. The virulence of Staphylococcus pyogenes for man: a study of the problems of wound infection [J]. Br J Exp Pathol, 1957, 38(6): 573 – 586.

[36] Arciola C R, Campoccia D, Montanaro L. Implant infections: adhesion, biofilm formation and immune evasion [J]. Nat Rev Microbiol, 2018, 16(7): 397 – 409.

[37] Jensen P O, Givskov M, Bjarnsholt T, et al. The immune system vs. Pseudomonas aeruginosa biofilms [J]. FEMS Immunol Med Microbiol, 2010, 59(3): 292 – 305.

[38] Janatova J. Activation and control of complement, inflammation, and infection associated with the use of biomedical polymers [J]. ASAIO J, 2000, 46(6): S53 – S62.

[39] Ekdahl K N, Teramura Y, Hamad O A, et al. Dangerous liaisons: complement, coagulation, and kallikrein/kinin cross-talk act as a linchpin in the events leading to thromboinflammation [J]. Immunol Rev, 2016, 274(1): 245 – 269.

[40] Ravindran S, George A. Multifunctional ECM proteins in bone and teeth [J]. Exp Cell Res, 2014, 325(2): 148 – 154.

[41] Zimmerli W, Lew P D, Waldvogel F A. Pathogenesis of foreign body infection. Evidence for a local granulocyte defect [J]. J Clin Invest, 1984, 73(4): 1191 – 1200.

[42] Tashiro Y, Nomura N, Nakao R, et al. Opr86 is essential for viability and is a potential candidate for a protective antigen against biofilm formation by Pseudomonas aeruginosa [J]. J Bacteriol, 2008, 190(11): 3969 – 3978.

[43] Campoccia D, Testoni F, Ravaioli S, et al. Orthopedic implant infections: incompetence of Staphylococcus epidermidis, Staphylococcus lugdunensis, and Enterococcus faecalis to invade osteoblasts [J]. J Biomed Mater Res A, 2016, 104(3): 788 – 801.

[44] Reilly S S, Hudson M C, Kellam J F, et al. In vivo internalization of Staphylococcus aureus by embryonic chick osteoblasts [J]. Bone, 2000, 26(1): 63 – 70.

[45] Maali Y, Martins-Simoes P, Valour F, et al. Pathophysiological mechanisms of Staphylococcus non-aureus bone and joint infection: interspecies homogeneity and specific behavior of S. pseudintermedius [J]. Front Microbiol, 2016, 7: 1063.

[46] Bui L M, Conlon B P, Kidd S P. Antibiotic tolerance and the alternative lifestyles of Staphylococcus aureus [J]. Essays Biochem, 2017, 61(1): 71 – 79.

[47] Proctor R A, von Eiff C, Kahl B C, et al. Small colony variants: a pathogenic form of bacteria that facilitates persistent and recurrent infections [J]. Nat Rev Microbiol, 2006, 4(4): 295 – 305.

[48] Tuchscherr L, Heitmann V, Hussain M, et al. Staphylococcus aureus small-colony variants are adapted phenotypes for intracellular persistence [J]. J Infect Dis, 2010, 202(7): 1031 – 1040.

[49] de Mesy Bentley K L, Trombetta R, Nishitani K, et al. Evidence of Staphylococcus aureus deformation, proliferation, and migration in canaliculi of live cortical bone in murine models of osteomyelitis [J]. J Bone Miner Res, 2017, 32(5): 985 – 990.

[50] Peschel A, Otto M. Phenol-soluble modulins and staphylococcal infection [J]. Nat Rev Microbiol, 2013, 11(10): 667 – 673.

[51] Fournier B, Philpott D J. Recognition of Staphylococcus aureus by the innate immune system [J]. Clin Microbiol Rev, 2005, 18(3): 521 – 540.

[52] Parker D, Planet P J, Soong G, et al. Induction of type I interferon signaling determines the relative pathogenicity of Staphylococcus aureus strains [J]. PLoS Pathog, 2014, 10(2): e1003951.

[53] Baker M D, Acharya K R. Superantigens: structure-function relationships [J]. Int J Med Microbiol, 2004, 293(7 – 8): 529 – 537.

[54] Cheung G Y, Rigby K, Wang R, et al. Staphylococcus epidermidis strategies to avoid killing by human neutrophils [J]. PLoS Pathog, 2010, 6(10): e1001133.

[55] Foster T J. Immune evasion by staphylococci [J]. Nat Rev Microbiol, 2005, 3(12): 948 – 958.

[56] Cremet L, Broquet A, Jacqueline C, et al. Innate immune evasion of Escherichia coli clinical strains from orthopedic implant infections [J]. Eur J Clin Microbiol Infect Dis, 2016, 35(6): 993 – 999.

[57] Yamada K J, Kielian T. Biofilm-leukocyte cross-talk: impact on immune polarization and immunometabolism [J]. J Innate Immun, 2018: 1 – 9.

［58］ Scherr T D, Hanke M L, Huang O, et al. Staphylococcus aureus biofilms induce macrophage dysfunction through leukocidin AB and alpha-toxin ［J］. MBio, 2015, 6(4).

［59］ Mulcahy L R, Isabella V M, Lewis K. Pseudomonas aeruginosa biofilms in disease ［J］. Microb Ecol, 2014, 68(1): 1 - 12.

［60］ Leid J G, Willson C J, Shirtliff M E, et al. The exopolysaccharide alginate protects pseudomonas aeruginosa biofilm bacteria from IFN-gamma-mediated macrophage killing ［J］. J Immunol, 2005, 175(11): 7512 - 7518.

［61］ Nathan C. Neutrophils and immunity: challenges and opportunities ［J］. Nat Rev Immunol, 2006, 6(3): 173 - 182.

［62］ Nauseef W M. How human neutrophils kill and degrade microbes: an integrated view ［J］. Immunol Rev, 2007, 219: 88 - 102.

［63］ Cassatella M A. The production of cytokines by polymorphonuclear neutrophils ［J］. Immunol Today, 1995, 16(1): 21 - 26.

［64］ Witko-Sarsat V, Rieu P, Descamps-Latscha B, et al. Neutrophils: molecules, functions and pathophysiological aspects ［J］. Lab Invest, 2000, 80(5): 617 - 653.

［65］ Hanke M L, Kielian T. Deciphering mechanisms of Staphylococcal biofilm evasion of host immunity ［J］. Front Cell Infect Microbiol, 2012, 2: 62.

［66］ Cicchetti G, Allen P G, Glogauer M. Chemotactic signaling pathways in neutrophils: from receptor to actin assembly ［J］. Crit Rev Oral Biol Med, 2002, 13(3): 220 - 228.

［67］ Wagner C, Kondella K, Bernschneider T, et al. Post-traumatic osteomyelitis: analysis of inflammatory cells recruited into the site of infection ［J］. Shock, 2003, 20(6): 503 - 510.

［68］ Wagner C, Obst U, Hansch G M. Implant-associated posttraumatic osteomyelitis: collateral damage by local host defense? ［J］. Int J Artif Organs, 2005, 28(11): 1172 - 1180.

［69］ Leid J G, Shirtliff M E, Costerton J W, et al. Human leukocytes adhere to, penetrate, and respond to Staphylococcus aureus biofilms ［J］. Infect Immun, 2002, 70(11): 6339 - 6345.

［70］ Graham D B, Robertson C M, Bautista J, et al. Neutrophil-mediated oxidative burst and host defense are controlled by a Vav-PLCgamma2 signaling axis in mice ［J］. J Clin Invest, 2007, 117(11): 3445 - 3452.

［71］ Gunther F, Wabnitz G H, Stroh P, et al. Host defence against Staphylococcus aureus biofilms infection: phagocytosis of biofilms by polymorphonuclear neutrophils (PMN) ［J］. Mol Immunol, 2009, 46(8 - 9): 1805 - 1813.

［72］ Graves S F, Kobayashi S D, DeLeo F R. Community-associated methicillin-resistant Staphylococcus aureus immune evasion and virulence ［J］. J Mol Med (Berl), 2010, 88(2): 109 - 114.

［73］ Meyle E, Stroh P, Gunther F, et al. Destruction of bacterial biofilms by polymorphonuclear neutrophils: relative contribution of phagocytosis, DNA release, and degranulation ［J］. Int J Artif Organs, 2010, 33(9): 608 - 620.

［74］ Wagner C, Aytac S, Hansch G M. Biofilm growth on implants: bacteria prefer plasma coats ［J］. Int J Artif Organs, 2011, 34(9): 811 - 817.

［75］ Bernthal N M, Pribaz J R, Stavrakis A I, et al. Protective role of IL-1beta against post-arthroplasty Staphylococcus aureus infection ［J］. J Orthop Res, 2011, 29(10): 1621 - 1626.

［76］ Kobayashi S D, Braughton K R, Whitney A R, et al. Bacterial pathogens modulate an apoptosis differentiation program in human neutrophils ［J］. Proc Natl Acad Sci U S A, 2003, 100(19): 10948 - 10953.

［77］ Anwar S, Prince L R, Foster S J, et al. The rise and rise of Staphylococcus aureus: laughing in the face of granulocytes ［J］. Clin Exp Immunol, 2009, 157(2): 216 - 224.

［78］ Yamashiro S, Kamohara H, Wang J M, et al. Phenotypic and functional change of cytokine-activated neutrophils: inflammatory neutrophils are heterogeneous and enhance adaptive immune responses ［J］. J Leukoc Biol, 2001, 69(5): 698 - 704.

［79］ Borregaard N. Neutrophils, from marrow to microbes ［J］. Immunity, 2010, 33(5): 657 - 670.

［80］ Mantovani A, Cassatella M A, Costantini C, et al. Neutrophils in the activation and regulation of innate and adaptive immunity ［J］. Nat Rev Immunol, 2011, 11(8): 519 - 531.

［81］ Serbina N V, Jia T, Hohl T M, et al. Monocyte-mediated defense against microbial pathogens ［J］. Annu Rev Immunol, 2008, 26: 421 - 452.

［82］ Gonzalez-Mejia M E, Doseff A I. Regulation of monocytes and macrophages cell fate ［J］. Front Biosci (Landmark Ed), 2009, 14: 2413 - 2431.

［83］ Silva M T. When two is better than one: macrophages and neutrophils work in concert in innate immunity as complementary and cooperative partners of a myeloid phagocyte system ［J］. J Leukoc Biol, 2010, 87(1): 93 - 106.

［84］ Silva M T. Macrophage phagocytosis of neutrophils at inflammatory/infectious foci: a cooperative mechanism in the control of infection and infectious inflammation ［J］. J Leukoc Biol, 2011, 89(5): 675 - 683.

［85］ Furze R C, Rankin S M. The role of the bone marrow in neutrophil clearance under homeostatic conditions in the mouse ［J］. FASEB J, 2008, 22(9): 3111 - 3119.

［86］ Thurlow L R, Hanke M L, Fritz T, et al. Staphylococcus aureus biofilms prevent macrophage phagocytosis and attenuate inflammation in vivo ［J］. J Immunol, 2011, 186(11): 6585 - 6596.

［87］ Rada B. Interactions between neutrophils and pseudomonas aeruginosa in cystic fibrosis ［J］. Pathogens, 2017, 6(1).

［88］ Kristian S A, Birkenstock T A, Sauder U, et al. Biofilm formation induces C3a release and protects Staphylococcus epidermidis from IgG and complement deposition and from neutrophil-dependent killing ［J］. J Infect Dis, 2008, 197(7): 1028 - 1035.

［89］ Hanke M L, Heim C E, Angle A, et al. Targeting macrophage activation for the prevention and treatment of Staphylococcus aureus biofilm infections ［J］. J Immunol, 2013, 190(5): 2159 - 2168.

［90］ Heim C E, Vidlak D, Scherr T D, et al. Myeloid-derived suppressor cells contribute to Staphylococcus aureus orthopedic biofilm infection ［J］. J Immunol, 2014, 192(8): 3778 - 3792.

［91］ Heim C E, Vidlak D, Kielian T. Interleukin-10 production by myeloid-derived suppressor cells contributes to bacterial persistence during Staphylococcus aureus orthopedic biofilm infection ［J］. J Leukoc Biol, 2015, 98(6): 1003 - 1013.

［92］ Heim C E, Vidlak D, Scherr T D, et al. IL-12 promotes myeloid-derived suppressor cell recruitment and bacterial persistence during Staphylococcus aureus orthopedic implant infection ［J］. J Immunol, 2015, 194(8): 3861 - 3872.

［93］ Heim C E, Vidlak D, Odvody J, et al. Human prosthetic joint infections are associated with myeloid-derived suppressor cells (MDSCs): implications for infection persistence ［J］. J Orthop Res, 2018, 36(6): 1605 - 1613.

[94] Gries C M, Kielian T. Staphylococcal biofilms and immune polarization during prosthetic joint infection [J]. J Am Acad Orthop Surg, 2017, 25 Suppl 1: S20－S24.

[95] Hanke M L, Angle A, Kielian T. MyD88-dependent signaling influences fibrosis and alternative macrophage activation during Staphylococcus aureus biofilm infection [J]. PLoS One, 2012, 7(8): e42476.

[96] Torres A, Makowski L, Wellen K E. Immunometabolism: metabolism fine-tunes macrophage activation [J]. Elife, 2016, 5.

[97] O'Neill L A, Pearce E J. Immunometabolism governs dendritic cell and macrophage function [J]. J Exp Med, 2016, 213(1): 15－23.

[98] Feingold K R, Shigenaga J K, Kazemi M R, et al. Mechanisms of triglyceride accumulation in activated macrophages [J]. J Leukoc Biol, 2012, 92(4): 829－839.

[99] Wilde A D, Snyder D J, Putnam N E, et al. Bacterial hypoxic responses revealed as critical determinants of the host-pathogen outcome by TnSeq analysis of Staphylococcus aureus invasive infection [J]. PLoS Pathog, 2015, 11(12): e1005341.

[100] Hirayama A, Kami K, Sugimoto M, et al. Quantitative metabolome profiling of colon and stomach cancer microenvironment by capillary electrophoresis time-of-flight mass spectrometry [J]. Cancer Res, 2009, 69(11): 4918－4925.

[101] Loftus R M, Finlay D K. Immunometabolism: cellular metabolism turns immune regulator [J]. J Biol Chem, 2016, 291(1): 1－10.

[102] Stewart P S, Franklin M J. Physiological heterogeneity in biofilms [J]. Nat Rev Microbiol, 2008, 6(3): 199－210.

[103] Prabhakara R, Harro J M, Leid JG, et al. Murine immune response to a chronic Staphylococcus aureus biofilm infection [J]. Infect Immun, 2011, 79(4): 1789－1796.

[104] Vidlak D, Kielian T. Infectious dose dictates the host response during Staphylococcus aureus orthopedic-implant biofilm infection [J]. Infect Immun, 2016, 84(7): 1957－1965.

[105] Moser C, Kjaergaard S, Pressler T, et al. The immune response to chronic Pseudomonas aeruginosa lung infection in cystic fibrosis patients is predominantly of the Th2 type [J]. APMIS, 2000, 108(5): 329－335.

[106] Cerca N, Jefferson K K, Oliveira R, et al. Comparative antibody-mediated phagocytosis of Staphylococcus epidermidis cells grown in a biofilm or in the planktonic state [J]. Infect Immun, 2006, 74(8): 4849－4855.

[107] Lewenza S. Extracellular DNA-induced antimicrobial peptide resistance mechanisms in pseudomonas aeruginosa [J]. Front Microbiol, 2013, 4: 21.

[108] Brady R A, O'May G A, Leid J G, et al. Resolution of Staphylococcus aureus biofilm infection using vaccination and antibiotic treatment [J]. Infect Immun, 2011, 79(4): 1797－1803.

[109] Vernachio J H, Bayer A S, Ames B, et al. Human immunoglobulin G recognizing fibrinogen-binding surface proteins is protective against both Staphylococcus aureus and Staphylococcus epidermidis infections in vivo [J]. Antimicrob Agents Chemother, 2006, 50(2): 511－518.

[110] DeJonge M, Burchfield D, Bloom B, et al. Clinical trial of safety and efficacy of INH-A21 for the prevention of nosocomial staphylococcal bloodstream infection in premature infants [J]. J Pediatr, 2007, 151(3): 260－265, 265 e1.

[111] Shinefield H, Black S, Fattom A, et al. Use of a Staphylococcus aureus conjugate vaccine in patients receiving hemodialysis [J]. N Engl J Med, 2002, 346(7): 491－496.

[112] Welch P G, Fattom A, Moore J, Jr., et al. Safety and immunogenicity of Staphylococcus aureus type 5 capsular polysaccharide-Pseudomonas aeruginosa recombinant exoprotein A conjugate vaccine in patients on hemodialysis [J]. J Am Soc Nephrol, 1996, 7(2): 247－253.

[113] Otto M. Staphylococcus aureus toxins [J]. Curr Opin Microbiol, 2014, 17: 32－37.

[114] Fowler V G, Allen K B, Moreira E D, et al. Effect of an investigational vaccine for preventing Staphylococcus aureus infections after cardiothoracic surgery: a randomized trial [J]. JAMA, 2013, 309(13): 1368－1378.

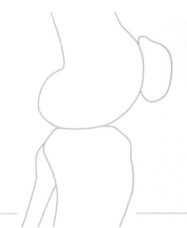

第十章

特殊病原的假体
周围感染

第一节　结核假体周围感染

结核病是一个重大的公共卫生问题，全世界每年新诊断的结核病病例超过 900 万例。骨关节形式占所有骨外结核病例的 10%～20%，近 1/4 的病例影响髋关节。结核性关节假体周围感染（TB‑PJI）是一种发病率较低的疾病，在髋关节或膝关节人工髋关节置换术后发生极为罕见，其发生率为所有关节假体周围感染的 0.3%。迄今还没有关于大群体的研究报道。结核分枝杆菌对外来物质的黏附性可能不如引起 PJI 的其他微生物，如葡萄球菌，这可以解释 TB‑PJI 的低发病率。其流行病学资料仅限于病例报告和小病例系列。55% 的病例累及髋关节，40% 累及膝关节，而肩部和腕部则很少受到影响。TB‑PJI 通常累及髋关节或膝关节，可因局部复发或血行播散引起。

一、TB‑PJI 的病因

术前隐匿潜伏的结核病灶，如肺、肾或肠系膜淋巴结结核的复燃可能会导致关节置换术后的 TB‑PJI。当合并类风湿关节炎、肺部疾病，或长期使用类固醇激素时，容易发生 TB‑PJI。最常见的症状是疼痛与关节肿胀，可伴有窦道。对于明显退行性关节炎的常规人工关节置换术前，并没有很好的方法来预测隐匿性结核病灶是否被重新激活。目前，已知免疫缺陷状态可以重新激活休眠的结核杆菌。TB‑PJI 的危险因素有老年、全身或关节内注射类固醇、免疫抑制和手术创伤。

众所周知，创伤是骨结核的一个诱发因素，而假体周围组织的损伤可能是结核复发的重要因素。这就提出了一种可能性，即滑膜组织的机械研磨可能导致陈旧结核肉芽肿的破坏，这是结核复发的一个潜在原因。TB‑PJI 常常需要考虑以下几种情况：①术前漏诊结核性关节炎。②为非结核性关节炎、肺结核、泌尿系结核或肠系膜结核等转移播散导致 TB‑PJI。③既往确诊结核性关节炎行关节置换术后结核复发。

二、TB‑PJI 的诊断

TB‑PJI 并不常见，由于缺乏临床证据、表现各异以及伴随继发性非特异性细菌感染的存在，TB‑PJI 的诊断常常很复杂，且通常诊断较晚。关节结核缺乏全身结核的证据可能增加诊断的困难，其诊断依赖于高度怀疑的临床证据，特别是在持续引流阴性培养的情况下。对于那些怀疑 PJI 早期感染、常规培养阴性或抗生素耐药性的患者，培养分枝杆菌是最佳的一线诊断方案。由于临床和放射学的表现往往是非特异性的或误导性的，TB‑PJI 的确诊往往具有挑战性和延迟性。关节结核感染的诊断在接受关节置换的患者中更为困难。假体周围感染患者如既往有其他系统结核分枝杆菌感染，如肺部或泌尿道结核，临床医生应高度怀疑是结核感染。如果在假体植入过程中发现骨的异常外观，特别是有多处或大的关节周围脓肿，以及手术关节有结核史或关节标本阴性的慢性 PJI 病史，应考虑 TB‑PJI。由于早期诊断已被证明可降低发病率，因此，在有感染迹象的患者接受人工关节置换术时，应常规进行抗酸杆菌涂片和培养。TB‑PJI 的诊断取决于组织的抗酸杆菌培养和组织学检查，假体周围组织和滑膜液培养以及组织病理学结果对诊断假体周围结核感染是很重要的。结核分枝杆菌是一种生长极其缓慢的病原体，培养非常耗时，需要 6～12 周。结核分枝杆菌 PCR（TB‑PCR），可在短短几小时内提供高度敏感的结核分枝杆菌鉴定。

诊断依据可归纳为以下：①干扰素释放试验与结核菌素皮肤试验。②胸透检查，以确定目前或以前患过结核病的证据。③滑液分析，包括葡萄糖、蛋白质、细胞计数、分枝杆菌涂片和培养，以及结核分枝杆菌 PCR。④滑膜活检用于组织病理学和分枝杆菌组织染色和培养。⑤在无肺外结核时，提示结核病的全身症状和体征，例如，发热、盗汗和体重减轻等。⑥局部症状。⑦影像学表现。

三、TB‑PJI 的治疗

治疗结核 PJI 仍然是一个重大的挑战。治疗方法主要包括：抗结核治疗和一期翻修；抗结核治疗和二期翻修；抗结核治疗、积极清创和保留假体；单独使用抗结核药物。目前还没有前瞻性随机试验显示任何一种治疗方式的优越性。对于不同治疗方式的结核性假体周围感染，也没有明确的化疗时间。结核分枝杆菌缓慢的生长使诊断和治疗复杂化，而 TB‑PCR 的结果可提示临床医生使用抗结核药物。在结核病药物治疗方面，对最佳治疗时间没有一致意见，抗结核治疗 9～12 个月在大多数报告的病例中是成功的。

一些学者认为，预防化疗可预防结核性关节炎愈合后关节置换的 PJI。需要进一步研究以确定是否需要预防性化疗，特别是在流行地区、免疫缺陷患者或有旧肺结核放射学表现的患者中。另一方面，早期诊断和正确处理肺结核对预防结核性假体周围感染具有重要意义。

对植入时或术后早期发现的疑似结核性关节炎、感染性关节炎患者，可采用抗结核药物进行 12～18 个月治疗。然而，关于慢性 TB‑PJI 治疗成功的病例报告较少，最佳治疗方案尚不明确。

术后早期诊断和及时的抗结核治疗可以保留假体，而晚期诊断则除了有效的抗结核治疗外，往往需要移除假体、抗结核药骨水泥间隔器置入、二期进行关节翻修。由于存在结核再复发的潜在风险，一期 THA 需要严格的适应证和熟练的技术技能。根据以往的经验总结，一期翻修的 3 个要点是：①围手术期抗结核治疗。②术中彻底清创和彻底刮除感染组织。③没有合并窦道。晚期活动性髋关节结核患者并不容易彻底清创，因为存在对关节囊、滑膜、骨骼和关节软骨的严重破坏。炎症、坏死组织和脓肿通常不局限于关节，而是扩散到关节周围甚至大腿或骨盆。在这种情况下，总会有一些残留的病灶。如果不能彻底清创，应考虑两阶段手术，二期翻修。

大多数学者认为合并窦道的 TB‑PJI 患者不适合一期关节翻修术，窦道的存在通常表明有来自金黄色葡萄球菌或其他病原体的化脓性二重感染，增加彻底清创的难度。如果窦道不能完全切除，或者术前发生了化脓性病原体的二重感染，建议进行二期关节翻修术，以避免结核再次复发的高风险。对有窦道的患者，窦道彻底切除及有效的抗结核治疗是取得良好临床结果的关键。具有窦道的关节或在一次手术中难以彻底清创而被广泛破坏的髋膝关节是二期假体翻修的适应证。对于二期翻修，我们建议对 TB‑PJI 取出假体后进行至少 10 个月的抗结核治疗，然后二期翻修。使用含链霉素的骨水泥占位器可提高治疗的成功率。应用抗生素骨水泥占位器来治疗 PJI 的患者，最近已成为一种常见的方法。加链霉素的骨水泥被认为是一种有效的治疗结核性骨髓炎的方法。局部置入含链霉素的骨水泥占位器后，局部滑液药物浓度可达到较高的治疗水平同时血清浓度水平是相对安全的。如果不能使用链霉素，可使用异烟肼加载的抗生素骨水泥治疗 TB‑PJI。

通过对感染组织进行有效的彻底刮除和清创，可以防止感染的复发。Yoon 等人强调了完全清创的作用。对感染组织进行彻底的清创和术后至少 1 年的化疗对于防止复发非常重要。

如果患者接受了有效的围手术期抗结核治疗和彻底清创，选择骨水泥假体或非骨水泥假体不是影响临床结果的关键因素。骨水泥关节置换术和非骨水泥关节置换术均有良好的近期和中期随访结果。然而，这一结论还需要长期的随访研究来证明。

对于 TB‑PJI，首先通过有效和长期的抗结核治疗及/或彻底清创来挽救假体。如果这些尝试失败，假体移除将是控制感染的唯一选择。TB‑PJI 获得成功治疗的因素包括准确的诊断、有效的术前和术后抗结核治疗、彻底的清创。

（孙　立　胡如印）

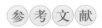 参 考 文 献

［1］ Organization W H. Global tuberculosis report 2013［J］. Australasian Medical Journal，2014，6（2）.

［2］ Pertuiset E，Beaudreuil J，Horusitzky A，et al. Epidemiological aspects of osteoarticular tuberculosis in adults. Retrospective study of 206 cases diagnosed in the Paris area from 1980 to 1994［J］. Presse Médicale，1997，26（7）：311－315.

［3］ Tokumoto J I，Follansbee S E，Jacobs R A. Prosthetic joint infection due to Mycobacterium tuberculosis：report of three cases［J］. Clin Infect Dis，1995，21：134－164.

［4］ Krappel F A，Harland U. Failure of osteosynthesis and prosthetic joint infection due to Mycobacterium tuberculosis following a subtrochanteric fracture：a case report and review of the literature［J］. Archives of Orthopaedic & Trauma Surgery，2000，120（7－8）：470－472.

［5］ Marculescu C E，Berbari E F，Cockerill F R，et al. Fungi， Mycobacteria，Zoonotic and other organisms in prosthetic joint infection［J］. Clinical Orthopaedics and Related Research， 2006，451（451）：64－72.

［6］ Spinner R J，Sexton D J，Goldner R D，et al. Periprosthetic infections due to Mycobacterium tuberculosis in patients with no prior history of tuberculosis［J］. The Journal of Arthroplasty， 1996，11（2）：217－222.

［7］ Carlos Builes-Montaño，Valderrama C，Perez C，et al. Mycobacterium tuberculosis infection in a hip prosthesis，a case report and literature review［J］. Rev Chilena Infectol，2014，31 （4）：473－476.

［8］ Veloci S，Mencarini J，Lagi F，et al. Tubercular prosthetic joint infection：two case reports and literature review［J］. Infection， 2017，46（1）：1－14.

［9］ Hecht R H，Meyers M H，Thornhill-Joynes M，et al. Reactivation of tuberculous infection following total joint replacement. A case report［J］. JBJS，1983，65（7）：1015－1016.

［10］ McCullough，C. J. Tuberculosis as a late complication of total hip replacement［J］. Acta Orthopaedica Scandinavica，1977，48 （5）：508－510.

［11］ Gale D W，Harding M L. Total knee arthroplasty in the presence of active tuberculosis［J］. Journal of Bone & Joint Surgery British Volume，1991，73（6）：1006－1007.

［12］ Wolfgang G L. Tuberculosis joint infection following total knee arthroplasty［J］. Clin Orthop Relat Res，1985，201：162－166.

［13］ Fink B，Casser H R，Zilkens K W，et al. Reactivation of a tuberculous coxitis due to loosening of a total hip endoprosthesis ［J］. Archives of Orthopaedic & Trauma Surgery，1995，114（5）： 298－301.

［14］ Carrega G，Bartolacci V，Burastero G，et al. Prosthetic joint infections due to Mycobacterium tuberculosis：a report of 5 cases ［J］. International Journal of Surgery Case Reports，2013，4（2）： 178－181.

［15］ Harwin S F，Banerjee S，Issa K，et al. Tubercular Prosthetic Knee Joint Infection［J］. Orthopedics，2013，36（11）：e1464－ e1469.

［16］ Lee C L，Wei Y S，Ho Y J，et al. Postoperative Mycobacterium tuberculosis infection after total knee arthroplasty［J］. Knee， 2009，16（1）：87－89.

［17］ Peterson C. Tuberculous arthritis following intra-articular steroids［J］. J Bone Joint Surg Am，1976，54（3）：174－175.

［18］ Khater F J，Samnani I Q，Mehta J B，et al. Prosthetic joint infection by Mycobacterium tuberculosis：an unusual case report with literature review［J］. Southern Medical Journal，2007，100 （1）：66－69.

［19］ Hugate R，Pellegrini V D. Reactivation of Ancient Tuberculous Arthritis of the Hip Following Total Hip Arthroplasty［J］. Journal of Bone & Joint Surgery-American Volume，2002，84－A （1）：101－105.

［20］ Kumar M，Sharma S，Ram A B，et al. Efficient mycobacterial DNA extraction from clinical samples for early diagnosis of tuberculosis［J］. International Journal of Tuberculosis & Lung Disease the Official Journal of the International Union Against Tuberculosis & Lung Disease，2010，14（7）：847－851.

［21］ Besser M I B. Total knee replacement in unsuspected tuberculosis of the joint［J］. British Medical Journal，1980，280 （6229）：1434.

［22］ Wray C C，Roy S. Arthroplasty in tuberculosis of the knee：two cases of missed diagnos［J］. Acta Orthopaedica，1987，58（3）： 296－298.

［23］ Berbari E F，Hanssen A D，Duffy M C，et al. Prosthetic joint infection due to Mycobacterium tuberculosis：a case series and review of the literature［J］. American Journal of Orthopedics， 1998，27（3）：219－227.

［24］ Caparros A B，Sousa M，Zabalbeascoa J R，et al. Total hip arthroplasty for tuberculous coxitis［J］. International Orthopaedics， 1999，23（6）：348－350.

［25］ Yoon T R，Rowe S M，Santosa S B，et al. Immediate cementless total hip arthroplasty for the treatment of active tuberculosis［J］. Journal of Arthroplasty，2005，20（7）：923－926.

［26］ Wang Q，Shen H，Jiang Y，et al. Cementless total hip arthroplasty for the treatment of advanced tuberculosis of the hip ［J］. Orthopedics，2011，34（2）：90.

［27］ Zhang Y C，Zhang H. One-stage total joint arthroplasty for patients with active tuberculosis［J］. Orthopedics，2013，36（5）： 328－330.

［28］ Kim Y Y，Ko C U，Ahn J Y，et al. Charnley low friction arthroplasty in tuberculosis of the hip. An eight to 13-year follow-up［J］. J Bone Joint Surg（Br），1988，70（5）：756－760.

［29］ Chih-Hsiang C，Chih-Chien H，Yuhan C，et al. Two-stage revision arthroplasty for Mycobacterium tuberculosis periprosthetic joint infection：an outcome analysis［J］. Plos One，2018，13 （9）：e0203585.

［30］ Masri B A，Duncan C P，Jewesson P，et al. Streptomycin-loaded bone cement in the treatment of tuberculous osteomyelitis：An adjunct to conventional therapy［J］. Canadian Journal of Surgery. Journal Canadien de Chirurgie，1995，38（1）：64－68.

［31］ Han C D，Oh T，Cho S N，et al. Isoniazid could be used for antibiotic-loaded bone cement for Musculoskeletal tuberculosis： an In vitro study［J］. Clinical Orthopaedics and Related Research，2013，471（7）：2400－2406.

［32］ Yoon T R，Rowe S M，Anwar I B，et al. Active tuberculosis of the hip treated with early total hip replacement － a report of 3 cases［J］. Acta Orthop Scand，2001，72（4）：419－421.

［33］ Cheung I，Wilson A. Mycobacterium fortuitum infection following total knee arthroplasty：a case report and literature review［J］. Knee，2008，15（1）：61－63.

第二节　假体周围真菌感染

假体周围感染是关节置换术后的一种灾难性的并发症，是导致全膝关节置换术（total knee arthroplasty，TKA）后翻修的最常见原因，是全髋关节置换术（total hip arthroplasty，THA）后翻修的第三大原因，总体发生率为 1‰～3‰。随着人工关节置换在临床的广泛应用，术后人工关节感染例数也在逐渐增加，其中关节周围假体真菌感染虽然较少发生，仅占关节置换术后感染的比例不到 1%。但与细菌感染不同的是，关节置换术后真菌感染最初往往缺乏关节炎症的表现，没有剧烈的关节红肿疼痛，患者的血沉和 CRP 也不一定会明显升高，造成真菌感染有时很难被早期发现。同时由于真菌感染的发病率很低，只占假体周围感染的百分之一不到，由于缺少相关临床经验，往往会被医生所忽略，常被诊断为一般的假体周围细菌感染进行诊治。临床上还可见到假体周围细菌感染合并真菌的混合感染；或是先是细菌感染，患者机体抵抗力下降或长时间应用抗生素而继发真菌感染。但是这 3 种真菌发病过程的结果都是假体周围真菌感染，由于起病隐匿，诊断困难，导致其后果往往难以收拾。

一、真菌感染的来源

真菌感染一般通过 3 种途径引起假体周围感染：①血行传播，病菌由其他部位入血后，传播到假体周围引发感染。②种植感染，在植入假体或关节穿刺时种植真菌而感染。③周围感染播散，因为假体周围引发真菌感染而波及假体。其中最常见的是在手术或关节穿刺中直接种植传播真菌感染。

二、真菌感染诱因

真菌是条件致病菌，一般情况下不致病或极少致病，当机体免疫力下降时乘虚而入，因此人工关节置换术后真菌感染常出现在免疫力降低的人群，多数存在潜在的免疫抑制，如肾功能不全、低蛋白血症、贫血、慢性阻塞性肺疾病、恶性肿瘤、糖尿病等疾病。一般而言，患者易患关节周围真菌感染的高危因素包括以下几方面：①既往有细菌或真菌感染病史，为预防或治疗感染均应用抗生素，且多为广谱抗生素联合应用，极易引起菌群失调，敏感细菌受到抑制，耐药细菌或真菌乘机大量繁殖，继发二重感染。②再次手术史。③年龄大于 65 岁。④免疫缺陷史。⑤糖尿病史。⑥长期类固醇激素使用史。

三、感染的真菌种类

人工关节置换术后真菌感染的病因学是假体周围生物膜的形成，生物膜可以阻挡抗真菌药物的渗入，降低局部免疫防御能力，为真菌生长创造条件。人工置换术后最重要真菌感染是念珠菌感染，尤其是白念珠菌，白念珠菌可较其他种类真菌产生更大、更复杂的生物膜，因此，对念珠菌感染的治疗显得非常重要。同时因为可能存在孢子，一旦确诊人工假体周围真菌感染，取出假体彻底清创往往是最佳选择（图 10-1）。

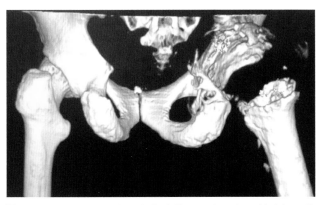

图 10-1　真菌感染后造成患者关节周围出现大量骨溶解，给患者后续的翻修手术带来了巨大的挑战

四、真菌感染的临床表现

人工关节置换术后假体周围真菌感染的患者缺乏特异的临床表现，多数真菌感染患者起病隐匿，缺乏红、肿、热、痛等典型的感染表现，疾病发展也较普通，细菌感染缓慢，较少伴有发热、寒战等全身症状。少数患者可以表现为关节活动度受限、肿胀等，并无明显全身症状。在 Kuiper 等报道 164 例真菌感染患者中，主要表现为关节疼痛和肿胀，还有一些其他的症状如伤口引流及窦道形成、局部温度升高等，窦道周围皮肤红肿，但无明显全身症状（图 10-2）。这或许是真菌感染不同于普通细菌感染的特点之一，同时真菌感染后使用普通的抗生素常常没有明显效果，所以在临床中常常出现的一种情况是，患者术后出现伤口红、肿、疼痛，但无明显脓液或渗出物，如是考虑伤口细菌感染，开始预防性应用抗生素抗感染，结果效果不佳，病情进展后有窦道形成，并有脓性分泌物渗出，进行细菌培养，但由于之前抗生素的应用，故往往是阴性结果，然而感染迁延不愈，只好继续使用高级别抗生素行抗感染治疗，如果效果还是不好的话，这时问题就变得复杂化了，因为这时候存在好几种可能：①患者为单纯细菌感染，但对以上抗生素均耐药且未继发真菌感染。②患者一开始就出现了单纯真菌感染。③患者一开始为细菌感染，使用广谱及高级别抗生素后出现菌群失调继发真菌感染。④患者一开始即出现了细菌合并真菌感染。但无论以上哪种

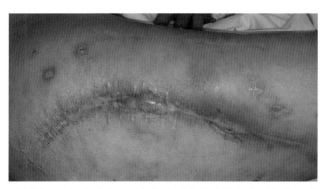

图 10-2　一例髋关节假体翻修术后真菌感染患者局部伤口表现，伤口可见窦道形成，但周围无明显红肿

情况，问题的关键是由于不能早期确定是否存在真菌感染，而使得不知道患者是否需要或者完全未考虑到患者需要正规的抗真菌感染治疗，导致真菌感染治疗被延误，患者的感染迟迟得不到控制，所以早期确定患者是否存在真菌感染变得尤为关键。

五、真菌感染的诊断

（一）实验室检查

人工关节置换术后真菌感染的血沉、C 反应蛋白水平及白细胞数仅轻度升高，诊断意义不大，人工关节置换术后真菌感染患者血沉平均为 54 mm/h（12～104 mm/h），C 反应蛋白平均为 17.5 mg/L（0.6～73.9 mg/L）。在 Azzam 等报道 11 例患者关节液白细胞平均计数为 8 761/μL（440～26 700/μL），其中中性粒细胞比例平均为 0.76（0.19～0.94）。因此，这 3 项指标对诊断真菌感染并无直接价值。但如果患者术后关节周围出现红、肿、疼痛，血沉和 C 反应蛋白水平及白细胞数仅轻度升高，可看作是真菌感染的一种征兆，应及时将真菌感染的可能考虑进去，及时行相关检查和处理。

（二）真菌培养

人工关节置换术后真菌感染，可以通过手术中获取标本或人工关节引流液中培养出真菌，但真菌培养要在沙保弱培养基中，在 25℃ 的条件下培养 4 周以上；经过多次引流液和多次取标本培养真菌才有意义。因此，在临床上很难有阳性发现，阳性率较低。也有报道称可以通过超声降解法降解人工假体表面的生物膜，再进行真菌培养的技术已在临床上得到应用。Trampuz 等研究中有 14 例关节置换术后关节周围感染患者，组织病理检查和细胞培养阴性。而经超声降解人工假体表面的生物膜进行培养，全部为阳性。有 2 例为假体周围真菌感染，12 例为细菌感染。假体周围组织培养阴性而超声降解生物膜培养真菌阳性。超声降解有更高的灵敏度和特异度。Trampuz 等研究用超声降解人工假体表面的生物膜再行真菌培养，发现 1 例为白念珠菌感染。

(三) G 试验和 GM 试验

近年来，真菌抗原检测方法如血清 $1,3-\beta-D$ 葡聚糖检测（G 试验）及半乳甘露聚糖抗原检测（GM 试验），具备操作简便、敏感性和特异性均较高等优势，广泛应用于临床，成为真菌感染早期诊断的检测方法。G 试验联合 GM 试验检测可明显提高真菌感染的敏感性，二者联合检测阴性似然比很小，表明联合检测较单独检测效果好，但是 G 试验阳性只能提示存在真菌，不能确定为何种真菌感染，而且对隐球菌和接合菌的检出率很低。GM 试验仅在诊断侵袭性曲霉菌感染时特异性高，而对其他真菌感染不敏感。真菌培养、G 试验和 GM 试验 3 种检测方法各有优缺点，3 种检测方法联合，表明其敏感性 98.2%、特异性 82.4%、阳性预测值 65.5%、阴性预测值 99.3%、阳性似然比 5.58、阴性似然比 0.02。三者联合检测使敏感性得到大大提高，可以尽量避免漏诊情况的发生，同时特异性有所降低、阴性预测值提高、阴性似然比较小，提示三者检测排除阴性结果的能力增强。所以在临床工作中，我们推荐可以将真菌培养、G 试验和 GM 试验联合应用，可大大提高真菌感染的检出率。

(四) 诊断性治疗

一种最简单直接的方法，对于那些迟迟不能确定是否存在真菌感染且常规抗细菌感染治疗效果不佳的患者直接采用抗真菌感染治疗，这里我们推荐使用两性霉素 B 或氟康唑进行诊断性治疗，该方法利大于弊，其花费低，安全性高，且效果好，可能在你对患者的诊断及治疗上一筹莫展的时候给你意外的惊喜。

(五) PCR 技术

目前人工关节置换术后的真菌感染，都是以标本直接衬垫培养和组织病理检查等传统方法分析为主。这些方法检测时间较长、灵敏度较低，且受主观因素影响较大。而快速检测病原菌是治疗和改善预后的关键。聚合酶链反应（PCR）技术具有快速简便、灵敏度和特异度高等优点，在一定程度上可以弥补传统方法的不足。PCR 技术在诊断关节周围真菌感染时，可以用患者的关节灌洗液进行检测。有研究者用 PCR 技术来检测真菌感染，如 Morance 等分别用 PCR 和血培养法检测血液中的念珠菌，结果显示 PCR 技术具有更高的灵敏度。用 PCR 技术的两种探针诊断的灵敏度均为 100%，特异度分别为 97% 和 72%。PCR 扩增可以针对真菌 rRNA 基因操纵子，有助于鉴别临床相关真菌病原体。如 Khot 等研究中用 PCR 扩增技术成功鉴定了多种真菌，包括念珠菌、隐球菌、孢霉和曲霉菌等，如果以培养和组织病理学方法作为对比，其结果准确率分别为 93.6% 和 64.3%，对临床适用。但需要进一步改善样本的收集和处理以及 DNA 提取方法，加强 PCR 检测技术的质量控制。

六、治疗方法

假体周围真菌感染的治疗上多采用局部清创、一期翻修、间隔植入术后二期翻修，以及围手术期使用抗真菌药物都是值得讨论的问题（图 10-3）。

(一) 局部清创

人工关节置换术后真菌感染采用单独灌注冲洗和清创治疗往往难以控制感染。单独应用清创术治愈真菌性假体周围感染仅有极少数报道，大部分都

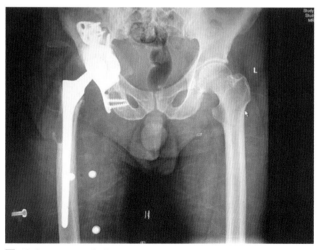

图 10-3 通过抗真菌治疗，3D 打印定制化假体，结合 Cage 及表面处理技术，成功治愈了患者的真菌感染并完成了大型骨缺损髋臼的重建

以失败告终，因为真菌性感染经常表现为宿主免疫系统受损伤时的慢性感染，并且念珠菌等常常在假体表面形成生物膜，清创后保留假体不会治愈真菌性感染，清创和冲洗难以避免地有所残留，即使配合抗真菌药物，由于生物膜的存在，以及宿主低下的抵抗力，都会导致清创难以根治假体周围真菌感染。所以一般不建议在确诊假体周围真菌感染后仍采取单独灌注冲洗和清创进行治疗。

（二）关节翻修手术

对于确诊的人工关节置换术后真菌感染，二期翻修是相对最有效的方法。仅有 1 项报道利用一期假体更换治疗真菌感染。二期翻修即诊断假体真菌感染后，行假体取出，彻底清创后间置器放置，给予局部及系统的敏感抗真菌药物治疗，待感染症状体征消失，多次关节液培养阴性，血沉、CRP 正常后，行二期关节假体植入。Anagnostakos 等报道对 5 例关节置换术后真菌感染病例行假体取出后二期关节置换，术后平均随访 28 个月（5～70 个月），没有出现感染复发，但二期翻修复发率仍然较高，复发率在 25%～53%，Khalid 等报道 19 例二期翻修中 10 例未能控制感染，感染复发率为 53%。Phelan 等报道二期翻修治疗念珠菌假体周围感染，复发率为 25%。此外，由于二期翻修术后容易形成引流管窦道，从而增加再感染的风险。二期翻修复发再感染的患者需多次灌注冲洗和清创，长期抗真菌药物控制。若感染控制不佳，需截肢。Khalid 等在 19 例二期置换病例中出现 10 例再植入术后持续感染或复发。其中 4 例再次行灌注冲洗和清创治疗。术中获取的培养物中均未发现真菌，且至末次随访未出现感染；2 例行膝关节以上截肢。所以从根本上讲，二期翻修手术是治疗假体周围真菌感染的基础和必要步骤，目前存在较多争议的地方是含真菌药物骨水泥间隔期的应用和围手术期抗真菌药物的规范化应用。

（1）争议一：抗真菌骨水泥的应用。迄今，用于制作骨水泥间隔期中掺入的抗真菌药物种类及剂量尚无定论，曾被使用过的抗真菌药物有两性霉素 B 和氟康唑。由于两性霉素 B 具有热稳定性、广谱

及可以无菌的粉末形式存在，所以其可作为理想的骨水泥混合剂。但其释药能力有限，早期研究表明，两性霉素 B 在体内 1 周后，未观察到骨水泥洗脱现象。另一项研究表明，两性霉素 B 与骨水泥混合，在体内 50 小时后即达到不能检测的浓度。Bruce 等成功运用氟康唑骨水泥治疗了 2 例真菌髋关节感染，2 例病例的氟康唑总释放浓度分别为 21 mg 和 13.9 mg，但释放浓度说明氟康唑在体外的洗脱性也很不理想。而伏立康唑作为侵袭性曲霉菌、氟康唑耐药念珠菌、其他药物治疗无效或者其他侵袭性不常见病菌感染的一线治疗药物，同时具有耐热性好、生物活性度大的特性，且从骨水泥的洗脱性也明显强于两性霉素 B 和氟康唑。Miller R B 等的研究已经证实，具有生物活性的伏立康唑能从抗菌骨水泥间隔中洗脱出来，且随着剂量的增多，释放浓度也会随之增加。同时释放浓度与间隔内伏立康唑的浓度成正比。但有一点需要特别注意的是：由于真菌常合并细菌感染，所以除了在骨水泥中加入抗真菌药物外，同时最好加入氨基糖苷类（如庆大霉素等）和糖肽类（如万古霉素）等抗生素，从而可以用于预防二次感染或治疗合并的细菌感染。

（2）争议二：①抗真菌药物的选择与剂量。长时间抗真菌药物治疗关节周围真菌感染是最常用的方案，假体周围真菌性感染的真菌种类，目前主要有念珠菌和曲霉菌两大类。而现在根据美国感染病学会（IDSA）2009 年版"念珠菌诊疗指南"及我国"念珠菌病诊断与治疗专家共识"，念珠菌引起关节周围真菌感染推荐两性霉素 B 或氟康唑，曲霉的感染首选氟康唑，疗程为 6～12 个月。但是抗真菌感染治疗过程中最佳的真菌药物剂量和疗程一直存在争议。回顾关于真菌 PJI 的报道显示关于围手术期全身抗菌药物的剂量、使用方法和持续时间有广泛的多样性（表 10-1）。资料显示，两种药物的常用使用剂量是氟康唑 400～800 mg/d 和两性霉素 B 15～35 mg/d 口服或静脉注射。Anagnostakos 等人使用抗生素最少 6 周。平均间隔植入时间为 12 周（12～14 周）。Azzam 描述了术前至少 6 周的抗生素治疗时间，以及在假体翻修术后 6 个月的氟康唑治疗。部分学者认为，应用抗真菌药物的用药

表 10-1　常用抗真菌药物的使用剂量和围手术期应用策略

药物	剂量	移植前	术前	术后	口服/静脉注射
氟康唑	400 mg 2×/d		3 周	6 周	口服
氟康唑	200 mg/d		7 周		口服
两性霉素 B	15 mg/（kg · d），最大剂量 1 g		10 周		
氟康唑	400 mg/d		38 周		
两性霉素 B	35 mg/（kg · d），最大剂量 1.45 g		6 周		口服
氟康唑	400 mg/d		4 周	4 周	口服
两性霉素 B	1 mg/kg i. v.		4 周		静脉注射
卡泊芬净	—	1 周			
氟康唑	—	6 周	6 周		
氟康唑	800/400 mg/d		6 周		
卡泊芬净	70/50 mg/d		6 周		
伏立康唑	800/400 mg/d		6 周		

间为用到症状体征消失，微生物培养阴性后 4 周。但是也有学者认为，抗真菌药物的过长时间的全身抗真菌治疗并不能使患者获益，对于没有持续或感染再发的普通假体真菌感染，可以将全身应用抗真菌药物的时间控制在 6 周左右。目前美国感染病学会（IDSA）2009 指导方针是使用抗真菌药物 6～12 个月（Grade B Ⅲ级建议）。但临床使用过程中也会存在侵袭性曲霉菌、氟康唑耐药念珠菌或患者对氟康唑或两性霉素 B 过敏的情况。美国感染病学会（IDSA）2016 年最新更新的指南中将伏立康唑作为侵袭性曲霉菌、氟康唑耐药念珠菌、其他药物治疗无效或者其他侵袭性不常见病菌感染的一线治疗药物，此外伏立康唑已经广泛用于化疗或者器官移植等免疫低下患者真菌感染的预防。但一般来说，单纯药物治疗只能抑制临床症状，且存在潜在的毒副作用。因此，选择适当的抗真菌药物治疗需要进行药敏试验和感染科医师、临床药理师和骨科医师的协作。

目前我们认为，对于假体周围真菌感染最经济、安全、有效的治疗方法是一旦临床上确诊为假体周围真菌感染，应尽早行假体取出并彻底清创，同时置入含有抗真菌药物和抗生素的骨水泥间隔，同时继续辅以抗真菌药物进行治疗，3～12 个月待患者症状完全缓解且炎症指标多次复查完全正常后再行翻修手术。考虑到翻修手术困难较大，局部严重的骨缺损，患者的抵抗力、营养状况等都较差，故应做好对患者伴随疾病的诊治，选择合适的翻修假体或定制化假体，术后继续辅以 6～12 个月甚至更长程的抗真菌药物治疗。

（赵建宁）

参 考 文 献

［1］ Spormann C，Achermann Y，Simmen B R，et al. Treatment strategies for periprosthetic infections after primary elbow arthroplasty［J］. Journal of Shoulder & Elbow Surgery，2012，

21（8）：992 - 1000.

［2］ Ueng S W，Lee C Y，Hu C C，et al. What is the success of treatment of hip and knee candidal periprosthetic joint infection?

　　［J］. Clinical Orthopaedics & Related Research，2013，471（9）：3002－3009.

［3］　周琦，吴海山．人工关节置换术后真菌感染——真正的灾难［J］．中华关节外科杂志（电子版），2012，6（6）：936－939.

［4］　Kelesidis T，Tsiodras S. Candida albicans prosthetic hip infection in elderly patients：is fluconazole monotherapy an option？［J］. Scandinavian Journal of Infectious Diseases，2010，42（1）：12.

［5］　Antonadou D，Pepelassi M，Synodinou M，et al. Prophylactic use of amifostine to prevent radiochemotherapy-induced mucositis and xerostomia in head-and-neck cancer ［J］. International Journal of Radiation Oncology Biology Physics，2002，52（3）：739－747.

［6］　卢建平，张翊．医院内真菌感染临床分析［J］．中华医院感染学杂志，2004，14（3）：344－346.

［7］　Dutronc H，Dauchy F A，Cazanave C，et al. Candida prosthetic infections：case series and literature review ［J］. Scandinavian Journal of Infectious Diseases，2010，42（11－12）：890.

［8］　Rex J H，Walsh T J，Sobel J D，et al. Practice guidelines for the treatment of candidiasis ［J］. Clinical Infectious Diseases，2000，30（4）：662－678.

［9］　Azzam K，Parvizi J，Jungkind D，et al. Microbiological，clinical，and surgical features of fungal prosthetic joint infections：a multi-institutional experience ［J］. Journal of Bone & Joint Surgery-American Volume，2009，91 Suppl 6（6）：142－149.

［10］　Kuiper J W，Mp V D B，Van d S J，et al. 2-stage revision recommended for treatment of fungal hip and knee prosthetic joint infections ［J］. Acta Orthopaedica，2013，84（6）：517－523.

［11］　Trampuz A，Piper K E，Jacobson M J，et al. Sonication of removed hip and knee prostheses for diagnosis of infection ［J］. N Engl J Med，2007，357（7）：654－663.

［12］　于书娴，崔学范，马婷，等．G试验和GM试验对侵袭性真菌病诊断价值的Meta分析［J］．中华肺部疾病杂志：电子版，2016，9（2）：164－170.

［13］　孟文晴，陆璇，潘正慧，等．G试验和GM试验联合痰真菌培养对ICU患者侵袭性真菌感染的早期诊断［J］．中国感染控制杂志，2018，17（1）.

［14］　Digby J，Kalbfleisch J，Glenn A，et al. Serum glucan levels are not specific for presence of fungal infections in intensive care unit patients ［J］. Clinical & Diagnostic Laboratory Immunology，2003，10（5）：882.

［15］　Morace G，Pagano L，Sanguinetti M，et al. PCR-restriction enzyme analysis for detection of Candida DNA in blood from febrile patients with hematological malignancies ［J］. Journal of Clinical Microbiology，1999，37（6）：1871.

［16］　Vollmer T，Störmer M，Kleesiek K，et al. Evaluation of novel broad-range real-time PCR assay for rapid detection of human pathogenic fungi in various clinical specimens ［J］. Journal of Clinical Microbiology，2008，46（6）：1919－1926.

［17］　Khot P D，Ko D L，Fredricks D N. Sequencing and analysis of fungal rRNA operons for development of broad-range fungal PCR Assays ［J］. Applied & Environmental Microbiology，2009，75（6）：1559.

［18］　中华医学会"念珠菌病诊治策略高峰论坛"专家组．念珠菌病诊断与治疗：专家共识［J］．中国感染与化疗杂志，2011，11（2）：81－95.

［19］　Koch A E. Candida albicans infection of a prosthetic knee replacement：a report and review of the literature ［J］. Journal of Rheumatology，1988，15（2）：362.

［20］　Lambertus M，Tbordarson D，Goetz M B. Fungal prostbetic artbritis：presentation of two cases and review of the literature ［J］. 1988，10（5）：1038－1043.

［21］　Iskander M K，Khan M A. Candida albicans infection of a prosthetic knee replacement ［J］. Journal of Rheumatology，1988，15（10）：1594－1595.

［22］　Ramamohan N，Zeineh N，Grigoris P，et al. Candida glabrata infection after total hip arthroplasty ［J］. Journal of Infection，2001，42（1）：74－76.

［23］　Selmon G P，Slater R N，Shepperd J A，et al. Successful 1-stage exchange total knee arthroplasty for fungal infection ［J］. Journal of Arthroplasty，1998，13（1）：114－115.

［24］　Phelan D M，Osmon D R，Keating M R，et al. Delayed reimplantation arthroplasty for candidal prosthetic joint infection：a report of 4 cases and review of the literature ［J］. Clinical Infectious Diseases，2002，34（7）：930－938.

［25］　Goss B，Lutton C，Weinrauch P，et al. Elution and mechanical properties of antifungal bone cement ［J］. Journal of Arthroplasty，2007，22（6）：902－908.

［26］　Marra F，Robbins G M，Masri B A，et al. Amphotericin B-loaded bone cement to treat osteomyelitis caused by Candida albicans ［J］. Canadian Journal of Surgery，2001，44（5）：383.

［27］　Bruce A S，Kerry R M，Norman P，et al. Fluconazole-impregnated beads in the management of fungal infection of prosthetic joints ［J］. Journal of Bone & Joint Surgery British Volume，2001，83（2）：183.

［28］　Rex J H，Walsh T J，Sobel J D，et al. Practice guidelines for the treatment of candidiasis ［J］. Clinical Infectious Diseases，2000，30（4）：662－678.

［29］　Lerch K，Kalteis T，Schubert T，et al. Prosthetic joint infections with osteomyelitis due to Candida albicans ［J］. Mycoses，2010，46（11－12）：462－466.

［30］　Pappas P G，Kauffman C A，Andes D R，et al. Executive summary：clinical practice guideline for the management of Candidiasis：2016 update by the Infectious Diseases Society of America ［J］. Clinical Infectious Diseases An Official Publication of the Infectious Diseases Society of America，2015，62（4）：409.

［31］　Miller R B，Mclaren A C，Pauken C，et al. Voriconazole is delivered from antifungal-loaded bone cement ［J］. Clinical Orthopaedics & Related Research，2013，471（1）：195－200.

第三节 其他特殊病原假体周围感染

一、特殊病原 PJI 概述

（一）支原体感染的 PJI

支原体（mycoplasma）是一类缺乏细胞壁、呈高度多形性、能通过滤菌器、在无生命培养基中能生长繁殖的原核细胞型微生物，是在细胞外生存的最小微生物，大小一般在 0.3～0.5 μm，呈高度多形性，有球形、杆形、丝状、分枝状等多种形态。它不同于细菌，也不同于病毒，种类繁多，分布广泛，造成的危害相当大，涉及人、动物、植物及昆虫等多个领域。从人体分离的 16 种支原体中，对人有致病性的支原体主要有肺炎支原体（*M. pneumoniae*）、人型支原体（*M. hominis*）、生殖支原体（*M. genitalium*）、嗜精子支原体（*M. spermatophilum*）。条件致病支原体主要有发酵支原体（*M. fermentans*）、解脲支原体（*Ureaplasma urealyticum*）、穿透支原体（*M. penetrans*）等。

由支原体感染导致 PJI 的可能原因有以下几个。

（1）泌尿生殖道感染支原体：其潜伏期为 1～3 周，典型的急性期症状与其他非淋病性生殖泌尿系统感染相似，表现为尿道刺痛、不同程度的尿急及尿频、排尿刺痛，特别是当尿液较为浓缩的时候明显，尿道口轻度红肿，分泌物稀薄、量少，为浆液性或脓性，多需用力挤压尿道才见分泌物溢出，常于晨起尿道口有少量黏液性分泌物或仅有痂膜封口，亚急性期常合并前列腺感染，患者常出现会阴部胀痛、腰酸、双股内侧不适感或在做提肛动作时有自会阴向股内侧发散的刺痛感，女性患者多见以子宫颈为中心扩散的生殖系炎症，多数无明显自觉症状，少数重症患者有阴道坠感，当感染扩及尿道时，尿频、尿急是引起患者注意的主要症状，感染局限在子宫颈，表现为白带增多、混浊、子宫颈水肿、充血或表面糜烂，感染扩及尿道表现为尿道口潮红、充血，挤压尿道可有少量分泌物外溢，但很少有压痛出现。

（2）呼吸道感染支原体：主要依靠飞沫传播，依靠其顶端结构中的 P1 表面蛋白和 P30 作为主要的黏附蛋白，使其黏附于呼吸道上皮细胞，定植后进入细胞间隙，产生代谢产物过氧化氢，使宿主细胞的触酶失去活力，纤毛运动减弱、停止乃至脱落消失。支原体感染引起的病理改变以间质性肺炎为主，又称原发性非典型肺炎，临床症状较轻，以咳嗽、发热、头痛、咽喉痛和肌肉痛为主。5～10 天后消失，影像学表现多为单侧病变，大多数在下叶，有时仅为肺门阴影增重，多数呈不整齐云雾状肺浸润，从肺门向外延至肺野，尤以两肺下叶为常见，少数为大叶性实变影。可见肺不张。往往一处消散而他处有新的浸润发生。有时呈双侧弥漫网状或结节样浸润阴影或间质性肺炎表现，而不伴有肺段或肺叶实变。体征轻微而胸片阴影显著，是其特征之一。

（3）免疫力低下、抗体水平低下，导致支原体机会感染：机体对抗感染，需产生炎症反应和免疫应答反应，先阻断感染的传播，再消灭致病微生物。免疫球蛋白和补体是两种血浆蛋白，在体液免疫中发挥重要作用，Han 指出幼年型类风湿关节炎合并低丙种球蛋白血症，在联合运用皮质类固醇激素、利妥昔单抗和英夫利昔单抗治疗后，行人工关节置换，术后出现肺炎支原体引起的培养阴性的 PJI 患者。因此对于合并低丙种球蛋白血症等免疫系统疾病的患者，如怀疑 PJI，但培养阴性，要高度怀疑支原体感染。

（4）皮肤病：肺炎支原体感染可能引起多种皮肤病。对于多形红斑、黏膜炎、过敏性紫癜、结节性血管炎、玫瑰糠疹、中毒性表皮松解症、川崎病、急性荨麻疹、Sweet 综合征、雷诺现象、Reiter 综合征、急性泛发性发疹性血管炎等皮肤病患者，应注意有无支原体感染，尤其是初次置换手术部位的皮肤状况，术中或者术后都可能会导致 PJI 的发生，这也可能是导致支原体感染 PJI 的一个直接原因。

Sneller 首次报道一例类风湿关节炎行右侧 TKA 术后 5 年出现右手腕肿胀疼痛入院，8 天后出现右膝疼痛，使用头孢唑啉持续 28 天，在此期间，右手腕出现了一些临床上的改善，但右膝恶化。右膝 X 线片显示假体无松动。停用头孢唑啉 9 天后，膝关节穿刺化验显示：白细胞 80 000/mm³，中性粒细胞 98％，葡萄糖 4 mg/d，革兰染色阴性。穿刺液体的培养最初被报告为阴性，血液琼脂板上的疑似支原体微生物引起注意，将这些微生物放在 Edward-Hayflick 培养基上继代培养，并对支原体属进行了初步鉴定。用特异性抗血清进行免疫荧光染色，证实该菌为人型支原体（M. hominis），静脉注射四环素 500 mg/d 和口服强力霉素 200 mg/d 好转，后因无法耐受药物副作用，停用强力霉素，药敏试验证实该微生物对环丙沙星敏感，改用每天 2 次 750 mg 环丙沙星治疗 2 周后，渗出、疼痛消失。

Han zhuolin 报道一例低丙种球蛋白血症患者左侧 TKA 术后 PJI，穿刺关节液培养阴性，采用骨水泥混合 2 g 万古霉素和 2.4 g 妥布霉素间隔器行二期翻修术，所有术中培养均为阴性。应用达普霉素、环丙沙星（ciprofl）和甲硝唑进行经验性抗生素治疗。经 16S rRNA 基因扩增及测序证实为肺炎支原体引起的假体周围感染，加入口服阿奇霉素 500 mg 后得到治愈。支原体由于缺乏细胞壁，用常规革兰染色和常规培养的方法难以诊断，使用基因测序技术为这个病例提供了有效诊断。

Thoendel 报道一例右侧 TKA 术后 6 个月出现疼痛、肿胀，没有发热或寒战，并最终从膝关节周围的多个窦道，多次穿刺关节液培养均为阴性，经

验性抗生素治疗无效。体检发现胫骨前部和内侧有少量积液和多个引流窦。实验室测定血沉（ESR）、C 反应蛋白升高，X 线片显示胫骨骨水泥界面有一条透亮的线，有反应性的硬化改变，提示感染性松动。进行二期翻修，使用宏基因组测序技术对取出假体超声裂解液的分析，提示唾液支原体，术后痊愈，随访 7 个月无症状，血沉稍高。

（二）衣原体感染

衣原体（chlamydiae）是一类真核细胞内寄生，具有特殊的发育周期，并能通过细菌滤器的原核细胞型微生物，归属于细菌范畴。各型衣原体的共同特性包括：①有细胞壁，革兰阴性，呈圆形或椭圆形。②具有独特的发育周期，二分裂方式繁殖。③具有独立的酶系统，但不能产生代谢所需的能量，需利用宿主细胞的三磷酸盐和中间代谢产物作为能量来源，具有严格的细胞内寄生性。④有 DNA 和 RNA 两种核酸。⑤含有核糖体。⑥对多种抗生素敏感。对人类致病的衣原体主要有：沙眼衣原体（Chlamydia trachomatis）、肺炎嗜衣原体（Chlamydophila pneumoniae）、鹦鹉热嗜衣原体（Chlamydophila psittaci）、兽类嗜衣原体（Chlamydophila pecorum）。

导致衣原体感染产生 PJI 的可能原因有以下几点。

（1）泌尿生殖道感染衣原体产生 PJI：主要经性接触传播。男性多表现为非淋菌性尿道炎，不经治疗可缓解，周期性加重，常合并附睾炎、前列腺炎等；女性表现为尿道炎、宫颈炎、输卵管炎与盆腔炎。

（2）呼吸道感染衣原体产生 PJI：经飞沫和呼吸道分泌物在人与人之间传播，起病缓慢，临床症状与肺炎支原体相似，表现为咽痛、咳嗽咳痰、发热等症状，因其症状轻，发病初期较难明确诊断，容易由肺部感染影响至机体其他部位，导致 PJI 的发生；术者如患有衣原体肺炎，在行关节置换手术过程中，咳嗽等症状可能导致衣原体落入术野，遗留术后感染的可能。

（3）皮肤、黏膜、眼结膜：衣原体有经破损皮

肤、黏膜或眼结膜感染的能力，且有几类分型属于动物源性细菌，关节置换术后患者在术后康复及日常生活、生产中，可能接触到患病动物的粪便、分泌物以及尘埃，通过皮肤、黏膜破损处侵入体内，导致 PJI 的发生。

（三）其他特殊病原体导致的 PJI

（1）非结核性分枝杆菌导致 PJI：被报道过的有堪萨斯分枝杆菌（Mycobacterium kansasii）、耻垢分枝杆菌（Mycobacterium smegmatis）、沃氏分枝杆菌（Mycobacterium warsoni）、脓肿杆菌（Mycobacterium abscessus）、龟分枝杆菌（Mycobacterium chelonae）、偶发分枝杆菌（Mycobacterium fortuitum）以及鸟型分枝杆菌（Mycobacterium avium complex）等。Griffith 报道 γ-干扰素缺少或受体表达消失为风险因素，感染途径有生殖器或胃肠道细菌位移至关节假体处导致 PJI。Mclaughlin 报道艾滋病患者鸟型分枝杆菌导致的 PJI。Marculescu 报道此类患者大部分存在免疫功能缺陷或低下的情况。

（2）厌氧杆菌中的脆弱类杆菌属（Bacteroides fragilis）、梭菌属（Fusiformis）、消化链球菌属（Peptostreptococcus）、韦荣球菌（Veillonella）、痤疮杆菌（Propionibacterium acnes）皆有导致 PJI 的情况发生。

此类感染通常来源于腹腔内、褥疮、骨髓炎病灶、医源性内植物以及穿透伤及外伤异物。治疗通常需要经过 6～12 个月的长期治疗，病原学培养的条件也比一般致病菌苛刻，时间往往也需要延长，它们大多为常见培养污染细菌，单个标本培养阳性也无法直接证明。Zeller 报道 15 例痤疮杆菌导致的髋关节 PJI，并认为肥胖、前路手术是导致感染的危险因素，穿刺关节液查找病原是重要诊断手段，一期翻修是合适的手术治疗方式，对 β-内酰胺类、克林霉素、利福平、万古霉素和达托霉素均敏感，推荐连续大剂量静脉滴注克林霉素或头孢唑啉，然后口服克林霉素或阿莫西林。

（3）耶尔森杆菌（Yersinia enterocolitica）感染导致的 PJI：Iglesias 和 Oni JA 各自报道 1 例高龄

TKA 术后 PJI，均伴有术后抗凝后的关节出血，1 例需要取出假体，然后口服头孢呋辛 8 周。另 1 例用环丙沙星口服治愈 6 周，但未报道后续治疗的持续时间。最佳治疗时间未知。该菌病原学检测的最佳方法是在专门的培养基上培养，特别是如果标本可能受到其他非病原体的污染。该菌对亚胺培南和氨曲南敏感。氟喹诺酮类药物和广谱头孢菌素常常与氨基糖苷类药物联合使用有较好的效果。

（4）布鲁菌（Brucella）导致的 PJI：最早由 Agarwal 于 1991 年首次报道。此类细菌的感染主要通过受感染的乳制品、未经巴氏消毒的牛奶、通过皮肤裂伤接触或吸入而从动物身上传播。布鲁菌 PJI 表现为惰性感染，此类 PJI 诊断的中位时间一般为 48 个月（2 个月至 14 年）。主要临床表现为疼痛、低热、窦道形成、伤口渗液等，影像学多表现为假体松动，难以通过关节液培养发现，多依赖于滑膜活检或专门的培养基培养；从血液或者尿液中分离出布鲁菌或血清学阳性结果，结合疫区接触史，支持诊断。对于布鲁菌 PJI 的治疗，目前多西环素与利福平或多西环素与链霉素的联合治疗已被提倡。最佳治疗时间为 6 周至 19 个月。Malizos 等人建议，即使布鲁菌血液滴度为阴性，也应延长关节内植物患者的治疗时间，并认为应通过血清和关节抽液的布鲁菌滴度来监测治疗效果。二期翻修的病例中，平均再植入时间为 6 周，再植入后进行 6 周联合抗菌治疗，效果良好。Dauty 报道 1 例有双侧全膝关节置换病史的 65 岁妇女，双膝皮肤渗出，并伴有 38℃ 的低度发热。X 线显示左侧胫骨平台松动。实验室检查显示炎症（血沉，60 mM；C 反应蛋白，80 mg/L），血细胞计数、肾和肝功能以及血清电解质检查结果正常。通过显微镜检查和 40 天的分泌物或吸出物培养均未发现微生物。诊断为由不明微生物引起的双侧膝关节假体感染。取出假体。胫骨平台上发现的可疑组织被送到微生物学实验室，以及从双侧膝关节取 3 处滑膜活检。7 天后，滑膜组织培养出一株革兰阴性球菌，鉴定为布鲁菌。口服利福平（900 mg/d）和维布霉素（200 mg/d），疗程 3 个月。抗生素治疗 6 周后植入人工膝关节。

1 年后，步行距离超过 1 km，活动范围可接受（右侧为 0/0/90，左侧为 0/5/75）。C 反应蛋白水平正常。5 年和 10 年后的随访评估显示，步行性能和运动范围没有恶化。

（5）惠普尔养障体（*Tropheryma whipplei*）导致的 PJI：在 Berbari 等报道的 897 例关节假体感染初次培养阴性中有 7% 最终确诊为此类细菌感染。Fresard 等报道 1 例最初使用甲氧苄氨嘧啶-磺胺甲噁唑治疗惠普尔病 20 个月，该患者在停止抗菌治疗后的 2 年内没有复发的迹象。随后接受了骨关节炎的全膝关节置换术。术后早期患者出现低度发热、关节疼痛、肿胀和压痛，随后被诊断为 PJI。通过保留假体的清创和慢性口服抗菌药物（最初用三甲氧基磺胺甲噁唑，后来用普司汀霉素）在随访 1 年后感染得到控制。

二、特殊病原学 PJI 的诊断

少见病原学 PJI 多数发生在类风湿关节炎、长期服用激素、糖尿病、创伤等各种自身免疫功能缺陷的患者中，这些患者本身往往存在泌尿生殖道、呼吸道等围术期或术后非关节感染，或者自身有其他内植物等情况。

（1）临床表现：多出现难以纠正的低热，伤口渗液，植入部位发红、硬化或水肿，持续性人工关节疼痛，间歇排液的窦道，伤口愈合不佳。

（2）影像学检查：和常见病原 PJI 类似，包括 X 线、MRI、CT 和核医学研究，在 PJI 诊断中的作用有限。X 线检查有助于假体松动和骨折的筛查，但对 PJI 的检测缺乏敏感性和特异性。MRI、CT 和 FDG-PET 的应用受到成本和金属图像失真的限制。据 Palestro 报道，在现有的核医学研究中，标记白细胞和骨髓显像与 ^{99m}Tc 硫胶体结合诊断 PJI 的准确率超过 95%，而且由于不受金属硬件的影响而有用；然而，这是一项昂贵的试验，而且不是常规可用的。总的来说，很难通过影像学证据来判断 PJI 的病原菌类型。

（3）实验室检查：诊断 PJI 最常用的筛查工具是白细胞计数（WBC）、血沉（ESR）和 C 反应蛋白（CRP）。但是其他特殊病原 PJI 中白细胞计数往往轻度增高，血沉、C 反应蛋白均升高幅度不大。对于伴有疼痛假体关节的发热或脓毒症患者，血液培养可能有助于排除伴随的菌血症，应在开始抗菌治疗之前发送。滑液分析是 PJI 最重要的诊断工具之一。关节穿刺术应适用于所有假体植入后疼痛的患者、慢性或惰性症状的患者，或有不明原因的血沉或 CRP 升高并存在内植物部位疼痛的患者。滑液应检测细胞计数和鉴别、晶体分析、革兰染色、需氧和厌氧菌培养。往往少见病原学 PJI 中的关节液白细胞计数与 PMN% 升高幅度不大。

（4）病原体培养：PJI 的标本本身获取存在困难，少见病原体往往因为自身结构特殊，常规培养的条件、培养时间、培养基等各种情况无法满足，导致临床上往往出现培养阴性的结果。即使培养阳性，很多少见病原菌本身又是常见的可疑污染菌，给临床确诊致病菌带来了困难。对于支原体来说，常规培养很难成功，可以加入 10%～20% 人或动物血清以提供胆固醇和其他长链脂肪酸或采用特异性抗血清进行免疫荧光染色。耶尔森菌可以使用肉汤培养管，采取增菌培养法。

（5）基因测序技术：高通量测序技术是一种新兴的分子诊断工具，利用多个基因小片段的平行测序来确定基因序列，这项技术大大提高了个体基因组测序的速度，降低了成本。2014 年首次被报道用于诊断联合免疫缺陷患者钩体病，自此高通量测序技术已被逐渐运用于呼吸道、泌尿生殖道感染的诊断。高通量测序的优势是：首先，它属于一种病原学诊断方法，从基因序列的层面去判断是否存在导致感染的病原体；其次，出结果只需要 1～2 个工作日，这比大部分的检测手段都要快速；再者，它的敏感性很高，Thoendel 报道，与超声液体培养相比，在 94.8%（109/115）培养阳性的 PJI 中，宏基因组学能够识别已知病原体，另外还有 9.6%（11/115）的潜在病原体。可以在 43.9%（43/98）的培养阴性的 PJI 检出新的潜在致病菌，其中 21 例无其他阳性培养来源。从未感染的无菌松动病例中检出微生物的情况相反地少（7/195 例，占病例的 3.6%）。而且覆盖广，已知序列的细菌、病毒、真菌、寄生虫都可以检测，不光可以检测单一感染而且可以识别多重感染；测序技术不受经验性抗生素治疗影响，这个大大增加了临床取样和检测的灵活性，技术相对成熟，稍大的医院都可以进行。这项技术目前最大的局限性在于如何确保取样过程不受污染，检测平台的技术是否过关，文献报道的特异性不够高，这些都有待于进一步解决。

三、治疗

特殊病原体导致的PJI的治疗方法与PJI的常规处理大同小异，首先要明确感染，及早进行彻底的清创与翻修，明确致病菌，针对性使用药物，是治疗成功的关键因素，对于一些少见病原体导致的

PJI在预知后续治疗效果较差的情况，应尽可能地保留功能，做好处理。

【典型病例】

患者，67岁，男性，双极头置换术后5周，外院在术后2周因切口愈合不良，清创1次，清创术2周后，再次出现伤口破溃，窦道形成（图10-4），诊断为假体周围感染（PJI），彻底清创更换双极头（图10-5A），术中脓液及组织送常规细菌培养均为阴性，清创术后1周，伤口再次出现肿胀，积液出现（图10-5B，C），行超声定位下穿刺抽液送基因测序（图10-6A），报告提示人型支原体感染（图10-6C），针对性使用大环内酯类抗生素（红霉素＋三代头孢菌素），治愈感染（图10-6B）。

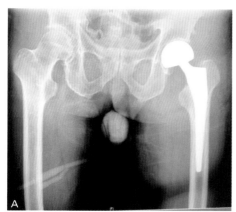
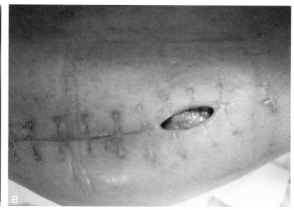

图10-4　A. 入院时X线平片；B. 切口不愈合，窦道形成

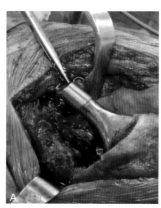
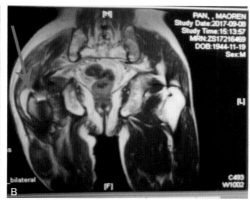
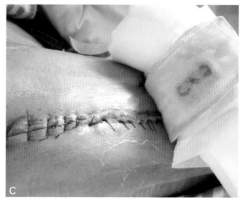

图10-5　A. 术中清创，更换双极头；B. 第二次清创术后1周MRI，显示切口内积液；C. 第二次清创术后1周，切口渗液

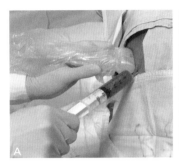
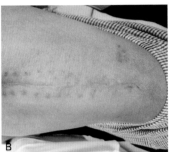

检测结果						
类型	中文名	拉丁名	覆盖度%	深度	Unique reads数	
					检测值	参考值
G^-	人型支原体	*Mycoplasma hominis*	10.5596	1	801	-
-	解脲支原体	*Ureaplasma urealyticum*	0.3520	1	23	-
-	细小脲原体	*Ureaplasma parvum*	0.0593	1	2	-
G^-	关节炎支原体	*Mycoplasma arthritidis*	0.0154	1	0	-
G^-	猪鼻支原体	*Mycoplasma hyorhinis*	0.0039	1	0	-
Archaea	史氏甲烷短杆菌	*Methanobrevibacter smithii*	0.0022	1	0	-

图 10-6　A. 超声引导下穿刺抽液，获取标本；B. 感染愈合，伤口愈合；C. 基因测序报告

　　总之，特殊病原 PJI，虽然整体发病率不高，但因其病原不容易被发现、鉴定，或者不容易考虑到，而导致对这类 PJI 的诊断、治疗产生延误，甚至失败，所以更不容忽视，充分认识特殊病原 PJI，以提高 PJI 的诊疗成功率。

（郭常安　蒋昊辰）

参 考 文 献

[1] Sneller M，Wellborne F，Barile M F，et al. Prosthetic joint infection with mycoplasma hominis [J]. Journal of Infectious Diseases，1986,153(1)：174-175.

[2] Han Z，Babcock H，Burnham C A D，et al. Mycoplasma pneumoniae periprosthetic joint infection identified by 16S ribosomal RNA gene amplification and sequencing：a case report [J]. Journal of Bone & Joint Surgery-american Volume，2011，93(18)：e103.

[3] Thoendel M，Jeraldo P，Greenwood-Quaintance K E，et al. A possible novel prosthetic joint infection pathogen, mycoplasma salivarium, identified by metagenomic shotgun sequencing [J]. Clinical Infectious Diseases，2017.

[4] Griffith D E，Aksamit T，Brown-Elliott B A，et al. An official ATS/IDSA statement：diagnosis，treatment，and prevention of nontuberculous mycobacterial diseases [J]. American Journal of Respiratory and Critical Care Medicine，2007，175(4)：367-416.

[5] Mclaughlin J R，Tierney M，Harris W H. Mycobacterium avium intracellulare infection of hip arthroplasties in an AIDS patient [J]. Journal of Bone & Joint Surgery British Volume，1994,76(3)：498.

[6] Marculescu C E，Berbari E F，Cockerill F R，et al. Fungi，mycobacteria，zoonotic and other organisms in prosthetic joint infection [J]. Clinical Orthopaedics and Related Research，2006,451(451)：64-72.

[7] Zeller，Valérie，Letembet，Valérie-Anne，Meyssonnier V，et al. Cutibacterium（formerly propionibacterium）avidum, a rare but avid agent of prosthetic hip infection [J]. The Journal of Arthroplasty，2018：S0883540318301359.

[8] SendiP，Banderet F，Graber P，et al. Clinical comparison between exogenous and haematogenous periprosthetic joint infections caused by *Staphylococcus aureus* [J]. Clinical Microbiology & Infection，2011,17(7)：1098-1100.

[9] Cunha B A. Methicillin-resistant Staphylococcus aureus：clinical manifestations and antimicrobial therapy [J]. Clinical Microbiology and Infection，2005,11 Suppl 4(4)：33-42.

[10] Iglesias L，García-Arenzana，José M，Valiente，Adoración，et al. Yersinia enterocolitica O：3 infection of a prosthetic knee joint related to recurrent hemarthrosis [J]. Scandinavian Journal of Infectious Diseases，2002,34(2)：132-133.

[11] Oni J A，Kangesu T. Yersinia enterocolitica infection of a prosthetic knee joint [J]. Médecine Et Maladies Infectieuses，

2008,38(7): 403 - 405.

[12] Agarwal S, Kadhi S K M, Rooney R J. Brucellosis complicating bilateral total knee arthroplasty [J]. Clinical Orthopaedics and Related Research, 1991, & NA; (267): 179 - 181.

[13] Malizos K N, Makris C A, Soucacos P N. Total knee arthroplasties infected by Brucella melitensis: a case report [J]. American Journal of Orthopedics, 1997,26(4): 283.

[14] Dauty M, Dubois C, Coisy M. Bilateral knee arthroplasty infection due to Brucella melitensis: a rare pathology? [J]. Joint Bone Spine, 2009,76(2): 215 - 216.

[15] Berbari E F, Marculescu C, Sia I, et al. Culture-negative prosthetic joint infection [J]. Clinical Infectious Diseases, 2007,45(9): 1113 - 1119.

[16] A Frésard, Guglielminotti C, Berthelot P, et al. Prosthetic joint infection caused by Tropheryma whippelii (Whipple's bacillus) [J]. Clinical Infectious Diseases An Official Publication of the Infectious Diseases Society of America, 1996,22(3): 575 - 576.

[17] Palestro C J, Swyer A J, Kim C K, et al. Infected knee prosthesis: diagnosis with In-111 leukocyte, Tc-99m sulfur colloid, and Tc-99m MDP imaging [J]. Radiology, 1991, 179 (3): 645 - 648.

[18] Thoendel M, Jeraldo P, Greenwood-Quaintance K E, et al. Identification of prosthetic joint infection pathogens using a shotgun metagenomics approach [J]. Clinical Infectious Diseases, 2018.

[19] Abad C L, Haleem A. Prosthetic joint infections: an update [J]. Current Infectious Disease Reports, 2018,20(7): 15.

[20] 范晓磊. 医学微生物学 [M]. 北京: 清华大学出版社, 2007.

后　记

在各位作者的鼎力合作下，本书终于完成。衷心感谢所有参编者的无私奉献，你们的知识和宝贵经验赋予了本书灵魂。

2008 年我和曾炳芳老师以及德国 Endo Klinik 医院的 Gehrke 教授共同主编了《人工关节感染》一书。时光飞逝，世界范围内对于 PJI 的研究可以用日新月异来形容，新知识不断积累，这是我们选择重新撰写这本《人工关节感染——实践与思考》的一个重要理由。

近年来我国人工关节学科专业蓬勃发展，规范化操作的工作正在展开，但在患者选择、手术室环境、手术时间控制、术后处理等方面，不同地区、不同级别的医院之间仍存在较大差异，感染导致的人工关节手术治疗失败仍处于较高水平。由于各地区对假体周围感染诊治水平和理念的差异，导致大量感染病例得不到正确的诊断和治疗。国际上在 PJI 感染方面已经开展了大量的临床和基础研究，以深入探讨 PJI 的机制和提高临床诊治能力，但国内相关研究起步较晚，多学科、多地区的协作机制不健全，无法形成较有意义和具有国际竞争力的成果和共识。

2018 年我们参加了在费城召开的第二次 ICM 会议，与国际同道共同参与国际共识的制定。同时我们也完成了第二版 PJI 国际共识中文版的翻译工作，相信在大家的努力下，感染会变得更加可控。但就目前在国内来看，感染仍是难治的并发症，因此我们迫切希望有一本书能为关注人工关节感染的临床医生带来一定提升。随着髋、膝关节置换术后感染患者数量的增加，我们更乐见感染得到更加规范的治疗。

我们邀请了目前国内外 PJI 领域的专家来编写此书，在这里我要再次感谢 Endo Klinik 医院的 Gehrke 教授，以及费城 Rothman 研究所的 Parvizi 教授给予这本书大力支持，并参与到本书的编写中来。

虽然我们已经邀请了我们认为较为合适的人选来编写书稿，但由于能力所限，难免有所疏漏，书中如有不当之处，还请各位读者批评指正。

最后，再次感谢本书所有编者所付出的辛勤努力，同时也感谢各位专家的倾囊相授。

张先龙

2019 年 5 月